精神科リハビリテーション

【第2版】
W. アンソニー
M. コーエン
M. ファルカス
C. ガニエ

野中 猛・大橋秀行 監訳

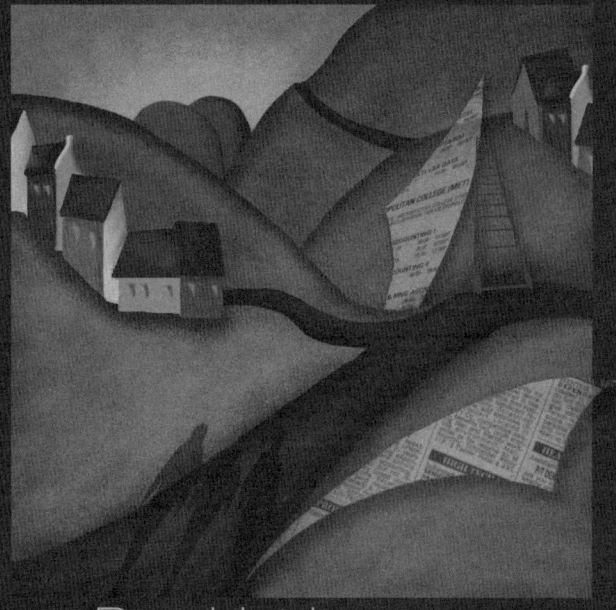

Psychiatric
rehabilitation
2nd

三輪書店

Psychiatric Rehabilitation Secend Edition
written by William Anthony, Mikal Cohen, Marianne Farkas, and Cheryl Gagne

Copyright © 2002 by the Center for Psychiatric Rehabilitation, Trustees of Boston University.

All rights reserved. No part of this publication may be reproduced or transmitted in any form or by any means, electronic or mechanical, including photocopying, recording, or any information storage or retrieval system, without permission in writing from the publisher.

Second printing, December 2004

Published by :

Center for Psychiatric Rehabilitation
Sargent College of Health and Rehabilitation Sciences
Boston University
940 Commonwealth Avenue West
Boston, MA 02215
http://www.bu.edu/cpr/

The Center for Psychiatric Rehabilitation is partially funded by the National Institute on Disability and Rehabilitation Research and the Center for Mental Health Services, Substance Abuse and Mental Health Services Administration.

Printed in the United States of America

Book and jacket design by Linda Getgen

Library of Congress Control Number : 2001012345
ISBN 1-878512-11-0

©First Japanese language edited 2012 by Miwa-Shoten Ltd., Japan.

最初から今でも共にいてくれる（ミカル・コーエン）へ

著者らに支払われる印税を含め、この本のすべての収益はボストン大学精神科リハビリテーションセンターの研究助成に使われます。

目次

精神科リハビリテーション　第2版

監訳者の序　xiii
まえがき　xv
初版のまえがき　xvii
序　xxi
初版の序　xxiii
謝辞　xxv

第1章
はじめに

精神科リハビリテーションの分野　2
精神科リハビリテーションを必要とする人々　4
　●対象者の定義　5
治療とリハビリテーション、他の介入サービスの区別　10
精神科リハビリテーションアプローチの必要性　14
将来の点描　18

第2章
過去の誤謬：研究のレビュー

歴史的発展　20
　●道徳療法の時代　20
　●州政府による職業リハビリテーション　21
　●地域精神保健センター　21
　●心理社会的リハビリテーションセンター　22
　●地域生活支援システム　23
　●当事者／サバイバーの影響　24
　●マネジドケア　26
　●アメリカと世界における歴史的発展の関連　26
過去の誤謬の訂正　28
　●15の誤謬　30
要約　49

第3章
現状：研究のレビュー

レビューに含まれている研究　51
主な介入でレビューに含まれない研究　53
- 生活技能訓練　53
- 家族介入　54

重度精神障害を抱える人々の住居・教育・職業　54
- 住居面の現状　55
- 教育の側面　56
- 職業面の現状　57

精神科リハビリテーション研究分野のレビュー　58
その他の価値ある文献のレビュー　59
- 研究の場所　60
- アウトカムの指標　61
- 介入の種類　65
- 調査研究のデザイン　66
- アウトカム　67

結論　71
- 今後の研究課題　71
- 精神障害を抱える人の影響　74
- マネジドケアがもたらした影響　75

要約　78

第4章
理念

リハビリテーションモデル　81
精神科リハビリテーションの価値観と基本原則　83
リカバリーのビジョンとリハビリテーションの理念　103
精神科リハビリテーションの使命　108
要約　109

第5章
プロセスと技術

精神科リハビリテーションのプロセス　110
- リハビリテーション診断　112
- リハビリテーション計画　115
- リハビリテーション介入　115

精神科リハビリテーション従事者の技術　118
- 科学的基盤　119
- 精神科リハビリテーション実践の技術　120
- 精神科リハビリテーションの技術に対する抵抗　125
- 精神科リハビリテーション技術と精神保健文化　127

要約　131

第6章
診断

精神医学的診断と精神科リハビリテーション診断の例　132
- 伝統的な精神医学的診断（記録ファイルからの抜粋）　133
- 精神科リハビリテーション診断　134

精神科リハビリテーション診断アプローチの実証的基礎研究　137

精神科リハビリテーション診断の構成要素　139
- リハビリテーション準備性　139
- リハビリテーション準備性の評価　140
- リハビリテーション準備性の向上　142
- 準備性評価と準備性の向上の例　142
- 準備性データ　144
- リハビリテーション総合目標に関連した機能評価と資源評価　146

精神科リハビリテーション診断面接　150
- 当事者の関与　150
- 情報の整理　153

精神科リハビリテーション診断評価尺度　155
結論のコメント　159

第7章 計画と介入

研究のレビュー　162
- 精神障害を抱える人々は技能を学ぶことができる　164
- 技能はリハビリテーションアウトカムに影響を与える　166
- 技能発達介入がリハビリテーションアウトカムに影響を与える　168
- 支援介入はリハビリテーションアウトカムに影響を与える　169

介入についての争点と原則　173
結語　180

第8章 人材

有資格の専門家　184
- カリキュラムの集中度　189
- 就業中レベルカリキュラム　193

機能的専門家　194
家族　196
当事者　203
- サービス提供者としての精神障害を抱える人々　206
- サービス提供者のキャリア開発　207

結語　208

第9章 プログラム

プログラムの使命　211
プログラムの構造　212
プログラムの環境　212
- セッティングのネットワーク　214
- 文化的土壌　215

リハビリテーションプログラムの事例　217
- ACTプログラムモデル　217
- クラブハウスプログラムモデル　220
- 個別的就労支援プログラムモデル（IPS）　221
- Choose—Get—Keepプログラムモデル　224

- ●診断のための CGK の構造　234
- ●計画のための CGK プログラムの枠組み　237
- ●介入のための CGK プログラムの枠組み　238
- ●プログラムの評価　239
- ●選択-達成-維持 Choose-Get-Keep の環境　242

結びの解説　244

第10章
サービスシステム

精神科リハビリテーションに関するサポートシステムの必要性　248
- ●精神障害および薬物乱用問題を抱える人に対するシステムの細分化　250

サービスシステムの研究　252

1980年代におけるシステムの不備への対応　255
- ●地域生活支援システム（CSS）　256
- ●援助付き環境について　259
- ●援助付き住居　261
- ●援助付きの教育　265
- ●援助付き雇用　267
- ●ケースマネジメント　270

90年代におけるマネジドケア　278

精神保健システムへの精神科リハビリテーションの統合　280
- ●精神保健システム政策の実施　281

精神保健システムを取り巻く文化的土壌　285

過去の精神保健サービス計画の落とし穴　288

おわりに　291

第11章
変化のための技術

従事者の教育・研修のための技術　294
- ●精神科リハビリテーション訓練の普及戦略の開発　295
- ●訓練普及戦略を支える訓練技術　297

プログラム変更のためのコンサルテーション技術　298
- ●タイプ1プログラムのコンサルテーション　299
- ●タイプ2プログラムのコンサルテーション　302

サービスシステムを変えるためのシステムコンサルテーション技術　303

- ●システム変更のプロセス　305
- ●システム変更の原則　306

おわりに　310

第12章
変革ためのリーダーシップ

リーダーシップと公的資金による組織　312
- ●リーダーシップのレベル　313
- ●リーダーシップとは何か　313
- ●管理者とリーダー　314

精神保健におけるリーダーシップの必要性　315
- ●リーダーシップは、教えられるか？　316

結び　325

第13章
未来へのビジョン

- ●夢を見る準備　327

過去の3つの論点　327

未来へのビジョン　330
- ●精神科リハビリテーション実践のビジョン　330

精神科リハビリテーション研究のビジョン　339

自然科学からのメタファ　340
- ●現代物理学　341

重度精神疾患に関する現代科学　342

要約　346

結論　347

参考文献　349

索引　426

図表一覧

表 1-1 地域生活支援プログラム：対象者の定義　6
図 1-1 世帯人口推定（18 歳以上）DSM-Ⅲ-R に基づく、重度で持続的な精神疾患（SPMI）、重度精神疾患（SMI）、そしてボルティモア ECA/NCS データに基づくその他の精神病過去 12 か月間の有病率と人口予測　9
表 1-2 リハビリテーションと治療の相違に関する従来の見方　13
表 1-3 福祉システムにおける本質的なサービス　15
表 2-1 15 の誤謬　29
表 4-1 リハビリテーションモデル（重度精神疾患の否定的影響）　84
表 4-2 主要なリハビリテーションの価値観　85
表 4-3 精神科リハビリテーションの基本原則　89
表 5-1 機能評価表の例　114
表 5-2 資源評価表の例　115
表 5-3 リハビリテーション計画の例　116
表 5-4 精神科リハビリテーションプロセスの 3 段階と従事者の活動　121
表 5-5 リハビリテーション総合目標設定技術の例　123
表 6-1 準備性評価の結果　154
表 6-2 例：機能評価チャート　155
表 6-3 例：社会資源評価チャート　156
表 7-1 例：リハビリテーション計画　163
表 8-1 就労前プログラムの分類　190
表 9-1 Choose-Get-Keep 精神科リハビリテーションプログラムモデルの基準　228
表 9-2 プログラム評価　241

表9-3　プロセス記録の例　243
表9-4　精神科リハビリテーションプログラム作成の基本原則　245
図10-1　地域生活支援システム　256
表10-1　援助付き環境の特徴　263
表10-2　精神保健システムの運営に求められる8つの機能　282
図10-2　精神保健システムの仕組み　283
表12-1　リーダーシップの8つの原則　318
表13-1　精神保健システムのビジョン　331
表13-2　新世紀の精神保健システムへのビジョン　332
表13-3　重度精神疾患の分野のための21世紀へのガイドライン　343

監訳者の序

　本書は、精神障害を抱える人々のリハビリテーションを実現するうえで、きわめて貴重なテキストである。実践活動と科学的エビデンスを結びつけた現代の「精神科リハビリテーション」の体系として、1990年に初版が刊行され、本書はその後の活動と事実を加えた第二版で2002年に刊行された。編者らは中でもこの間の技術的発展に注目している。

　わが国において、初版は高橋亨、浅井邦彦、高橋真美子氏の慧眼によって1993年に邦訳された。1987年精神保健法改正以降、はじめて精神障害と精神障害者が法的に認められたわが国では、1990年代は「精神障害者の社会復帰・社会参加」が急速に展開した時代であった。この状況の中で本書初版本は、活動の枠組みやアイデア、研究によるエビデンス、将来の展望までを体系化しており、全国の読者の目を見張らせ、大いに勇気づけた。

　この度の第2版は、目次構成こそ大きく変えていないが、内容は一新し、この間の新たな活動とその成果を縦横に展開している。わが国においても、2005年の障害者自立支援法より、精神障害を抱える人々に対する支援の位置づけはノーマライゼーションの方向に大きく変化した。リハビリテーション活動も、やみくもな手探りの試行から、仮説に基づく構造的な研究も実行されるようになった。利用者と支援者の関係も変わり、情報とパワーを共有しようという試みが始まっている。この間の世界的な技術的進歩を網羅した本書第2版の邦訳は、わが国の関係者に待ち望まれていたに違いない。

　第2版の翻訳は、作業療法士の方々によって営まれた。実務者の中心となる職種が本書を翻訳刊行することの意義は大きい。理論だけではなく、実践に移せなければ技術の存在意義がないからである。本書で学ぶグローバルな基準と、わが国の文化に応じた工夫が積み重ねられて、近いうちにわが国発のテキストが刊行されることを願っている。

　　　　　　　　　　　　　　監訳者を代表して
　　　　　　　　　　　　　　日本精神障害者リハビリテーション学会会長　　野中　猛

(本書では「消費者」「クライエント」といった語は「当事者」と訳した.)

まえがき

　この改訂版は、初版から10年かかった。1990年から2001年の間の重要な介入は、重い精神障害による悲劇的な影響から立ち直ろうと努力している人々の生活の開発に、きわめて重要な因子の一つとして精神科リハビリテーションを確立しました。そのような多くのリハビリテーション活動の成功は、ボストン大学精神科リハビリテーションセンター（以下センター）が達成したきわめて重要な研究から得られたものである。

　当センターは1970年代からずっと精神科リハビリテーションにおける先駆的な影響力を持っている。そのきっかけとなったのはNIMH（アメリカ国立精神保健研究所）における地域支援システムの取り組みや精神科リハビリテーションの分野での当センターの労を惜しまぬ挑戦であったことは一般の知るところである。責任者であるアンソニーは、センターの先進の考え方と開発された定義やモデル、すでに実施されている機能的診断のための戦略といった精神科リハビリテーションの諸相を評価するための調査の機会を与えられた。それと同時にセンターのスタッフたちは、地方での事業や政府機関における既存の閉鎖的な業務システムにおける格差に対し、精神障害に対する治療の主流となっている精神科リハビリテーションを反映させようと働きかけた。そこで実際に即した、体系化された訓練モジュールや一貫性、しっかりとした練習法を持つ教育的戦略を開発してきた。これら技術の進展は世界中で順調に繰り返され、精神保健サービスの消費者に大いなる利益をもたらしている。

　今回の改訂版において、読者の皆さんは新しい技術や変化しつつある実践はもちろん、最新の研究調査の結果を手に入れることだろう。各章では包括的で、かつ思慮深い題材が提供されている。本書の目的は、日々の生活にもがき続けている人々のための包括的なケアシステムの構築と、よりいっそうのリハビリテーション実践の発展のためでもある。さらに新しく付加された目標として障害の下

位分類（例えば、精神障害者やホームレス、異文化の人々、高齢者、さらに薬物乱用や身体障害といった合併症をもった人々）に対する方策が挙げられる。

この本の終わりには新しい世紀への展望が示されている、その中には、全体的に積極的な姿勢と行動に満ちあふれた人々の視点が含まれている。症状の減少はもとよりその人の機能を助けるための精神保健システムの創出、精神保健システムの発展に主要な役割を担っている消費者、高度な技術を有した従事者、そして最後に「リカバリーの考え方」に導かれたケアのシステム確保など。

初版の序文の中で、レオナ・L・バカラックは米国の「精神疾患・精神保健合同委員会（Joint Commission on Mental Illness and Health）による「精神保健のための行動（Action for Mental Health）」(1961)に込められた期待を引用している。その中にはゆっくりとした進展の精神科リハビリテーション技術や研究課題、具体的な方法が記載されている。またバカラックは継続的なケアの欠如を相殺するほどの力強さをもった「生活の質」を標的とした新しいサービスについても述べている。リハビリテーションは上記のすべてに立ち向かわなければならない。新しい時代に、ボストン大学精神科リハビリテーションセンターは、消費者とその家族とともに、リハビリテーションが画一的な医療の代替となる新しい世界の包括的なモデルになっていくよう推進していくでしょう。

Courtenay M. Harding, Ph. D.

初版のまえがき

　米国の「精神疾患・精神保健合同委員会（Joint Commission on Mental Illness and Health）」は「精神保健のための行動（Action for Mental Health）」と題する画期的な報告書（1961）の中で、次のように述べている。

　「近年の一連の出来事を見れば、精神疾患や慢性神経疾患の患者を社会復帰させるという前向きの努力に価値があることは明らかである。しかし、詳細に検討してみるとリハビリテーションの方法が大雑把で、不正確で、異なった精神障害や人格障害を抱える人のそれぞれの特性に対応できていないことがわかる。この分野においては、多くの研究が必要である。すぐれたリハビリテーション従事者に求められる資質に関する調査や、この新しい専門職群に含まれるべき専門技能に関する調査も必要である。リハビリテーションに対する関心が根付き、リハビリテーションのサービスも以前に比べて広く一般に受け入れられるようになってきてはいるが、この分野の研究に対して十分な支援を与えることが急務である。」

　本書は、同報告書が 30 年前に投げかけた問題提起に応えるためのものである。精神科リハビリテーションの最前線を詳細に検討し、まさに同委員会が求めたように、この分野の技術、研究、人的な必要条件を検討している。
　30 年前の問題提起から時間が経過し過ぎていて不満を覚える人もいるかもしれないが、本書を熟読していただければ、この分野の進歩が遅々としたものであったことにはそれなりの理由があったこともおわかりいただけよう。つまるところ、問題が複雑であれば答えも複雑であり、慎重に答えを用意する必要がある。長期に渡って「精神病者」という一言で片付けられてきた人たちは、実は多様な要素を有しているのであり、彼らを対象としたサービスを概念化するのは複雑な作業であり、慎重に進めなければならない。

また本書は、この分野の進歩が依然として続いていることも示している。ダイナミックな変化を遂げているこの領域を横断的に眺め、待ち望まれた答えを報告している。本書でも述べられているように、著者らが所属するボストン大学で開発されたアプローチは精神科リハビリテーションとして現存するアプローチの一つであり、その創始者たちはこの分野のパイオニアとして広く賞賛されている。

　本書は、精神保健サービスの計画立案と実際のサービス提供の歴史の中で、まさに絶妙なタイミングで出版された。過去30年、施設における長期入院患者の数は減少し、能力障害をもたらす重度の精神疾患を抱えている人の構成内容、サービスを受けた歴史、プログラムのニーズ等が劇的な変化を遂げている。全く入院せず、地域でさまざまなケアを受ける精神障害を抱える人の数が増加しているのである。新しい構造のサービス提供や、革新的アプローチのケアが次々と試されている。中には既に姿を消したものもあるが、サービス介入の一部としてしっかり根付き、成長を続けているものもある。精神障害を抱える人の生活の質（QOL）を改善し、彼らが人間として自分の可能性を十分に認識する手伝いをすることが目的であることに変わりはなかったが、実際に生じた変化は問題の答となるどころか、多くの疑問をもたらした。これが一連のパラドックスを作り出したことは、疑いない。

　例えばプラスの面からいうと、精神障害を抱える人の持つニーズを従来とは違った形で考えることを学んだ。大きな進歩として、これが今後も続くことを信じたい。また、病気の治療だけではなく障害への対応も必要であることをリハビリテーション提供者が認識するにつれ、社会的支援システムの構築、障害者ケアへの家族参加、創造的な住宅プログラムの立案、リハビリテーション技術の改良が重要であるという認識も高まってきた。

　プラスの変化がある一方、現在のサービス構造やサービスシステムでは精神障害を抱える人へのケアの連続性が確保されていないという問題がある。さらに、サービスや権限が細分化されてしまっているため、プログラムの内容が包括的でないことが多い。そしてその分野における資源が深刻に不足（多くの場合、不足はさらに深刻化）しているため、精神障害を抱える人はサービスを受けるために互いに競争し、自分がサービスを受ける資格があることを立証しなくてはならない

立場に立たされてしまっている。これは、アメリカ文化の中で「障害者はサービスを受ける権利を有する」という考え方が十分には根付いていないことを示している。

　精神保健サービスを取り巻く政治的環境を現実的に考えてみると、将来、状況はいっそう厳しくなる可能性がある。プログラムの活動範囲が総合的になり、対象とする人々の治療・処遇歴が多様化するにつれ、複雑なサービスネットワークと高度な運営技術が必要となるであろう。精神障害を抱える人のニーズの多様性に対応すべく、うまく配分されたサービス構造の数を増やすことが必要となる。中でも、人間的で、感性豊かなケアを提供するという目標に取り組んでくれる専門家が必要となろう。

　こうした目標は、容易には達成されない。しかし、本書の前向きなメッセージを読めば希望が湧いてくる。そして、ヒューバート・ハンフリーが自分の名前を冠した合衆国連邦政府保健省の建物の命名式の折に述べた言葉（1977）を思い出す。当時、末期癌を患っていたハンフリーは、「失敗と敗北は、大きく異なる。失敗とは諦めることであり、諦めれば終わってしまう。敗北はチャンスの再来を待ち、勝つことを信じて再び戦いに挑むことを意味する。」と言ったのである。

　本書では、精神障害を抱える人に対するケアの考え方が述べられており、当事者にも専門家にも「勝つことを信じて戦いに挑む」ことを推奨している。本書に述べられているのは、さまざまな精神障害を抱える人にサービスを提供する際に必要なアプローチの一つであり、著者らも十分に示しているように、多くの点で従来の医療・臨床的介入と接点を持っている。長年の苦労の結果として開発・改良されてきた精神科リハビリテーションのアプローチを詳細に論じたのが本書である。

レオナ・L・バカラック、Ph. D.

参考文献　Humphrey, H. H.（1977, November 4）. Untitled remarks. Congressional Record, Vol. 123, p. 37287.
Joint Commission on Mental Illness and Health.（1961）. Action for Mental Health. New york：Basic Books, pp. 274–275.

序

　本書の改訂に取りかかったとき、我々は1990年代の10年における精神科リハビリテーションがどれほど変化したのかに驚いた。1990年代より前には一般的でなかった言葉が、現在の標準として不可欠なものとなっている（例えば、リカバリー、マネジドケア、エンパワメント、住宅支援、教育支援、二重診断、当事者運営のサービスプログラム、一般参加型の実証的研究…など）。我々はこの改訂にあたり最近のジャーナル記事や他の出版物、そしてそれらに使われた引用文献や参考文献を数多く読んだ。この本の読者たちは精神科リハビリテーション分野の歴史、現在の流れ、そして将来への展望を包括的に得ることでしょう。

　新しい世紀へ寄せる期待は、「リカバリーの世紀」となることであり、「リカバリーの世紀」とは精神疾患による危機的状況を乗り越え、自らにとって有意義で目標のある生活を送ることができる多くの精神障害を抱える人たちが、さらに増えていくということである。そして我々の希望は精神科リハビリテーションの実践が、彼らのリカバリーに対する有益な役割として期待に応えられることである。

　今回の改訂を終えた今、あらためて我々がなすべきことの多さに驚きを隠せない。我々はこの本が、今までそうであったという証などではなく、今後の励みとなすべきことの方向性の基盤となることを期待する。

W. アンソニー
M. コーエン
M. ファルカス
C. ガニエ　　　共書

初版の序

 1979年に「精神科リハビリテーション原論（The Principles of Psychiatric Rehabilitation）」と「精神科リハビリテーション実践シリーズ（Psychiatric Rehabilitation Practice Series）」6巻を出版して以来、ボストン大学精神科リハビリテーションセンター（Center for Psychiatric Rehabilitation at Boston University）は、精神科リハビリテーションという分野が研究対象として必要、有意義、かつ妥当であることを立証してきた。

 1980年代初頭、ボストン大学精神科リハビリテーションセンターは精神科リハビリテーションの一翼を担っていたが、当時、この分野では基礎となるべき理念に関してのコンセンサスもなければ、研究調査の結果も情報ベースにまとめられておらず、モデルとなるサービスプログラムも発表されておらず、リハビリテーション技術も明確に記載されていなかった。ボストン大学精神科リハビリテーションセンター設立後の10年間、我々は研究や訓練、そして直接のサービスを通してこうした問題点を補うべく、仲間と共に活動を続けたのである。

 1990年代初めの今日、精神科リハビリテーションの基礎となる理念に関しては相当のコンセンサスがあり、多くの研究結果が精神科リハビリテーション分野の情報ベースとしてまとめられ、モデルとなるサービスプログラムも出現・普及し、学校や現場では専門的訓練プログラムが設けられ、精神科リハビリテーションの技術も確立している。

 こうした進展の中、ボストン大学精神科リハビリテーションセンターは以下のような貢献をした。

- 精神科リハビリテーションに関する概念や現場データを整理した論文・著作の出版
- 精神障害を抱える人々を対象にした精神科リハビリテーション介入の影響に関する調査研究

・世界各国でのワークショップや会議の開催
・コンピュータによるデータベースサービスや電子掲示板サービスを通した情報の普及、国内外向け専門雑誌（Psychiatric Rehabilitation Journal）やニュースレター（Community Support Network News）の共同編集・発行
・援助付き住宅、援助付き学習、および援助付き雇用のモデルプログラムの開発、実施、評価
・北米とヨーロッパでの現場訓練やプログラムコンサルテーション
・ボストン大学（学士過程、修士課程、博士課程）における最新の精神科リハビリテーション教育
・多くの精神科リハビリテーション従事者を訓練するために使われてきている訓練技術の開発

　本書は、ボストン大学精神科リハビリテーションセンターのスタッフが過去10年間にわたり学習してきたことの集大成である。出版されている文献もされてない文献も対象にし、精神科リハビリテーションという分野の歴史、現状、将来の方向に関して我々が考えていることを示す最新のものである。

　本書は、これから精神科リハビリテーションを勉強し専門家になりたいと思っている人には入門書となるだろう。また管理者やリハビリテーション従事者、研究者、家族、当事者擁護グループの一員として精神科リハビリテーションの分野に既に関与している人には、概要を記した一冊となろう。一読すれば、この分野の概念、研究や技術に関する情報を得られると思う。最新の重要文献や著作を広範に参考文献として巻末に掲載したので、各項目の追加情報源としても活用してほしい。

　1970年代、我々、ボストン大学精神科リハビリテーションセンターのスタッフは、依然として脱施設化の後遺症に揺れている現場の中で働いていた。1980年代の過渡期の10年（過去の脱施設化の時代と将来のリハビリテーションの時代をつなぐ過渡期）と見なすことができる。そして1990年代は、リハビリテーションの時代の幕開けであることを信じてやまない。本書はこれを目標に書かれたものである。

謝辞

この本の、これほどの成功は多くの個人のおかげである。しかし我々はそれらすべての人たちを確実に思い出すというわけにはいかない。けれども以下に示す個人とその他多くの貢献による助けを私たちは忘れない。

まず、ボストン大学精神科リハビリテーションセンターと共に作業してくれた精神障害を抱える人たちと家族の貢献に感謝を表したい。彼らは、著者が個人として、また専門家として成長するのを助けてくれた。

精神科リハビリテーションセンターの同僚たちの多大（多様な、重大な）な貢献にも感謝したい。

Karen Danley を忘れはしない、彼女は精神科リハビリテーションの職務上の諸相を発展させ、彼女の努力は我々のサービス提供と研究能力の考え方を発展させるための助けとして彼女の死後も続いている。研究指導者の Sally Rogers は数十年間にわたり、精神科リハビリテーションの分野の理解のために手伝ってくれた。LeRoy Spaniol は家族の役割に関する分野でのこと、この領域におけるリカバリーという概念を先見を持って推し進めくれた。Judi Chamberlin はいつも消費者、サバイバーの観点に立って従事することに集中してきた。当センターとリハビリテーション科の Art Dell Orto は、我々の仕事がスムーズに進むようカウンセリングすることで貢献してくれた。

また同じように現在の当センターの同僚たち感謝する。Lisa Bellafato, Kevin Berner, Carol Crawford, Maureen Dillon, Ralph D'Agostino, Marsha Langer Ellison, Kerri Hamilton, Dori Hutchinson, Larry Kohn, Lena Lawson, Asya Lyass, Kim MacDonald-Wilson, Bob Mailloux, Joe Massaro, Brian McCorkle, Barbara McGurl, Allyson Miglionico, Patricia Nemec, Debbie Nicolellis, Maria Restepo-Toro, Ilina Rosoklija, Zlatka Russinova, Rob Salafia, Moira Slyne, Anne Sullivan Soydan, Doe West, Nancy West, Nancy Wewiorski, Joseph Wyse, and

Blanca Yanulis. 以上の人々はしばらくの間、精神科リハビリテーションの発展のために直接的に援助してくれた。

　センターの他の人々もテキスト作製には一体となって関与しており、ここで紹介する；

・Joe Jelenovic と D. J. Cash は、我々の手書き原稿すべてを、繰り返し注意深く、しかも熱心にタイプしてくれました。
・Lisa Anspacher は、原稿と関連する文献を思慮深くチェックしてくれました。
・Harold Maio は、原稿全体を読み、我々の表現に対し多くの示唆をくれました。
・Kathy Furlong-Norman は、最終的な推敲の際、専門的な知識で関わってくれました。
・Sue Mcnamara は、最後にもう一度だけ、文章の検査を申し出てくれた。
・Linda Getgen は、今回もまたこの本の出版にあたり、デザインや作製ノウハウで比類ない才能を発揮してくれた。

第1章

はじめに

「フランクリンがヒントを得る前に、何度の雷鳴が轟いたろう。ニュートンがヒントを得る前に、彼の頭上にはいくつの林檎が落ちたのだろう…。自然は常に我々にヒントを暗示している。それも何度となく。そして我々は突然、そのヒントを理解するのである。」

ロバート・フロスト

　精神科リハビリテーションのアプローチを構成する諸要素は、これまで一世紀以上に渡り暗示されてきた。発達段階を踏んで精神保健の分野がさまざまな進歩を遂げるのを照らし出すかのように、精神科リハビリテーションの諸要素が入れ替わり立ち替わり評価されてきたのである。特に、ここ20年の間は精神科リハビリテーションに対する関心の急増を目のあたりにした。

　80年代は、特に北米においてかつての脱施設化という時代とリハビリテーションという新しい時代の過渡期であった。脱施設化が遺したものを弔い、同時にリハビリテーションの時代の到来を告げていたのが80年代であった。90年代は、「予防」「治療」「リハビリテーション」という精神保健対策の3大要素の一環として、リハビリテーションが本来の役割を果たした10年間であった。

　以前は、専門誌も一般誌も脱施設化の問題を大々的に取り上げたが、リハビリテーションの論点にはあまりスペースが割かれなかった。しかし脱施設化を果たした欧米各国の最大の関心事は、今やリハビリテーションへと焦点が移ってきている。

　「脱施設化」と「リハビリテーション」は、大きく異なる。建物の機能面に焦点をあてた脱施設化に対し、人間の機能に焦点をあてているのがリハビリテーションである。建物を閉鎖することに焦点をあてた脱施設化に対し、リハビリテーションは、「人間の生」を開放することに焦点をあてている。脱施設化は患者を拘束し

ないことに焦点をあてたが、リハビリテーションは人間による支援を提供することに焦点をあてる。そして脱施設化は人々を自由にすることに焦点をあてたが、さらにリハビリテーションは"真に自由な生活になっていくこと"に焦点をあてる。

　建物を空にすることに焦点をあてた脱施設化の考えと違い、リハビリテーションは生活の質（QOL）を向上することに焦点をあてる。リハビリテーションという考え方が興奮や熱意を喚起するのは、このためである。脱施設化の目標は施設で生きる人の数を減らし、施設での滞在を短期化することであったが、同じ目標がリハビリテーションでも達成できることは興味深いことである。しかし結果が同じであっても、リハビリテーション従事者はリハビリテーションの価値観と原則を指針としている。

　最後の分析として、脱施設化が実に安易な方法で実施されたために、リハビリテーションと比べて容易な作業であったことを指摘したい。脱施設化は病院の門戸を開放し、退院する人に薬の処方箋を渡した。これに対し、リハビリテーションは地域社会の門を開き、人が自らの人生の処方箋を書く手伝いをするのである。脱施設化は過去のものとなり、リハビリテーションが我々を待ち受けている。これが我々の現在の活動を導き、将来の展望を与えてくれる。脱施設化は今や歴史の一頁に過ぎない。そしてそれに先立つ時代（精神障害を抱える多くの人を施設に送り込む時代）に戻ることなど、経済的に不可能である。ましてやマネジドケアのこの時代に、その場合に発生する費用を、社会が負担することなどあり得ない。

精神科リハビリテーションの分野

　精神科リハビリテーションの使命は、「長期にわたり精神障害を抱える人の機能回復を助け、専門家による最小限の介入で、自らが選んだ環境でうまくいき、満足できるようにする」（Farkas & Anthony, 1989）ことである。こうした使命を果たすための主要な方法は、当事者が効果的に機能するために必要な特定の技能

の育成と、当事者の現在の機能を維持・強化するために必要な支援の開発である。

　北米における精神保健の分野では、従前にもまして「精神科リハビリテーション」という用語がごく普通に使われている。治療の専門家が専門用語として使用しているほかに、リハビリテーションプログラムの管理者が自分たちの活動内容を説明する際にも「精神科リハビリテーション」という用語を使用するようになった。1990年代になると、精神科リハビリテーションは成長力と信頼性のあるサービスとして理解され始めた。

　「精神科リハビリテーション」という用語が多用されているため、まず、「精神科リハビリテーションとは何か」「何でないのか」という点から説明する必要があろう。まず「精神科（psychiatric）」という言葉は、リハビリテーションの対象となる障害を説明する用語である。しかし、だからといって精神科医による治療や精神科的な方法による治療が必ずしも必要という意味ではない。精神科リハビリテーションは本質的に、重篤な精神障害や機能障害への精神療法とは異なる。確かにそのような療法は精神障害を抱える人々に対し有効かつ重要であることが多いが、精神科リハビリテーションはそれらとは違うのである。次に「リハビリテーション」という言葉は「特定の環境における機能の改善」に焦点をあてていることを示している。この点に関しては、精神科リハビリテーションの分野も身体領域のリハビリテーションも理念を共有している。

　精神科リハビリテーションが研究や実践の対象として成長力と信頼性を維持できるか、もしくは単に歴史の一頁として終わるかは、そのときどきの研究者や従事者の仕事次第である。現在、精神保健の専門家の多くが、リハビリテーションを既存の治療法を補完するものとしその必要性を認識している。しかしだからといって、精神科リハビリテーションが十分に理解され、実際に実行されているということではない。さまざまな専門分野の人が精神科リハビリテーションに携わっており、精神科リハビリテーション関連の研究や概念に関する論文を掲載する文献があまりに広範囲に渡るので、精神科リハビリテーションを定義し、理解することが最近まで困難であった。

　本書は、こうしたニーズに応えんがための試みといってよい。つまり本書はこ

の分野の現状を調べ、同時に将来の方向を示唆するものである。発展を遂げてきた精神科リハビリテーションの歴史を遡り、誤謬を解明するものである。また「研究」「基本概念」「理念」「技術」「実践」という視点から精神科リハビリテーションの現状をまとめたものである。

ハイライトは、新たに出現しつつある精神科リハビリテーションの技術に関するくだりであろう。こうした技術があれば従事者の包括的な訓練、臨床における手続きやプロトコルの発展、実践のモニタリングや評価、プログラムの開発・展開、精神科リハビリテーションの要件に関する実証的研究が可能になるだけでなく、精神科リハビリテーションの考え方を精神保健サービスシステムに組み入れることも可能になる。

精神科リハビリテーションを必要とする人々

精神科リハビリテーションは、単に不満足や不幸せで「社会的なハンディを抱える」人を対象にするのではなく、重度精神障害を経験した人を対象としている。ここでいう「重度精神障害を抱える人」というのは精神疾患と診断され、一定の機能（例：家族や友達との会話、就職のための面接）や一定の役割（例：勤労者、学生）を果たす能力が限定されている人を指す。

重度精神障害のグループの下位分類として、若年層（Bachrach, 1982b；Harris & Bergman, 1987b；Pepper & Ryglewicz, 1984）、少数派の文化を持つ人々（Ruiz, 1997）、ホームレス（Farr, 1984；Sslit, et al., 1998）、困窮した人（Ware & Goldfinger, 1997）、高齢者（Gaitz, 1984）、重度身体障害と重度精神障害の合併（Pelletier, Rogers & Thurer, 1985）、発達障害との合併（Eaton & Menolascino, 1982；Reiss, 1987）、物質乱用（Foy, 1984；Mercer-McFadden, Drake, Clark, Verven, Noordsey & Fox, 1998；Struening & Padgett, 1990；Talbot, 1986）が挙げられる。

本書で述べている精神科リハビリテーションの理念と技術は、こうした下位分類に属する人々にも適応できる。重度精神障害を抱える人を年齢（高齢者、若年層）、場所（ホームレス、アパートでの一人暮らし）、文化、合併症の診断（例：身

体障害、発達障害、物質乱用)のいずれに分類しても、精神科リハビリテーションはこれらの分類に対して効果がある。リハビリテーションは機能や役割遂行の改善に焦点をあてており、年齢、場所、合併症の診断などで対象者を限定しない。つまり下位分類に属する人々にリハビリテーションサービスを提供する実践者は、精神科リハビリテーションに精通していることに加え、これらのグループに特有の知識に熟達する必要がある。

● **対象者の定義**

1970年代から1980年代初頭にかけ、「重度精神障害」の定義がいくつも試みられたが、いずれもこの障害の何たるかを集約した定義となっている。このうちNIMH(アメリカ国立精神衛生研究所)の地域生活支援プログラム(CSP)による定義、リハビリテーションサービス局(RSA)の重度障害の定義、およびGoldman (Goldmen, Gattozzi & Taube, 1981)の「慢性精神病者」の定義を紹介したい。

地域生活支援プログラムは、対象を「慢性精神疾患」と規定した。しかし、この用語も、その略語のCMIという呼び名も偏見に満ちた烙印であり、かつ悲観的なニュアンスを有しているため、本書では使用していない。NIMHは数年に及ぶ地域生活支援プログラムのプロジェクトの結果を踏まえ、対象とする当事者(成人)の操作的定義を行った(NIMH, 1980)。この定義を見れば、本書が精神科リハビリテーションの対象として想定している人の主な特徴がわかるであろう(**表1-1**)。

Goldmanら(1981)は、別の定義をしている。これは診断、障害、病歴の長さという観点から重度精神疾患を定義したものである。また同氏らは、「重度精神病者」を「重度の精神病(例:定型的精神病)を患い、長期にわたって(例:指導付き住宅ケアの期間)、中程度から重度の能力障害(例:機能的能力の欠如)のある人」と定義している。

リハビリテーションサービス局は1973年のリハビリテーション法の中で、能力障害を別の形で定義している。同法は能力障害を「長期にわたり多種類のサー

表1-1　地域生活支援プログラム：対象者の定義

1. 精神疾患による重度の障害
 地域生活支援プログラムの対象者は、概して以下の基準の少なくとも一つに該当している。
 ＊外来診療以上に集中的な精神医学的治療（例：救急サービス・在宅医療に代わるケア・部分入院・入院）を、一度以上、受けたことがある。
 ＊入院以外の住居にかかわるケア（継続的、組織的、支援的なもの）を2年以上受けていたことがある。

2. 役割機能上の障害
 地域生活支援プログラムの対象者は、少なくとも2年間、継続的ないし断続的に、以下の基準の2つ以上に該当している。
 ＊働いていない、保護セッティングで働いている、あるいは技能がきわめて限られていて職歴も乏しい。
 ＊病院外の生活には行政からの経済的援助を必要とする、また助けなしにそのような経済的援助を受ける手続きができないこともある。
 ＊人的社会支援システムを、確保・維持する能力がきわめて低い。
 ＊基本的な生活技能にも助けを必要とする。
 ＊社会的に不適切な行動があり、精神保健システムや司法システムの介入が必要である。

（出典：National Institute of Mental Health（1980）. Announcement of community support system strategy developmental and implementation grants（pp. iii, iv）. Rockville, MD：Author.）

ビスを必要とする」と規定している。そして、能力障害を引き起こす機能障害の一つとして精神疾患を挙げている。能力障害は「本人の活動や機能を限定する肉体的・精神的状態」と定義され、1973年のリハビリテーション法では重度障害を抱える人に対するサービスを第一優先順位にすることが義務づけられている。
　上記の定義はいずれも、共通の要素（精神疾患の診断、長期の病歴、機能的ないしは役割上の能力欠如）が盛り込まれている。精神障害を抱える人の特徴につ

いてはコンセンサスが形成されつつあるものの、これらの特徴に関する明確な操作的定義は行われていない（Bachrach, 1988a）。本書の対象となる人の顕著な特徴は、Goldman が長期能力障害につながる重度の精神疾患として規定したものを反映しているが、これは従来の範疇を超えて職業・社会上の欠損やストレスに対する神経症的反応で母集団を特徴づけている（Summers, 1981）。

アメリカ精神医学会による Fourth Edition of Diagnostic and Statistical Manual for Mental Disabilities（DSM-Ⅳ）（1994）でも本人の機能、役割上の能力の重要性を認める分類を行っている。成人において、重篤とされる（統合失調症様障害、気分障害、パーソナリティ障害）診断分類はその人固有の社会的、職業的機能の低下で定義されている。例えば、統合失調症の診断基準は、「障害の始まり以降の大部分で、仕事、対人関係、自己管理などの面で1つ以上の機能が病前に獲得した水準より著しく低下している」（p.285）うつ病性障害でも、「症状は、臨床的に著しい苦痛、または社会的、職業的、または他の重要な領域における機能の障害を引き起こしている」（p.327）。パーソナリティ障害にもおいても「内的体験および行動の持続様式が、臨床的に著しい苦痛、または社会的、職業的、または他の重要な領域における機能の障害を引き起こしている」（p.633）といったように上記3つの診断基準には社会的、職業的な機能低下が含まれている。

つまり、定義の方法（医学的、リハビリテーション、精神保健）を問わず、生活、学習、職場といった環境で十分に機能できない精神疾患を抱える母集団が存在するということである（Adler, Drake, Berlant, Ellison & Carson, 1987；Dion & Anthony, 1987；Pepper & Ryglewicz, 1988）。そして、精神科リハビリテーションアプローチのメリットを受けるのは、まさにこれらの人々なのである。

こうした重度精神疾患や精神障害の定義によって、そのような状況におかれている数多くの人の存在がより明確になり、コンセンサスの獲得や特異性の理解が進んでいる。米国薬物濫用・精神衛生管理庁（SAMHSA）が推定している精神障害を抱える人の数は生活機能を含んだ定義による。その定義では"診断可能な精神的、行動的、もしくは感情的障害に起因する機能障害が主要な生活活動の一部、またはより広範な範囲を著しく妨げるもの"（IAPSRS, 1997）としている。

SAMHSA が用いている「重度かつ持続的な精神疾患」という言葉は、本書で使われている「精神障害」と同様のものである。

操作的定義と疫学的データによる推定値を抽出するために、SAMHSA では重要な機能障害の定義の一つとして次のように述べている。

1. 過去12か月の間に、自殺もしくは自殺未遂が認められる、
2. 明確な生産的役割の欠如、
3. 主要な生産的役割における重大な役割遂行障害、
4. 他者へ相談することができない、社会支援の欠如、といった状況で親密な社会的つながりがもてず、全体として社会的孤立に陥った結果、厳しい対人関係障害となっている（IAPSRS, 1997）。

前述の定義に基づき、SAMHSA は合衆国における約2.6％の人口が「重度かつ継続的な精神疾患」もしくは「精神障害」を有していると推定している。**図1-1**は、重度かつ継続的な精神疾患や重度精神疾患、その他の精神疾患を抱える人々の推定値の割合を視覚的に対比するものである。推計報告によると重度精神疾患を抱える人の割合がさらに増えてきている（Center for Mental Health Services, 1998）。これら集計結果に差異はあるものの、合衆国における精神障害者の数が膨大であることには変わりなく、また、その経済的影響も非常に大きい。例えば、長期間を必要とする障害者プログラム（民営、公営問わず）において、精神障害を抱える人々の要望や経費が多くの割合を占めており（Salkever, Goldman, Purushothaman & Schinogle, 2000）、合衆国における精神疾患対策費用は毎年1,500億ドルに上ると推定されている（Garske, Williams & Schiro-Geist, 1999）。

こうした状況は、現在、世界的にも将来にわたり重度精神疾患の急激な増加の影響を推定している。統計学上、新たなDALY "disability-adjusted life year"（健康寿命）という概念は、特定の疾患による早い死や、障害によって失われている健康的な生活を送れる年数のことをいい、国際的に使われ始めた。DALYの概念による疾病の捉え方で最も重要なことは、重度精神疾患がマイナスの影響を与

図 1-1
世帯人口推定（18 歳以上）DSM-Ⅲ-R に基づく、重度で持続的な精神疾患（SPMI）、重度精神疾患（SMI）、そしてボルティモア ECA/NCS データに基づくその他の精神病過去 12 か月間の有病率と人口予測

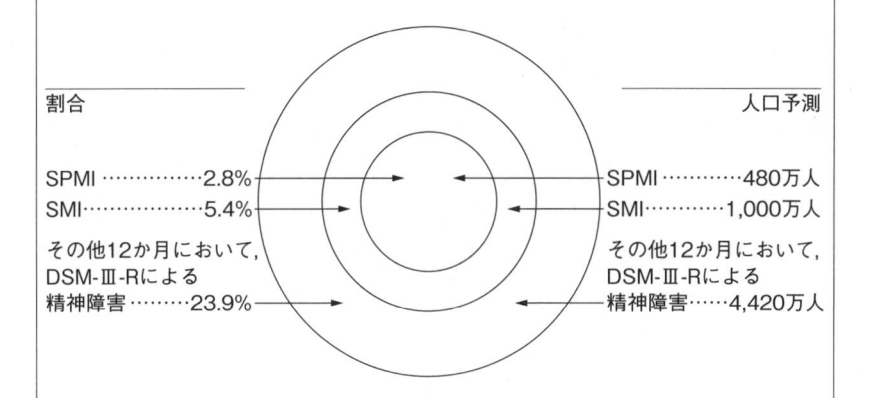

割合	人口予測
SPMI ……… 2.8%	SPMI ……… 480万人
SMI ……… 5.4%	SMI ……… 1,000万人
その他12か月において、DSM-Ⅲ-Rによる精神障害 ……… 23.9%	その他12か月において、DSM-Ⅲ-Rによる精神障害 ……… 4,420万人

これらの推定値は、ホームレスや、ナーシングホーム、刑務所、そして長期医療施設といった公共施設に入所している人を除いた世帯調査に基づいている。母集団人口 1,220 万人のうち、これらの排除された区分の人々のさらに推定 220 万人が重度精神疾患を有していると考えられる。

出典：International Association of Psychosocial Rehabilitation Services. (1997) *New Prevalence Estimates of Serious Mental Illness 3* (1). Columbia, MD：Author.

えることであった。例えば、国際的な健康ランキングへの影響を与えるものとして通常載らない「大うつ病」が、現在、DALY に影響を与える疾患として 4 番目に数えられ、2020 年までには 2 番目の疾患になると予測している（Knox, 1996；Karel, 1996）。

　精神科リハビリテーションは、かなり以前から統合失調症様の症状を呈する人々の支援に取り組んできた。その関わりは、どうしても脱施設化が困難と考えられた残された入院患者の集団（典型的な統合失調症）に焦点をあてた 1970 年代

後半からの取り組みから起こった（Bachrach, 1986a）。入院患者を地域社会へ移行させ、地域社会でリハビリテーションサービスを届けた。そしてリハビリテーションはありとあらゆる重篤な精神疾患（例：重症うつ、パーソナリティ障害、二重診断、など）と診断された人々への支援にも取り組み始めた。

　要約すると、1970年代以降の重度精神疾患に関する記述は、個人の職業的、社会的、家庭での役割に対するマイナスの影響が含まれていた。「重度かつ継続的な精神疾患」に対するそのような理解や記述はここ数十年間ますます顕著になってきており、精神科リハビリテーションの分野でも同様なことが起きている。精神科リハビリテーションは、役割遂行の改善を明確に強調した唯一の精神保健サービスである。そしてそれは重度精神疾患のマイナスの結果を機能障害、機能的制限、生活能力障害、そして社会的不利の観点で捉えた概念モデルで裏打ちされている（第4章では精神科リハビリテーションの土台となる概念モデルの特徴について述べられている）。本書で使っている「重い精神障害を経験した人々」また「精神障害を抱える人々」という表現は疾病の診断より、むしろ個人の精神科リハビリテーションを重視することを強調する。本書では記述内容にもよるが「消費者」「クライエント」「患者」といったような言葉は、控えめに使用されている。

治療とリハビリテーション、他の介入サービスの区別

　1970年代から1980年代にかけて、精神科リハビリテーションが貢献するユニークさと必要性を普及、確認するために、精神科リハビリテーション介入と精神医学的治療を区別することが重要であった。そこには精神科リハビリテーションと精神医学的治療とが実践において相補的であったり対立したり、といった混乱状態が存在した。

　実際には、最近の状況は、治療と精神科リハビリテーション介入は多くの範囲で重複し合い、互いに補完的な関係を示している。精神医学的治療と精神科リハビリテーションのプロセスは相前後せず、ないしは同時進行で進められるのが理想である。また、あるプログラムが治療もリハビリテーションも行ったり、同一

の機関が治療とリハビリテーションを別のプログラムとして提供していることも多い。また、一人の従事者が精神医学的治療と精神科リハビリテーションの両方を提供している場合もある。

　しかし、精神科リハビリテーションの分野が精神障害を抱える人のニーズに十分かつ効果的に応えるためには、治療とリハビリテーションの相違点を整理しておかなければならない。精神科リハビリテーションという分野が、精神医学的治療のいわゆる「愚弟」として認識され続けるかぎり、精神科リハビリテーションの従事者が大きな貢献をすることは不可能といってよい。従来、精神科リハビリテーションは全く考慮されないか、治療が終了してから初めて考慮されるか、治療がうまくいかなかった時に初めて代替案として考慮されることが多かった。多くの「精神科リハビリテーションプログラム」と呼ばれるものも、残念ながら精神科リハビリテーションの技術ではなく、治療技術を使用しているプログラムが多いのが現状である。また、リハビリテーションセッティング（例：共同住宅）で主な支援方法として採用されているのは、個人療法か集団療法（時には婉曲にグループディスカッションと呼ばれる）と組み合わされた薬物療法であることが多い。さらに、精神科リハビリテーションの従事者は精神医学的診断を過剰なまでに気にすることが多い。診断名そのものはリハビリテーション介入の処方やリハビリテーションのアウトカム予測に有益な情報をあまり提供しないという研究結果があるにもかかわらず、である。加えて、精神科リハビリテーション技術を習得しているか否かではなく、治療技術を使う訓練を受けたか否かをもとにして、リハビリテーションサービスを提供するスタッフを選ぶことも多い。

　リハビリテーションプログラムを厳密に調べてみると、治療とリハビリテーションの違いが実際面では反映されていないことがわかる。事実、リハビリテーションサービスはどの治療モデルを活用しているかで評価されることが多い。リハビリテーションプログラムが心理療法も行っていたり、高給の治療コンサルタントを抱えていれば、評価がプラスに振れる。依然として、リハビリテーションより治療のほうが高級であるかのような響きを持っているのである。精神科リハビリテーションセッティングで働く専門家が、「現実的な雑用だけでなく、高尚な

治療もいたします」と言わざるを得ないと感じることも稀ではない。

　精神科医であれ、リハビリテーションカウンセラーであれ、心理士であれ、ソーシャルワーカーであれ、看護師であれ、作業療法士であれ、精神保健カウンセラーであれ、リハビリテーションの専門家は、「精神障害を抱える人に、薬物療法や心理療法のバリエーション以外の何をすれば効果的なのか」という質問に対する答えを持っていなければならない。精神科リハビリテーションの分野を「何でないか」ではなく「何であるか」によって定義すべきである。

　表1-2に、治療とリハビリテーションの違いと考えられてきたものをまとめた。この表の左の欄には、特定の環境における機能の改善がリハビリテーションの使命であることが書かれている。さらに、底流にある因果関係の理論を問うことなくリハビリテーション介入が可能なこと、リハビリテーション介入の焦点は過去における原因ではなく現在の機能と将来の目標であること、リハビリテーション診断はその人の技能と環境の支援に焦点をあてること、リハビリテーション介入はこうしたリハビリテーション診断に準拠して技能開発・職業リハビリテーション・特殊教育・学習アプローチ・身体医学と身体リハビリテーション・来談者中心療法であることが書かれている。表1-2の右の欄は、治療の強調点を示したものである。

　従来、精神医学的治療と精神科リハビリテーションの違いは理念の違いとして説明されることが多かった。リハビリテーションは主にその人のストレングスを育成することに向けられ、地域において機能する能力を取り戻す方法として「残存能力」に焦点をあてる。一方、精神医学的治療は本人の症状を抑え、症状軽減のために病理に焦点をあてることが基本であるとされてきた。

　残念ながら、1970年代から1980年代の間に、こうした理念上の違いが実践上の違いへと変換されてはいない。精神科リハビリテーションの実践は治療を補足するというより、むしろ依然として治療の実践と大部分が同じようである。精神科リハビリテーションの従事者たちに、精神科リハビリテーション独自の技能や知識を教える訓練プログラムは全く存在しないか、存在しても教えているのは治療理論と技術が主である。リハビリテーションと治療の理念の違いは、リハビリ

表1-2 リハビリテーションと治療の相違に関する従来の見方

	リハビリテーション	治療
使命	特定の環境における機能改善と満足感の獲得	"治癒"症状軽減、あるいは治療的洞察の形成
原因に関わる理論	問わない	原因に関してさまざまな理論を用い、それに応じて介入の種類を決定する
焦点	現在と未来	過去・現在・未来
診断の内容	特定の環境における現在の技能・支援の評価と、実際に必要となる技能・支援の評価	症状と、それを引き起こすと考えられる原因
主要なテクニック	技能教育、技能プログラミング、資源調整、資源修正、連携	精神療法、薬物療法、行動療法、薬物管理訓練、症状管理訓練
基礎にあるもの	人材開発、職業リハビリテーション、身体リハビリテーション、来談者中心療法、特殊教育、心理教育や社会学習アプローチ	精神力動理論、身体医学、オペラント条件づけ

テーションと治療のセッティングが別になっていることがあることを除けば、精神科リハビリテーションの実践には影響を与えていないと言ってよい。

　1990年代、精神科リハビリテーションは実践の領域で、より認知されるようになった。同時に治療だけではないサービス介入、例えば、ケースマネジメント、危機介入といったものなどと、精神科リハビリテーションがどのように異なっているのかという疑問が持ち上がった。サービスは、それぞれのサービスが達成する当事者における効果と、効果の達成に用いられるプロセスの記述に基づいて区

別できる。精神障害を抱える人へのサービスの基本は、治療やリハビリテーションに加え、精神障害を抱える人に役立つ包括的なたくさんのサービスの一部として概念化されている。アメリカではこれら数々のサービスを地域生活支援システム（CSS：Community Support System）と呼んでいる（Turner & Shifrin, 1979）。

1990年代までには、CSSは精神障害を抱える人を援助するのに欠かせない重要なサービスとして、システムを考えていくうえで確固たるものとして位置づけられている。アメリカにおける包括的な精神保健システムの主導権は80年代から90年代にかけて行われたCSSの登場に端を発する（アメリカ国立精神衛生研究所、1987）。（CSSの詳細は第2章・第10章参照）。

CSSの枠組みに基づき、精神科リハビリテーションセンターによって洗練、定義されたサービスの基本は、長期にわたり精神疾患を抱える人の欲求および必要性に合致している（Anthony, 1993；Cohen, Nemec, Farkas & Forbess, 1988）。そしてまたさまざまなサービス介入の典型的な効果として知られている。

表1-3に描かれているように、精神科リハビリテーションは、例えば個人の役割遂行能力に焦点をあてるなど、他の重要なサービスと、それらが持つ固有の効果から区別することができる。加えて、リハビリテーションサービスに対する簡潔な説明では、障害を抱える人々の目標に関わる技能と支援に重点を置くことに特徴がある。精神科リハビリテーションのサービス介入は、治療だけではなく、精神障害を抱える人のリカバリーを助けるのに重要なその他の介入も補完する。

精神科リハビリテーションアプローチの必要性

精神障害を抱える人が精神科リハビリテーションを必要としていることに関する論文は、これまでにも数多く出されている。実際、精神科リハビリテーションアプローチはセルフヘルプグループ、家族、権利擁護グループ（団体）、アメリカ国立精神衛生研究所（NIMH）、リハビリテーションサービス局、州立の精神保健機関など、幅広い方面からの関心を得ているように見受けられる。さらに、精神障害を抱える人のリハビリテーションに対するニーズが多岐にわたることをまと

表1-3 福祉システムにおける本質的なサービス

サービス分類	解説	当事者にとっての効果
治療	症状とその苦痛の軽減	症状緩和
危機介入	危機的もしくは危険な問題の制御と解決	個人の安全保障
ケースマネジメント	当事者にとって必要で要望するサービスの獲得	サービスを利用する権利
リハビリテーション	当事者の目標に関連した技能と支援の開発	機能的な役割
エンリッチメント	当事者の充実した満足感のある活動の保障	自己啓発
権利擁護	自らの権利を守る事への支持	機会均等
基本的生活支援	当事者の生存に必要な人、場所、そしてモノの提供（例；保護施設・食事・医療）	個人の生存に関する保障
セルフヘルプ	自らの人生において、発言と選択を行使する	エンパワメント
健康維持/予防	健康的な生活様式の促進	健康状態の改善

（出典：Cohen, M., Cohen, B., Nemec, P., Farkas, M. & Forbess, R.（1988）. *Psychiatric rehabilitation training technology*：*Case management*. Boston, MA：Boston University, Center for Psychiatric Rehabilitation.）

めたデータもある（Solomon, Gordon & Davis, 1983；Wasylenki, Goering, Lancee, Fischer & Freeman, 1981）。しかし逆説的なことであるが、精神保健の専門職を育成する大学の教官は、最近まで精神科リハビリテーションに対してあまり関心を持っていなかったのである（Anthony, Cohen & Farkas, 1988；Bevilacqua, 1984；McReynold, Garske & Turpin, 1999；Shera & Delva-Tauiliili, 1996；Talbot, 1984）。（第8章、人材育成についての議論の項参照）

全米精神障害者家族会（NAMI：National Alliance for the Mentally Ill）は、重

度の精神障害を抱える人の家族の声を代表するようになっている。他の研究（Castaneda & Sommer, 1986）に加え、NAMI メンバー（Spaniol & Zipple, 1988）による全国調査によれば、社会技能サービスや職業リハビリテーションのサービスを改善してほしいという家族の希望が最も高かった。同様に、当事者の権利擁護運動等を対象にした調査（Lecklitner & Greenberg, 1983）において、重度精神障害を抱える人に最も影響を持つと思われる戦略は、「リハビリテーションアプローチを重視すること」という結果がでている（p. 428）。

リハビリテーションサービスの改善の必要性が劇的に示されたのは、脱施設化運動後の混乱期であった（Farkas & Anthony, 1981）。州立病院の病床数の 2/3 が削減されたことで、重度精神障害を抱え、生活の場所を病棟から裏通りへ、そして多くの場合さらに表通りへと変えた人の数が大幅に増加したのである。

こうした人たちの機能上の限界は目に見えて明らかとなり、もはや施設内で処遇する時代は終わったことが明らかとなった。脱施設化に応じるかたちで、1977 年、NIMH は地域生活支援プログラム（CSP）を導入した。このプログラムは、重度精神障害を抱える人に地域ベースのサービスを提供するための戦略を模索する連邦政府・州政府共同のパイロットプログラムとして計画されたものである。そしてこれまで述べられてきたシステムデザインから地域生活支援システム（CSS）が生まれた。当初に地域生活支援プログラムによるサービスを受けた人たちに関する全国データによれば、この人たちの能力上の限界が際立っていたことが示されている。例えば平均年収が 3,900 ドル、50％が社会保障給付を受けていた。また一般雇用されている人が約 10％いたが、失業者のうち、熱心に求職活動をしている者は 9％しかいなかった。結婚しているのはわずか 12％であり、71％はほとんど（ないしは全く）レクリエーション活動に参加したことはなく、仕事がない状態がレクリエーション活動によって代替されているわけではないことが示された（Goldstrom & Manderscheid, 1982）。より近年になって行われた地域生活支援プログラムの当事者調査でも、同程度の能力障害が認められた（Mulkern & Manderscheid, 1989）。

Spaniol がまとめた NAMI の調査データも、機能上の能力の欠如が実証されて

いる。家族の報告によれば精神障害を抱える当事者のうち、92％が高校で教育を受け、60％が高校卒業後の訓練ないしは大学に通ったにもかかわらず、フルタイムで一般就労しているのは約5％であった。家族がリハビリテーションサービスの改善を望むのも当然のことである（Spaniol & Zipple, 1988）。

　脱施設化が始まって以来、重度精神障害を抱える人の機能と能力と役割遂行に関するデータから明らかなのは、リハビリテーションが必要とされていることである。しかし、リハビリテーションサービスは依然として提供されていないのが現状である。例えば、2か所の州立病院から退院した550人の患者を1年にわたり追跡した（Solomon et al., 1983）ところ、ほとんど何らかの形でケースマネジメントや個人療法、ないしは薬物療法を受けており、リハビリテーションサービスを受けていた人数はわずかであった。現在、リハビリテーションサービスを受けている人よりもっと多くの人々が社会的・職業的サービスから利益を得られるだろう。退院時のソーシャルワーカーの評価によれば、リハビリテーション志向のサービスを実際に受けている以上の人数がこれらのサービスを必要としている」(Solomon et al., 1983, p39)。Spivak、Siegel、Sklaver、Deuschle, & Garrett (1982) は脱施設化に関する研究として、地域精神保健センターの長期患者99人にインタビューしている。これらによれば、彼らは「教育的、経済的、職業的なレベルが低いことで他と区別される。入所時には2/3が働けると判断されたにもかかわらず、ハーフタイム以上の仕事をしているのはたった13％であった（p.241）」としている。論文の著者たちは、「これらのデータが示しているのは、作業の達成と技能の開発に焦点を置いたリハビリテーションアプローチの必要性である」と指摘している。州立病院から退院した患者の機能レベルのデータと最近のデータを組み合わせると、何百万人ものDALYが世界的に精神障害によって失われていることになる。これは精神科リハビリテーションの分野が必要であることを証明している。

将来の点描

　これまでのデータやさまざまな研究結果は、リハビリテーションサービスの改善の必要性を示唆している。次の10年における精神科リハビリテーションの短期間の成長は、これらのサービスに対する必要性や要求についての論文が基盤になるであろう。21世紀に向けて、精神科リハビリテーションサービスの効果に関する実証的研究がこの分野の成長とともに行われ、精神科リハビリテーションサービスの長期にわたる開発の必要性が立証されることを望みたい。

　リハビリテーションアプローチが、精神保健の分野に出現する舞台は整った。精神障害を抱える人のニーズで満たされていないものも多いが、精神科リハビリテーションの分野が精神保健サービスのシステムや、ひいては精神保健システムの対象になっている人たちに意義ある貢献をしているのは明らかである。しかし、精神科リハビリテーションの究極的効果は、それを実践する人々の態度、知識、そして技能、また彼らが働くプログラムの構造、それを支援するサービスシステムの特性を改善できるか否かによって決まってくるであろう。本章以下の章では、この方向で行われた大きな進歩を実証していくこととする。

第2章

過去の誤謬：研究のレビュー

「人間は、自分が間違っていたことを認めるのを恥じてはならない。それは今日の自分が昨日の自分より賢いことを語っているのに他ならないからである。」

ジョナサン・スウィフト

　精神科リハビリテーションの分野は過去におかした間違いの重荷を背負っているが、多くのことも学んでいる。本章では精神保健とリハビリテーションの発展を歴史的観点から論じたうえで、これが現在の精神科リハビリテーションの実践に与えているプラスの影響に焦点をあてる。また、精神科リハビリテーションの導入を遅らせている15の誤謬を示し、現在にいたるまでの実証的研究から得られた知識をもとに反証を試みる。今や精神疾患からの回復の可能性は過去の誤謬に取って代わったと見なされている。

　精神科リハビリテーションの過去を検討する前に、「精神科リハビリテーション」という用語を定義しなければならない。第1章でも述べたように精神科リハビリテーションの使命は、長期精神障害を抱える人々の機能回復を助け、専門家による最小限の介入で、彼ら自身が選択する環境においてうまくいき満足するようにすることである。つまり精神科リハビリテーションは、自ら選ぶ地域社会において彼らがうまく機能し、満足できるように助けるものである。これを達成するためのプロセスには、本人の技能開発や環境面での支援開発が含まれている。換言すれば、彼らが変わることを助け、彼らの生活、学習、あるいは仕事の環境が変わるように助けるのが精神科リハビリテーションなのである。

　これから以下に述べる歴史的発展は、精神科リハビリテーション分野の成長を促した主なもので、重要なものである。

歴史的発展

　精神科リハビリテーションは、時を異にしながら世界各地で発達をみせた。ヨーロッパでは1930年代の社会精神医学の発展をその起源にもつ（Van der Veen, 1988；Basaglia, 1982）とし、第二次世界大戦後の有権者による民主化運動が精神科リハビリテーションの発展に寄与した（Basaglia, 1982；Saraceno & Togononi, 1989；1995）。アジアでの精神科リハビリテーションという思想は、たかだか10年20年前からである。アフリカ諸国では、いま考え始めたばかりの状態である。アメリカ合衆国における精神科リハビリテーションアプローチの発展は19世紀に端を発するが、正当で信頼できる介入として一般的に認められるようになったのはごく最近のことである。

　過去における進展の中で精神科リハビリテーションのアプローチの発展に関連深いものとしては、①道徳療法の誕生、②精神障害を抱える人々に対する州による職業リハビリテーションプログラム、③地域精神保健センターの発展、④心理社会リハビリテーションセンター運動の進展、⑤当事者運動の台頭、⑥地域生活支援システムの成長、そして⑦「マネジドケア」と呼ばれるコスト意識の高いサービス提供システムの発展がある。

● **道徳療法の時代**

　1800年代、いわゆる道徳療法の時代に精神科リハビリテーションの考えと共通した考え方が台頭した。19世紀に道徳療法を唱えた人たちが強調した治療原則が、今日の精神科リハビリテーションの実践の一部となったといえる。道徳療法というのは精神障害を抱える人を包括的に評価することが強調され、本人の仕事、遊び、社会的活動を評価するものであった。精神科リハビリテーションにおいても当事者の職業的側面や職業以外の側面、あるいは社会的機能が診断・開発される。また、しっかりと構成された「活動」が言葉による療法以上に治療的な価値を持つということを認めた道徳療法と同様、精神科リハビリテーションアプロー

チでも、当事者が従来とは異なった行動をとるようにすることが目標とされ、介入の目標達成方法も、単なる言葉による療法ではなく「活動」を多用する。

●州政府による職業リハビリテーション

州政府による職業リハビリテーションプログラムは、元来、身体障害者のリハビリテーションのために開発された。それが1943年の職業リハビリテーション法改正の結果、精神障害を抱える人も経済的援助と職業リハビリテーションサービスを受けられるようになったのである。この法律改正は、精神障害を抱える人のリハビリテーションという考え方が妥当であるということを立証し、精神科リハビリテーションが彼らの職業上の「技能」改善をすることを認める形となった。州政府機関の取扱件数の約20％が精神障害を抱える人たちで構成されており（Rehabilitation Services Administration, 1995）、今や精神疾患は、州政府の職業リハビリテーションを受けている障害分類の中で2番目の多さとなっている（Stoddard et al., 1998）。

職業リハビリテーション介入は、今や、精神科リハビリテーションの分野の歴史・発展の一部として不可欠となっている。例えば、精神科リハビリテーションのファウンテンハウスモデルの中心的要素は職業的な活動である（Beard, Prost & Malamud, 1982）。過去数十年においてリハビリテーションの焦点が職業的アウトカムから全環境（例：住宅、教育、社会）と個人との相互の影響に移ってきてはいるものの、精神障害を抱える人の職業リハビリテーションにおけるサービス出現とそのための財政援助が、精神科リハビリテーションの実践上、大きな助けになっているのは事実である。

●地域精神保健センター

地域精神保健センターが、重度精神障害を抱える人が必要とする包括的なサービスを提供できなかったことは、過去20年にわたり、多々書かれているところである（Bassuk & Gerson, 1978）。脱施設化のため、長期精神障害を抱える人で地域で生活する人の数が増えたが、地域精神保健センターは彼らを優先的に処遇し

なかったのである。しかし「本人の家や職場の近くで治療や支援を提供する」という地域精神保健センターの概念は、精神科リハビリテーションの実践と共通している。さらに、長期にわたり本人を環境から切り離さず（できれば全く切り離さず）すぐに危機介入をするという地域精神保健センターの考え方も、精神科リハビリテーションの実践の中に取り入れられてきている。このように、地域精神保健センターの考え方は精神科リハビリテーションのアプローチの一部となっている。

●心理社会的リハビリテーションセンター

　Grob (1983) と Rutman (1987) は、心理社会的リハビリテーションセンターの起源と現状を論じている。ファウンテンハウスやホライズンハウス等、早い段階で設立されたものは互助や相互支援を目的として元患者たちが設立したものであった。これら初期の社会的ハウスから出てくるのが、シカゴのスレッシュホールズ、バージニア州フェアファックスの精神科リハビリテーション社会センター、ボストンのセンタークラブ、マイアミのフェローシップハウス、クリーブランドのヒルハウス、そしてロサンジェルスのポータルスハウスなど、総合的な複合サービス提供型の心理社会的リハビリテーションセンターである。これらの心理社会的リハビリテーションセンターでは、精神科リハビリテーションアプローチの理念が実践に取り入れられている。精神科リハビリテーションの基本的考えの点からも心理社会的リハビリテーションセンターの運営の原則となっているのは、リハビリテーションが精神障害を抱える人たちの能力を改善するようにデザインされていることである。心理社会的リハビリテーションセンターは当事者が環境に屈伏するのではなく、環境に対応できるようにする戦略を当初から強調してきており（Wright, 1960）、症状を消退させることよりも健康を誘導することに力点を置いている（Leitner & Drasgow, 1972）。心理社会的リハビリテーションセンターの基本的信念は、「重度精神障害を抱える人々は生産的な能力を有しているという信念」と Beard は述べている（Beard et al., 1982）。実際に心理社会的リハビリテーションセンターがサービスの受け手である当事者を、センターの運営におけ

る責任ある役割を有したメンバーと見なしたことが、「対等な関わり」と「パートナーシップ」といった精神科リハビリテーションの基本的価値の発展を促した。これらのセンターの成功は、当事者との「対等な関わり」が可能で現実的であったことを証明したことである。

　心理社会的リハビリテーションセンターの発展は、精神科リハビリテーションの目標（必要とする環境における当事者の行動を変えること）に焦点をあてる結果にもなった。心理社会的リハビリテーションは言葉による療法から得られる治療的洞察の形成には価値を置いていない（Dincin, 1981）。精神内界の問題より現実的問題を重視し、能力障害が残存していても特定の環境の中で機能を果たせるように、本人の能力を改善することを目指しているのである（Grob, 1983）。

　心理社会的リハビリテーションセンターは、精神科リハビリテーションアプローチの開発に重大な役割を果たしてきた。近い将来、精神科リハビリテーション機関の発展にともなって、その影響はさらに大きくなるであろう。そして、心理社会的リハビリテーションセンターは精神科リハビリテーションの理念が本領を発揮する場所である。そしてそれは調査・研究された機関である（Anthony, Brown, Rogers & Derringer, 1999；Brown, Ridgway, Anthony & Rogers, 1991；Macias, Kinney & Rodican, 1995；Rogers, Anthony, Toole & Brown, 1991）。

● 地域生活支援システム

　精神科リハビリテーションに関連するもう一つの革新的なものとして、第1章ですでに述べた連邦政府の財政援助による地域生活支援システム（CSS）がある。1980年代初期のCSSに関する文献では、アウトカムに関する記載（Test & Stein, 1978；Test, 1984；Braun et al., 1981；Bachrach, 1982a）や効果の再現（Hoult, 1986）など幅広い論評がされていた。CSSの概念は施設から出て地域で生活する長期精神疾患を抱える人たちの多角的な要望に応じて発展した（Stroul, 1989；Test, 1984）。

　初期の展開から10年後、Test（1984）はCSSに関する文献レビューの報告として、①より包括的なCSSは、再発予防により効果的であり、②集中的なサービ

ス提供のCSS、心理社会的分野の直接的な援助や指導は、社会適応への重要な変化に至る可能性が高い、そして③CSSの提供する包括的、集中的な援助と指導は、一部の個人の再発を促すかもしれないが、有効なアウトカムに対し最も期待される、の3点を挙げた。

　CSSならびに精神科リハビリテーションのアプローチ双方の焦点は、重度精神障害を抱える人たちへあてられており、CSSと精神科リハビリテーションはリハビリテーションの理念と重度障害を抱える人たちへの援助という基礎をなす原則を共有している。CSSはシステムの機能へ焦点をあて、精神科リハビリテーションを提供すべき状況を明確にすることで説明される。さらに精神科リハビリテーション介入の構成要素は、歴史的にCSSの数多くの重要な構成要素として見られてきた（Mosher, 1986）。要約すれば、CSSと精神科リハビリテーションアプローチは焦点、理念、提供するサービス内容、そして介入戦略において相性がいいのである（第10章でのCSSの論議を参照のこと）。

●当事者/サバイバーの影響

　当事者運動は、1980年代の精神保健分野で認知されて発達し始め（Chamberlin, 1978, 1984；Zinman, 1982）、90年代は当事者運動の"時代の到来"と理解された。社会から取り残され無力化した多くの集団と同じように、精神保健サービスを受けた人々は既存のシステムに異議を申し立て、それに対する代案を発展させるために組織化し始めた。彼らの初期の成果は外来患者の支援と"We Are Not Alone""Mental Patients Liberation Front""Project Release""Mental Patients Rights Association"や"Network Against Psychiatric Assault"のようなスローガンに支えられた政治的権利擁護団体としての進展であった（Zinman, 1982；Chamberlin, 1990）。各集団内のコミュニケーションは、基本的人権、精神疾患への迫害に対する抵抗に関する毎年の協議や、マッドネス・ネットワーク・ニュースをはじめとする多彩な手引書の刊行を推進した（Chamberlin, 1990）。こうして運動の指導者たちは幅広い問題について当事者の視点を明確に述べ、公にしていった（Chamberlin, 1978；Deegan, 1992, 1996；Fisher, 1994；Frese, 1993；

Knight, 1997；Leete, 1989；Manos, 1993；Rogers, 1995；Sharac, Yoder & Sullivan, 1995；Unzicker, 1989；Walsh, 1996；Zinman, 1982；Zinman, Harp & Budd, 1987）。当事者たちは政治・法制度に影響を与え（Rogers vs. Massachusetts）、これまで精神保健の専門家たちに限定されていた役割にも当事者を含めるよう要求した（Chamberlin, 1990；Chamberlin & Farkas, 1998）。彼らの数、力強さ、影響力が増すにつれ、当事者が行ったプログラムはもともとNIMHの一部である地域生活支援プログラム（CSP）の支援を受け認知された。彼らは精神科リハビリテーションの分野における支援の基礎を築き、そしてそれは彼ら自身のストレングス、エンパワメントと選択の価値を促進した。

Chamberlin (1984) は、初期における当事者運動の発展を、精神科リハビリテーション支援の原則を説明するという方法でたどった。Chamberlinの記述どおり、当事者による選択的なサービスモデルは能力向上と変化を促す。

> これらのグループに参加する人は、自分自身について限られた認識をもっているかもしれない。しかし、最大限、成長し変化した環境において、意思決定のプロセスの一翼を担うことができ、受身の依存状態に落ち込むことを防ぐことができる。メンバーがこれらの組織やサービスに対し従来の精神科サービス（それは強化された）にあるような限られた見方をもとにアプローチする可能性もあるが、彼らが示した、自分自身が元患者であることの積極的なロールモデルは、患者が管理する今までにない体制の中にあっては他にないものである。最も重要なのは"選択"である。元患者は、どこに住み、自分がしたい生活準備がどんなものか、を選択できるべきである。自立した生活技能を失った人は、学び直すことを必要とし、重要なロールモデルとなることができる元患者の成功から学ぶことが理想である。継続的なケアと指導を求める人は、さまざまな生活状況を訪問し、彼らが最も快適さを見出せるところを念入りに選べるようでなくてはならない。

「能力」「変化」「選択」「再学習」「指導」といった、精神科リハビリテーションアプローチと一致した用語が先行して引用されていることは注目に値する。つまり、精神科リハビリテーションは当事者運動と親和性があったために、当事者団体の力強い支持基盤として発達した。

● マネジドケア

　マネジドケアの発達はこの領域において最近のことであり、ここ10年の歴史にすぎない。マネジドケアの定義は数多くあるが、要するに、マネジドケアの特徴は経費抑制、特定の人々へのアクセス、ケア（介入）の一定品質基準の推進などのために組織化されたサービスネットワークにある。マネジドケアアプローチは1990年代に急激に拡大した。CSSがケアの理念であるのと同様に、マネジドケアはケアのための理念かつその方法である。それとして、マネジドケアは特有の価値観を持っている。例えば経費の抑制や説明責任、経過とアウトカムの測定である。

　残念ながら、「マネジドケア」は最も一般的な特徴として、提供システムのタイプ（例：HMO）や診療報酬制度（例：人頭税）、経費抑制戦略（例：診療内容審査）というように、間違えて描写されてきた。また最も目立った特徴で定義された「マネジドケア」は、単に代替えのサービスシステムとしてのCSSの定義に似通っている。両方とも介入の方法であり、マネジドケア（経費抑制、説明責任、アウトカム測定）の顕著な価値は、驚くほどいくつかのCSSのデザインによるシステムと対立することがない。同様に、精神科リハビリテーションの分野でも、アウトカム測定と説明責任といった、マネジドケアと似たような共通する価値を持っている。マネジドケアを基盤としたサービスシステムの問題は、マネジドケアの指導者たちが精神障害を抱える人々の長期にわたるリハビリテーションの必要性の本質を理解しないまま危機介入モデルとして採用する際に起こる（10章、11章でのCSSへのマネジドケア統合に関する情報を参照。—精神科リハビリテーションサービスを包含）。

● アメリカと世界における歴史的発展の関連

　世界中で生じた精神科リハビリテーションの方法は、アメリカにおける発展と非常によく似ている。脱施設化の進展の程度は国によって異なるもののアメリカのようにほとんどの国々で、脱施設化への対応として精神科リハビリテーションが発達した（Bennett & Morris, 1982；DeHert, McKenzie, Pieters, Vercruyssen

& Peuskens, 1997 ; Farkas & Anthony, 1981, Farkas, 1996 ; Rochefort & Goering, 1998 ; Semba, Takayanagi & Kodama, 1993 ; Wasylenki, Goering & Mac-Naughton, 1994 ; Williams, 1993)。北イタリアでの CPS、オランダにおける RIAGGS、他の多くの国々の地域精神保健センターといった地域を基盤とする精神保健サービスは、脱施設化への取り組みの後に生まれた。(例：Stefansson, Culberg & Steinholtz, 1990 ; Wasylenki, Goering & MacNaughon, 1994)。多くの国々で、心理社会的クラブハウスが"地域化"という流れの中で開発された。そしてそれは長い間、精神科リハビリテーションと同意義であった。European Network（Ex）Users and Survivors of Psychiatry（ENUSP）と Basis-Beraad のような当事者団体の影響は、当事者とその家族に理解され、意味あるアウトカムのサービス提供の問題に焦点をあてることに役立った。カナダ精神保健協会は、精神保健上の問題を抱える人に住居と仕事の確保を支援する精神科リハビリテーションサービスを擁護してきた（Canadian Mental Health Association, 1990）。精神科リハビリテーションはこれらの発展の新しいパートナーとして展開してきた。

　南半球の、非工業国のほとんどでは、類似した動向は進展し始めたばかりである。それらのほとんどの国々で自然な支援と資源を用いた地域を基盤とするサービス提供（Naga swami, 1995）が、重度精神障害を抱える人のニーズに対処する第一歩であると説明している。いくつかの国々で入院というかたちで重度精神障害を抱える人のニーズへの対応を始めているが（例；Nepal, see Shrestha, 1988）、大規模な施設化はいまだかつて組織的なやり方でなされたことがないのである。したがって脱施設化のような運動には無関係であった。国によって発展が異なるのは、カナダやオーストラリアと同じようにアメリカでの精神科リハビリテーションは、精神医学外の専門家や非専門家からの反応がきっかけであったためである（Clarke, 1999）。ヨーロッパおよびその他の国々では、精神科リハビリテーションはたいてい精神医学の範疇にずっとあった。

　精神科リハビリテーションは時を異にし世界各地で発展を見せた。北アメリカでは、心理社会的クラブハウスが約50年に渡り存在していたにもかかわらず、精

神科リハビリテーションの分野全般の発展はたかが30年前からにすぎない。日本では、主に病院を基盤としたシステムを背景に、精神科リハビリテーションについて検討しはじめたばかりである（Thara, Deva & Takashi, 1991；Semba et al., 1993)。インドはほんの10年にすぎない。他の異なった発展は世界各国の文化、政治体制の違いに関係している。例えば、イタリアでの精神科リハビリテーションは第一に公民権に対する政治的運動によるものであったが（Mosher, 1983；Righetti, 1994）、一方アメリカでは、政治的側面より当事者のエンパワメントの側面が時間とともに広まってきた。これまでのさまざまな歴史的発展は、精神科リハビリテーションの登場に影響を及ぼしてきたが、この分野は過去の誤謬なしに成熟できなかったのである。

過去の誤謬の訂正

　精神科リハビリテーションの分野が発展し、精神保健の機関がその原理と技術を実際に導入しやすくするためには、いくつかの思い込みを取り除かなくてはならない。これらの思い込みは精神科リハビリテーションの発展を遅らせてきたばかりでなく、精神保健分野の重荷とすらなってきた。1960年代から1980年代における研究の結果、これらの思い込みの多くが誤謬であることが立証された。特に1960年代から1970年代にかけて研究された精神保健は、さらにその後の20〜30年後の実践にそのまま組みこんでいくことができないものの代表である（Stein, 1992）。最近の研究によりこれらの誤謬の特性がいっそう明らかとなった。**表 2-1** に列挙されている15の誤謬が、精神科リハビリテーションの発展をこれ以上妨げるのを許してはならない。

　歴史的点描からも、精神科リハビリテーションの成長にとってこうした誤謬のマイナスの影響を理解することは重要である。これらの思い込みははっきりとしたものではなかったとはいえ、暗黙のうちに精神保健分野における精神科リハビリテーションが未熟な分野であるという認識を導いた。例えば、誤謬はむしろ精神保健分野に退院後の精神科リハビリテーションは必要ない、薬物療法や各種入

表2-1　15の誤謬

1. 精神障害を抱える人はリハビリテーションで成果をあげることもリカバリーすることもできない。
2. 薬物療法のコンプライアンスの良さは、それだけでリハビリテーションのアウトカムに大きな影響を与える。
3. 心理療法、集団療法、薬物療法等、入院患者に対する伝統的治療方法がリハビリテーションのアウトカムにプラスの影響を与える。
4. 環境療法、トークンエコノミー、行動療法等の革新的入院治療が、リハビリテーションのアウトカムにプラスの影響を与える。
5. 病院内の仕事療法は、就労のアウトカムにプラスの影響を持つ。
6. 期限付きの地域処遇は、期限付きの入院治療よりリハビリテーションのアウトカムを良くする。
7. 精神障害を抱える人は、地域ベースの処遇を十分に利用する。
8. 処遇の方法より、処遇を受ける場所のほうが重要である。
9. 精神症状が将来のリハビリテーションアウトカムと高度に相関している。
10. 将来のリハビリテーションアウトカムに関しては、本人の診断名が重要な情報を提供してくれる。
11. 本人の症状と技能の間には、相関関係が存在する。
12. ある種の環境（例：住居）において機能する能力は、他の種類の環境（例：職場）において機能する能力を予測する。
13. リハビリテーションアウトカムは、専門家が正確に予測できる。
14. 当事者のリハビリテーションアウトカムは、その人を担当する精神保健の専門家の資格によって左右される。
15. リハビリテーションアウトカムと介入のコストの間には、明確な関係が存在する。

院治療が、地域でのリハビリテーションアウトカムに影響を与えるすべてであると信じさせた。事実ではなく、この誤謬により期間に限定した地域治療セッティングが精神障害を抱える人によく使われ、期間限定の入院治療より効果的であったと専門家に思いこませたのである。精神医学的診断名と症状がリハビリテーションの計画とアウトカムを予言し指示処方することに、あるいは特徴を述べる

ことに有効であるという提案は誤謬であり、事実ではない。そしてさらに、リハビリテーションのアウトカムが介入のコストや実践家の資格に高い関係性があるという印象を人々に与えたことは、誤謬であり事実ではない。15の誤謬は精神保健の方針、手順と専門家の訓練に暗黙のうちに作用し、精神科リハビリテーション分野の発展を妨げた。過去の誤謬の影響が徐々に減少することは、精神科リハビリテーションの歴史的な発展にとって重要である。

● **15の誤謬**

誤謬１；精神障害を抱える人は、リハビリテーションで成果をあげることも、リカバリーすることもできない。 この誤謬は容易に理解できよう。退院した人のほとんどが、その後も治療のために病院に（往々にして何回も）戻って来るのが現実である。また、一般就労する退院者はほんの一握りである。

薬物療法、個人療法あるいは集団療法等の伝統的治療を受けた入院患者の再入院率を予測した研究は、数多く存在している。実施時期、対象サンプル、実施場所、また対象施設の種類等が異なっているにもかかわらず、これらの研究結果は驚くほど類似している。1年後の再入院率は35～50％と示唆され、3年から5年の再入院率を65～75％と見なしている（Anthony, Buell, Sharratt & Althoff, 1972のレビュー；Anthony, Cohen & Vitalo, 1978のレビュー）。就労に関する過去20年間の文献によれば、精神病院に入院していたことのある患者の就労のアウトカムに関しても同様に厳しいデータが出されている（Anthony et al., 1972, 1978; Anthony & Nemec, 1984）。雇用関連データのレビューのうち、かなり以前に行われたものによれば、退院後1年間を通してフルタイムで働いていたか、1年目のフォローアップの時点で雇用されていたのは全患者の20～30％であった。重度精神障害を抱える人を対象に行われた後年の調査では雇用率が15％を下回っており、最近のフォローアップ調査の中には脱施設化の対象となった長期入院患者の雇用率が0％であったとしている調査もある（Farkas, Rogers & Thurer, 1987）。

精神科リハビリテーションにおけるアウトカムの指標として、調査研究におい

て用いられたのは当初、再入院率と雇用状態だけであったといってよい。この2つを用いることには明確なメリットがある。つまり再入院率や雇用状態は客観的であり、一般人に対しても意味を持ち、経済的メリットに容易に換算することができ、さらに類似の指標を用いたアウトカムの研究とも相互に比較できる。こうしたメリットがある一方、再入院率や雇用状態を用いてアウトカムを評価するには多くのマイナス面もある。最近のアウトカムに関する研究では、より幅広い指標を用いて評価がなされている（第3章参照）。

第3章で紹介している精神科リハビリテーション調査研究では、個々の研究から雇用率を3倍にできるということや再入院率の著しい減少が示されている。対照的に 1980 年代の大半、DSM-Ⅲ-R の公式な登場までは特に統合失調症様障害は悪化傾向があり、重度な精神疾患と信じられてきた（American Psychiatric Association, 1980, p. 185）。しかしこの外見から判断する決定的な記述は思い込みであり、精神科リハビリテーションの容認を妨げることとなった。

実際に、症状悪化を助長する条件は疾患そのものではなく、むしろ精神障害を抱える人が環境からどのように影響を受けるかによる（Harding, Zubin & Strauss, 1987）。環境要因は施設への収容による慢性化の一因とみなすことができる、患者役割をとること、技能と支援の開発活動の欠如、低い社会的地位、薬物療法の影響、縮小された経済的機会、職員の期待の低下、そして希望の喪失である。それら環境要因の多くはリハビリテーションアプローチによって影響を受ける事、なぜ精神科リハビリテーション介入が慢性化に影響を与えることができるかという事を説明する。この種の推論と、慢性化と症状との間にはそう高い相関性がないことは一致し、最近の研究では症状と希望の大きさとの間には何の関係もないことが明らかとなった（Landeen, Pawlick, Woodside, Kirkpatrick & Byrne, 2000）。

ここ数十年にかけて、Harding（1994）と同僚たちは彼女ら自身のもの（Harding, Brooks, Ashekaga, Strauss & Breier, 1987a；1987b）も含め、数多くの長期にわたる調査研究についてレビューを行い、「悪化の経過を辿るということは常でない」ということを示した。"慢性化の可能性のある原因は、多彩な環境とその

個人と疾患とが一体となった他の社会的要因との相互作用とは関係あるが、疾患とはさほど関係ないと見なされている"(Harding, Zubin & Strauss, 1987, p. 483)。Hardingと同僚たちが継続している誤謬打破の働きは、経験的基盤として今日、「リカバリーの視点」として知られるようになった。精神疾患に起因する時間の経過に伴う漸進的な悪化という概念は、リカバリーの概念と相反する。Hardingの後期の仕事(DeSisto, Harding, et al., 1995a, 1995b)には、異なった2つの州における精神障害を抱える人の長期にわたるアウトカムの比較が含まれている。この計画すなわち30年にわたる追跡調査において、リカバリーのアウトカムの違いは組織的な精神科リハビリテーションプログラムの違いによるものと示唆している。

障害からのリカバリーという概念は、身体的な疾患や障害の分野では当たり前のこととして受け入れられていた(Wright, 1981)。しかし1990年代まで精神保健分野では実践および研究ともほとんど注目されなかった(Spaniol, 1991)。身体的な疾患や障害からのリカバリーという概念は、必ずしも苦痛が消失する、すべての症状が取り除かれる、もしくは完全な機能回復といったことを意味するものではない(Harrison, 1984)。例えば、対麻痺の人は脊髄をなくしたけれどもリカバリーすることはできる。同様に、精神疾患を抱える人も疾患は"治癒"しないけれども(人によっては完全な回復も事実としてあるが)、リカバリーすることはできる(Fisher & Ahern, 1999)。

精神保健分野において、新しい概念であるリカバリーについて、当事者やサバイバーの著作に取り上げられ、しばしば討議されている(Anonymous, 1989；Deegan, 1988；Houghton, 1982；Leete, 1989；McDermott, 1990；Thomas, 2000；Unziker, 1989)。リカバリーとは非常に個人的な自分自身の態度、価値観、気持ち、目標、技術もしくは役割の変化への独自のプロセスである。それは疾病による制限の有無にかかわらず、満足し、希望に満ちた、そして生産的な生き方の方法である。リカバリーは精神疾患からの悲劇的な影響を乗り越え、成長し、自分自身の人生の目的と新たな意味を発展させることである(Anthony, 1993)。

誤謬2：薬物療法へのコンプライアンスの良さは、それだけでリハビリテーショ

ンのアウトカムに大きな影響を与える。　50年前に薬物療法が出現したことにより、リハビリテーションの必要性がなくなったと考えた人もいた。薬物療法に対する熱意が抑制力を失い、多くの人は薬物療法の出現により究極的な問題解決策が生まれたと考えたのである。

　　［これらの新薬は精神病の大多数を解決するものとして、歓喜を持って迎え入れられた。万能薬であると思ったのである。さらに熱意あふれた人は、これらの新薬により従来の治療方法が（すべてではないにしても）ほとんど不必要になり、精神病が撲滅されると考えた。新聞雑誌には、これらの薬で治癒された劇的な症例を紹介する記事が溢れた］(Felix, 1967, p. 86).

　今でこそ薬物治療によって目標の達成が成立しているが、1990年代に使われた新薬でさえ（そこそこ劇的ではあるが…）、ささやかな効果でしかなかった。一定の精神症状の抑制や身体拘束の回数の減少には効果があり、そのため当事者がいろいろな療法に費やす時間が増え、精神病院からの退院、患者の満足感や地域で費やす時間の増加、他のサービスに対する反応性の向上や薬物療法の副作用を減少させることができる (Bergen, 1997；Bondolphi et al., Franz, Pluddemann & Gallhofer, 1997；Wahlbeck et al., 1999)。しかし誤謬1で述べたように、精神障害を抱える人は薬物療法を用いても社会復帰できないケースが大多数なのである。抗精神病薬が発見されて数十年が経った今、薬物療法が当事者の力と残存能力を増やすという確たる証拠はない。薬物療法だけでは、就職のための面接を受ける能力、友達と会話する能力、他人の気持ちに反応する能力、コンピュータをプログラミングする能力などを改善することはできない。さらに、アメリカ、イギリス、フランスで行われた一連の研究によれば、薬物療法へのコンプライアンスが良くなっても、病気の再発のリスクを大幅に削減することにはならないという結果が出ている (Schooler & Severe, 1984)。

　薬物療法とリハビリテーションが、介入方法としては補完関係にあることには変わりはない。しかし、薬物療法へのコンプライアンスが良くなっても精神科リハビリテーションが不要にはならない。最新の薬物についての重要なことは、その薬を使っている人は往々にしてリハビリテーション介入を受け入れやすくなっ

ているという点である（Menditto, Beck, Stuve, Fisher, Stacy, Logue & Baldwin, 1996）。

誤謬3；心理療法、集団療法、薬物療法等、入院患者に対する伝統的治療方法がリハビリテーションのアウトカムにプラスの影響を与える。 この誤謬は誤謬1と誤謬2の延長線上にある。つまり、薬物療法や伝統的な治療を使うことによって患者は社会復帰すると信じられていた。しかし現在では、これら伝統的な入院治療がリハビリテーションのアウトカムに大きな影響は与えないことが明らかになっている（Anthonyらが1970年代に初めてレビューした。Anthony et al., 1972）。ここで述べた方法は当初、単に症状軽減や治療的洞察を得るために考えだされたものであり、それ以上の効果があることを示す証拠はあまりない。

入院治療テクニックの中には院内の患者の行動を劇的に改善したものもあるが、地域においては同様な効果は発揮されていない。病院内の行動と地域における行動は強い相関を示さない（Erickson, 1975；Erickson & Hyerstay, 1980）。障害を抱えていない人と同様、精神障害を抱える人の行動は、その行動がどのような状況で発生するかによって左右されることが多いが、病院内で求められる行動は、地域で求められる行動と必ずしも同一ではないのである。

誤謬4；環境療法、トークンエコノミー、行動療法等の革新的入院治療が、リハビリテーションのアウトカムにプラスの影響を与える。 伝統的な入院治療がアウトカムに影響をもたらさないのであれば、革新的治療が影響をもたらすかもしれないと考えられた。いくつかの治療法は、患者が目を覚ましている時間の大部分を治療に向けられるように病院全体の環境を構築している。これらの革新的治療法（環境療法、行動療法、社会学習療法、トークンエコノミー等）はそれぞれの理論を持ち、変化促進のために使うテクニックも異なっているが、病院内の患者の環境を治療的に構築するという意味では類似している。

リハビリテーションの観点からいえば、これらのプログラムは基本的な意味でも類似している。つまり、いずれも病院内での行動にはプラスの影響を持つことを立証してはいるが、地域における適応に関してはまだその効果を立証していない。こうしたプログラムのアウトカムに関する研究は行われてはいるが、患者の

病棟における行動の変化に限って分析しているものが多い（例：Foreyt & Felton, 1970）。しかしいくつかの入院プログラムは当時は革新的だったし、入院患者のみを対象にして行われたこれらの治療も、包括的には本来、地域プログラミングと関係があり、地域生活への影響を示している（Becker & Bayer, 1975；Carkhuff, 1974；Heap, Boblitt, Moore & Hord, 1970；Jacobs & Trick, 1974；Paul & Lentz, 1977；Paul & Menditto, 1992；Waldeck, Emerson & Edelstein, 1979）。これらのアプローチは、第一に治療従事者自身が信じた治療プログラム、そして地域にアウトリーチする環境で個人の技能開発に焦点をあてたこと、といった重要な要素によって特徴づけられる。

これらの革新的治療には、大いなる期待が寄せられた。信奉者たちにより、こうした治療方法が病院外での機能に対して持ち得る効果の調査が行われた。しかし、入院患者のみを対象にして行われたこれらの治療は、リハビリテーションのアウトカムに影響を持ち得ないことが明らかにされたのである。

誤謬5；病院内の仕事療法は、就労のアウトカムにプラスの影響を持つ。　30年前にKunce（1970）が仕事療法に関する文献を調べ、「入院患者の仕事療法はリハビリテーションのアウトカムに影響を与え得るという考えは、調査研究によって裏づけられていない」という結論を出した。彼は院内の仕事療法を受けたか否かにかかわらず雇用される患者は33％と推定したが、これは前述の知見と合致している。二種類の仕事療法を比較した研究（Walker, Winick, Frost & Lieberman, 1969）によれば、いずれのグループでも6か月のフォローアップ期間内のいずれかの時点で定期的な一般就労をしていたのは36％であった。

仕事療法が施設依存を育む可能性があると示唆した研究者もいる（Barbee, Berry & Micek, 1969）。彼らの調査結果によれば、仕事療法に参加した患者の入院期間のほうが非参加者の患者の入院期間より長かった。2年間のフォローアップ期間中、仕事療法参加グループから同じ病院に再入院したのが46％であったのに対し、非参加グループでは23％であった。しかし、再入院先をすべての精神科関連施設に広げて検討したところ、2つのグループ間に有意差は認められなかった。さらに10～15年後の、もっと重度の精神障害を抱える人を対象にした職業リ

ハビリテーションに関する研究のレビューでは雇用率が低くなっている。また、同じレビューでは、病院内の仕事療法が就労のアウトカムに影響を持つことを立証した研究は報告されていない (Anthony et al., 1978；Anthony, Howell & Danley, 1984)。この誤謬はあまりにも広まったため、病院内での仕事療法を院外での雇用を向上する唯一の方法のように勧めることが今では難しくなった。

20年前には標準とされてきた伝説が今ではマイナーである。

誤謬6；期限付きの地域処遇は、期限付きの入院治療よりリハビリテーションのアウトカムを良くする。　この誤謬は打破しにくい。病院のプログラムがうまく機能していないと認めるのは比較的容易になったが、ほとんどのことは病院より地域でしたほうがうまくいくと信じている人が多い。しかし、一般的にいえば、そうではない。

精神障害を抱える人を施設で処遇した場合と施設以外で処遇した場合の効果を比較した文献が少ないうえに、結論が互いに矛盾していることもある。Test & Stein (1978) は入院治療と複数の地域処遇を比較した一連の研究をレビューした (Davis, Dinitz & Pasamanick, 1974；Herz, Spitzer, Gibbon, Greerspan & Reibel, 1974；Langsley, Machotka & Flomenhaft, 1971；Langsley & Kaplan, 1968；Michaux, Chelst, Foster & Pruin, 1972；Mosher & Menn, 1978；Pasamanick, Scarpitti & Dinitz, 1967；Polak, 1978；Rittenhouse, 1970；Stein & Test, 1978；Test & Stein, 1977；Wilder, Levin & Zwerling, 1966)。これら一連の研究に他国で行われた最近の研究 (例：Hoult, Rosen & Reynolds, 1984) が加えられたが、アウトカムの指標としては「入院していなかった期間と再入院率」「精神症状」「心理社会的機能 (例：役割を演じること、就労、社会的機能)」「当事者の満足度」が用いられた。Test & Stein (1978) はアウトカムの指標のデザインや質の比較に関する方法論上の問題点を述べ、処遇方法、期間、アウトカムの測定方法が大きく異なっていることを指摘した後、アウトカムの指標によっては類似の結果が出ていることを示している。「地域における処遇のほうが当初は入院期間が短いものの、1年経過後はその差がなくなる」「症状軽減という観点から見れば地域処遇と入院治療の間に差はない」「心理社会的機能の変化の度合いという観点から見て

も、地域処遇と入院治療の間に差はない」といった結論である。

　Dellario & Anthony（1981）は Test & Stein（1978）がレビューしなかった研究をレビューし、「治療や処遇が行われなくなれば、症状の軽減、心理社会的機能、適応の面で地域処遇と入院治療の間に有意差はない」という同様の結論に達した。「再入院」「入院期間」「雇用」に関して報告されていた差異は、治療・処遇の終了18か月後までに消失する傾向にある。例外はあるものの（例：Weinman, Kleiner, Yu & Tillson, 1974 の調査は 24 か月の再入院で有意差があるとしている）、どのような地域ベースの処遇であっても「期限付きの地域処遇が期限付きの入院治療に対して継続的に優位を保つことはない」という結論を支持する証拠のほうが多いようである。また入院であっても地域処遇であっても、長期にわたりアウトカムに直接の影響を与えるように開発された介入を続けなければ、いかなる意味の進歩も長期間にわたって継続することはないことも明らかである。

　興味深いことにいずれのレビュー（Dellario & Anthony, 1981；Test & Stein, 1978）も地域処遇のほうが当事者の満足度が高いとし、当事者の満足に関しては有意差があるとしている。これは、当事者の満足度がアウトカムの指標として重要であることを我々に想起させてくれる。しかし、満足度の違いはプログラムの違いによるものではなく、地域プログラムのほうが当事者に自由を与えるという事実を反映していることも考えられる。

　過去 20 年間のレビューに基づき、精神科リハビリテーションが生まれた当時の原則"精神障害を抱える人には、彼らが望むあるいは必要とするなら長期のリハビリテーション介入の機会が必要である"と一般に受け入れられるようになった。世界各地で少なくともより費用効果的な介入方法について議論が続けられてはいるらしいが、「病院」対「地域処遇」についての比較研究は今日、アメリカであまり行われていない（Weich & Lewis, 1995；Knapp, Beecham, Koutsogeorgopoulou, Hallam, et al., 1994）。現在、そして当面の問題は地域支援の量と期間をどのように増やしていくかである（Ryan, Sherman & Robinson, 1999）。

　誤謬 7；精神障害を抱える人は、地域ベースの処遇を十分に利用する。　地域サービスを利用する人は、病院サービスより地域サービスに対する満足度が高い

にせよ、1970年代および80年代に集計された全般的な利用率を見るかぎり、地域サービスは人気があるとは言いにくい。問題は精神保健システムが精神障害を抱える人に対し、地域でのプログラムを受け入れ、受け続けるようにと説得できないことにある。Wolkon（1970）は外来に紹介された患者の約2/3が、実際には治療に現れなかったという調査結果を報告している。最新の心理療法と服薬管理のドロップアウト率は6か月で42％、1年で56％、2年で69％にも上がった（Stanton et al., 1984）。心理社会的リハビリテーションセンターのドロップアウト率はフォローアップ期間により異なっている。Bond、Dincin、Setze & Witheridge（1984）は3か月のドロップアウト率が25％以上であることを見出し、相当の自己選択を導入しても9か月時点でのドロップアウト率が50％を上回ると報告している。Wolkon & Tanaka（1966）のデータによれば、心理社会的リハビリテーションセンターの1年間のドロップアウト率は60％になるということが示唆されている。同じように厳しいのが、19か所の精神保健施設に来た13,450人の当事者のうち、40％は第1回目のセッションが終わると治療を中断したと報告したSue、McKinneyとAllen（1976）の統計である。また最新の数字として退院患者の40〜60％がアフターケアを受けていないというKlinkenburg & Calysyn（1999）の報告がある。地域のクリニックは自らのサービスで最もメリットを受ける患者のタイプを特定することだけではなく、患者が実際に来院して治療を続ける方法も明らかにすべきである。ちなみに統合された病院と地域プログラムでさえ、不十分な利用率である（退院後6か月で36％）（Owen, Rutherford, Jones, Tennant & Smallman, 1997）。入院している患者を地域の専門職によるアフターケアへ直接結びつけることが望ましい解決方法であろう（Olfson, Mechanic, Boyer & Hansell, 1998）。

　アフターケアを目的としたクリニックの利用が不十分であるので、こうしたサービスを導入しても期待されているほどは地域レベルでのアウトカムの数字が改善しないこともある。McNees、Hannah、Schnelle, & Bratton（1977）はテネシー州の3郡でアフターケアのプログラムを開発することにより、再入院率がいかに影響を受けるかを調べた。郡全体の数字では再入院率の明確な減少は見られ

なかったものの、アフターケアプログラムを受けた人のほうが受けなかった人より再入院率がかなり低かった。プログラムを最後まで受け続けることも、リハビリテーションのアウトカムに相関しているように見受けられる。この誤謬が通用していた時期とは対照的に、現在の地域ベースのプログラムの効果尺度として再入院率の減少は妥当性のあるものとして一般に認められる。収集されたこれらのデータは、特にこのマネジドケアの時代において有効なプログラムの効果尺度と考えられる。1970年代から1980年代にかけて、何度か参加者の減少率が収集されたが、これらのデータは、当事者の機能不足の指標（例：やる気のない低機能の人）として見られた。現在、プログラム参加者の減少率はプログラムの効果の測定として正確だと考えられている。すなわち、精神障害を抱える人にとってそのプログラムはどれほど魅力的で効果的か？という判定である。

誤謬8；処方の方法より、処方を受ける場所のほうが重要である。 この文章が誤謬であることは、誤謬7からも明らかである。「施設」対「地域」の効果を比較することはすなわち、サービスを提供する場所が精神科リハビリテーションの効果を決定する最大の要因と考えることと同じだからである。しかし、施設であれ地域であれ、治療・処遇が終了した後は、施設で治療を受けた当事者と地域で処遇を受けた当事者の間に差が認められないことはデータを見ても明らかである。こうした結果からわかるのは、サービスの「場所」はサービスの「内容」や「方法」に比べて重要でない可能性が高いということである。

「サービスの場所」対「サービスの方法」の問題は、往々にして「病院」対「地域」の問題として取り上げられてきた。極端にいえば、こうした問題の捉え方は「施設化への回帰」か「全精神病院の閉鎖」かの選択を求めるものである。

病院で始まり地域と結びついたリハビリテーションのプログラムがリハビリテーションのアウトカムにプラスの影響を持つこともあるが、精神科リハビリテーションの支持者たちはリハビリテーション介入の場所としては地域のほうが好ましいと常に述べてきた。(Center for Psychiatric Rehabilitation, 1989；Marks, 1992)。入院させられた精神病患者は長い間差別されてきた。ほとんどの国で精神病院が愚弄され、懸念されている事実もあり、長期の精神病を患った人自身が地

域に住むことを望み、また実際に地域に生活している。しかし病院に取って代わったはずの地域プログラムにも、地域生活支援やリハビリテーション志向の面で病院と同じぐらいその責任がある。調査データによれば多くの病院プログラムと同様、地域プログラムの多くは設立目的書、記録保管システム、介入の基本戦略もなければ、特別訓練を受けた従事者もいない (Farkas, Cohen & Nemec, 1988)。

「施設」対「地域」の効果を比較する場合、互いに比較した場合の効果の問題と本来の機能に比べての効果という2つのレベルがある。後者の比較のほうが意味があると思われるが、「病院と地域は二者択一である」とか「互いに敵対的である」と見なすのではなく、さまざまな基準でみた精神科リハビリテーションのアウトカムに対して、互いに補完的な影響を持つものと考えるべきである。

誤謬9；精神症状が将来のリハビリテーションアウトカムと高度に相関している。　精神症状の評価と自立して生活・労働する将来の能力の間に関係がないことは、多くの論文が示すところである (Ellsworth, Foster, Childers, Arthur & Kroeker, 1968 ; Gaebel & Pietzcker, 1987 ; Green, Miskimins & Keil, 1968 ; Gurel & Lorei, 1972 ; Möller, von Zerssen, Werner-Eilert & Wuschenr-Stockheim, 1982 ; Schwartz, Myers & Astrachan, 1975 ; Strauss & Carpenter, 1972, 1974 ; Wilson, Berry & Miskimins, 1969)。ある種の症状とリハビリテーションアウトカムの間の関係を報告する研究もときにあるが (McGlashen, 1987)、「あまり関係ない」「全く関係ない」とするデータのほうが圧倒的である。例えば、症状や症状のパターン中で、一貫して当事者の就労との関連を示すものはない。

数十年前の研究では、一般に考えられていることと逆のデータもある。Willsonら (1969) は、将来の就労は高度の攻撃性やうつと関連しているとしている。こうした種類の研究を分析してみると、緊張、悩み、疎外感、反社会的行動 (Lorei, 1967)、うつ、不安、妄想性敵意、思考障害 (Ellsworth et al., 1968)、警戒心、見当識、防衛機制 (Green et al., 1968)、不安、言葉による敵意、うつ (Gurel & Lorei, 1972)、思考障害、抑うつ、感情の平板化 (Strauss & Carpenter, 1974)、錯乱、躁、うつ (Schwartz et al., 1975)、全体的な精神病理学的状態 (Möller et al., 1982) とは相関を示していない。Turner (1977) が結論づけたように、「表面に現れる病的

症状の存在や程度によって、仕事上の役割を果たす能力を完全に説明することはできないし、多くを説明することもできない」。

ボストン大学精神科リハビリテーションセンターと他の研究者（Regenold, Sherman & Fenzel, 1999）による最近の研究で、就労のアウトカムと精神症状の間の関係を明らかにすることを試みた。当初、精神科リハビリテーション従事者たちはこの2つ間に関係があるに違いないと本能的に感じていたので、関係が皆無であると判明し驚いている従事者も多い。これら最近の研究では一般の文献とは異なり、職業的な目標を持ち、心理社会的リハビリテーションプログラムに積極的に参加した人だけを対象にした（Anthony, 1994）。これらの研究からわかったのは、積極的に職業リハビリテーションに参加した人に対象を限定すると、精神症状と就労のアウトカムの間にいくばくかの関係が見られるということである（Rogers, Anthony, Cohen & Davies, 1997）。しかし、先に引用した Turner（1977）の結論は依然、妥当である（Anthony, Rogers, Cohen & Davies, 1995）。

誤謬 10；将来のリハビリテーションアウトカムに関しては、本人の診断名が重要な情報を提供してくれる。　この誤謬は誤謬9の延長線上にある。前述のとおり、精神症状とリハビリテーションのアウトカムの間には一貫した関係がないことから、自立して生活したり働いたり、またその他の機能的な行動と診断名の間にも関係がないことが当然考えられる（Ikebuchi et al., 1999）。1960年代から1970年代にかけて実施されたリハビリテーションアウトカムと診断の間に関係のないことを確認した研究は多い（Distefano & Pryer, 1970；Douzinas & Carpenter, 1981；Ethridge, 1968；Freeman & Simmons, 1963；Goss & Pate, 1967；Hall, Smith & Shinkunas, 1996；Holcom & Ahr, 1986；Lorei, 1967；Möller et al., 1982；Pietzcker & Gaebel, 1987；Sturm & Lipton, 1967；Watts & Bennett, 1977；Wessler & Iven, 1970）。「両極性感情障害の人のリハビリテーションアウトカムは他に比べて劇的に良い」という考え方に疑問を投げかけている研究もある（Dion, Cohen, Anthony & Waternaux, 1988）。これによれば両極性感情障害で入院を繰り返した人のリハビリテーションアウトカムは、統合失調症で入院を繰り返した人のリハビリテーションアウトカムとほぼ同じである。つまりリハビリテーションアウ

トカムに影響を与える共通項は特定の症状ではなく、病気の長期的性質であろう。

1990年代に行われた研究では統合失調症様の症状が職業にマイナスの影響を与えていると示唆された（Arns & Linney, 1995；Mowbray, Bybee, Harris & McCrohan, 1995）。しかし、それら多くの予測因子を一斉に回帰分析したところ、診断は雇用（Drake et al., 1999；Goethe, Dornelas & Fischet, 1996；Man Hong Siu, 1997）や再入院（Appleby et al., 1993；Schalock et al., 1995；Zani et al., 1999）に関する予測因子として、機能を測定することより重要ではないことが明らかとなった。もしかして意欲もしくは準備性といった因子がより多くを予測すると指摘された（Man Hong Siu, 1997；Mowbray et al., 1995；Regenold, Sherman & Fenzel, 1999）（準備性については第5章と6章を参照）。将来の生活を一番予測できるのは以前の生活状況であるとしている（Arns & Linney, 1995；Postrado & Lehman, 1995；Song, Biegel & Johnsen, 1998）。再入院に関する最近の研究によると、精神症状と再入院との間に有意義な関係が示されている（Haywood et al., 1995；pandiani, Banka & Schacht, 1997；Mojtabai, Wilholson & Neesmith, 1997）が、他の研究ではそうではない（Swett, 1995；Swigar et al., 1991）。

歴史的展望として、リハビリテーションの観点からいえば、DSM-Ⅲとその後の改訂版（American Psychiatric Association, 1980, 1987）は従来のものと比べてあまり改善されていない。グローバルアセスメントスケール（Highest Level of Adaptive Functioning Past Year, Axis Ⅴ）と当事者の環境に関するグローバルアセスメント（Severity of Psychosocial Stressors, Axis Ⅳ）が含まれたのは評価されるが、「特別な臨床・研究セッティング用」としてのオプションのカテゴリーに含まれているのは残念なことである。当事者の技能的機能に関する情報も含まれていなければ、当事者が機能すべき環境や機能したい環境を特定する方法も含まれていない。DSM-Ⅲの序で記載されているように第三版では説明を従来より多くし、治療計画の早い段階で利用されることを目的としたものであるが、これで収集される情報は精神科リハビリテーションの従事者にはあまり予測上の役に立たない。DSM-Ⅳ（American Psychiatric Association, 1994）は前述と同じような意図の改訂版であるが、より実験に基づいていたため、統計学的に意味のあ

る統合失調症とリハビリテーションアウトカムの間の相関関係が示された。しかし、長期に精神障害を抱えリハビリテーションを受けた人に使われる資料としてDSM-Ⅲ、DSM-Ⅳは、リハビリテーションの実践に役立つ診断情報を十分には提供してくれない。

　診断名とリハビリテーションアウトカムの間の関係がないことを証明したデータも多い。レビューの対象となった研究が示唆しているように、精神医学的診断は本人のリハビリテーションの可能性に関しての特有の情報は提供してくれないのは驚くにはおよばない。精神医学的診断システムは精神障害を抱える人のリハビリテーションの可能性に関する情報の供給を目的にしたものではなく、症状パターンを描写し分類化するために開発されたものであることを勘案すれば、このことはあまり驚くにあたらない。

　現行の精神医学的診断も問題である。「精神医学的診断のシステムの信頼性や妥当性」「精神医学的診断が本人に良い影響ではなく害を与えるのではないか」というようなことが、重要な問題として頻繁に取り上げられてはいる。しかし精神医学的診断全体に関わる論争を抜きにしても、精神医学的診断がリハビリテーションアプローチにあまり提供するものがないことは、リハビリテーション分野の調査が示すところである。

　だからといって、精神障害を抱える人の診断をするために伝統的精神医学的診断者が集めた情報をリハビリテーション従事者が利用してはならないということではない。リハビリテーション従事者がリハビリテーションアウトカムに関してどのような情報を必要としているか、伝統的な診断をする人に教えればよい。具体的にいえば当事者の目標、技能、欠落している技能、興味、身近な人との人間関係など、伝統的診断者が見出したものがないか、リハビリテーション従事者は尋ねてみるべきである。こうした情報の一部は、精神医学的診断インタビューで明らかになる。リハビリテーション従事者はこうした情報をしっかり尋ね、症状や診断名の情報を聞くだけで済ませてはならない。

　誤謬 11 ; 本人の症状と技能の間には、相関関係が存在する。　リハビリテーションの実践においては、本人の技能評価が強調される。技能を指標としてみた

場合と症状を指標にしてみた場合の相関関係がほとんどないので、技能評価と症状の診断は全く異なっている。これは、処遇・治療の焦点としては技能か症状のいずれかに標的をあてているが、研究対象としては双方を扱った研究を見れば明らかである。例えば入院治療と薬物療法は症状に影響を与えるが、本人の職業上の技能にはあまり影響を持たないことは周知の事実である（Anthony et al., 1978；Ellsworth et al., 1968；Englehardt & Rosen, 1976）。特に Ellsworth ら（1968）の研究によれば、入院治療は大幅に症状を軽減させるものの、主な役割遂行の変化にはつながらない。この問題を異なった観点から検討し、Arthur、Ellsworth と Kroeker（1968）は再入院と関連しているのは役割遂行ではなく、症状であることを見出した。Englehardt と Rosen（1976）は文献のレビューから、薬物療法は症状には影響を与えるが「薬物療法が就労の成果に直接の影響を与えるという証拠は現時点ではない」としている（p.459）。20年以上も後に行われたレビューの結果は、新しい薬物療法前のそれと一致しており、"非定型抗精神病薬の役割遂行への影響は非常に初期にとどまる" と報告している（Bond & Meyer, 1999）。Turner（1977）は自分のデータの結果を次のように要約している。「これらのデータは、仕事での成否は主に症状の有無によって決まるという考え方に反している。」（p.36）

　たとえ症状が悪化していても、機能的アウトカムを改善することはできる（Brekke et al., 1999）。個人特有の精神病理を知ったとしても、それでその人の技能を証明することにはならないし（Ikebuchi et al., 1999；Townes, 1985）、技能を学ぶための能力も証明できない（Smith et al., 1996；1999）。リハビリテーション診断は、このような不足を満たすために発達し続けてきたのである。精神医学的治療の前に精神医学的診断を行うのと同様、リハビリテーション介入をする前に、本人の目標達成のために必要な技能や支援に焦点をあてたリハビリテーション診断を行うべきである。

　最近の研究によって症状と技能の関係を明らかにしようとする試みがなされている。例えば、いろいろな症状類別化方法（例：陽性症状と陰性症状）を研究していくことで症状と技能の間に相関関係が見られるかもしれない。しかし、だか

らといってリハビリテーション介入の処方のためのリハビリテーション診断が不必要になるわけではない。

誤謬 12；ある種の環境（例；住居）において機能する能力は、他の種類の環境（例；職場）において機能する能力を予測する。　研究者たちは、地域社会における機能をさまざまな形で評価している。これには全体的な社会適応の評価、地域適応の評価、再入院を指標にした評価が含まれている。数十年の研究に基づいて研究者たちが出した結論は、ある分野での機能は他の分野での機能にあまり関与しない、あるいは全く関連しないということである（Avison & Speechley, 1987）。1980 年代以降はアウトカム調査においては、2 つの異なった機能分野での評価結果の間にはあまり関係がない、あるいは全く関係がない（Anthony & Farkas, 1982；Schwartz et al., 1975）、ある機能分野におけるアウトカムを最もよく予測するのは、同じ機能分野における過去の評価結果である（Anthony, 1979；Möller et al., 1982）と考えることが一般的となっている。

　30 年以上も前の Ellsworth ら（1968）による大規模な研究によれば、状況が精神障害を抱える人の機能する能力をかなり決定する。彼らの研究によれば、病院での適応の評価結果と地域での適応の評価結果の間には関係が見出されなかった（Ellsworth et al., 1968）。Forsyth と Fairweather（1961）は病院での適応の評価結果と地域での適応の評価結果の間に関係が見られないとして、同じような知見を Ellsworth らに先立って報告している。

　何人かの研究者が、再入院と退院後の就労の間にはいくばくかの関係しかないこと（Forsyth & Fairweather, 1961；Freeman & Simmons, 1963；Gregory & Downie, 1968；Lorei & Gurel, 1973）、全く関係ないこと（Arthur et al., 1968；Wessler & Iven, 1970）を報告している。フォローアップ期間を通じて働いている人は再入院患者であるはずがないので、再入院と就労の間に強い関係がないことはいささか驚きである。しかし職を持ちながら再入院する人が相当の率でいる一方、職は持てないが再入院しない人もいるのである。

　職業的機能を指標としてみた評価結果が、その他の種類の評価結果とは連動しないことを述べた研究者もいる（Gaebel & Pietzker, 1987）。Tessler と Manderscheid（1982）が重度精神障害を抱える1,400人以上の当事者を対象に行った研究では、有給で働いていることと社会的活動の間の相関（.11）も、基本的生活技能の間の相関（.16）も非常に低いことが報告されている。彼らは「こうした結果は、地域における適応には比較的はっきりとした、しかし相互に独立した側面が含まれているという見方を支持するものである」という結論を出している（Tessler & Manderscheid, 1982, p. 206）。州政府による職業リハビリテーションを受けている人（精神障害を抱える人も含む）を対象としたいくつかの研究でも、職業的側面は他の指標を用いて適応を評価した結果とは一致していないことが確認されている。後にBolton（1978）とGrowick（1979）が再現したBolton（1974）の調査結果によれば、職業上の成功を指標とした評価結果は、自己申告による心理的適応上の変化とは関連していない。

Strauss & Carpenter（1972、1974）はアウトカムの予測因子を検討し、具体的に「就労」「症状」「社会関係」「入院の必要性」という4種類のアウトカムの側面に焦点をあてた。彼らは、精神障害を抱える人の機能を評価するにあたっては、こうした側面を別々に検討しなければならないという結論を出したのである。別の観点から状況的特性という考え方を検討し、病院内の仕事的活動とその後の就労とは何の関連もないことがわかった。病院内の仕事的活動に参加した患者のうち退院後に雇用されたのは26％に過ぎず、参加しなかった患者でも20％がフォローアップ時点で雇用されたことを報告している。

要するに、当事者の職業的能力は仕事以外の日常的機能から推察することはできず、逆に職業的能力で仕事以外の日常的機能を推察することもできないことが研究によって明らかに示されているのである。

誤謬13；リハビリテーションアウトカムは、専門家が正確に予測できる。専門家が当事者の行動の諸側面を評価したものが、統計的に退院後の雇用と相関していることはある。しかし、専門家がこれらの評価結果をもとに正確にアウトカムを予測する方法を知っていると立証するデータはない。つまり、専門家は臨床的予測をするにあたり、どの行動に注目すればよいかを知らないのである。これから言えることは、専門家は診断や症状の重症度ではなく、むしろ過去の行動

と最近の技能を信頼すべきなのである。

　もし予測の精度を高めることが目標であるのなら、精神障害を抱える人は「誰でも再入院する」「誰も職を持てない」と単純に予測すれば長期予測（3～5年）の精度は高まるであろう。誤謬2で述べた数字を用いれば、この予測で75％以上の精度を持つことになる。しかし、精神科リハビリテーション従事者の診断システムは、全員が失敗することを予測するだけのものであってはならないことは明らかである。当面、予測技術を改善する方向として考えられるのは、当事者や周囲の人が期待する技能レベルに照らした実際の技能の指標に焦点をあてることであろう（Anthony, 1979）。

　したがって、専門家がリハビリテーションの可能性を討議するのを聞く場合、当事者は注意しなければならない。専門家は状況のいかんにかかわらず、行動を予測できる（誤謬12）と考えているのだろうか。それとも症状を知っていることで機能もわかる（誤謬11）と考えているのだろうかと。いずれの場合でも、事実ではなく誤謬である。

誤謬14；当事者のリハビリテーションアウトカムは、その人を担当する精神保健の専門家の資格によって左右される。　精神科リハビリテーションの実践には、さまざまな専門分野（例：看護、精神医療、ソーシャルワーク、作業療法、リハビリテーションカウンセリング、心理、レクリエーション療法）の専門家が従事している。しかし、当事者のリハビリテーションアウトカムはこうした資格によって決定されるものではない（Anthony & Carkhuff, 1976）。看護師のほうがソーシャルワーカーより良いとは限らず、ソーシャルワーカーのほうが心理士より良いとは限らず、等々である。法律的な理由で特定の専門家を雇わなければならないプログラム（顕著なのは薬物や心理テストを扱う場合）もあるが、プログラムの構成を資格別に特定する（すなわち、作業療法士、心理士、リハビリテーションカウンセラーそれぞれ何名とあらかじめ決めておく）のは経験的にいって意味がない。良い結果を出すために必要な技能を持っているか否かで、プログラムに人間を配置すべきである。従事者の資格と技能の間に相関関係があると想定してはならない。診断名を知ったからといって当事者の技能はあまりわからない

のと同様、専門家の肩書き（すなわち正看護師、博士、ソーシャルワーカー、医師）を見ても、その人の技能はあまりわからないのである。

重度精神障害を抱える人のリハビリテーションプログラムを助けるのに必要な技能は、一つの専門分野の技能に限らない。あるいは、専門的な技能だけに限らないといってもよいだろう。何年も前に、Carkhuff（1971）は「非専門家」「準専門家」「コンパニオン」「ボランティア」「無資格専門家」「代理専門家」とそれまで呼ばれてきた人の呼称として、「機能的専門家」という造語を考え出した。これらの名称で呼ばれてきた人の中には、大学生、精神科看護スタッフ、地域ワーカー、当事者、両親、精神保健の技術者が含まれていたのである。すなわち精神保健の分野における「機能的専門家」とは、正式な資格はないが精神保健の有資格専門家の機能を果たす人と定義できる。精神科リハビリテーションにおいて専門家が行うのは技能訓練、技能プログラミング、資源調整、人的支援などである。

誤謬15；リハビリテーションアウトカムと介入のコストの間には、明確な関係が存在する。　高給のスタッフを抱え高価な設備を備えた機関のほうが、リハビリテーションのアウトカムが良いとは限らない。70年代、80年代に行われた研究ではコストとアウトカムの間には、有意の相関関係は存在しないことが示された（Dickey, Cannon, McGuire & Gudeman, 1986；Gorin, 1986；Grinspoon, Ewalt & Shader, 1972；Walker, 1972）。精神保健やリハビリテーションサービスが潤沢に整っている産業化が進んだ国に比べ、非工業国の重度精神障害を抱える人のアウトカムがより良いことは、国際的にも明らかである（Rosen, 1985）。

コストとアウトカムの間に関係ないことの背景は、薬物療法と高い精神療法を組み合わせて得られる症状改善は、薬物療法だけで得られる症状改善を上回るものではないという事実である。両方の治療法とも、機能に大きな影響を与えるという結果は出ていない。長期間の精神療法を慢性の患者に行うと、治療のコストは増加するかもしれないが、アウトカムが必ずしも良くなるわけではない（Grinspoon et al., 1972）。例えば、複数の病院から退院した患者の社会的障害を退院後1か月の時点で調査した1960年代の研究があるが、それによれば一日あたりの入院費用と患者の社会適応の間には何の関係も見られなかった。むしろ、一

日あたりの費用が最も高い病院の退院患者の社会適応は、一日あたりの費用が最も安い病院の退院患者の社会適応を下回っていたのである（Walker, 1972）。

歴史から学べることは、精神保健システムにおけるリハビリテーションを主張するにしても、コスト低下を理由にリハビリテーションアプローチ導入を主張すべきではないということである。総合的で運営のしっかりとしたリハビリテーションアプローチは当事者の享受するメリットを増やす一方で、コストを増やしたり、新たな費目を発生する可能性もある。

要約

精神科リハビリテーションの分野が未来に向かうにつれ、この分野の進展を遅らせてきたいくつもの誤謬を撃ち破ることができる。驚くにはあたらないことではあるが、誤謬として前述した15の文章を支えている研究の多くは20〜30年前のものである。新しい精神保健の知識として蓄積されたものが実践で応用されるまで、かなりの時間差がある。

精神科リハビリテーションに関して学ばなければならないことは、依然として多い。誤謬の詰まった荷物を放り投げることにより、未来の革新へと旅立つことができるのである。過去においては間違った前提で動き、実際に知っている以上のことを知っているかのように振る舞った。例えば、介入そのものより介入の場所が大事であるかのように、薬物療法が単独でリハビリテーションアウトカムに影響を与えるかのように、従事者の資格のほうが技能より重要であるかのように、精神医療の診断がリハビリテーションの処方に役立つかのように振る舞ったのである。こうした誤謬から解放されてこそ、リハビリテーション従事者は本来の仕事（精神障害を経験した人が機能を取り戻し、専門家の最小限の助けを借りながら自分で選択した生活、学習、就労、社会環境で満足できるよう助けること）に集中できるのである。

興味深いことに、ダウン症候群を抱える人が施設で一生を送るものと考えられていたのもそう昔のことではない。今や施設で一生を送ることは例外であって、

一般的ではない。精神発達遅滞の本質が変化したのであろうか。あるいは環境（治療環境と社会環境の双方）が変わったのであろうか。リカバリーの考え方に導かれながら、個人に対するリハビリテーションと社会的なリハビリテーション双方に向けた集中的な努力があれば、重度精神障害を抱える人の慢性化との闘争でも同じような勝利を得られるだろう。

　次章で述べるように、精神科リハビリテーションが既存の治療方法と統合され、信頼に足るアプローチとして認識・評価されるべき時が到来したのである。精神科リハビリテーションは現在の治療と補完関係にあり、精神保健従事者のレパートリーに加えられるべきもの、精神保健システムにおいて必要なものとして認識されるべきである。

第3章
現状：研究のレビュー

「科学とはせいぜいのところ単なる常識である。つまり、観察においては頑固なまでに正確に、理論の虚偽には無慈悲に。」

T. H. ハクスレー

　従来の研究結果が精神科リハビリテーションに関する誤謬を払拭することを助けてくれた一方、最近の研究は精神科リハビリテーションの現状と将来への期待を明らかにしてくれる。本章では、対象集団、アウトカム、介入の種類等、精神科リハビリテーションの分野の特徴に焦点をあてた調査研究をレビューする。このレビューは、現在、そして将来の調査研究課題の討論のためでもある。

レビューに含まれている研究

　第1章でも述べたように、精神科リハビリテーションの対象集団は重度の精神病が原因で能力障害を抱えるに至った人である。精神障害の定義はいくつかある。本章でレビューの対象とした研究はアメリカ国立精神衛生研究所（NIMH）の地域生活支援プログラム（CSP）とリハビリテーションサービス局（RSA）が用いている定義や、Goldman（Goldman et al., 1981）の「慢性精神病」の定義（第1章参照）と合致した特性を有した人に焦点をあてた研究である。
　精神科リハビリテーションのアウトカムは、他の精神保健サービスにおける介入のそれと比べ非常に具体的で特有のものである。精神科リハビリテーションは、役割遂行もしくは当事者の生活、学習、仕事に関する現状、または社会的環境を改善しようとしている。副次的な効果（症状の減退、技能遂行の向上、サービス

利用の変化）も重要かもしれないが、精神科リハビリテーションサービスの目標は役割遂行の変化である。

　第1章（表1-3）で記述しているが、精神科リハビリテーションで確認されている役割遂行のアウトカムは、他サービスの効果と区別することができる。Cohen、Nemec、Farkas & Forbess（1988）によって概念的に説明されたように、他のサービスシステムの構成要素で達成された効果は以下の通りである。"治療＝症状軽減"；"危機介入＝個人の安全保障"；"ケアマネジメント＝サービスを利用する権利"；"エンリッチメント＝自己啓発"；"人権保障＝機会均等"；"基本的生活支援（衣食住）＝個人の生存の保障"；"セルフヘルプ＝エンパワメント"；"健康維持・予防＝健康状態の改善"である。それぞれ特有な介入は、他の介入が標的とする特定のアウトカムに影響を及ぼすこともできるが（例：精神科リハビリテーションは余暇活動における"満足感"のような重要な副次的効果を得るかもしれない）（Holzner, Kemmler & Meise, 1998）、しかし、それぞれのサービスに特有なアウトカムを区別することは、それぞれのサービスが貢献する構成要素を整理するためにも重要である。調査・研究によると、おのおののサービスが達成すべきアウトカムはしっかりと区別される必要がある。

　もう一つのリハビリテーションアウトカムに関連する重要な区別は、技能遂行と役割遂行の間の違いである。精神科リハビリテーションにおける技能遂行とは、仕事の局面における面接技能、時間を守る技能、対人関係技能などを含む。これらの技能遂行の測定は実際のプロセス測定である。技能開発は、自ら選んだ役割をよりうまく遂行でき、満足できるようにするためのものである。さまざまな理由のため、技能遂行の改善を、基本的なリハビリテーションアウトカムである役割遂行の代理の尺度にはできない。何よりもまず、技能改善なしでも役割遂行に影響を与えることができる（例えば、環境を整えるだけで、より援助的に、もしくは順応しやすいようにできるといったように）ということが理由に挙げられる。二つめに、技能の改善を役割遂行に影響を与えるレベルにすることはできない、あるいは特定の目的に対する技能は役割遂行にほとんど関連を持たないことが挙げられる。要するに、技能の変化と役割の変化の二つは、非常に異なった尺度の

タイプであり、そして役割遂行の変化こそが、精神科リハビリテーションアウトカムの典型なのである（Anthony, 1992）。

　精神科リハビリテーション介入は、個人の技能の変化と、個別の環境支援の変化、もしくはその両方を強調している。精神科リハビリテーションの前提となるものは、前向きな変化（個人の技能と環境支援）によって役割遂行といった利益が生じることである。著者があえて精神科リハビリテーション介入と分類したかどうかは別として、技能開発と支援開発に関する介入の研究は精神科リハビリテーションの研究と考えられている。

　要約すると、この章で論じる個々の研究と、それらに対するレビューは、精神障害を抱える人に焦点をあてた、有効なリハビリテーションアウトカム測定とリハビリテーション介入の技術を基準としたものである。つまり、対象となる研究は精神障害を抱える人で構成されなければならない、アウトカムは役割機能の改善を含まなければならない、そして介入の技術は個人の技能あるいは環境支援を開発するようにデザインされていなければならない。

主な介入でレビューに含まれない研究

　技能開発介入と支援開発介入の研究の中で、レビューの対象として含めなかったものが数種類ある。1) 生活技能訓練（SST：Social Skills Training）、2) 家族に対する心理教育、である。これらの分野を除いたのは問題の焦点がいささか異なっていることに加え、研究のレビューが定期的に発表されているからである（Benton & Schroeder, 1990；Dilk & Bond, 1996；Penn & Mueser, 1996）。またこれらのレビューの結果はすでに、精神科リハビリテーションの文献にも広く収められている（Anthony, 1979, 1998；Anthony, Cohen & Cohen, 1984）。

●生活技能訓練

　生活技能訓練（以下 SST）について、SST は包括的なリハビリテーションプログラムの構成要素を明確に目標とするものとして最も有望である。生活技能訓練

の持つ方法論は、精神科リハビリテーションの技能訓練の部分と一体化することもできる（第7章の技能開発介入を参照）。一般的に、SSTに関する高度で厳密な調査研究（例：Kopelowicz et al., 1997；Liberman et al., 1998；Marder et al., 1996）は、役割遂行といったリハビリテーションアウトカムより、むしろ技能遂行の変化に焦点をあてられている。

●家族介入

　家族への心理教育的アプローチに関して、リハビリテーションの理念として歴史的に、包括的なリハビリテーションアプローチの中に家族を含むことを強調している（Power & Dell Orto, 1980；Agnetti, Barbato and Young, 1993）。身体障害や発達障害を抱える人々を対象にする世界中のリハビリテーション従事者たちは、家族をリハビリテーションにおける重要な資源として活用する。このことは特に専門家の少ない、そして家族がまだ主要な社会の単位と考えられている国々で著明である（Pearson & Phillips, 1994；Nagaswami, 1995；El Islam, 1982）。対照的に、精神障害を抱える人々を対象にしている先進国における精神保健の従事者たちは、家族を資源として認めることがずっと遅かった（Spaniol, Zipple & Fitzgerald, 1984）。構造化された家族介入の発展（例：North et al., 1998）が、精神障害を抱える人々のリハビリテーション資源として、家族を含める可能性の広がりを見せた（第8章、家族問題のさらなる議論とリハビリテーションを参照）。

重度精神障害を抱える人々の住居・教育・職業

　特定の精神科リハビリテーション介入が長期の精神障害を抱える人のアウトカムにどのような影響を持つかを検討する前に、精神障害を抱える人の住居、教育、職業面の概況を検討したい。つまり、特有のアウトカムを対象にしたリハビリテーション介入の欠如による、特有の環境における機能の基礎水準に焦点をあててみる。

●住居面の現状

　従来、精神障害を抱える人の住居面の現状は「再入院率」と「居住場所」という二つの観点から検討されてきた。第2章で述べたように、再入院率というのは当事者の住宅環境への適応以外のさまざまな要素に左右されるという理由から、住居面の現状を「再入院率」という指標で評価することは再三批判されてきたにもかかわらず、依然として頻繁に用いられている（Anthony et al., 1972, 1978；Bachrach, 1976a；Lyons et al., 1997）。精神障害が持つ経過、病院への入院政策、もしくはマネジドケアおよび地域サービスの質といったような要素は、再入院に影響を及ぼす（Lyons et al., 1997）。広範にわたる文献のレビューは、フォローアップ期間が長くなるにつれ、再入院率が次第に増加することを示している。第2章で述べたように、リハビリテーションアウトカムに関するより早期の研究では、6か月の再入院率は30〜40%、12か月の再入院率は約35〜50%、5年の再入院率は約65〜75%である（Anthony et al., 1972, 1978）。より最近の研究（Hafemeister & Banks, 1996）では、病院間で重要な差異が見られるものの、初期の研究が示す基準率と類似した範囲の数値である（6か月＝22〜50%、1年＝32〜57%、2年＝43〜64%）。

　残念なことに、住居関連のデータは研究の相互比較ができないものがほとんどである。というのも、研究によって住居（例；共同住居、過渡的住居、フォスターホーム）の定義が異なっているからである。このため重度精神障害を抱える人々が一般的にはどの程度自立して住んでいるか、正確な推計は存在しない。40%が個人の住宅やアパートに、12%がボード・アンド・ケアのセッティング（賄いとケア付の下宿）に、10%がフォスターホーム（一般家庭での下宿）に住み、その他さまざまな種類の住宅に住んでいる人がそれぞれ10%以下である（Tessler & Goldman, 1982）。同じようなサンプルを対象に行われた最近の調査によれば個人の住宅やアパートに57%が住んでおり、構造化された地域生活支援体制に住んでいるのは、この数字をかなり下回ることが報告されている（Mulkern & Manderscheid, 1989）。"慢性精神病者のための全米計画"（米国保健省、1980）では、地域に暮らす人のうち、ボード・アンド・ケアのセッティングに住んでいるのが

38〜50％、家族と暮らしているのが19〜21％と推定している。ホームレスで、かつ重篤な精神疾患を抱える人の数は精神障害を抱えるホームレスの約1/3と推定される (Dennis et al., 1991)。重度精神障害を抱える人の家族でNAMIのメンバーである人を対象にした全国調査によれば、約30％が家族と家で暮らし、15％が地域の住居に住み、18％が入院していた (Spaniol et al., 1984)。これらの研究から住居の種類と定義が研究によって異なることは明らかで、全国各地で自立して住んでいる人の割合を推定することは当面、不可能である。

　障害を有する個人が地域で社会生活を営むということは、著しく制限されている (Champney & Dzurec, 1992 ; Kaye, 1998)。住居についていうと、精神障害を抱える多くの人が、そのほかの人々のように自らのアパートや自宅での生活を好む。しかしながら、家族や従事者は精神障害を抱える人が、より管理的なセッティグでの暮らすことを選択する (Holly, Hodges & Jeffers, 1998 ; Minsky, Riesser & Duffy, 1995 ; Rogers, Danley, Anthony, Martin & Walsh, 1994)。

●教育の側面

　重度精神障害を抱える人の教育面の現状は、1980年代まではほとんどといってよいほど研究の対象となっていない。しかし存在するデータによれば、重度精神障害を抱える人で高度の教育を受けている人も多い。サンプルにもよるが、重度精神障害を抱える人の52〜92％が高卒で、高卒者の15〜60％が大学に入学している。例えばNAMIの調査データ (Spaniol et al., 1984) によれば全サンプルのうち、高卒者が92％、大学入学経験者が59％、さらに大卒者が17％である。確かにNAMIの調査の対象になっているのは所得水準が中ないし中の上の家庭であり、教育レベルが比較的高めになっていることはあるが、ニューヨークのファウンテンハウスで過渡的雇用プログラム（TEP）に参加している当事者を対象にした大規模な研究データでも、高卒者が約70％、大学入学経験者が48％、大卒者が14％となっている (Fountain House, 1985)。これらの数字は、ニューヨークの一般市民全体の数字と変わらない。より最近の研究によると、ファウンテンハウスで過渡的雇用プログラム（TEP）に参加している当事者の47％が何らかの高校卒業後

の教育を受けている（Macias, Kinney & Rodican, 1995）。カナダのトロント市のいくつかの病院から退院した505人を対象とした調査によれば、72％が高卒者、16％が大学入学経験者であった（Goering, Wasylenki, Lancee & Freeman, 1984）。地域生活支援プログラムの当事者を対象にした2つの調査では、高卒者が53〜55％、高卒後の教育を受けた人が19〜23％であると報告されている（Mulkern & Manderscheid, 1989；Tessler & Goldman, 1982）。我々は、雇用プログラムに参加している個人の約70％が高卒者であろうと推定する。

　精神障害を抱える人々がより専門的、管理的な職業を追い求める傾向になっていくといった教育の現状に対する心配が増している（Russinova, Ellison & Foster, 1999）。精神障害を抱える人々は高度な教育目標を達成するための必然的な欲求と理知的な能力は持ち合わせている。けれども相当数の挫折もある。精神保健における問題によってもたらされた困難さに加え、高度な教育への障壁の中には、財政援助の欠如、大学教授陣と他の同僚たちによる精神疾患の理解の欠如、精神疾患に関する強制退学制度が含まれる。MowbrayとMegivern（1992）は、中等後教育へ入学した個人の実例の経験を報告している。彼らが在籍を続けることを助けられる援助が何であるかを順に特定するように聞いたとき、彼らは以下のニーズを報告している。すなわち、財政支援、個別指導、特殊学級、転校、ノートを取る人や、記録の補助である。

●職業面の現状

　Anthonyらは、1970年代から1980年代にかけての精神病院から退院した人の一般就労率に関する研究（Anthony et al., 1972, 1978；Anthony, Howell & Danley, 1984）と、1990年代の他の研究をレビューしている。第2章でも述べたようにデータはかなり一貫しており、精神病院から退院した人のうちでフルタイムの一般就職しているのは20〜30％となっている。しかし長期精神障害を抱える人だけを対象に調べてみると、フルタイムないしはパートタイムで一般就労をしている人は15％以下となっている。例えば、中から上の所得のある家庭の出身で長期精神障害を抱え、教育水準の高い人を対象としたNAMIの調査でも、フルタイムで就

労しているのは約5%であると報告されている（Spaniol et al., 1984）。Farkas、RogersとThurer（1987）は、1979年に脱施設化の対象となった州立病院の長期入院患者54名を追跡調査した。5年の期間中、一般就労をしたのは0%であった。TesslerとGoldman（1982）は地域支援プログラムの当事者のうち、フルタイムないしパートタイムで一般就労したのは11%と報告している。Mulkern & Manderscheid（1989）による最近の地域生活支援プログラムの当事者に関する調査によれば、一般就労率は10%を少し割っている。Wasylenkiら（1985）の報告では、サンプルとした入院患者のうち、入院前に就労の経験があるのは11%であった。Dion、Cohen、AnthonyとWaternaux（1988）は双極性感情障害で入院した患者をフォローし、障害の程度が職業面でのアウトカムに影響を与えることの証拠を見出している。6か月のフォローアップでは、初入院の患者の64%が何らかの形で一般就職しているのに対し、入院歴のある患者の一般就労率は33%であった。全サンプルのうち、自分が期待する仕事のレベル（それまでの職歴と教育をベースに期待しているレベル）で機能しているのは20%に過ぎなかったのは注目される。合衆国において他の障害タイプを持った人の失業率が67%であるのに比べ、精神障害を抱える人は85～92%の失業率であった（ニューヨーク州精神保健局, 1998）。

精神科リハビリテーション研究分野のレビュー

　実証的研究のうちで対象基準に合致した研究は、主に「場所」「アウトカムの指標」「介入の種類」「研究のデザイン」「アウトカム」を切り口として分類した。あらゆる精神保健雑誌やリハビリテーション雑誌に掲載された精神科リハビリテーションの研究論文を網羅するよう、できる限りの努力をした。もちろん、雑誌掲載の準備中（in press）であったり、研究を支援した助成機関が受領したばかりでレビュー時には入手できなかった論文もある。データベースを用いてコンピュータによる検索を行った。まだインデックスになっていない雑誌のナンバーも読み、精神科リハビリテーション分野の主な研究助成機関（NIMH、CMHS、NIDRR）

とは連絡を取って、完成したばかりの研究に関する情報も集めた。1970年代までは精神科リハビリテーションのデータベース評価が一般的になっていなかったので、本書のレビューの対象となった研究は概ね、過去30年間に行われたものである。

その他の価値ある文献のレビュー

　対象集団、介入、そしてアウトカム基準が包含されていた初期の文献のレビューは、Anthonyと同僚たちによって以下の年代順に行われた（Anthony, Buell, Sharratt & Althoff, 1972; Anthony & Margules, 1974; Anthony, 1977; Anthony, Cohen & Vitalo, 1978; Anthony, 1979; Anthony, 1980; Anthony & Nemec, 1894）。1960年代から1970年代にかけての初期のレビューは、精神科リハビリテーションに関する研究資金の不足のため不合理なものがあったり、半実験研究を含んだものが少なくなかった。しかし、デザインの欠陥にもかかわらず、これらの初期のレビューは、精神科リハビリテーション介入を受けたグループのために非常に重要な改善を報告している。それは、1990年代まで卓越した精神科リハビリテーション知識の拠り所となった数少ない厳格な研究方法であった（Anthony, 1998）。

　1990年代に現れた精神科リハビリテーション分野における数々のレビューは、より実験主義的な研究に組み入れることができる（Barton, 1999; Bond, Drake, Becker & Mueser, 1999; Cook, Pickett, Razzano, Fitzgibbon, Jonikas & Cohler, 1996; Farkas, 1999a; Mueser, Drake & Bond, 1997）。そのどれもがよりよい研究方法を求め、似かよった結論に到達していた。一般的に、精神科リハビリテーション分野の研究レビューによれば、機能の改善に焦点をあてている技能と支援開発の介入のほうが、それが比較対象としている条件よりもかなりよいアウトカムをもたらしている。

　例えば、"最近の調査研究により精神科リハビリテーションは、標準的な向精神病薬による治療を加えるときに、重度精神疾患患者の生活の質と多くの機能的状況が高まることが明らかになりつつある"（Mueser, Drake & Bond, 1997, p. 130）。

"調査研究による援助付き就労の有効性は一貫してプラスである"（Bond, Drake, Becker & Mueser, 1999, p. 18）。"これらの治療（リハビリテーションと向精神病薬）の継続は、個人の機能を高いレベルに回復させるために効果的であるように思われる"（Cook et al., 1996, p. 101）。"長期的なアウトカムの調査研究は、心理社会的リハビリテーションの実効性と効果を強固に支持する、しかし、いっそう洗練された介入計画（方策・方針）には、さらなる調査研究を必要とする"（Barton, 1999, p. 530）。

● 研究の場所

　精神科リハビリテーションの研究はいろいろなセッティングで行われているが、心理社会的リハビリテーションセンターと病院で行われたものが最も多い。その他、地域精神保健センターや州政府の職業リハビリテーション局で行われたものも多い。初期の研究には、病院と地域の連携（Paul & Lentz, 1977；Wasylenki et al., 1985）や精神保健と職業リハビリテーションの協力プログラム（Dellario, 1985；Rogers, Anthony & Danley, 1989）など、複数のセッティングにおける精神科リハビリテーション介入を調査した研究もある。単一のセッティング（例：心理社会的リハビリテーションセンター）の多くは就労現場など、当該のセッティング以外の場所を使っている（Fountain House, 1985）。リハビリテーション介入が複数の場所で行われているということは、サービス提供を計画するにあたり、総合的でよく調整されたアプローチの必要性を示すものである。

　容易に想像できることであるが、精神科リハビリテーションの研究論文には就労の環境に焦点をあてているものが多い。これは一つに、「リハビリテーション」という言葉が就労という文脈、つまり身体障害を抱える人の職業リハビリテーションから出現したものであることに起因している。しかし精神保健の分野におけるリハビリテーションは、居住上の環境にも焦点をあてている。住む場所の側面でうまくやっていき満足していることは、精神状態の改善（逆であれば精神状態の悪化）に密接に関連した要素である。このことは、これまでの再入院率のデータにも反映されている（Anthony et al., 1972；1978）。レビューした研究調査は、

この分野が職業環境と住居環境の双方に関心を持っていることを反映している。これに対して、アウトカムの指標として用いられているものとして、1980年代半ばまでは、教育面の状況に関する調査は稀で、社会環境に関するものはさらに稀であった (Center for Psychiatric Rehabilitation, 1989; Unger & Anthony, 1984; Unger, Danley, Kohn & Hutchinson, 1987)。

● アウトカムの指標

　精神科リハビリテーションの分野は、再入院と就労の数字だけをアウトカムの指標としているわけではない。精神科リハビリテーション分野の総合的レビューを初めて行ったAnthonyら (1972) は、当時、定期的に収集された唯一のデータであった再入院と職業面のアウトカムを扱った研究に頼らざるを得なかった。しかし、この研究ですでに、「異なった環境におけるアウトカムの評価結果（上記の例では再入院と就労）の間には関連が見られない」ので、「アウトカムごとに厳密な指標が必要である」と示唆されている (Anthony et al., 1972)。

　精神科リハビリテーションで使われるアウトカムの指標を総合的にレビューしたAnthony & Farkas (1982) は、次のような結論を出している。

1．ある指標で見た当事者のアウトカムが変わったとしても、関連していると思われる他の指標で評価したアウトカムが変わるとは限らない（例：職業的な機能の変化は、心理社会的機能の変化とは相関していないこともある）。
2．ある指標で見たアウトカムに良い影響を与えるものが、他の指標にはマイナスの効果を持つことがある（例：技能の上昇が不安の増大につながることもある）。

　つまり、1980年代以降、介入の影響を調査するときに、アウトカムを幅広く捉えて影響を調査する（例：Saraceno, 1995）ことには精神科リハビリテーション研究者は慎重であるべきで、調査研究の対象となっていないアウトカムにまで介入の影響が及んでいるという予断は行うべきではないとされている。一般的に、最

近の研究論文はこうしたガイドラインを遵守している。

　精神科リハビリテーションで志向されるアウトカムの多くが具体的で、観察・理解が可能で、一般国民からも評価されるという意味で、この分野のリハビリテーションアウトカムの研究は精神保健の分野ではいささか異色である。1970年代から1980年代にかけて、さまざまな技能や支援という介入の方法が、地域での滞在日数（Cannady, 1982；Paul & Lentz, 1977）、収入（Bond, 1984）、障害者年金給付金の減少（Jensen, Spangaard, Juel-Neilson & Voag, 1978）、そして就職率（Turkat & Buzzell, 1983）など、はっきりとしたアウトカムの指標に影響を与えることが分かった。

　レビューした研究で使われているアウトカムの種類を見ると、アウトカム評価の指標が改善されてきていることがわかる。職業面の状況でいえば、「仕事を持っているか否か」というような単純な指標を、例えば就労前、過渡的、援助付き、パートタイム、フルタイム（Fountain House, 1985）、所得への満足度（Drake et al., 1999）、自尊心の充足（Ellison, Danley, Bromberg & Palmer-Erbs, 1999）、仕事の満足度（National Institute of Handicapped Research, 1980）、生産性（Hoffman, 1980）、在職期間（Chandler, Levin & Barry, 1999）、主な役割機能（Goering, Farkas, Wasylenki, Lancee & Ballantyne, 1988）等、就労の内容に踏み込んだ指標で補っている。住居面の状況に関しては、単に再入院を指標として評価するのではなく、さまざまなタイプの住居で過ごす時間（Brown, Ridgway, Anthony & Rogers, 1991）、社会適応（例：Linn, Caffey, Klett, Hogart & Lamb, 1979）、友人の数と活動状況（例：National Institute of Handicapped Research, 1980；Vitalo, 1979）、孤独な状態（Stein et al., 1999）、自立した生活の程度（例：Mosher & Menn, 1978）、社会適応への満足度（例：Katz-Garris, McCue, Garris & Herring, 1983）、生活の質（Shern et al., 2000）、心理社会的機能（Brekke et al., 1999）、そして社会的技能（例：Aveni & Upper, 1976；Jerrell, 1999）で評価している。

　精神科リハビリテーションに関するアウトカム指標の研究は、より洗練されてきている。すなわち、改善度の測定は、ある時点における「そうであるか、ない

か」といった分類の測定ではなく、むしろ経過評価であり、精神科リハビリテーション介入に関する結果もより焦点化され具体的となっている。例えば、再入院率では変化を報告しなかった研究が、地域滞在期間（Beard et al., 1978）や主な役割機能（Goering, et al., 1988）を指標とした場合にプラスの結果を報告している。いくつかの研究によると、長いフォローアップ期間で、より劇的な結果の報告がされている。例えば、主な役割機能と社会適応の差異は6か月から2年のフォローアップで増加したし（Goering, et al., 1988）、9か月では明らかでなかった就職率の差異が15か月で現れた（Bond & Dincin, 1986）と報告している研究もある。そして過渡的雇用の期間が長いほど職業上のアウトカムが良いと示されている（Fountain House, 1985）。

　初期の精神科リハビリテーションの研究で教育面を調査したものはあまりないが、学問的能力のある若者で精神障害のために学業が中断された人も多い（Spaniol et al., 1984；Unger & Anthony, 1984）。教育分野の機能改善を目指したリハビリテーション介入のアウトカムは、就労面の評価だけではなく、学位習得過程の開始と終了、コース終了、専門職免許や修了証書の取得プログラム終了、取得された学習内容、成績、テストの点数等を評価の指標として評価することができる（Mowbray, Brown, Sullivan Soydan & Furlong-Norman, in press）。

　アウトカム指標への関心の高まりが、精神科リハビリテーションと関連する他のいくつもの発展を刺激した。精神科リハビリテーションが一貫して強調しているのは、個人志向と選択の重要性であることと一致して、研究によって精神障害を抱える人こそ、アウトカムを知るための主要で直接的な情報源であると確かめられている（Boothroyd, Skinner, Shern & Steinwachs, 1998）。多くのアウトカム指標とその方法は、現在、障害を抱える人々をプログラムの効果に関する主要な情報源としている。第二に、エンパワメント（Rogers, Chamberlin, Ellison & Crean, 1997）、生活の質（Greenley, Greenberg & Brown, 1997；Van Nieuwenhuizen, Schene, Boevink & Wolf, 1997）や、地域における機能（Dickerson, 1997）といったような新たなアウトカム評価の方法が発展を続けている（Cuffel, Fischer, Owen & Smith, 1997）。

多くの研究者たちが、少ないアウトカム研究からアウトカムの評価尺度に関するタイプの体系化を試みた。DochertyとStreeter（1996）は、アウトカムの7つの側面、すなわち症状（症候学）、社会/対人関係機能、仕事に関する機能、満足感、治療の活用、健康状況、そして健康に関係ある生活の質を確認した。Dickerson（1997）は地域における機能の領域だけで11のアウトカムのカテゴリーを確認した。日常生活活動、社会的技能、金銭を管理する能力、社会的支援、仕事上の技能、生活の満足度、家族関係、家族の負担、余暇時間の活用、身体の健康ケア、個人の安全である。Srebnikら（1997）はアウトカム指標を他のカテゴリーも入れグループ化し、満足感、機能、生活の質、そして臨床での状況の4つに分類した。アウトカムの分類は、研究者とプログラム提供者（開発者）双方に、介入の照準のより概念的な理解を与える。

　アウトカム指標の原則は、発展した（Smith, Manderscheid, Flynn & Steinwachs, 1997）。Blankertz & Cook（1998）は、精神科リハビリテーションにおけるアウトカム指標の選択と使用に役立つ一連の原則を提供した。

* アウトカムは、実社会における行動の変容を指標とすべきである。
* 変化のアウトカム指標は、精神科リハビリテーションの過程の長期的な展望によって描かれるべきである。
* アウトカム指標の使用は、使用されている他の指標と比較できなければならない。
* アウトカム指標は、当事者からの情報によるべきである。
* アウトカム指標は、個人の生活の多くの領域における精神疾患とリハビリテーションとの影響結果を反映しなければならない。
* アウトカム指標は、関係機関における活動の主要な焦点を反映しなければならない。
* アウトカム（指標）測定は、すべての利害関係者（スタッフを含む関係者、家族）から支援を得られたのちに行われるべきである。

● **介入の種類**

　本書のレビューの対象としたのは、当事者の技能開発か支援拡大、あるいはその双方を行う介入である。しかし精神科リハビリテーション介入を研究するには、明らかに一定の限界があることも指摘しなければならない。第一に介入の中には内容が詳細に説明されていないために、調査研究や実践で再現できないものも多い。介入がどのセッティングで行われたかによって介入の内容が具体的にわかるわけではない。専門雑誌のスペースが限られていることも、介入の内容説明が不十分であることの理由であろうが、論文につけられている参考資料には再現を容易にするもの（例：マニュアル、ビデオテープ）の存在すら示されていないのが大多数であった。例外は Anthony らが開発した精神科リハビリテーション介入 (Anthony, Cohen & Farkas, 1990) に範をとり、Cohen とボストン大学の同僚らが技能開発した介入（例えば leagues at Boston University (see for example, Anthony, Cohen & Pierce, 1980；Goering, Wasylenki et al., 1988；Lamberti, Melburg & Madi, 1998；National Institute of Handicapped Research, 1980；Shern et al., 1997))、ファウンテンハウスの過渡的雇用のアプローチ (Fountain House, 1985；Macias, Kinney & Rodican, 1995)、Liberman の生活技能訓練 (Liberman, Mueser & Wallace, 1986；Liberman et al., 1998)、Paul の社会学習アプローチ (Paul & Lentz, 1977；Paul, Stuve & Cross, 1997)、Azrin の求職技能プログラム (Jacobs et al., 1984)、Stein & Test の ACT プログラム (Santos, Henggelar, Burns, Arana, et al., 1995；Stein & Test, 1978)、そして Drake の IPS 職業モデル (Drake, Becker, Clark & Mueser, 1999；Drake, McHugo, Becker, Anthony & Clark, 1996) である。

　第二の問題は、技能開発がリハビリテーションアウトカムに貢献する部分と、支援介入がアウトカムに貢献する部分を区別する難しさである。支援介入とは主に当事者の欠損に対応する支援プログラム（例：サポーティドリビング）や、当事者が支援的でない環境でやっていけるように支援する人（例：カウンセリング、コンパニオンシップ、人権擁護、実際的なアドバイスを提供する人）を意味する。こうした支援プログラムや支援的な人の中には、重度精神障害を抱える人が技能

を学ぶ機会を提供するものもある。学習を容易にするような環境を提供して技能開発を促進するプログラムもあれば、もっと構造化された正式の技能訓練を提供するものもある。研究的観点からいえば、技能開発介入と支援介入は不可分なほどに結びついている。従来、これら2種類の介入が持つメリットを比較調査する技術と意志を、研究者が有していなかったわけである。現時点までの研究を見るかぎり、技能を学習する機会と支援を受ける機会の両方を提供する介入が、リハビリテーション介入として望まれているという状況は変わっていない。

●調査研究のデザイン

　研究で用いられるアウトカムが厳密になってきているのと同様、研究のデザインも徐々にではあるが確実なものになってきている。対象を実験群と対照群にランダムにあてる研究（例：Atkinson et al., 1996 ; Bell & Lysaker, 1997 ; Blankertz & Robinson, 1996 ; Bond, 1984 ; Bond & Dincin, 1986 ; Chandler et al., 1996 ; Dincin & Witheridge, 1982 ; Drake et al., 1996 ; Drake et al., 1999 ; Paul & Lentz, 1977 ; Ryan & Bell, 1985 ; Shern et al., 1997 ; Wolkon, Karmen & Tanaka, 1971）や実験群と対照群をマッチさせている研究（Beard, Malamud & Rossman, 1978 ; Goering, Wasylenki, et al., 1988 ; Hoffman, 1980 ; Matthews, 1979 ; Mosher & Menn, 1978 ; Vitalo, 1979 ; Wasylenki et al., 1985）がすでに存在し、その数はさらに増えつつある。これらの研究で出てきたアウトカムは良く、準実験型の研究で報告されているアウトカムと全く異なっていない。

　しかし、精神科リハビリテーションの研究調査におけるデザイン上の欠陥は明らかである。因果関係を合理的に示すに足るデザインとなっている研究があまり見られない。また、「サンプル数が不十分である」「サンプル内容の説明が不十分である」「処遇が特定・追試できない」「介入に見合ったアウトカム指標が使われていない」など、デザイン上の問題が多い。加えて、1グループだけを対象にし、事後評価だけの研究デザインが大多数である。

　とはいっても、これら非実験型の研究にも価値はある。こうした研究がもたらした実証や理念がベースになって、最近の実験型の研究が出現してきているので

ある。存在するデータを集め、これまでの研究結果を活用し、それを用いてよりしっかりとした介入方法を開発してきたおかげで、これらの介入を現在、個別に実験研究できるのである。従来の研究の多くは実験研究に先立ち、当該の介入の実践上の意味を検討しており、その意味で準備段階の研究であったといえる。こうした観点から見て、精神科リハビリテーションの分野は、実験型の研究を開始すべき段階に入っており、開始する体制も整っているといってよい。

● **アウトカム**

　アウトカムに関する考察が、前述した研究におけるデザイン面の欠陥により制約されることはもちろんである。しかし総体的に見れば、リハビリテーション介入を行うことにより、当事者のリハビリテーションのアウトカムが改善されることが研究調査により示唆されている。これらの研究は、評価の対象となったリハビリテーションプログラムの種類別に類別することができる。

　複数のセッティングや機関の共同プログラムのアウトカムが良いことについて報告している初期の研究がいくつかある。これらのプログラムには、病院・地域協力プログラム（Becker & Bayer, 1975；Jacobs & Trick, 1974；Paul & Lentz, 1977；Wasylenki et al., 1985）や、精神保健プログラムと職業リハビリテーションプログラム間の協力プログラム（Dellario, 1985；Rogers, Anthony & Danley, 1989）が含まれている。特筆したいことは、病院ベースから始まった協力介入が地域においてリハビリテーションのアウトカムを改善するということである。第2章でも述べたように Dellario と Anthony（1981）は、自らの文献レビューと Kiesler（1982）、Test & Stein（1978）のレビューをもとに、「病院ケアと地域ベースのケアを比べるのではなく、場所のいかんを問わず、リハビリテーション提供機関が掲げているそれぞれの活動目的と現実を比較すべきである」という結論を導き出した。これはもちろん、各セッティングがどのようなアウトカムを期待するのかを文書で表明した設立目的書が存在していることを前提としているのだが、多くのセッティングでは設立目的を明文化していないのが現状である（Farkas, Cohen & Nemec, 1988）。しかし、病院ケアを地域ケアで代替えするためには

恣意的な時間制限なしにリハビリテーションプログラムを提供するという取り組みが必要である。あるセッティング内で提供されるサービスの効果を左右する最大の要素は、そのセッティングが長期の地域生活支援のための全体的システムと、どのような関係を有しているかであるといえる。公立精神病院の利用が減り続けており、公的な精神保健システムの多くが地域ベースのサービスを強調するようになってきているが、精神病院の入院治療が公的な精神保健システムの重要な一部であることに変わりはない。最も劇的な変化は、総合病院のセッティングの利用の増大と、民間精神病院の増加であろう。これら新しいセッティングは往々にして長期精神障害、精神科リハビリテーションアプローチ、地域生活支援システムなどの分野における経験が限られていることを勘案すると、こうした傾向はサービス提供上、潜在的な問題をはらんでいる。

　精神保健システムにおける病院の役割に関する論争は継続中であるが、少なくとも一部の病院がリハビリテーション志向になったことには希望が持てる。伝統的な治療プログラムを精神科リハビリテーションプログラムに変更する技術は開発済みである（Anthony, Cohen & Farkas, 1987；Farkas, Cohen & Nemec, 1988；Hart, 1997）。研究調査によれば、当事者がサービスを受けるさまざまなセッティング（入院、地域を問わず）において技能や支援を総合的に開発するリハビリテーションアプローチが最も効果的である。

　精神保健と職業リハビリテーションの協力介入の職業上のアウトカムが良いことは、既存のサービス間の調整をしっかりと行うことのメリットを示している。コスト面での制約がある今日にあっては、こうしたデータは既存のサービスの効率を高めることの重要性を指摘しているに他ならない。サービスの効率を高めたからといって、当事者のアウトカムが犠牲になる必要はなく、むしろ、アウトカムを改善できるかもしれない。しかし、州政府機関の調和の問題を解決するもう1つの方法は、1つの機関に両方のサービスをまとめることである。1つの機関でもたらされる精神保健と職業プログラミングがDrakeのレポートでは、政府機関のプログラミングによって提供されるアウトカムを超えて職業上のアウトカムを向上させる（Drake, McHugo, Becker, Anthony & Clark, 1996）。

心理社会的リハビリテーションセンターの数が継続的に増えている中で、心理社会的リハビリテーションセンターで行われた研究の重要性は増している。これらの研究の中には、過渡的雇用プログラム（TEP）の研究がいくつか含まれている。過渡的雇用プログラムは現在、全米各地にある多くの心理社会的リハビリテーションセッティングで活用されている新しい職業訓練である（Fountain House, 1985）。伝統的な過渡的雇用プログラムでは、心理社会的リハビリテーションセンターのメンバー（当事者）は普通の会社で簡単な仕事をする。仕事はすべて短期（3か月から9か月）で、半日の就労が多く、心理社会的リハビリテーションセンターのスタッフが監督する（Beard et al., 1982）。過渡的雇用プログラムの目標は、長期の仕事を確保するのに必要な自信、職歴、そして働く習慣を育てることである。

1980年代まで、過渡的雇用プログラムの効果を調べた研究はあまりなかった。あるとしても、心理社会的リハビリテーションセンターで過渡的雇用プログラムも受けた人の職業上のアウトカムを検討した研究が中心であった。きわめて早い段階の研究で、Beard、Pitt、FisherとGoerzel（1963）の実験群と対照群の間で就職率の有意差はないと報告している。ランダム化した対照群を用いたDincin & Witheridge（1982）は、9か月のフォローアップで就職率の差異はないとしている。

ファウンテンハウスで一日以上、過渡的雇用プログラムを受けたメンバーのフォローアップをした相当規模の研究が完成した（Fountain House, 1985）。過渡的雇用プログラムに参加した527人の結果によれば、初めてプログラムに参加してから時間が経過するほど就職率が良くなることがわかった。初めて過渡的雇用プログラムに参加したのが42か月以上前のメンバーのうち、一般就労しているのは36％であった。また12か月以上前と24か月以上前のメンバーの就職率はそれぞれ、11％と19％であった。

これも心理社会的リハビリテーションセンターであるスレッシュホールズでは、短期集中型と従来型という2種類の過渡的雇用プログラムを対象に調査を行っている。従来型に参加した人の場合、短期集中型に参加した人に比べて最低

で4か月長く就業前訓練に通った。15か月のフォローアップ時点の就職率は短期集中型で20%、従来型で7%であったが、これは同じ期間で見たファウンテンハウスの就職率とほぼ同じであった（Bond & Dincin, 1986）。

ファウンテンハウスが行った過渡的雇用プログラムの調査結果が示しているのは、フォローアップ期間が長くなるほど、過渡的雇用プログラムが就職率に重大な影響を与えるということ、また過渡的雇用プログラムに取りかかる前にファウンテンハウスでより時間をかけていたメンバーは、初期の過渡的雇用プログラムではより多くの日数働いていた（Macias, Kinney & Rodican, 1995）。しかし、スレッシュホールズが行った研究によれば、以前に働いた経験のある人の場合は、過渡的雇用プログラムを開始するまでの期間を早め、仕事を得るまでの時間を短縮することが可能としている。

精神科リハビリテーションに関する特定のアプローチの長期計画に従った研究では、訓練や正式な手続きのために、より再現可能な介入（前の節に出てきた介入のタイプ）を使う傾向がある。このグループに含まれるのはボストン大学における精神科リハビリテーションの従事者のための訓練技術をもとに開発されたChoose-Get-Keep プログラムモデル（Danley & Anthony, 1987）、（Anthony, Cohen & Pierce, 1980；Cohen, Danley & Nemec, 1985；Cohen, Farkas & Cohen, 1986；Cohen et al., 1988；Cohen, Farkas, Cohen & Unger, 1991）、Paul が開発した社会学習プログラム（Paul & Lentz, 1977；Paul, Stuve & Cross, 1997）、そしてStein and Test (1978) が独自に開発した ACT プログラムといったリハビリテーション介入である。Becker and Drake の IPS（Individual Placement and Support）モデル（Becker & Drake, 1993）は、比較的最近の、かつ再現可能な精神科リハビリテーション介入である。第9章で述べられるよく知られているさまざまなプログラムと研究は、これらのプログラムモデルを基盤にしている。一般的に、職業上のアウトカムを重要視するプログラムモデルは、雇用のアウトカムを3倍にすることができる（30〜55%の雇用）。日常生活と社会分野に焦点をあてたこれらのプログラムモデルは、再入院率を2/3（年間0〜15%）まで減らすことができる。すべてのプログラムモデルは確実に生活の質、自尊感情、そして満足

感といった他のアウトカムにプラスの影響を与えることができる。

結論

　アウトカム評価、調査研究のデザイン、介入内容の説明の面で明らかな制約があるものの、最近の研究調査と数多くの研究のレビューから、精神科リハビリテーションアプローチが、リハビリテーションのアウトカムにプラスの影響を与えることが示唆されている。ほとんどすべての研究は技能開発や支援のさまざまな要素を組み合わせており、それぞれの要素がアウトカムにどのような影響を与えるのかを解明するのは今のところ不可能である。すでに1974年にはAnthony & Margulesが文献のレビューを行い、暫定的な結論として「重度精神障害を抱える人は症状があっても重要な技能を学習できることができ、適切な地域生活支援と組み合わされれば、これらの技能はリハビリテーションのアウトカムに良い影響を与え得る」としている。25年以上が経過した今、新たに得られたデータと、以前に比べてより洗練された研究調査デザイン、そしてより理解しやすいレビューを用いても結論は同じである。

●今後の研究課題

　精神科リハビリテーションの研究上の問題点は、依然として山積みされている。最も深刻な問題は、再現可能なリハビリテーション介入の実験型研究が引き続き必要なことである。20年も前からMosher & Keith（1979）、Goldberg（1980）、Meyerson & Herman（1983）、Keith & Matthews（1984）は異口同音に、「精神科リハビリテーションの分野で、コントロールされたプロセスの研究とアウトカムの研究が求められている」と指摘している。そのような研究は続けられてきたが、ここ最近、特に洗練され厳密な研究デザインがより必要とされている。
　さらに、地域精神保健センターや新たにマネジドケア事業により長期精神障害を抱える人を地域で処遇するという新しいサービスを発展させようとしていることからも、精神科リハビリテーションの研究は重要な意味を持つ。NIMHの資金

でLarsen（1987）が行った研究によれば、1980年代、最も成長を遂げた精神保健サービスは地域の長期精神障害を抱える人（つまり、精神科リハビリテーションアプローチに最も適した人）を主な対象にしたものであった。1990年代に入り、マネジドケアアプローチが同じ方向性で拡大した（Cummings, 1998；Shaffer, 1997）。長期の精神障害を抱える人にサービスを提供するために使われる医療費の比率が大きいことは、よく文献に残されているところであり、このため、より多くの精神保健当局がこれらの人に対して精神科リハビリテーションを導入している。

今後の精神科リハビリテーションのアウトカムの研究が克服すべき課題の中で最も困難な問題の一つに、実用的で、意味があり、信頼性と妥当性のあるアウトカムの指標の開発が挙げられる。専門雑誌のスペースが限られていることから、研究から得られた新しい評価尺度の詳細な説明が十分でない場合も多い。その結果、リハビリテーション介入そのものの説明も不完全であることが多いが、指標の再現がリハビリテーション介入そのものの再現と同じくらい難しくなることもある。初期には使用した評価尺度を参考文献にさえ挙げていない研究も多く、指標の標準化が本来可能であっても使用した評価尺度がわからないために標準化できないこともある。

今後の調査研究で是正されるべきもう一つの問題は、評価尺度の信頼性や妥当性の指標が往々にして報告されていないことである。妥当性に比べれば信頼性のほうがまだ報告されているが、これは複雑な行動を曖昧な形でしか定義していないために、収束的妥当性および同時的妥当性を立証することの問題を反映している。確かに、行動的指標の妥当性の問題はあまり検討されてきていない（Wallace et al., 1980）。従来、アウトカム調査に使われた評価尺度の多くは急性の人の評価を目的に開発されたものであったが、母集団を特定した評価尺度がなかったため、長期障害を抱える人にも使われたのである。変化を直接測定する（例：作業所に通った日数）ことを越えて、研究者が他の母集団にも標準化された評価テクニックを応用するようになったことで、信頼性と妥当性に問題が生じた。

技能開発介入の「一般化」を評価することを目的とした研究指標が必要なこと

は、研究者が口を揃えて唱えるところである。しかし、訓練で学んだ技能が別の環境で適応されるか否かを評価する必要性に加えて、リハビリテーションのアウトカムの明確な指標と相関するような技能指標を開発することが急務となっている。何年も前に Paul & Lentz（1977）や Griffiths（1973）が開発した技能指標は、この点においてモデルとなろう。入院中の行動を指標とした予測的妥当性に関しては、臨床頻度記録システムを用いた Power（1979）や時間サンプル行動チェックリスト（Time Sample Behavior Checklist）を用いた Redfield（1979）が報告しているところである。これらの評価尺度はいずれも、Paul らが10年以上の調査を通して開発・標準化したものである。これらの評価尺度を用いて測った退院前の評価結果は、退院患者の地域における機能を相当の精度で予測する（Paul, 1984）。

精神障害を抱える人の仕事上の行動を測ることを目的に作られた標準就労行動評価（Standardized Assessment of Work Behavior）（Griffiths, 1973, 1974；Watts, 1978）では、幅広い行動が評価される（例：道具や機器の使用、相手とのやり取り、与えられた指示に対するすばやい理解）。各項目は強み（例：自分から次の作業を探す）から弱み（例：次の仕事を与えられるまで待っている）まで、点数を付けられる。このスケールには、すばらしい信頼性も予測的妥当性もある。より最近では、就労行動指標（Work Behavior Index）が将来の就労上の労働時間や収入に関する成功を予測すると見なされている（Bryson, Bell, Greig & Kaplan, 1999）。

1980年代から1990年代にかけて、精神科リハビリテーションの実践で機能評価が頻用されるようになったことで、アウトカム指標としての全体的機能に対する関心が高まった（Slaton & Westphal, 1999）。しかし、これらの技能評価はアウトカムの指標としては、前述の事実にあるように技能遂行が経過指標であり、アウトカムではない本質的な欠点がある。どんなに詳細で包括的な技能評価であっても、それは現状の指標を表しているわけではない。これらの評価尺度は、精神科リハビリテーションプロセスの間の変化を測定するという問題に取り組む第一歩ではあるものの、まだ大雑把である。Ridgway（1988）は住宅面の200余りのレ

ベルの機能評価尺度をレビューし、そしてまた、Anthony & Farkas（1982）は主要な機能評価尺度を多くの領域で検討した。項目が不特定であることと当事者の望む住宅セッティングと仕事環境に合致したものになっていないことを指摘し、これらの標準評価尺度の妥当性と意義の面での欠点となっているとしている。

　精神障害を抱える人に対するアウトカム指標の分野は、精神障害を抱える人と行動的なマネジドケア団体という2つの異なる支持者が政策に関わるようになり活性化された。これまで以上にアウトカム指標は、精神保健機関、精神障害を抱える人、サービス提供者、納税者から、精神科リハビリテーションを含むサービスの質の保証と改善、アウトカムの評価、そしてサービスの価値の説明を手助けする一つの方法であると見られるようになった。

●精神障害を抱える人の影響

　精神障害を抱える人も自身の研究に乗り出してきている。そして時を同じくして、彼らの影響は研究を含む行動的健康管理のすべての局面に影響を与え、それがU.S. Federal Government（SAMHSA, 1993）の政策となった。実施の段階で、参加型アクションリサーチ（Participatory Action Research：PAR）は、研究対象の当事者を研究メンバーに加えるとする方法である（Nelson et al., 1998；Rogers & Palmer-Erbs, 1994）。精神障害を抱える人は、アウトカムの評価尺度調査の課題に至るまですべての調査の局面の展開においてリーダーシップの役割をとった、PARの方法でつくられた評価尺度の一例としてエンパワメントの尺度がある（Corrigan, Faber, Rashid & Leary, 1999；Rogers, Chamberlin, Ellison & Crean, 1997；Wowra & McCarter, 1999）。

　最近の発展は、精神障害を抱える人が参加して重要なアウトカムデータを特定し、これを使って精神障害を抱える人の観点からモニタリング、評価、介入が行われている点である。Campbell（1998）は、さまざまなワークグループやプロジェクトチームによって確認されたいろいろなアウトカム領域を要約している。これらのアウトカム指標には以下の内容が含まれている。

・セルフヘルプ成果──利益とコストの観点を勘案したセルフヘルプアプローチの

効果
- 健康と人間性に関するアウトカム—生活の質、自由、安全、プライバシーと嗜好
- エンパワメントアウトカム—自尊心と自己効力感
- リカバリーに関するアウトカム—自身の人生の最大化と自身の疾患の最小化
- 医原性の影響とネガティブなアウトカム—望まれていない結果や、サービスの副作用
- 満足・不満足なアウトカム—サービスとその結果に対する精神障害を抱える人の見方（考え方）

　Campbell（1998）はまた、考慮すべき他のアウトカムについても確認している、その人が生活する背景（貧困・差別）などといったサービス受領者の多様性、選択の機会、そして援助者との関係についてである。アウトカム指標に関する精神障害を抱える人の見方は、精神科リハビリテーションの価値と原則が一致するのは当然であるものの、アウトカムの中でどこに重点があるのか、何が重要なのかという点では違いがある。ここでは、精神科リハビリテーションの分野が支援しようとしている人の観点に立って、アウトカム領域を特定していく必要がある。

●マネジドケアがもたらした影響

　アウトカム指標は今やほとんどのマネジドケアの契約において必須のものである。精神科リハビリテーションサービスは、精神障害を抱える人に対する他のすべてのサービス同様、サービスが持つアウトカムへの影響を証明できなければならない。マネジドケアアプローチが、一般の行動的健康活動領域へ入ったことは、アウトカムの研究者たちにとって何が"エビデンスベースド（根拠に基づく）"と呼ばれるサービスなのかを追求するきっかけとなった。要するに、エビデンスベースドのサービスとは、数多くの実験的研究によって確実なアウトカムの達成に有効であると示されたものである。Hughes（1999）は、この考え方が精神科リハビリテーションの分野にとってどんな意味を持つのか記載している。精神科リハビリテーションにおいて、すべての実践分野においてと同様、はじめの頃のエビデンスは記述的もしくは事例的である。このタイプのエビデンスは、精神科リハビ

リテーションの分野の初期の段階での成長を促進させ、次に続いたいくつかのプログラム評価研究、調査研究、相関的調査、そして準実験的研究により、精神科リハビリテーションに関してプラスのアウトカムが報告された。1990年代までは精神科リハビリテーションの分野を支える実験的研究はなかった（Anthony, 1998）。しかし、この分野は、これらのサービスを必要とする人々の要求をもとに成長し続けた。

"エビデンスベースド（根拠に基づく）"のサービスと判断されるには実験的なデザインをもとにいくつかの研究がなされなければならない、それは以下を意味する。

・コントロール群と実験群のグループを無作為割当てをし、
・グループのメンバーを知らない者によるアウトカム評価で、
・介入の明確な説明と提供の仕方、
・参加者の包含、もしくは除外に関する明確な基準
・統計分析が成り立つだけの十分な数の参加者

面白いことに、必要条件である多数の厳密な実験的デザインを使った研究を行い、すべての医学的治療で"エビデンスベースド（根拠に基づく）"レベルを満たすのはほんの20％にすぎない（Hughes, 1999）。今のところ、精神科リハビリテーションは価値あるものと見られているが、多数のよく行き届いた実験的研究を通じてではない。それまで、精神科リハビリテーションの資金調達は現在の研究をもとに行なわれなくてはならない。介入は当事者が必要とすることに本気で対処しているのか、サービスの対象を目的にしているのか？　サービスの何かマイナスの効果の根拠はあるのか？　科学的根拠のストレングスは何なのか？　短期間もしくは長期間のこれらのサービスの財政上の影響は何なのか？（Hughes, 1999, p12) そして、これらの価値あるアウトカムを達成することができ，より説得力と科学的根拠のある別の方法はあるのか？　残念ながら最後の疑問に対する経験の得られた答えは「なし」である。

マネジドケアアプローチは、介入にかかるコストへの新たなる関心をも刺激した。残念なことに、コストを用いて判断するアウトカム研究は稀である（Bond, Clark

& Drake, 1995；Clark & Bond, 1995)。職業上のアウトカム領域が、コストに関して最も調査されている(Rogers, Sciarappa, MacDonald-Wilson & Danley, 1995)。

　Rogers (1997) は職業介入の費用便益に関わる研究のレビューをしている。すなわち、サービスを受ける人と、納税者または社会にもたらされる利益が出費(支出)を超えるか否かである。費用対効果の研究とは異なり、費用便益にかかわる研究は、コストと利益の両方を誰が決定しているのかの視点から検討される。例として、プログラム参加者にとってメリットのあるものが(すなわち、年金受給の収益・額)、社会への負担になる。Rogers (1997) もまた、費用便益に関する研究の実施に関係する一連の基本的な段階を示しているが、この研究データから結果を出すことの困難さが浮きぼりになっている。しかし、Rogers (1997) はコストについて、支援された雇用プログラムは参加者の賃金を上昇させ、その他の代替サービスの活用の削減を促すことができると結論を出している。

　1990年代にアウトカム指標への関心の高まりに伴い、種類豊富なアウトカム測定システムが人権擁護グループ、認定機関、事業者団体、そして米国政府のような組織によって提案された。行動健康管理において、精神保健サービスセンター、国立精神疾患協会、そしてアメリカ行動健康管理協会のような組織が、開発の「報告書」でサービスの影響を異なる利害関係者の観点に立って評価(検討)している。アウトカム指標としての合同提案が多く出された。

　American College of Mental Health Administration (ACMHA) の一つの興味深い取り組みがある。彼らの目的は、すべての測定システムに含まれる可能性のあるいくつかの必須の指標を特定することである。ACMHA は、CARF (the Rehabilitation Accreditation Commission)、認定協議会、国立品質保証委員会、そして評議会を含む精神保健に関する主要な認定団体の代表を集め、いくつかのミーティングを開催した。これらの認定団体は往々にして互いに競合しているものの、そのような測定の活用と発展については影響を与える独特の立場にある (Mental Health Weekly, 1998)。

　認定を受けた組織は、ACMHA の資金提供を受けて、3つの評価領域で合意した。すなわち 1) アウトカム (サービスは効果的であること)、2) プロセス (サー

ビスの受け手のニーズに適合していること)、3) 利用の手段・方法 (受け手が必要なサービスを受けることができること) である。

　これらの領域それぞれが、複数の指標を持つ。例えば仕事と学校 (サービスの受け手は、仕事もしくは学校に生産的に従事する)、ケアの経験 (サービスの受け手は、サービス供給者の反応のよさと繊細さを理解し経験する)、そして簡便なサービス (サービスの受け手は、サービスの使いやすさ (簡便さ)、すなわち、利用できるサービスが、よく配置されて、都合のよい時間に提供されることなどを理解し経験する) などである (American College of Mental Health Administration, 1997)。指標の分類基準を含む要素に関する合意は可能になったものの、おのおのの指標のための明確な評価尺度とベンチマークを特定する最も難しい課題についてのコンセンサスには至っていない。

　すべての評価システムに盛り込む必要がある指標と測定方法の核となるセットがあれば多くの恩恵を得ることが可能であろう (Eddy, 1998)。一連の指標の核となるものは、評価プロセスそれ自体の実行可能性を高め、サービスについて意思決定の権限を与え、インフォームド・チョイスに導いていくだろう。精神科リハビリテーションの観点からすると、プログラム向上の目的のために、サービス提供者はプログラム全域で確かな意味ある目標の設定とプログラム同士の比較ができるようにすることに重点を置くようになるだろう。

要約

　精神科リハビリテーションの大規模な実験的研究は必要であるばかりでなく、以前にも増して実施可能となってきている。測定の問題も解決されつつある。今では、多くの精神科リハビリテーション介入が詳細に説明され、観察したり信頼性をモニターしたりできるようになっている。このようにして「調査の対象となっている介入が、どの程度実行されたか」といったデータを、調査者が収集できるようになった。介入の中身が十分に説明されているので、もし結果が有望であれば、サービスセッティングや現場での調査プログラムで追試することもできる。

綿密に計画された精神科リハビリテーションアウトカムの研究もまた、最近の精神障害を抱える人や行動的マネジドケア団体の影響のため、非常に重要な意味を持つ。精神障害を抱える人、保険支払人、そして行政官は、精神科リハビリテーションのアウトカムとそれにかかわるコストを知りたいのである。あいにく、コストの測定を用いたアウトカム研究は非常に稀である。職業上のアウトカムの分野では、コストに関することが割とよく調査されている。

　精神科リハビリテーション分野において、「研究調査に基づいたサービスの追求」がすべてを網羅するようになることに対しては注意を喚起することが大切である。1990年代はじめにAnthony (1991) は、精神科リハビリテーション分野のすべてが研究可能であるかどうか疑問を起こしている。現在のところ、精神障害を抱える人に対してリハビリテーションサービスを提供すべきか否かは調査可能ではない。私たちは人として、精神障害を抱える人のリハビリテーションの価値を思い出し、その機会を信じるか否かである。これは経験主義というよりヒューマニズムの問題であり、精神科リハビリテーションの研究に関する議論を否定するものではない。いったん我々が精神科リハビリテーションの価値にコミットすると、重要な研究課題はいかにして最も効果的で能率的なリハビリテーションを行うことができるか、そして、リハビリテーションを受ける機会を提供すべきかどうかである。精神障害を抱える人にリハビリテーションの機会が与えられるまでの時間は、身体障害を抱える人へのリハビリテーションの機会が与えられるまでと比較して長かった。精神科リハビリテーションの概念（考え方）が生まれたのは、研究データからではない。独立宣言の草案者のように、人々がこの基本的な信念である精神科リハビリテーションの機会の提供という基本的な信念を「自明の理」として信じたからである。

　要約すると、革新的なリハビリテーションプログラムの調査検証によって明らかになったことは、追試可能で、測定可能な精神科リハビリテーション介入は可能なだけではなく、事実上、着実に拡大している、ということである。予想どおり精神科リハビリテーションの分野は10年毎にますます事実に基づくものになってきている。

第4章

理念

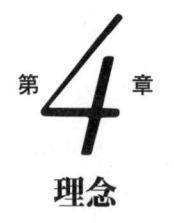

「隠喩の真髄は、ある事柄を別の事柄で理解し経験することである……。隠喩とは、人間の理解に不可欠で、人生に新しい意味と新しい真実を創出する仕組みと言える。」

ラコフおよびジョンソン

　精神科リハビリテーションを支えている理念は、メタファーやアナロジーを用いるとわかりやすい。精神障害を抱える人のリハビリテーションのアナロジーとなるのは、身体障害のリハビリテーションである。身体障害のリハビリテーション（例：脊髄損傷や心臓疾患を抱える人のリハビリテーション）を例に精神科リハビリテーションを説明すればわかりやすくなる。これは定義や概念の羅列よりアナロジーのほうが記憶に残りやすく、またイメージが理解につながるからである。身体障害のリハビリテーションのイメージを用いて、精神科リハビリテーションを理解したり、精神科リハビリテーションへの本格的取り組みを鼓舞することもできる。2つの領域や対象者（例えば重度精神障害の場合は、生物学的な指標が存在しない完全なリカバリーの可能性が必ずあるということ）が全く同じというわけではないにもかかわらずである。我々の社会では身体障害を抱える人のリハビリテーションは重要視されているが、精神障害を抱える人に対しても同じようにすべきではないのか。こうしたアナロジーを国民一般に銘記してもらい、精神科リハビリテーションに対する社会全般の理解促進につなげていかねばならない。

　身体障害のリハビリテーションをアナロジーとして使うことにより、精神科リハビリテーションに関与する多くの分野の人々に対して、精神科リハビリテーションの意味を明確にすることもできる。身体障害と精神障害が異なるのは明らかであるが、類似点もある。例えば身体障害を抱える人と精神障害を抱える人は

ともに一定の役割を演じるうえでハンディを抱えている。また長期にわたって幅広いサービスを受けなければならないことが多く、障害が完全に治ることも治らないこともあるという共通点もある (Anthony, 1982；1993)。

　精神科リハビリテーションを説明するアナロジーとして身体障害のリハビリテーションを用いるメリットは他にもある。まず、身体障害は精神障害より偏見が少ないとされている。また、身体障害を抱える人のリハビリテーションのほうが一般人に評価・理解されやすい。つまり、精神障害を語る際にアナロジーを用いることにより、精神科リハビリテーションの領域も評価され受け入れられるようになるのである。

　現在、リハビリテーションの理念が重度精神障害を抱える人に重要な意味を持つことを精神保健の専門家たちが理解し始めているところである。しかし、この理念を実践に移すためには、訓練を受けた人材や効果的なプログラムが必要であることはいうまでもない。

リハビリテーションモデル

　この10年の間、リハビリテーションを支える理念に関するコンセンサスが形成されてきた。**表4-1**は、精神科リハビリテーションの理念の基本となるリハビリテーションモデルを示したものである。

　精神科リハビリテーションは、疾患そのものより障害を有した結果に対する対処に注目することで、精神保健領域における重度精神疾患から受ける全体的な影響のより完全な理解を助けてきた。精神科リハビリテーションの領域では、世界保健機関（WHO）が1980年、試案として提出した疾患の諸帰結の分類（注釈；ICIDH）(Frey, 1984) を重度精神疾患からの影響を表すための概念構成として用いていた (Anthony, 1982)。

　1980年代、精神科リハビリテーションの支持者たちは精神疾患から生じる機能障害や症状だけではなく、その人に特有な機能的制限、能力障害や社会的不利についても重要視していた (Anthony, 1982; Anthony & Liberman, 1986; Anthony,

Cohen & Farkas, 1990; Cohen & Anthony, 1984)。精神保健の立案者とは異なり、世界保健機関は（Wood, 1980）、前々から疾患や機能障害だけではなく、疾患の諸帰結（能力障害や社会的不利）も組み入れた疾患のモデルを開発していた。現在も進行している WHO によるモデル開発によって「機能障害」、「活動」、「参加」といった用語が概念化された（世界保健機関、1997）。WHO の障害分類システムを基に、これらの用語は「機能障害」、「機能的制限」、「能力障害」、「社会的不利」のように再構成することができる（**表 4-1** 参照）。この重度精神病の否定的な影響に対する概念化は、精神科リハビリテーションモデルとして知られるようになった（Anthony, Cohen & Farkas, 1982）。

歴史的に、精神保健の領域では機能障害の段階で治療的介入をしてきた。身体的および心理的な治療は、病理の徴候や症状を軽減しようとするものである。一般的に治療が病気の軽減に向けられているのに対して、リハビリテーションは健康の増大に向けられていると見られてきた（Leitner & Drasgow, 1972）。機能障害を排除したり抑えること（つまり治療）が自動的に役割遂行の改善（つまり能力障害の軽減）につながるわけではない。同様に、能力障害の減少が自動的に機能障害の減少につながるわけではない。もっとも、この点に関しては可能性がないわけではない（Strauss, 1986）。いずれにしても重要なことは、慢性や重度な機能障害（例：大うつ病、糖尿病、脳卒中）が必ずしも永続的な能力障害を意味するものではないということである。機能障害は、永続的な能力障害のリスクを高めるに過ぎないのである。

身体障害のリハビリテーションの場合と同様、精神科リハビリテーションの臨床も (1) 当事者の技能開発と (2) 環境の支援開発の 2 つの介入戦略から成り立っている。精神科リハビリテーションの実践は、「生活、学習、社会、就労の場で要求される役割を果たし目標を達成するために、障害者は技能や環境支援を必要としている」というリハビリテーションの基本理念に基づいているのである。臨床におけるリハビリテーションの考え方は、「身の回りの環境における技能や支援の活用を変えることにより、精神障害を抱える人は自分が選んだ特定の役割を演じるのに必要な活動を行いやすくなる」ということである。リハビリテーション

モデルの言葉を借りれば、機能的制限の軽減のための介入が能力障害の減少につながると考えるのである。

現場でのリハビリテーション介入に加え、社会的リハビリテーション介入を通して精神障害を抱える人が社会的不利を克服できるように支援することができる（Anthony, 1972）。社会的リハビリテーションの目的は、精神障害を抱える人が機能しているシステム自体を改善することである。現場でのリハビリテーションと異なり、特定の個人の技能や支援に焦点をあてない。精神障害を抱える人たちが自ら選んだ環境で落ち着き、満足できるように社会全体を変えることに焦点をあてる（Mehta & Farina, 1997 ; Penn & Martin, 1998）。アメリカにおける社会的リハビリテーションの例としては、目標職種税額控除法の導入、仕事をすると年金受領資格を剥奪されてしまう現在の障害者社会保障プログラムの改正、ヨーロッパ型の障害者雇用人数割当制度の導入が挙げられる。より最近の例を挙げると米国障害者法（1990）を制定し、精神的な機能障害を抱える人と身体的な機能障害を抱える人の間で同等の健康的利益を達成できるよう努力したことが挙げられる。社会的な介入が重要なのは、「社会的不利を克服できるか否かは本人の機能障害や機能的制限、能力障害よりも、障害者を受け入れずに差別する保健社会経済の仕組みかもしれない」と再認識させてくれるからである。

歴史的に見て、現場でのリハビリテーション介入と、社会的リハビリテーション介入は相容れないものではないことが示されている。実際、（当事者対象のリハビリテーション介入を義務づけた）1973年の職業リハビリテーション改正法では、社会的リハビリテーションの価値をも認めている。この改正法では連邦政府の仕事をする企業に対して障害者差別撤廃措置の原則が打ち立てられるとともに、障害者の便宜を考えて建物を改善するモデル雇用者として政府を位置づけている（Stubbins, 1982）。

精神科リハビリテーションの価値観と基本原則

リハビリテーションモデルがより強い支持を得てきたことにつれ、リハビリ

表 4-1 リハビリテーションモデル（重度精神疾患の否定的影響）

段階	機能障害	機能的制限	能力障害	社会的不利
定義	心理・生物・解剖学的な構造または機能の喪失あるいは異常	人間として通常と見なされている方法・範囲内で活動や課題を遂行する能力の制限・欠如	人間として通常と見なされている方法・範囲内で役割を遂行する能力の制限・欠如	（年齢、性別、社会、文化的な要素からみて）通常の役割を果たすことや、活動を遂行することに制限や妨げのある個人にとっての機会の欠如
例	幻覚・妄想・うつ	仕事への適応技能・社会的技能・ADL技能の欠如	失業状態 ホームレス状態	差別 貧困

出典：Boston, MA Center for Psychiatric Rehabilitation Psychiatric rehabilitation Anthony, W. A., Cohen, M. R. & Farkas, M. D.（1990）

テーションモデルという概念の基礎をなす価値観や諸原則も明らかになってきた。その価値観は、精神科リハビリテーションの基本的信念を反映し、領域における指針となっている。価値観は実験に基づいていない、しかし、その特性や観点はそれ自体が重要なものとして考えられている。**表4-2**に示した8つの基本的なリハビリテーションの価値観は、すべて精神科リハビリテーションの発展と実践に反映されているものである。

　第一の精神科リハビリテーションの指針となる主要な価値観は「個人志向」である。リハビリテーションとは、その人固有のプロセスである。リハビリテーションは人間全体との関係で構築されている、すなわち患者としての役割、診断名や疾患そのものに関するものより、むしろ、それぞれが重要視するもの、価値、才能、希望や不安といった要素によって構造化されている。個人の特別な不安、例えば、10年前に中退した学校の志願面接の時に示したものについては、リハビリ

表4-2 主要なリハビリテーションの価値観

個人志向	；診断名や疾患よりむしろ、総体としての人間に焦点をあてる。
機　　能	；日々の活動における役割遂行に焦点をあてる。
支　　援	；必要とし望むだけの援助の提供を強調する。
環境の特異性	；生活、学習、社会あるいは仕事といったその人固有の文脈を重視する。
当事者の関与	；リハビリテーションのあらゆる側面でまったく同等の立場で当事者を関与させることに焦点をあてる。
選　　択	；プロセスの間、個人の選択を優先すること。
アウトカムの特定	；リハビリテーションのアウトカムに対する影響に関して評価することに焦点をあてる。
成長の可能性	；個人の現在の問題にかかわらず、個人の成功と満足感の獲得・向上を大切にする。

出典：Farkas, M, D., Anthony, W. A., & Cohen, M. R. (1989). Psychiatric rehabilitation: the approach and its programs. In M. D. Farkas & W. A. Anthony (Eds.), *Psychiatric rehabilitation programs: Putting theory in to practice* (p. 8). Baltimore: Johons Hopkins University Press.

テーションの従事者はその不安を病理学的な症状というよりむしろ、同じような状況で誰もが示す一般的な反応として捉えることができるように手助けする。またある人は自分の進路に関し優柔不断になったり、直情的になったりするかもしれない。リハビリテーション従事者は、個人志向の観点に立ち、その人の優柔不断さを判断能力の低下という症状として見ずに、その人が明白な判断をするために必要な求職活動の種類の絞り込みを手助けする。個人志向とは個人とリハビリテーション従事者との間に生じる相互作用が尊敬し合える2者間の関係であることを意味する。人間関係構築のために、もしくは個人のリハビリテーションにおける葛藤の側面を明確にするためにリハビリテーション従事者は、個人的な経験や好みを打ち明けることもある。時には当事者が情報や技術を提供し従事者に教えたり助けたりする立場となり、従来の境界線を持った関係に留まらない。この

援助的な人間関係は、援助を求める人が優先される。この人間関係は、当然のことながら従事者が自らの感情的問題に助けを求める場ではない。

2つ目として、リハビリテーションは「機能」を高めるようデザインされている。リハビリテーションの焦点は症状の緩和や洞察を高めることより、むしろ機能の改善を目指すことである。機能にはその人の欠損（疾患）ばかりでなくその人固有の長所（ストレングス）をも含むことができる。精神科リハビリテーションの焦点はマイナスの行動を抑制する介入とは対照的に、プラスの行動を発展させることである。成果は日々の活動における能力と関係しているため、神秘的であったり難解なものではない。日常の活動を重視するやり方は多くの人にとってわかりやすい。「技能」を構築する価値とは、精神科リハビリテーションが、すべての人にとって同程度の治癒や相互関係を達成することに焦点をあてていないことを意味している。

3つ目の価値は、「支援」の提供である。大抵の従事者たちは彼ら自身の仕事を支援の提供と考えている。精神科リハビリテーションにおいて、支援は当事者が必要とし望むかぎり提供される。支援は当事者の必要としている程度に応じて提供される。大抵の人は役立つと考える支援の程度および期間にそれぞれに好みがある。援助が求められていないとき、求められていない方法もしくは時期に提供されたとき、それは支援と捉えられない。それは干渉と捉えられる。

4つ目の価値は、「環境の特異性」である。障害の有無を問わず、当事者は、異なる環境では異なる反応をする。例えば、当事者は仕事での違いは折り合いをつけることができるかもしれないが、家で身内との違いは折り合いをつけることができないかもしれない。精神科リハビリテーションは、彼らが選んだ特定の環境における要望との関連の中で当事者を評価していくことに焦点をあてている。精神科リハビリテーションは、当事者が自身の特有の生活、学習、仕事および社会環境との相互関係を向上させることを助けることに携わっている。そしてそのことは、自然発生的な環境かもしれないし、もしくは「実社会」における生活、学習、仕事、および社会領域における環境である。これらの環境には、学生、テナント、職人、クラブ会員などといった社会における重要な役割が含まれる。

5つ目の価値は、「関与する」ことである。当事者は彼ら自身と同じような関心を持つ他者と自分たちに影響を及ぼす仕事のあらゆる側面にかかわる権利を持っている。従事者は一人ひとりの当事者を関与させるという目標へのコミットメントと、リハビリテーションは当事者に「対して」行うのではなく人々と「共に」行うものであるという信念を持つことが不可決である。「関与すること」はさらに、リハビリテーションプログラムとサービスが開発される方法にも反映される。当事者がプログラムのデザイン（例：プログラム活動、ルールや方針）にまで関与できるような努力が払われているシステムのレベルで見ると、リハビリテーションプログラムの実施に影響を与えるような決定に関与させることも行われている。この重要な価値があるために、リハビリテーション従事者は精神障害を抱える人に影響を与えるあらゆる分野のシステムにおいて、彼らの影響力を擁護するためのことを一緒にやりやすくなる。

　6つ目の価値は、「選択」である。精神障害を抱える人であっても、事実、その国の市民として生活している。大抵は、市民権としてどこに住むか、どこで働くか、もしくはどこの学校にいくかを決める権利を持っている。さらに、大抵の国々の市民権は、人がどのように人生を生きるかを選ぶ権利を持っているとしている。精神障害を抱える人にこれら同じ権利が与えられるまでは市民として十分ではないだろう。精神科リハビリテーションアプローチは、当事者がしたいあらゆるレベルの選択をするために必要な技能と支援を提供する。精神科リハビリテーションプログラムにおいて当事者は、例えば、環境に適応せざるを得ないというより、むしろ、環境を選ぶ権利を持っていると見られている。自己決定権の価値を認める生来の良識はもとより、精神障害を抱える人がどこに住み、学習し、社会に属し、そしてまた働くかを選択することが現実的である。その選択が明確であろうとそうでなかろうと、精神障害を抱える人は他のすべての人と同じように彼らが選んだところでうまくいく可能性が高い。

　精神科リハビリテーションに反映されている7つ目の価値は「アウトカム志向」である。精神科リハビリテーションは単にサービスの提供ということよりむしろ、目に見えるアウトカムを志向する。精神科リハビリテーションの目標は当事者に

カウンセリングや支援サービスを提供することではなく、むしろ彼らが選択した環境において、より高い達成と満足感を得ることを助けることである。プログラム評価において、精神科リハビリテーションプログラムは、ただ単にサービスの提供の量を測定するのではないということを意味する（例：サービスが提供された時間）。もっと正確に言うと、精神科リハビリテーションのアウトカムは彼らが選択した環境における個人の達成と満足のレベルとして定義されている。達成は個人が選んだ環境の要請に対応する能力によって測定されるのに対し、満足感は個人が述べるそこでの経験によって測定される。

　最後の価値は、精神科リハビリテーションに反映されている当事者が持つ「成長の可能性」を信じるということである。1つ目の価値で述べたように、精神科リハビリテーションは、当事者を一定のレベルに維持すること以上のものを目指している。個人の現在の機能レベルにかかわらず、選択した環境での達成と個人の満足感に焦点をあてる。誰でも成長の可能性を持っていると考えられている。リハビリテーションが持つ根本的なメッセージは、非常に重度な精神障害を抱える人でさえ「生産性の可能性を持つという信念」である（Beard et al., 1982, p. 47）。場合によっては、もし悪化の危険があるなら、改善の維持に当面の焦点を置くことが、必要かもしれない。Strauss（1986）が提案したように、リカバリーのプロセスは、次の進歩の段階に進む前に、停滞期といわれる一定期間を必要とすることもある。彼ら自身が安定することを助けることは重要である。維持が当面の目標になるとことはあっても、リハビリテーション従事者にとって全般的な重点ではない。

　これらの精神科リハビリテーションの価値は、重度精神障害を抱える人のリハビリテーションを行うために策定されたさまざまなプログラムの運営における一連の原則に表われている。ほとんどのリハビリテーションプログラムとリハビリテーションセッティングの基本となる一連の原則を明確に表現することは可能である。多様な専門領域からの従事者たちがさまざまなサービスセッティングにおいて精神科リハビリテーションを実践していることから、精神科リハビリテーションの基本原則を詳述するのは困難な課題である。精神科リハビリテーション

表4-3 精神科リハビリテーションの基本原則

- 精神科リハビリテーションにとっての最大の焦点は、精神障害を抱える人の機能や能力を向上させることである。
- 精神科リハビリテーションの当事者にとってのメリットは、必要な環境の中における自らの行動が改善されることである。
- 支援のなかで依存を増やすことは、結果的には当事者の自立につながる。
- 当事者の技能開発と環境的支援開発が精神科リハビリテーションの2大介入である開発である。
- 精神科リハビリテーションの焦点は、精神障害を抱える人の住居、教育、職業面でのアウトカムを改善することである。
- リハビリテーション当事者の積極的な参加と関与は、精神科リハビリテーションの土台である。
- 長期の薬物療法はリハビリテーション介入の要素として必要ではあるが、十分に補完するものではない。
- 精神科リハビリテーションは、さまざまな技術を駆使するという意味で臨機応変である。
- 希望は精神科リハビリテーションの構成要素として、不可欠である。

の基本諸原則を明らかにすることは、多様な精神科リハビリテーションセッティング、プログラムモデル、リハビリテーションに従事する専門領域の共通項を明らかにすることにもなる（Cnaan, Blankertz, Messinger & Gardner, 1988）。1980年代において、Beard（Beard et al., 1982）、Lamb（1982）、Dincin（1981）、Grob（1983）、Anthony（1982）の諸論文は、精神科リハビリテーションの神髄ともいえる諸原則に関してコンセンサスが形成されつつあることを示している。

　以下に述べる原則が精神科リハビリテーションの実践には基本的なものであり、セッティングや従事者の専門領域にかかわらず基本原則となっている。**表4-3**には、精神科リハビリテーションの9原則を記載した。

●精神科リハビリテーションの9大原則

原則1：精神科リハビリテーションの最大の焦点は、精神障害を抱える人の機能や能力を改善することである。 前述したように、リハビリテーションは病気の軽減ではなく健康を最大に高めること、つまり単に症状を軽減することではなく健康の増進を主な視点としている。健康の増進は個人の弱点と同様に強さにも焦点をあてることを意味する。身体障害のリハビリテーションは、歴史的にも単に症状や病理を軽減することよりも能力を拡大することを強調してきた。病気を軽減し抑えることが能力の改善に自動的につながらないことは、リハビリテーションの公理としてよく知られている。別の言い方をすれば、病気に屈するのではなく病気に対処することに力点を置く、つまり障害に伴う困難や苦痛ではなく、意義ある適応や変化への挑戦に力点を置いている（Wright, 1980）。Dincin（1981）は精神科リハビリテーションを、成長によって誘導される良い機会を提供するものであると捉えている。この原則をメッセージとして伝えている表現のあり方はさまざま（成長、生産性、健康、コーピング、技能、適性能力）であるが、この原則の意味は明らかであろう。

原則2：精神科リハビリテーションの当事者にとってメリットは、必要とする環境における自らの行動が改善されることである。 治療のための洞察を開発することが、精神科リハビリテーションの第一の目標ではない（Anthony, 1982；Dincin, 1981）。力点は精神内部の問題ではなく現実の問題（Lamb, 1982）、つまり特定の環境で何かをする本人の能力を改善することに置く。リハビリテーションの目的は、障害が残っていても本人が一定の環境ですべきことに順応・適応できるようにすることである（Grob, 1983）。精神科リハビリテーションは身体障害のリハビリテーションの力点と似た点、つまり一定の環境における一定の行動を行う本人の能力に焦点をあてる。例えば、視覚障害の人にとってのアウトカムには視覚面での助けがなくても動きまわれるように学ぶことだけではなく、必要とされる一定の環境（例：家庭、職場）において動きまわれるように技能を応用することも含まれる。つまり、当事者のアウトカムは当事者の環境と結びついているのである。同様に、精神科リハビリテーションの専門家は技能（例：会話の技能）

の改善だけを目標とするのではなく、当事者が機能している環境（例：地域の住宅、過渡的雇用）で、現在および将来において何が必要とされるかという点も念頭に置いておかなければならない。

原則3：支援の中で依存を増やすことは、結果的には当事者の自立につながる。
援助付き住居、援助付き教育、社会的・職業的セッティングは援助なしのセッティングよりもより大きな依存が許される。これらはリハビリテーション介入が行われる伝統的なセッティングである。過剰依存の危険性を認識すべきであるが、精神科リハビリテーションの理念では依存のタイプを厳密に区別して考える（Havens, 1967）。一定の範囲内であれば、精神保健領域の人材やセッティングに依存することはリハビリテーションの第一歩としては自然であるし、それ自体がマイナスではない（Dincin, 1981）。

実際、精神保健プログラムの中には自立をあまりに重視するために、当事者が依存することの価値を認めないところもある。しかし、リハビリテーションの観点からいえば、依存そのものが禁止というわけではない（Anthony, 1982）。人、場所、活動、物に依存するのは普通の状態である。我々のほとんどは、役割を遂行するために、専門家や非専門家に頼っている。医師、歯医者、ベビーシッター、配管工の専門家を雇うこともあるし、それらについて家族や友人に頼むこともあるだろう。我々はこれらの人々に頼っているし、我々がほかの重要な需要に集中することができるために、短期間、長期間の両方において我々を支援してくれる。同時に彼らが提供する支援は集中的なもので、そのほかの時には存在が不要である。コンピューター、列車、健康保険、宗教上のサービスや老齢年金のような普通の対象、物、活動は、毎日の生活の中で、我々のほとんどが達成や満足のために頼りにしている援助の例である。この観点からみれば全く自立している人は1人もいないであろう。

身体障害を抱える人への介入では、別の環境でも当事者が効率的に機能できるよう、一つの環境において他の人間や物に依存することを奨励することがよくある（Kerr & Meyerson, 1987）。奨励は、人が慣れることができず、ぎこちなく感じる特定の環境において、ある人や物への依存を認めるために必要な場合がある。

一般的な依存は誰でも行っている一方で、個人的な考えや感情をセラピストに語ることの依存や身体的なニーズによってケアをしてもらう個人援助への依存はさほど普通ではない。一つの領域への依存が、他の領域で当事者を自由にすることもある (Peters, 1985)。例えば、四肢麻痺の人は仕事に行くときの着替えを手伝ってもらうという依存をすることによって、フルタイムの仕事を維持することができる。身体障害のリハビリテーションの依存は程度の問題であり、環境によって依存の程度は異なる。

身体的な機能障害を抱える人は、置かれた環境において他の人や物に健全な依存をすることが許されている。例えば、四肢麻痺を抱える人が車椅子に依存しても批難されることはない。社会も、身体面での依存ができるような設備をよく作っている。「裸眼の視力が右も左も 2.0 の人しか運転してはいけない」、つまり「眼鏡に依存している人は運転免許を取得してはならない」という規則が突然にできたら、どのような論争が起きるのかを想像してほしい。にもかかわらず精神科リハビリテーションの依存は今なお否定的に見られている。

精神科リハビリテーションの技術を用いて、当事者がケアを提供する専門家から完全に自立するには限界がある。ある時期にある程度の依存を認める介入（例えば、ある環境下での補助具や道具の使用）が、別の時期の別の環境下における当事者の機能を増強することがあるからである (Weinman & Kleiner, 1978)。

原則4：当事者の技能開発と環境的支援開発が、精神科リハビリテーションの2大介入である。　身体的リハビリテーションであれ精神科リハビリテーションであり、リハビリテーションの2大焦点は、本人を改善するための介入と本人の置かれた環境を改善するための介入であることが証明されている (Wright, 1980)。本人を変えるという焦点にはふつう、当事者が置かれた環境の中で効果的に機能するために必要な特定の技能の学習が含まれている。環境を変えるという焦点には通常、環境を変えることにより当事者の現在の技能上の機能レベルでも問題が生じないようにしたり、支援を提供することも含まれる。

身体的リハビリテーションの従事者は、当事者に対して上に述べた両方の介入を用いてきた。例えば、四肢麻痺の人に新しい技能（例：車椅子からベッドへの

移動の仕方）を教えるのと同時に、その人の現在の技能レベルでも対応できるように環境を変える（例：スロープや車椅子ごとに入っていけるトイレの設置）。

　身体的リハビリテーションに使われるアプローチと似て、精神障害を抱える人のリハビリテーションアプローチでも技能形成と環境調整に焦点があてられる。精神科リハビリテーションアプローチの基本となっているのは、「リハビリテーションのアウトカムを決めるのは本人の症状ではなく、本人の技能である」ことを示した調査文献である。さらに、精神障害を抱える人は症状があっても、さまざまな身体的・感情的・知的技能を学習することができることが調査研究結果から繰り返し示されている。こうした技能が、地域で技能を使うための支援と適切に結びつけば、当事者のリハビリテーションのアウトカムに重大な影響を持つであろう（Anthony, 1979；Dion & Anthony, 1987）。

　技能形成や環境調整に対してどのような体系的アプローチをするかは、精神科リハビリテーションを提供するセッティングによって異なる。技能形成や環境整備が非体系的で試行錯誤的であることもあるし（Beard et al., 1982；Dincin, 1981）、計画的な体系であることもある（Cohen, Vitalo, Anthony & Pierce, 1980；Cohen, Danley & Nemec, 1985）。同様に、支援開発を強調するセッティングもあれば（Beard et al., 1982）、当事者の技能開発のほうを強調するセッティングもある（Azrin & Philip, 1979）。

原則5：精神科リハビリテーションの焦点は、精神障害を抱える人の住居、教育、職業上のアウトカムを改善することである。　リハビリテーションは社会の中で人々が価値ある役割を獲得したり再び獲得することを助ける。この価値ある基本原理に基づいた特性は、従事者そして住人、主婦、親、地域生活者、学生や労働者のような役割に焦点をあわせることを含める。これらの役割は、特別な制限はされていないが、特別な物理的な状況に根ざしている。例えば、親や地域住民の生活状況は、特定の方法で物理的に編成された特定の共同住宅というように固定されている。しかし、総合的な彼らの生活環境は、社会生活状況や近隣の家や地域の店などを含むかもしれない。労働者が配達人であれば労働状況は、取引先（成功や満足のためには一定の技術を要求される需要）、配達用トラック、ホー

ムオフィスである。リハビリテーション研究で確認されたのは、多くの当事者が望む実践上の結果には、これらの役割やセッティング(きちんとした家、きちんとした仕事、きちんとした学校教育)が反映されているということである (Shepherd, Muijen, Deane & Cooney, 1996；Rogers, Walsh, Masotta & Danley, 1991)。

精神科リハビリテーションの仕事の内、居住への関心が占める割合は国によって異なる。世界の多くの地域では、「脱施設」や「病院から地域への移行」自体が新しい生活状況の開拓や居住リハビリテーションといった課題を生み出している (e.g., Shepherd, 1988)。他方で、社会的政治的な構造が強いセーフティネットにより市民を守ってきたところもある。その結果、ごく普通の家庭を求める精神障害を抱える人の普通の欲求は社会的なセーフティネットは強くなく、ホームレスが重大な関心事であったアメリカほど他の国では切実ではない。

教育成果の関心は、最近になってようやく掌握しなければならない領域として捉えられるようになってきた。高校教育は、アメリカの社会における社会的成功の「アメリカンドリーム」を追い求める第一歩を意味する。さらなる教育を受けることを決定することは、人生を取り戻す方向へ足を踏み出すことである (Farkas, 1996)。マサチューセッツ州で実施されたニーズアセスメントでは、314人中62.3%がより高い教育を受けるための支援を必要とするという結果が出た (Rogers et al, 1991)。

精神科リハビリテーション領域は、精神障害を抱える人々のリハビリテーションにおける労働や労働生活が重要であるという考えに基づいている (Cnaan et al., 1988；Connors, Graham & Pulso, 1987；Harding, Strauss, Hafez & Lieberman, 1987)。国際的な雑誌に掲載されている多くの著者は、精神科リハビリテーションにおける主要または重要な成果の一つとして労働の成果を含めている (e.g., Bennett, 1970；Borzaga, 1991；Costa, 1994；Eikelmann, 1987：Harding, 1994；Lysaker & Bell, 1995；Mantonakis, Jemos, Christodoulou & Lykouras, 1982；Savio & Righetti, 1993；Semba et al., 1993；Seyfried, 1987；Eikelmann & Reker, 1993；Dick & Shepherd, 1994；Shepherd, 1998)。労働の価値がリハビリテーショ

ン原則に反映しているだけではなく、職業プログラムが精神科リハビリテーションの領域の発展に不可欠な要素となっている（e.g., Cochrane, Goering and Rogers, 1991）。Brooks（1981）は数年前に、労働は精神科リハビリテーションの神髄であると指摘している。精神科リハビリテーションの職業的な成功の重要性は、早くからファウンテンハウスによって知らしめられた。ファウンテンハウスのアプローチの開発者は、「すべての人間にとって、就労（特に給料をもらえる仕事を希望・獲得する機会）は生きるうえでの大きな原動力・統合力となる」（Beard et al., 1982, p.47）という考えに立っている。

　最後に明確にしておかなければならない点は、居住、教育、職業の成果に焦点をあてるリハビリテーションは、生活の社会的側面の重要性を除外したり無視したりするものではないということである。友人関係、デート、レジャー、スポーツ活動は、暮らしや学び、働くことができるという満足や成功の達成という中で捉えられる。社会に適応することや社会生活はとても重要で、特に重度の精神障害に関連する孤独を克服するということからも重要である（Paterniti, Chellini, Sacchetti & Tognelli, 1996；Thornicroft & Breakey, 1991；Thornicroft, 1991）。しかし、多くの場合、社会生活は、満足した生活、仕事、学校の状況へ向かうために社会生活技能を習得し、社会的活動や社会的サポートにアクセスすることを基本としている。例えば、都市のアパートの中での地域メンバーとしての役割の中で、人は公園へ散歩に行ったり、夜に映画に観るのに他の人を誘う。固定した状況や役割があるわけではないが、これらの活動が満足を伴って上手に生活するための能力の部分を形作り、結果として個人の「居住」のアウトカムを形成する。人は、満足で成功した労働者の一部分としてランチや就労後に一緒に働く人と時間を共にする。しかし人によっては、特定のソーシャルクラブの会員になることが求める重要な役割である場合もある。身体的、感情的、知的に求められるものやクラブの会計係りとして求められるものは、時を越えてさほど変わるものではない。リハビリテーションはそれゆえこれらの求められているものが何かを分析することにより、特定な社会的環境において成功的で満足できる方法を開発することができる。

原則6：リハビリテーション当事者の積極的な参加と関与は、精神科リハビリテーションの土台である。　　当事者の参加は精神科リハビリテーションに当事者のプロセスを作り出す効果を生み出した。つまり、当事者と従事者の協力的な関係が、リハビリテーションのすべてのプロセスを通しての積極的な信頼関係である。初期の文献によると、当事者と従事者のリハビリテーションの目標が異なることが多い（Dellario, Goldfield, Farkas & Cohen, 1984；Makas, 1980）。当事者または学習者の参加なしに手助けをしたり（Carkhuff, 1969）、教えること（Aspy & Roebuck, 1977）は難しいことも文献で確認されている。精神科リハビリテーションでは評価や介入に、当事者の観点を反映させる（Anthony, Cohen & Farkas, 1982）。

　当事者の参加には、当事者に説明し、理解してもらえるようなリハビリテーション手順が必要となる。リハビリテーション介入は、当事者から見て神秘的なものであってはならない。従事者は常にリハビリテーションの神秘性を取り除くようにしなければならない。当事者はリハビリテーションを受けるのではない。当事者は「自分たちのリハビリテーションの積極的かつ勇気ある参加者」となるべきである（Deegan, 1988）。これはリハビリテーションが、何の援助もなしに自らの好みを表現し選択できる「高機能な」個人と呼ばれている人にだけ行うことができるという意味ではない。障害のレベルにかかわらず、参加に必要な、どんな支援や技術でも提供するということが、リハビリテーション従事者の責任である。障害が重度であればあるほど、リハビリテーションを受ける期間が長期になりがちであり、またより長い準備期間が必要となる場合が多い。ある人は例えば、椅子に座り、ある一定の時間誰かに注意を向けることができるようにするための行動変容プログラムを必要とするかもしれない。またある人はエンゲージメント（関与）の期間や、準備性開発の延長が必要になるかもしれない（Cohen, Forbess & Farkas, 2001）。主な目的は、プロセスへの関心を形成することを助け、援助者とある程度の人間関係を発展させるのを助けることである。他の当事者は精神科リハビリテーションの期間中に、当事者自身が参加するための技術や知識を学ぶかもしれない。例えば、目標設定プロセスの期間中に選択や決定の方法を学ぶこと

もある（Cohen, Farkas, Cohen & Unger, 1991）。さらに他の人は、参加を励ますためにプロセスの伝達方法の工夫を必要とするかもしれない。例えば、プロセスの段階を説明するのに言葉の代わりに絵で示したり、不安な人にオフィスで座ることを求める代わりに、歩きながらインタビューしたり、1時間ミーティングより15分ミーティングにしたりと、これらはすべて容易にできる工夫である。

当事者の参加という場合、他の当事者に対するサービスの立案やサービスの提供に当事者を参加させることを含めることもある。この段階への多くの参加の呼びかけは、アメリカだけでなくオーストラリア（Rosen, 1985）、カナダ（Trainor & Church, 1992）のような他の国でも10年以上前から注目されていた（当事者が運営している精神保健サービスや権利擁護活動に関しては、第8章を参照）。長年にわたって、メンバー訪問、教育・個人指導、権利擁護活動、評価研究などのファウンテンハウスアプローチで、メンバー（当事者）が行う役割を増加・拡充することを目的とした訓練プログラムをメンバーに対して行ってきた（Beard et al., 1982；Wang, Macias & Jackson, 1999）。最後に、活動的な参加の原則を具体化する他の方法として、リハビリテーションシステムの専門家、精神保健の専門家に精神障害を抱える人を雇用するための支援体制やそのキャリアシステムを開発することが、プログラムとシステムの運営者に求められている（Mowbray et al., in press）。

原則7：長期の薬物療法はリハビリテーション介入の要素として必要ではあるが、十分に補完するものではない。　この数十年、薬物療法は長期の精神医学的治療を必要としている人全員といってもよいほどに実施されてきた。Ayd（1974）によれば、入院患者の90％が少なくとも1つの抗精神病薬の処方を受けている。Dion、DellarioとFarkas（1982）はマサチューセッツのある診療地域における重度障害入院患者と外来患者をサンプルとして調査を行い、96％は少なくとも1つの抗精神病薬を服用していると報告した。同様に、Matthews、Roper、MosherとMenn（1979）は地域精神保健センターの入院病棟で治療を受けている初回入院の若い統合失調症患者のうち、薬物療法を受けた人は100％に上ると報告している。一般的にいえば、精神医学的治療のために入院する人の90％から100％が

抗精神病薬による薬物療法を受けている。

　薬物療法を必要としない人や望まない人もおり、また、新しい治療プログラムによっては薬物療法なしに薬物と同等あるいはそれ以上の効果を上げているという証拠があるにもかかわらず、薬物療法は広く用いられている。1976年、GardosとColeは、維持的な投薬を受けている外来患者の50％は維持投薬が不必要と思われると指摘した。また、向精神薬を対象とした研究の多くが同様の知見を報告している。通常、抗精神病薬を服用している者のうちで再発が報告されるのは20～50％であるのに対し、プラセボの20～30％は再発しない。Liebermanら（1998）は30～60％の統合失調症の人は標準の抗精神病薬に全く反応しないか、反応が限定的になると示唆している。これらの知見が示唆しているのは、抗精神病薬をなしでも同じように機能できる当事者の相当数が向精神薬を服用し続けているということである。薬がなくともうまくやれる人、投薬に反応しない人、活動的なリハビリテーションプログラムにより薬の必要性が軽減されている人など抗精神病薬を必要としない場合も多い（Carpenter, Heinrichs & Hanlon, 1987；Matthews et al., 1979；Paul, Tobias & Holly, 1972）。これらの介入調査に加え主な文献レビューによれば、「抗精神病薬の量を減少させても同じ薬を多量に投薬するのと同じ効果を持ち得る」ことが示唆されている（Bergen, 1997）。20年以上前、遅発性ジスキネジアに関するタスクフォース（Task Force on Tardive Dyskinesia）（1979）は、休薬日（一定期間服用しない）を導入し、一定間隔で抗精神病薬を服用したり服用しなかったりして抗精神病薬の必要性を試験するためのテスト、患者が服用する抗精神病薬の量を低減するための投薬量削減トライアルを提言した（Kane, 1987）。もう一つ、継続的な治療ではなく、断続的に抗精神病薬を投与するアプローチが研究されている（Carpenter, McGlashan & Strauss, 1977；Carpenter, Heinrichs & Hanlon, 1987；Herz, Szymanski & Simon, 1982）。

　この原則7は、症状改善や副作用の軽減における新薬の重要な進展（Buchanan et al., 1998；Kane et al., 1988；Pickar et al., 1992）の重大性を軽視するものではない。新薬は、リハビリテーションや他のサービスを提供する可能性を向上させるようである（Viale et al., 1997）。つまり新薬を服用する人はサービスを利用

しやすくなり、より利益を受けることになるかもしれない (Menditto et al., 1996)。新薬の社会的、職業的技能への効果は間接的なものであるが、薬は地域生活支援サービスの組み合わせの一部として考えられる（Aquila, Weiden & Emanuel, 1999；Bond & Meyer, 1999；Falloon et al., 1998）。

　精神薬理学では多くの研究があるにもかかわらず、近年の文献レビューでは、リハビリテーションの結果において新薬の効果に注意が払われていないと述べている。つまり、特定の環境の中で行動する個人の能力についてである（Bond & Meyer, 1999；Wahlbeck et al., 1999）。Docherty、Sims や van Kammen ら（1975）による初期の維持的な抗精神病薬療法のレビューによれば、症状と再入院以外の側面から抗精神病薬の効果を判定したのは 31 の調査うち 4 つのみであった。Englehardt と Rosen（1976）は薬物療法だけでは、住宅や仕事上の環境において機能する本人の能力に対処できないと主張している。数十年に及ぶ調査は、精神障害を抱える人に対する薬物療法は症状には効果があったが、職業や居住への相互作用には効果がなかったと指摘している（Dixon, Weiden, Torees & Lehman, 1997）。Englehardt と Rosen（1976）らの薬物療法とリハビリテーションのアウトカムとの関係に関する主張に対して、この 20 年の間に実証的に挑戦されてこなかった。

　薬物療法とリハビリテーションの関係が実証されていないことも驚くにあたらない。薬物療法だけでは本人が地域で生活し、学習し、人と交わり、仕事をするのに必要な技能、エネルギー、そして地域生活支援を開発することはできないのである。薬物療法による症状的行動への効果はリハビリテーションへの準備とみることも可能であるが、特に新薬も含めて、薬物療法とリハビリテーションの関係は少し異なった形で見ることもできよう。すなわちリハビリテーションの介入は、薬物療法の減少や撤退を助けるものとみなすことも可能である。薬物療法が本人にリハビリテーションへの準備をさせ、次にリハビリテーションの介入が薬物療法の削減を準備するといえる。

　精神科リハビリテーションの実践と調査に関連する 2 つの薬物療法の問題は、強制治療と薬物のノンコンプライアンスという問題である。精神科リハビリテー

ションの領域は選択、自己決定、参加に価値を置いており、リハビリテーションは本人と共に実践するのであって、本人に対して行うのではないという原則に基づいている。強制的な治療や措置入院の実践は精神科リハビリテーションの理念とは倫理的に正反対である。実際、強制的なリハビリテーションは矛盾であり、リハビリテーションではない。恐れるに足りない数ではあるが、強制的な扱いや措置入院を課すサービスシステムの中で精神科リハビリテーションは運営されている（Barrett, Taylor. Pullo & Dunlap, 1998）。一方で、理性的な人々は強制的な援助に同意しておらず（Chamberlin, 1998 ; Fisher, 1998 ; Johnson, 1998）、調査研究においてそのインパクトが調べられている（Cournos, Mckkinnon & Stanley, 1991）。治療サービスの中で強制的な治療の研究や討論が高まる中で、自己決定ということに高い価値を置く領域であるリハビリテーションの責任としても、この強制という実践を引き下げることを試みなければならない。

　強制的な治療の問題に関連しているのがコンプライアンスのない薬物療法や薬物拒否の権利である。歴史的なデータのレビューによれば、フェノチアジンで平均48％、抗不安剤や抗うつ剤で49％、リチウム剤で32％の人が実際には薬を拒否している（Barofsky & Connnelly, 1983）。重度の精神障害を抱える人が処方された薬を服用しない割合は約40％と身体障害の割合と似ている（Kuipers, 1996）。精神科リハビリテーションの領域では、力の行吏を決して是認してはならないが、薬を拒否するのと強制治療の問題は関連がある。精神科リハビリテーションの従事者は、本人が共同のリハビリテーション事業へ参加することに力を注ぐ必要があり、強制は選択肢ではない。まず第一にリハビリテーションの見地から治療を断る理由は個人の弱点によるものと仮定してはならない。精神科リハビリテーションは環境の要因にも焦点をあてる。いくつかの環境要因は容易に変化でき、当事者と治療提供者間の関係や治療契約上の結びつきを向上させることで、強制を伴うニーズを取り除くことができるかもしれない（Barrett et al., 1988 ; Fenton, Blyler & Heinssen, 1997 ; Johnson, 1998）。また薬物療法に代わる代替の開拓に本人に参加してもらうこともできる（Barrett et al., 1988 ; Matthews et al., 1979）。さらに精神科以外の治療で実践されているのと同様に、薬の有害な副作用と効能

とを照らし合わせて調査することも可能である（Chamberlin, 1998 ; Kemp et al., 1998）。関連して、薬物についての本人の態度が究明され率直に論じられることは（Awad & Hogan, 1994 ; Garavan et al., 1998）、当事者参加の価値とも一致する。薬物療法を受ける際の本人のサポートの認識の有無は、また別の重要な問題である（Fenton et al., 1997）

　StawarとAllred（1999）らは、薬を止める理由について当事者と従事者の違いを調査した。興味深いことに、従事者より多くの当事者が薬を止める理由として認知と人間関係の要因を挙げていた。これらの理由は、「飲み忘れた」「面倒すぎる」「服用をすすめられなかった」「わかりにくい」を含む。これらの理由にそれぞれ討論の焦点をあてることができ、また特別な介入ができる。特に当事者の1/3（従事者はほとんど挙げていない）が「わかりにくい」を薬を止める理由に挙げている。相互で同意した薬の治療計画に従って服用することは精神障害を抱える人に教えることができる技能とみなしてよいであろう。薬物療法の実践者としても、リハビリテーション診断が薬物療法の必要性に関して追加情報を提供するか否かを検討すべきであろう。当事者の技能レベルや当事者に対する支援の程度により、ある程度化学療法に対する反応を予測することができるであろう。

　要約すると、薬物療法はリハビリテーション介入の要素として往々にして必要ではあるが、それを十分に補完するものでもない。リハビリテーションの観点からいえば、薬物療法は有益な治療の一つではあっても、薬物療法だけのリハビリテーションプログラムというのは稀である。治療の観点から、薬物療法の実践者はリハビリテーションの従事者と同様にリカバリーの視点からサービスを見る必要がある。リカバリー志向の薬物療法は、すべてのサービス決定の点で主要な推進力では決してない。薬物療法は症状を引き下げるだけでなく、リカバリーの促進のために計画されたシステムの一要素としてみる必要があり、支援を受ける本人を船長のように助け、受け止めることが重要である。薬物療法の目的は症状の減少だけでなく、本人の人生の目的や意義を開発し、地域生活の中で症状によって妨げられているものを最小限にして機能できるように助けるシステムの一部となることである。そのようなものとして、治療している医師は治療プロセスに本

人を参加させ、そして本人に対して尊敬や威厳を抱きながら参加させることにより、リカバリーの可能性を増大することができる。そうしなければリカバリーの可能性は減ってしまうであろう。

原則8：精神科リハビリテーションは、さまざまな技術を駆使するという意味で臨機応変である。 精神科リハビリテーションの理念（つまり価値や原則）やリハビリテーションが達成した結果は、精神科リハビリテーションの実践を導く。一貫して結果重視の価値が貫かれているので、どのような理論（パーソナリティーや心理療法）にも基づいていない。Grob（1983、p 278）は精神科リハビリテーションの特徴を「理論は臨機応変で、適用は現実的」としている。Dincin（1981）によれば、精神科リハビリテーションの実践は精神病の原因に関して特定の理論に依存していない。精神科リハビリテーションの実践においては、本来の目的から考えて効果があり、価値を相いれると思われる技術がどのような理論に基づいたものであろうと自由に取り入れられる。どのように発展的な理論が精神科リハビリテーションの実践や理論に有益に採用されているかはHogarty（1999）を参照されたい。

原則9：希望は精神科リハビリテーションの構成要素として不可欠である。
リハビリテーションは誰でも成長でき、それに続く希望が不可欠であるという考えを重んじる。リハビリテーションは未来志向であり、現在の仕事を導くのは将来への希望である。Dincin（1981）は精神科リハビリテーションのセッティングでは、希望と未来志向の雰囲気が充満していなければならないと指摘している。ファウンテンハウスでは、「未来への希望に満ちた展望」(Beard et al., 1982, p 49)を浸透させようとしている。

初期の身体障害リハビリテーション（Wright, 1960）においても心理療法（Frank, 1981）においても「良くなる」という希望や期待が回復プロセスに不可欠な要素（Deegan, 1988）として、その重要性が認識されてきた。Anthony、CohenとCohen（1983）は良くなる確率が統計上はどうであれ、「良くなる」という希望がリハビリテーション介入の構成要素として重要であると主張している。逆に、良くなるという希望がなければ、精神科リハビリテーションの実践上、問

題が生じる。Russinova（1999）は「希望を引き出す能力」、つまり精神障害を抱える人に希望を起こさせ、維持する力を従事者に導入した。リハビリテーションを提供するセッティング内に絶望感が行きわたり、それが従事者に身体的にも伝染すると、長く続く困難な精神科リハビリテーションの実践が従事者たちを圧倒することになり、本来であれば当事者が享受できるはずのメリットも減少してしまう。希望の大きさは精神科リハビリテーションの研究の中で測定することができる（Landeen et al., 2000；Littrell, Herth & Hinte, 1996）。

　前にも身体障害のメタファーで述べたように、慢性または重度の身体障害（例：糖尿病、脳卒中、関節炎）は必ずしも慢性的な能力障害につながるわけではない。一定の領域における慢性能力障害のリスクを高めるだけである。例えば四肢麻痺の人は歩けないという意味では機能的制限を抱えており、消防士になるうえでの能力障害を負っている。しかし、思考に問題がないという意味では機能的制限を抱えていないし、コンピュータ・プログラマーとして働けるという意味では能力障害を負っていない。精神障害を抱える人はすべての機能領域で常に機能的制限を抱えているのでもなければ、すべての役割上で能力障害があるわけでもない。リハビリテーションでは、一部の、多くの、あるいはすべての領域での回復が可能であると考える。

　希望は常に必要であるが、希望だけでは往々にして不十分である。そこで、希望はあるという考え方と拡大を続ける精神科リハビリテーションの技術を結びつける必要がある。希望と技術の進歩は不可分な関係にある。希望が新しい技術を生み、新しい技術が新しい希望を生む。

リカバリーのビジョンとリハビリテーションの理念

　第2章で述べたとおり、過去の誤謬に反して、精神障害を抱える人々は重度の精神障害からリカバリーすることができる。このパラダイムシフトの事実は、リカバリーした人たち自身の著作と共に、リカバリーのビジョンの誕生に一役買った。

精神障害からのリカバリーは、病気そのもののリカバリー以上により大きなものを含んでいる。精神障害を抱える人々は、彼ら自身が受け続けた差別や治療セッティングによる医原性の影響や自己決定のための機会の不足や雇用のマイナスの副作用や壊された夢からリカバリーしなければならない。リカバリーは複雑であり時間のかかるプロセスでもある。

　リカバリーは精神障害を抱える人々が行うものである。治療、ケースマネジメント、リハビリテーションはリカバリーを促進するために援助者が行うものである（Anthony, 1991）。興味深いことにリカバリー体験はより普遍的なものである。病気を抱えている人は誰でも（例えば多発性硬化症、癌）、リカバリーへの苦闘の中で悪化と寛解を繰り返す。その作業は、地域での役割やアイデンティティの劇的な変化に直面しながら、病の悪化に不安を抱き、病の軽減に喜びを見出しつつも前に進むことが求められるが、これは精神障害を抱える人々のリカバリー体験と相似している（Farkas, Gagne & Anthony, 2001）。リカバリーは病気や障害の領域を超越したものである。リカバリーは真実に一体的な人間的体験である。すべての人々（援助者を含めた）は、人生の個々の災難（愛する人の死、離婚、放棄）や一時的にも再発的にも社会的な災難（継続する戦争、経済恐慌）（Farkas, Gagne & Anthony, 2001）を体験する可能性があり、リカバリーへのチャレンジは私たちそれぞれが時々直面しているのかもしれない。災難からリカバリーに至っても、体験が起こったという事実は変わらない。またその災難の影響が現在も継続している可能性があり、その人の人生が災難以前に比べ全く変化したこと、災難が再び起きるかもしれないという事実に変わりはない。リカバリーを遂げたというのはその人が変化したということを意味する。その人にとっての事実の意味が変わったということである。災難は個人の人生にとって、もはや重きを置くものではない。人は興味や関心を他へ移し前へ進む（Anthony, 1993）。

　ボストン大学のSpaniolとその同僚（Spaniol, Gagne & Koehler, 1999；in press）は、リカバリーについて概念的で実証的な作業を続けている。何よりもまず、これらの研究者たちは、リカバリーのプロセスについていまだにたくさん学ぶことがあることを認識した。彼らは精神障害を抱える人々がリカバリーをしなければ

ならない多くの領域に焦点をあてた。それは、否定的な専門家の態度、価値を下げたり自信を失わせるプログラム、実践や環境、精神疾患の体験やそれに付随した治療、精神保健従事者の援助技術の不足、豊かになる機会の不足、社会での差別、などである。精神保健の従事者は、心理社会的な見地から、精神障害を抱える人々はいくども再発するトラウマ状態からリカバリーしなければならないということを理解することが必要である。従事者は、当事者が自己意識を取り戻し、他者と繋がり、人生の主導権を回復し、彼らにとって価値のある役割や希望をリカバリーしようとする試みを理解することによって、その過程を援助することができる（Farkas & Vallee, 1996）。

現在、包括的なリカバリーのビジョンは、精神科リハビリテーションの理念の重要な要素である。今後数十年の間で、このリカバリーのビジョンは、精神科リハビリテーションの基本的な実践を導くための案内役としての役目を果たすであろう。

精神科リハビリテーション領域でリカバリーのビジョンを包括することは、リカバリーの概念はまだ十分に理解されていないながらも、精神科リハビリテーションの基本的な考えを方向付けることができる。精神障害からのリカバリーのプロセスはこれまで広く研究されてこなかった。リカバリーは、その予測の不明さから神秘的なプロセスでかつ主観的なプロセスであるとされてきた。重度な精神障害を抱える人々やトラウマ体験のある人は、彼らの言葉や行動によって、プロセスというものを私たちに見せてくれた（Herman, 1992 ; Weisburd, 1992）。上記に基づいて、リカバリーについての原則を定義付けた。

1. リカバリーは専門家の介入なしでも起きる。 リカバリーの鍵を握っているのは専門家ではなく、当事者である。専門家の任務はリカバリーを手助けすることであり、精神障害を抱える人々の任務はリカバリーすることである。リカバリーは人々の自然な援助システムの中で促進されるのがよい。結局のところ、もしリカバリーが私たちすべての人間が自然に普遍的に体験する状態であるとすれば、自らのリカバリーについて理解している人たちは、他者のリカバリーのプロセスを助けることができるであろう。セルフヘルプグループ、家族、友人はこ

の現象の最も良い例である。

　精神保健を提供する人にとって重要なことは、リカバリーを促進することは単に精神保健サービスを陳列するものではないということである。リカバリーに必要なのは、スポーツ、クラブ、成人教育、教会など精神保健ではない活動や組織である。精神保健システムに含まれないものを選ぶことを含め、リカバリーの方法がたくさん存在する。

　2．リカバリーのための共通項は、リカバリーを必要としている人を信頼し援助している人の存在である。　リカバリーの概念の中で普遍的と思われているのが、リカバリーにとって不可欠なのは援助が必要な時に「そこにいてくれて」頼りにできる人、もしくは人々であるという考えである。リカバリーしている人たちは、自分自身でさえ信じることができないときに信じてくれた人、回復を強要せずに励ましてくれた人、すべてが意味をなさないと思ったときに理解し耳を傾けようとしてくれた人のことを話す。リカバリーはとても深い人間体験であり、他者の人間的な深い反応によって促進される。リカバリーは一人の人間がもたらすことができる。リカバリーは全ての人にとっての関心事である。

　3．リカバリーのビジョンは精神疾患の原因についての理論とは関係がない。
精神疾患の原因は、生物学的によるものか心理社会的によるものかという数多くの論争が専門家、擁護者、当事者間で行われている。リカバリービジョンを取り入れることによってこの論争のどちらかの立場をとるわけではないし、医療や代替医療を利用するかしないかでもない。リカバリーは病気の発生が生物学的か否かの視点にかかわらず進んでいく。他の障害を抱える人々（視覚障害や四肢麻痺）は身体障害の状態が良くならず、そしてさらに悪くなってもリカバリーすることができる。

　4．リカバリーは症状が悪化してもできる。　重度の精神疾患の時折起きる悪化の状態はリカバリーを妨げるものではない。他の突発性の疾患を抱える人々（リウマチ、多発性硬化症）もさらにリカバリーできる。ひどい精神症状をなんども体験した人もリカバリーすることができる。再び精神症状を体験しないでリカバリーする人たちもいるかもしれない。

5．リカバリーは症状の頻度や期間を変化させる。　リカバリー中に症状の悪化を体験をしたことのある人々は、症状のレベルが以前と同じぐらい、あるいはそれ以上強いレベルの症状が出ることもある。リカバリーするにつれて、症状の頻度や期間は良くなっていくように思われる。すなわち、症状により機能が干渉される頻度は少なく時間も短くなる。より多くの人の生活のより多くの時間を症状から解放されて暮らす。症状の再発はリカバリーへの脅威とはならなくなり、再発のあと、より早く以前の状態に戻ることができるようになる。

6．リカバリーは直線的なプロセスではない。　リカバリーは進んだり戻ったり、急に変化したり、あまり変化しなかったりする。全体的な傾向は上向きかもしれない一方で、そのときどきの体験では方向性がなくなる時がある。激しい感情で突然圧倒されるかもしれない。リカバリーのプロセスは、機能的にとか計画どおりには決して進まない。

7．病気がもたらした結果からのリカバリーは病気それ自身のリカバリー以上にときどき困難である。　機能的制限、能力障害、社会的不利の問題は疾患の問題より困難である場合が多い。価値ある作業や役割が果たせずに、その結果、自尊心が低下することはリカバリーへの大きな障壁となる。差別のカテゴリーに組み入れられることによる障壁は人を圧倒してしまう。これらの社会的不利は権利や平等の機会を失わせ、雇用や生活に差別を生じさせる。そして組織的な援助の試みが障壁を生み出す（例えば自己決定のための機会の不足、権利を弱める治療実践など）。これらの能力障害や社会的不利が結びつくと、大方症状が消失したとしてもリカバリーを制限してしまうことがある。

8．精神疾患からのリカバリーは本当の病気からのリカバリーを意味しない。重度の精神疾患から成功的にリカバリーした人は、時として本当の病気からのリカバリーではないと考えられてしまう。本当のリカバリーは、モデルでもなく、リカバリーが始まった人の希望の象徴としてでもなく、むしろ異常な、ひどい場合はまるで嘘のように見られてしまうことがある。私たちはリカバリーした四肢麻痺の人に、損傷した脊髄のままだから本当にリカバリーしていないと言えるだろうか。精神疾患からリカバリーした人やリカバリー中の人は、そのプロセスや

リカバリー中の人に対していかに援助できるかについての知識の源である。

精神科リハビリテーションの使命

　リカバリーのビジョンは、精神科リハビリテーションの価値と原則とともに、精神科リハビリテーションの理念の基盤を形成する。精神科リハビリテーションの領域はその使命によって定められる。精神科リハビリテーション領域において受け入れられている普遍的な使命は、精神障害を抱える人が機能的能力をうまくいくように拡大させ、継続的な専門家の介入を最小限にしながら自らが選んだ環境の中で満足することを助けることである。使命には3つの要素がある。まず第1に、使命は全体的なリハビリテーション活動の期待される効果を明言し、その結果は相対的であるという考え方である。リハビリテーションは固定された機能レベルを介入の望ましい結果としてみなさない。リハビリテーションの効果として自立を定義付けない。そのかわり、使命の宣言では、専門家の介入を下げる一方で機能の向上に焦点をあてる。リハビリテーションは支援に価値を置く一方で、専門家だけに頼りたい時に生じる社会的な孤独よりもむしろ、「非専門家による支援」あるいは「非専門家」と専門家との混合の支援に価値を置く。2番目の要素はある環境の中で達成し満足するために支援することである。リハビリテーションの価値や原則と結び合ったものとして、精神科リハビリテーションの使命は、リハビリテーションの取り組みの目標は環境（達成）の要求と個人内面の要求（満足）の両面へ対応できるように当事者を援助することと定めている。最後に、使命としてリハビリテーションの取り組みは、従事者が役割を考えて強制的に個々に割りあてるよりも、個人が好む役割やセッティングに重点を置くべきであるとしている。

　「リカバリー」「再統合」「リハビリテーション」のような言葉の使用はまだ世界で（Farkas, 1996）、いくらか混乱を生み出しているが、興味深いことに、この章で述べた価値や原則で表した精神科リハビリテーションの見方についてのコンセンサスが築かれつつある。1995年に、Norman Sartorius（国際保健機関前精神保

健局長)はリハビリテーションを新しい見方で見る必要性があると指摘した。彼は5つのコンセプトを述べた。それはほとんどこの章の価値と原則に一致しているもので、患者や家族の受け止め方の改良、相互関係としてのリハビリテーション、違いや個性を認める従事者の寛容性、時間をかけて変化することを認めるリハビリテーションや支援、包括的なサービスシステムの一部としてのリハビリテーションである(Sartorius, 1995)。世界保健機関(WHO)も独自の心理社会的・精神科リハビリテーションについての国際的な合意声明を明らかにした。

　心理社会的リハビリテーションは、地域のなかで自立機能を最適なレベルまで高めるための、個人の成長の機会を促すプロセスであり、リハビリテーションは精神障害を体験して一定の能力障害のある人にとって、質的に最善の生活を可能にするための個人の能力の改善と環境の変化の導入の両面を含んでいる。精神科リハビリテーションは個人と社会の機能レベルが最適になること、能力障害や社会的不利が最小限になること、地域で達成感のある生活を送るための個人の選択権を重視すること、を目的としている(世界保健機関、1986)。

要約

　精神科リハビリテーションの理念、リカバリーという何よりも重要なそのビジョンは、精神科リハビリテーションのプロセスと技術の基礎である。リハビリテーションモデル、リハビリテーションの原則、リカバリーへのビジョンが、価値観と信念の中でプロセスと技術をしっかりとつないでいる。次章では精神科リハビリテーションのプロセスと技術を考察してみたい。

第5章

プロセスと技術

「知識の伴わない誠実は脆弱で無用であり、誠実を伴わない知識は危険で恐ろしい。」

サミュエル・ジョンソン

　精神保健の分野では精神科リハビリテーションが重度の精神障害を抱える人を助けるための望ましい方法の一つとして受け入れられてきた。過去の誤謬は廃棄され、実験的な研究が出現し、精神科リハビリテーションの理念とリカバリーの考え方が統合された。しかし残念ながらリハビリテーションのアプローチが標準化されておらず、またリハビリテーションプロセス実施のための技術が備わっていなければ、実践的に利用されることはないであろう。20年以上にわたって、ボストン大学精神科リハビリテーションセンターではリハビリテーションのプロセスの理解に焦点をあて、従事者が精神科リハビリテーションのプロセスを実施していくうえで必要な技術を開発してきた。そのプロセスと基本的な従事者の技術については精神科リハビリテーションアプローチとして知られるようになった。

　本章では、精神科リハビリテーションアプローチに焦点をあてた。精神科リハビリテーションプロセスの基本段階に関して形成されつつあるコンセンサスを最初に提示する。次に精神障害を抱える人がリハビリテーションのプロセスに参加しメリットを享受できるようにするために、従事者が用いるべき技術を説明する。

精神科リハビリテーションのプロセス

　精神科リハビリテーションのプロセスの方向性は、精神科リハビリテーション

の理念によって定められる。つまり、障害を抱える人たちが自らの選択する住居・教育・社会・職業上の環境で機能するためには技能と支援を必要とする。精神科リハビリテーションのプロセスは3段階のプロセス（診断段階、計画段階、介入段階）に分類することによってより理解されるであろう。

「診断段階」とは、従事者もしくは他の援助者が、当事者がリハビリテーションのための準備性（レディネス）を自ら評価し、そして彼や彼女自身が持っている技能や支援の強い部分や弱い部分を評価して目標を定めることを助ける段階である。症状を説明する伝統的な精神医学的診断とは異なり、リハビリテーション診断は現在の技能を行動面から評価し、本人の選択する住居、教育、職業上の環境における現在のレベルを運用面から評価する（Farkas, O'Brien, Cohen & Anthony, 1994）。「計画段階」では診断情報をもとに個人のリハビリテーション計画を策定する。リハビリテーション計画は2つの重要な点において多くの治療計画と違っている。まず一点は治療計画の目標が障害を引き下げることに焦点をあてるということである（これについては第4章で述べている。）第二点はリハビリテーション計画はプロセスにおいて重要な段階ということである。多くの計画システムは1つのステップの中で評価と計画を統合している（Farkas et al., 1994）。リハビリテーション計画というのは、本人のリハビリテーション目標達成のために必要な技能や支援の開発を特定化するためのものである。ここでいう計画は個別のサービス計画と似ているが、主な相違点はサービス提供者やプログラム活動を指定するのではなく、優先順位の高い技能を特定し、支援を提供してくれる資源の開発目標を定め、目標ごとに特定の介入を指定することである。最後の「介入段階」ではリハビリテーション計画が実施に移され、本人の機能を支援するための技能開発や環境開発が行われる。

精神科リハビリテーションのプロセス（すなわち、いかに3つの段階を達成するか）は形式性、特異性、手順化（証拠書類の提出）の観点から大きな差がある。最も一般的なレベルでは、精神科リハビリテーションは当事者が達成したい住居、教育、職業、社会的な目標を明らかにすることや、彼らがその目標へ届くための技能や支援を開発することを含める。精神科リハビリテーションプログラムに

よっては、このプロセスは、間接的で、形式ばらず、マニュアルのない方法で支援されてきたものもある（例えばクラブハウス）。また他の精神科リハビリテーションプログラムにおいて、このプロセスは従事者によって直接的に促進され手順化された（例えば精神科リハビリテーションアプローチを用いたプログラムはボストン大学において開発された）。精神科リハビリテーションプロセスが多様なリハビリテーション環境において構造化される方法がいかに違っていても、個人の目標や目標に達するための技能や支援の開発という最小限のプロセスの記述は含まれるべきである。

　次のセクションでは高いレベルの専門性や使用説明書を含めて書かれた精神科リハビリテーションプロセスの例や記述を含んでいる。この精神科リハビリテーションプロセスの詳細な説明はボストン大学精神科リハビリテーションセンターによって開発されたものに基づいている。この専門性はいかに精神科リハビリテーションのプロセスが、多様な支払基金、特にマネジドケアへの説明責任や文書説明に対応できるかの実例でもある。支払基金によってはこれよりももっと簡略した方法や文書を求めることもあるだろう。精神科リハビリテーションのプロセス、そしてその基本的な技術は、包括性と説明責任を示すためのこの最も詳細な方法において明らかにされる。プロセスが第一に客観的で完全であれば、プロセスの改良と適合はより簡単に行うことができる。

● リハビリテーション診断

　当事者が全体的な目標を選択する前に、従事者は当事者が最初にリハビリテーションのための準備性が整っているかを判断する（Cohen, Anthony & Farkas, 1997；Farkas, Sullivan Soydan & Gagne, 2000）。「準備性評価」として、まず当事者がリハビリテーション活動にすぐに参加するために当事者がすぐにやりたいことを見出すことを支援する。リハビリテーション目標を想定していない当事者が、リハビリテーション目標を考えるための準備を学ぶ体験となることが望ましい。「準備性開発」は、可能性がある精神科リハビリテーションの当事者の参加によって、当事者の知識や希望が増加するのを助ける。

リハビリテーション診断を行う従事者は当事者参加のうえで、向こう6～24か月間、本人が機能したいと希望する環境を明らかにする（つまり、本人のリハビリテーション総合目標達成の設定）。例えば、当事者のジョン・グレースと彼を担当する従事者が「来年10月まで、アフターアワークラブに出席する」ことを目標とすることで意見が一致したとする。これがリハビリテーション総合目標であり、これを基礎にしてそれ以降の技能や支援（もしくは資源）の評価が行われる。

　従事者と当事者は機能評価という方法を用いてリハビリテーション総合目標達成のために必要な機能のうち、本人が「すでにできる機能」と「できない機能」を明らかにする。従事者は当事者と一緒に作業し、当事者自らが選択する環境の中で本人が満足するためにはどのような行動が重要なのか、選択された環境の中で行動を考慮した場合にはどのような技能が欠けているのかを列挙し、それを記述する。例えばアフターアワークラブで「理解したことを伝える技能」がジョンに求められていたとする。ジョンと担当従事者は技能の中身を具体的に規定する。例えば「理解したことを伝える技能」とは「会合でクラブのメンバーとの会話の中で、ジョンが自分の気持ちや、そう感じた理由を表現できるかどうかを一週間の間の頻度で示す」と決める。こうして技能の中身が具体的に記述された後、ジョンと従事者で「現在、アフターアワークラブでジョンがこの技能を実際に使っている程度」と「本来、この技能を使うべき程度」を評価する。

　次の資源評価は、リハビリテーション総合目標達成のために不可欠な支援の有無を評価するものである。資源評価という方法を用いて従事者と当事者は、当事者が選択した環境で本人がうまくやっていくために必要な人、場所、物、活動を列挙・記述する。列挙する資源の対象は、環境的ニーズと個人的ニーズの双方である。例えば「アフターアワークラブの新入会員は、他のメンバー（1名）を友人に決めること」という決まりがあるとする。必要な資源は「相棒を持つ」ことであるが、ジョンと従事者はこれを「ジョンが週末に在宅している時、特定のメンバーがジョンに電話をかけてきてくれる回数」として規定する。こうして必要な「資源」の内容を定めた後、ジョンと従事者は一緒に「現在、この資源からどの程度の支援が提供されているか」、「本来はどの程度の支援が必要なのか」を評価す

表5-1 機能評価表の例

ストレングス/不足	技能	技能使用の定義	技能評価					
			自発的な使用		促されての使用		使用能力	
			現在	必要	はい	いいえ	はい	いいえ
+	活動提案	クラブのメンバーと翌日の予定を話し合っている時に、ジョンが週に何回提案するか。	50%	50%				
−	理解表現	クラブのメンバーとの交流時間に話をしながら、ジョンが自分の気持ちやそう感じた理由を、週にどのくらい説明するか。	0%	70%		×		×
−	支援提示	悩みを訴えるメンバーにジョンがなぐさめの言葉をかけるのが、月にどのくらいあるか。	0%	70%		×	×	

リハビリテーション総合目標：10月まで、ジョンがアフターアワークラブに通う。

注：技能のレベルは、3つの方法で評価する。「自発的な使用」の欄では、目標とする環境において当事者がその技能を自発的に利用する最大のレベルと、本来は必要なレベルを評価・記録する。「促されての使用」の欄では、目標とする環境において当事者が一度はその技能を使える（はい）か、使えない（いいえ）かを評価・記録する。「使用能力」の欄では、評価や学習の環境で当事者がその技能を使える（はい）か、使えない（いいえ）かを評価・記録する。当事者の現在の自発的な使用レベルがゼロである場合には、促されての使用を評価する。同様に、促されても当事者が技能を使えない場合には、「使用能力」を評価する。

表 5-2　資源評価表の例

ストレングス/不足	資源	資源使用の定義	現在	必要
リハビリテーション総合目標：10月まで、ジョンがアフターアワークラブに通う。				
−	仲間	週末にジョンが在宅している時、特定のメンバーから電話をもらうのが週に何回あるか。	0	2
＋	小遣い	小遣いとしてジョンが両親から100ドルをもらうのが、月に何回あるか。	4	4
＋	活動	ジョンが利用できるもので、一日に最低2時間の活動を提供してくれるクラブハウスのプログラムが、週に何回あるか。	4	5

るのである。**表 5-1** と **表 5-2** は、ジョンの記録からとった機能評価と資源の一部である。

●リハビリテーション計画

　診断の結果、優先順位の高い技能や資源の開発目標が定められる。従事者は計画の技能目標や資源目標ごとに特定の介入を割り当て、各目標のために選ばれた介入の担当者を特定する。そして、リハビリテーション計画を作成し、当事者と従事者が合意したことを確認するため、ともに計画書に署名する。**表 5-3** は、ジョンの記録からとったリハビリテーション計画の一部を例示したものである。

●リハビリテーション介入

　リハビリテーション従事者が用いる主な介入は、技能開発と資源開発である。これらの介入では、当事者の技能や支援の活用の改善を目指す。技能開発の方法は2種類ある。第1は直接技能教育であるが、これは技能評価の結果、当事者が当該の技能を獲得していないと判断された場合（つまり評価対象の状況で、当該

表5-3 リハビリテーション計画の例

リハビリテーション総合目標：10月まで、ジョンがアフターアワークラブに通う。				
主な技能・資源開発目標	介入	責任者	開始日	終了日
クラブのメンバーとの交流時間に会話する際、ジョンが理解を示すのが70%である。	直接技能教育と技能プログラミング	作業療法士、クラブハウスのスタッフ	1/1 4/16	4/15 6/15
クラブハウスに週に5回、ジョンが参加できる活動を提供してくれる。	資源修正	クラブハウスの所長	2/1	4/15
私は上記の計画作成に参加しました。また、上記の計画は私の目標と合致しています。 当事者の署名（　　　　　　　　　　）				

の技能ができないと判定された場合）に使用される。直接技能教育では訓練を目的とした一連の活動を当事者に体系的に行わせ、新しい行動をとる能力を促す。直接技能教育は総合的な教育方法を通して、必要とされるときにその技能を使う方法を当事者に学習させるものである。

　技能開発の第2の方法は技能プログラミングであるが、これは既存の技能を必要に応じて使えるようにする段階的プロセスである。技能プログラミングでは、当事者がすでに習得しているが、ときに活用できない技能を対象に、技能履行を阻んでいる障壁を当事者が乗り越えられるようにする。技能プログラミングでは、特定の環境の中で必要とされている時はいつでも当事者がその技能を使えるように準備する。

　直接技能教育と技能プログラミングは、互いを補完するものである。例えば、訓練のための擬似的状況で、「理解したことを表現する」技能を直接技能教育を用いてジョンに習得させる。訓練以外でジョンがこの技能を使えないのは何らかの障壁があるからと考えられるので、次にこの障壁克服のため、従事者とジョンは技能プログラミングを用いて一連の活動を行う。例えば従事者とジョンは「理解

したことを表現する技能を、アフターアワークラブで必要な頻度に応じて使うことを忘れてしまう」といった障壁を少しずつ克服する手順を考察する。

　技能開発介入に対し、既存の資源と当事者を結びつける「資源調整」や、当事者が必要としている形では機能していない資源を修正する「資源修正」を行うのが、資源開発介入である。資源調整には、望ましい資源の選択、資源活用のための手配、実際に資源を使う段階における当事者支援が含まれている。例えば、ジョンがアフターアワークラブに通うためには交通手段が必要になるとしよう。この場合、ジョンと従事者は、まず交通手段を選択する際に何を重要と考えるか（例：費用、利便性、信頼性）を決める。資源が選択されれば、ジョンを支援して資源と結びつける。同時に、従事者は交通手段（例：乗用車の相乗り）の提供者やジョンと共に、ジョンがこの交通手段を使用するのを妨げかねない障壁を取り除くようにする。

　一方、資源修正は当事者のニーズに合致するように既存の資源を変更するテクニックである。例えば、ジョンが月曜日から金曜日まで規則正しい生活を送れるように、ボランティアで社会奉仕の活動をしたいとする。この場合、誰か他の人と交替で働けるように、従事者とジョンが行うのが資源修正である。資源修正のテクニックには、地域に存在する資源や支援提供をしてくれる人と交渉をして、当事者のニーズに合致するように資源を変更することも含まれる。資源調整と資源修正は、ケースマネジメントと類似している（第10章参照）。違っているのは、古典的ケースマネジメントにおいては資源調整と資源修正が主要介入方法であるのに対し、リハビリテーションにおいて資源調整と資源修正は総括的なアプローチの一部にしか過ぎないという点である（Cohen et al., 1988）。

　要約すれば、特定の環境で当事者がうまくやれて満足するために必要な技能と支援をリハビリテーション従事者が診断・計画・開発するが、このプロセスに当事者や近親者を参加させるようになるにつれて、リハビリテーションのプロセスは広がる。また、従事者の知識や技能レベルが高いほど、リハビリテーションのプロセスに当事者を参加させやすい。

精神科リハビリテーション従事者の技術

　診断・計画・介入という精神科リハビリテーションのプロセスは、精神科リハビリテーションの技術に長けた従事者によって促進される（Smith et al., 1994；Whelton, Pawlick & Cook, 1999）。技術はしばしば誤解され有害にもなる言葉である。一般にいう技術とは、「個人や社会の問題解決と目標達成のために科学的知識を応用すること」と定義づけられている。精神科リハビリテーションでいう技術は機械的技術ではなく、人間的技術である（Carkhuff & Berenson, 1976）。つまり、産業やビジネスのためではなく、人的資源開発という目標達成のために科学的知識を応用することである。そして精神科リハビリテーションにおける目標は、長期にわたり精神障害の問題を抱えている人々の能力障害や社会的不利を軽減することである。

　精神科リハビリテーション従事者の技術は、精神科リハビリテーションのプログラム技術と混同すべきではない。精神科リハビリテーション従事者（もしくはプロセス）の技術は従事者と障害を抱える当事者間のかかわり、つまりプロセスを専門化することである。一方で、プログラムレベルの技術は必要不可欠である専門的な組織の要素についての考え方である。つまりプログラムレベルの技術は相対的に静的であり、リハビリテーションプログラムは、そのプロセス自体が規定的でない。明確なプログラムレベルの例として、ACT（Teague, Drake & Ackerson, 1995）、クラブハウス（Beard, Propst, and Malamud, 1982）、援助付き雇用（Drake, 1998；Rogers, MacDonald-Wilson, Danley, Martin & Anthony, 1997）が挙げられる。これらのプログラムのモデルは、それぞれプログラムモデルの統一性を妥協することなく精神科リハビリテーションのプロセスの技術の要素を組み込んでいる（Kramer, Anthony, Rogers & Kennard, 1999；Rogers, Anthony, Toole & Brown, 1991）（プログラムレベルの技術の詳しい内容は第9章を参照）。

　従事者やプログラムレベルの技術は、我々の科学発達の適切な時期においてで

きるだけ包括的かつ十分に管理運営され実践されるべきである。従事者が技術を習得するのにいくらかかるのか、精神障害を抱える人を最大限に助けるためのプログラムとしての定着させるためのプログラム技術はいくらかかるのかという質問が絶えない。技術は結局のところ、新しい科学的知識の更新とともに継続的に改良されるべきものである。いくらかかるかについての明確な答えは、時間と資源が限られている中でできるかぎり幅広く完全に技術を理解し学び、その学んだことを完全なものとして適用させるが大切であるということである。十分に技術を習得していれば、必要な早道や省略というものを理性的に考え抜かれた方法によって導くことができる。

●科学的基盤

　精神科リハビリテーション従事者の技術の科学的基盤を形成しているのは、本書に記載されている研究や論文である。精神保健とリハビリテーションのさまざまな分野の研究者たちが、リハビリテーションのプロセスを研究・評価してきた。精神科リハビリテーションの実践技術は、科学的方法を通してこれまでに明らかになったことを可能なかぎり踏まえたものである。

　知識開発の科学的方法あるいは科学的アプローチから、「情報収集、評価、報告のための一連の客観的ルール」が提供される（Cozby, 1989）。「科学的基礎に至るまでには、チェック機能が組み込まれている。このチェック機能は、信頼に足る知識を自分以外の人間から得ることを目的とした科学者の行動や結論をコントロールしたり検証してくれる」（Kerlinger, 1964）。科学的方法を用いて明らかになったことを精神科リハビリテーションが踏まえていれば、信頼性が高く貴重な技術を従事者に提供できる。

　科学的方法の目的は基本的には何かを発見することであり、事実を学び、知識を進めることにある（Kerlinger, 1964）。研究の方法というものはすべて、科学的法則に則っている。精神科リハビリテーションの研究方法は研究対象となる問題が多岐にわたることから、当然、多岐にわたっている。その結果、精神科リハビリテーションの技術は、実験的・準実験的研究、調査研究、臨床研究、実験的単

一対象研究、評価研究、プログラム評価研究、調査データ分析なども含め、さまざまな方法を用いて収集されたデータから得られた知見を踏まえて開発されてきた。これらの研究戦略はいずれも技術開発のための新知識を生み出す方法として妥当であるが、研究方法のヒエラルキーからいえば実験的研究が最も厳密である。しかし、精神科リハビリテーション技術をこれまで生み出してきた最大の知識源は、厳密さの点では、実験的研究に及ばないその他の研究方法なのである。

●精神科リハビリテーション実践の技術

　精神科リハビリテーション技術では、従事者がリハビリテーションプロセスを通して当事者を援助するために知識と技能を要するが、こうした知識や技能は実践的な定義が行われている。精神科リハビリテーション技術にとって不可欠な要素は、明確に定義された従事者の技能と、その技能を最も効果的に使う方法に関する知識である。

　精神科リハビリテーションの技術のベースとなるのは、診断・計画・介入という精神科リハビリテーションのプロセスに当事者を参加させるため、従事者がどのような技能を必要とするかという点に関する理解である。**表 5-4** では、精神科リハビリテーションの診断・計画・介入段階における従事者の役割を列挙した。

　ボストン大学精神科リハビリテーションセンターでは、当事者が精神科リハビリテーションのプロセスに参加するのを従事者が助ける際に有用な 70 以上の技能を特定し、実際上の定義をしてきた。これらの従事者の技術は多くの他の技術や領域が起因となっている。クライアント中心の心理療法の技術や理念そして認知・教育・発達・行動心理学から発生したパーソナリティの変容の意味の理解は、精神科リハビリテーションのプロセスや技術に貢献してきた例である。これらそれぞれは人間の全体的な理解や精神科リハビリテーションアプローチの理解に貢献してきた。例えば、クライアント中心の心理療法は互いに尊重する関係を確立することが必要であるという理念と技術に貢献し（Rogers, 1961；Carkhuff & Berenson, 1976）、それはプロセスにおけるすべての技術の不可欠な基礎として定着している。認知アプローチは当事者のリハビリテーション活動の方向付けと

表5-4　精神科リハビリテーションプロセスの3段階と従事者の活動

段階	活動
診断	リハビリテーション準備性の評価 リハビリテーション準備性の評価開発 リハビリテーション総合目標の設定 　・当事者とのつながり 　・人間関係の形成 　・環境の選択肢の説明 　・目標の選択 **機能評価** 　・重要な技能の列挙 　・技能活用の説明 　・技能機能の評価 　・当事者へのコーチング **資源評価** 　・重要な技能の列挙 　・技能活用の説明 　・技能機能の評価 　・当事者へのコーチング
計画	**技能開発計画** 　・優先順位の決定 　・目的の決定 　・介入の選択 　・計画の作成 **資源開発計画** 　・優先順位の決定 　・目的の決定 　・介入の選択 　・計画の作成
介入	**直接技能教育** 　・技能内容の明確化 　・練習計画 　・当事者へのコーチング **技能プログラミング** 　・障壁の明確化 　・プログラム開発 　・当事者の行動の支援 **資源調整** 　・当事者と資源の結びつけ 　・問題解決 　・資源活用のプログラミング **資源修正** 　・準備性の評価 　・修正提案 　・資源活用のコンサルティング 　・資源の訓練

して必要不可欠なものとして貢献している（Brenner, Hodel, Roder & Corrigan, 1992）。教育心理学は技能訓練やコーチングに関連した技術として貢献した（Carkhuff & Berenson, 1981）。発達心理学は職業リハビリテーションにおける技術の適用の「キャリア成熟」のような概念の理解に関連した技術に貢献してきた。行動心理学はリハーサル、報酬、キューイングといった技術の発展に貢献してきた（Grites, 1961）（Bellack et al., 1990）。地域開発のソーシャルワーク技術やケースワークはリハビリテーション型ケースマネジメントや資源の調整や改良の開発に貢献してきた（Levine & Fleming, 1984）。これらすべての多様で専門的な技術が支援や指導のための人間的技術として創造できるとする考えがベースとなっている（Carkhuff & Berenson, 1976）。

　これらの技能と、技能を効果的に実践するのに必要な知識が独特の形で結びつき、精神科リハビリテーション技術となる。リハビリテーションプロセスの各ステップを通して当事者を効果的に支援するために、従事者はリハビリテーションの準備性の評価・開発、リハビリテーション総合目標の設定、機能評価、資源評価、リハビリテーション計画、直接技能教育、技能プログラミング、資源調整、資源修正といったケースマネジメントの技術に長けていなければならない。**表5-5**は、リハビリテーション総合目標を設定する技術の例を示したものである。

　従事者レベルの技術は従事者がより効率的に業務を遂行するのに役立てることができる。従事者のパフォーマンスの変化は技術を学んだ明らかな結果である。しかしながら、改良された技能は技能の使用を指導した現在の知識に基づくものである。包括的な精神科リハビリテーションの技術の中には、適切なときに、技能を履行するための必要な知識や、技能の活用を阻む障壁を克服するための知識も含まれる。

　診断・計画・介入という精神科リハビリテーションのプロセスは一見、実に初歩的で当然に見えるため、特別な技術は必要ないと考える人もいる。残念ながら、これは正しくない。例えば実験群をある条件に置き、対照群と比較して因果関係の有無を調査するという、かなり明瞭な実験的研究を想像してほしい。中高生でもこのような実験的研究の過程は理解できる。しかし実験的研究を行うには一定

表5-5　リハビリテーション総合目標設定技術の例

活動	技能
人間関係の形成	・方向付け ・理解の表現 ・自己開示 ・鼓舞
基準の決定	・価値の明確化 ・経験の分析 ・本人の基準を推論
環境の選択肢説明	・環境の選択肢特定 ・主な特性の同定 ・環境の選択肢に関する調査
目標の設定	・基準の明確化 ・環境の選択肢の評価 ・目標の特定

出典：Cohen, M., Farkas, M., Cohen, B., & Unger, K., (1990). *Psychiatric rehabilitation techonology*：*Setting an overall rehabilitation goal*. Center for Psychiatric Rehabilitation, Boston University, Boston, MA.

の技術が必要であり、技術なしには実験がいいかげんで非効率的になる。貧しい技術でも実験はできるが、有用な結果を得る可能性も低くなる。精神科リハビリテーションのプロセスでも、これと同じことがいえる。

　ボストン大学精神科リハビリテーションセンターでは、こうした技術の大多数をマルチメディアの訓練用パッケージにまとめており、精神科リハビリテーション技術を形成しているさまざまな技能を従事者が学習・利用できるようにしている（Cohen et al., 1985, 1986, 1988, 1990；Cohen, Forbess & Farkas, 2000；Farkas, Cohen, McNamara, Nemec & Cohen, 2000）。1980年代から始まった調査研究の結果、精神科リハビリテーション技術に接した従事者の技能レベルが上昇したことが報告されている（Farkas & Anthony, 1989；Farkas, O'Brien & Nemec,

1988 ; Goering, Wasylenki, et al., 1988 ; McNamara, Nemec & Farkas, 1998 ; National Institute of Handicapped Research, 1980 ; Rogers, Cohen, Danley, Hutchinson & Anthony, 1986)。

　ボストン大学精神科リハビリテーションセンターが開発した技術の他にも、精神科リハビリテーションアプローチに意味を持つ技術が開発されている。これらの技術はボストン大学精神科リハビリテーションセンターが開発した技術とは異なり、精神科リハビリテーションのプロセスを通して当事者の進歩を促進することを直接の目的に作られたものではないが、当事者の進歩促進のために使うことも可能である。こうした技術の例としては、生活技能訓練（例えば Liberman, Mueser & Wallace, 1986）や人材開発（Carkhuff & Berenson, 1976）の技術が挙げられる。

　精神科リハビリテーションの領域で関心が増大している技術が認知リハビリテーションである。認知リハビリテーション（特に統合失調症の診断をされた人の場合）は、研究文献の中で認知度の増加を受けている介入である。認知リハビリテーションは精神科リハビリテーションの中での実践はまだ一般的でない一方で、研究文献では精神科リハビリテーションの実践において神経認知の改善の可能性に焦点があて始められてきた。(Spaulding, Fleming, Reed, Sullivan, Storzbach & Lam, 1999)。

　認知リハビリテーションは、特定の神経認知構造への介入を目標設定できるとしている。そして介入が成功すれば、リハビリテーションのアウトカムは改善される。何十年の間、統合失調症の神経認知は認知・知覚・注意の領域を統合失調症の中核の病理学として研究され続けてきた。しかし、現在、これまでの知見は治療に応用され、神経認知的介入がうまくいけば、技能習得やパフォーマンスの側面への取り組みが進歩すると推測されている（Green & Nuechterlein, 1999）。認知リハビリテーションの前提は、ある神経認知の欠損が社会的、職業的な機能的制限に重大な影響を与えているということ、そして、リハビリテーションアウトカムを得るためには、これらの欠損に介入しなければならないということである。しかしながら、リハビリテーションアウトカムが達成されるには認知機能障

害が矯正されなければならないという前提を支持するエビデンスは、今の時点ではない（Bellack, Gold & Buchanan, 1999；Norman et al., 1999）。

精神科リハビリテーションの見地からみると認知リハビリテーションがどのように現段階で実践し概念化するかにおいて、いくつかの困難があるように思える。

1．介入のために選ばれた特定の認知領域は専門職の目標に基づいてはいるが、当事者の目標ではない。
2．選ばれた特定の認知領域はリハビリテーション目標を達成するための当事者の能力と関連性がないかもしれない。
3．当事者と従事者の治療契約の重要性が、理論と実践の中で無視されているように思える。
4．介入の前に、全体のリハビリテーション目標を特定する努力がなされておらず、その目標も介入のために選ばれた特定の欠損のみが関係しているように思える。
5．指導者、従事者の技能は認知リハビリテーションでは重要な変数として考えられていない。
6．認知リハビリテーションのための準備性に関する差異の問題に関心が向けられていない。
7．指導技術が認知リハビリテーションでは重要な変数として考えられていない。

認知リハビリテーションの肯定的な特徴は、経験主義へのその関与である。特定的な問題領域は、疑いもなくさらなる調査研究対象として取り組んでいくことであろう。しかしそれまでは、最も効率的かつ効果的にリハビリテーションの成果を達成するのは、当事者が自らのリハビリテーション目標に最も関係があると信じる技能や支援に重点を置いたリハビリテーションプロセスである。

● **精神科リハビリテーションの技術に対する抵抗**

精神科リハビリテーションの技術は人間的技術ではなく機械的技術であると考

えて、精神科リハビリテーション技術の活用に抵抗を示す人もいる。彼らは精神科リハビリテーション技術の中核には対人関係があり、だからこそ精神科リハビリテーション技術が人間的技術となっていることに賛同しない。また精神科リハビリテーションの技術を機械的技術であるかのように考えている人は、この対人関係の部分を理解しないのである。つまり、彼らは、多くの人が医療を捉えるのと同じように精神科リハビリテーションを捉えようとする。彼らは、技術が個人の方向性や選択のような多様なリハビリテーションの価値へ向けての日々の実践を生み出している手段であることを理解しない。強く思いやりのある関係なしに、技術の残りの部分は無意味であり、実行は不可能である。それゆえ、技術は人間関係の代わりではない。技術は人間関係があるがために成功する。

　精神科リハビリテーションの技術を機械的技術であるかのように考えている人は、多くの人が医療を捉えるのと同じように精神科リハビリテーションを捉えようとする。医学教育に携わる人たちは医療技術を教える時には専門知識と情熱を持って教えるのに、医療の持つ人間的な側面を教える時には同様の専門知識と情熱を傾注しない。その結果、往々にして医療において人間関係が欠如することになる。これに対し、精神科リハビリテーション技術では当事者との接点が強調され、人間志向の理念に基づいたものとなっている。

　技術そのものに価値を認めず、精神科リハビリテーション技術の活用に抵抗する人もいる。彼らは、「正しい構造を持ったリハビリテーションプログラムがあり、適切な価値観を持った従事者がそこで働けば、精神障害を抱える人たちを助けることができる」と信じている。これは、時によっては正しい。しかし疑問として残るのは、「従事者が精神科リハビリテーション技術を習得すれば、もっと助けられるのではないか」「従事者が精神科リハビリテーション技術を習得すれば、精神障害を抱える人の住宅、教育、職業上のアウトカムがさらに改善されるのではないか」という点である。再度、医療の例で説明しよう。正しい価値観は持っているが技術はあまり持っていない19世紀の医者が、進んだ技術を持ち、正しい価値観を持った21世紀の医師になれるのだろうか。21世紀の従事者は、精神障害を抱える人がリハビリテーションのプロセスからメリットを得られるよう、人間的

な精神科リハビリテーションの原則を踏まえて一連の技術やツールを使うようになるべきである。

● **精神科リハビリテーション技術と精神保健文化**

　精神科リハビリテーションの活用は、段階的なプロセスである。精神科リハビリテーションを提供するプログラムや従事者は、精神科リハビリテーションの技能と技術を自らの実践に盛り込む努力をし、そうした一連のステップを通して進歩していく。他の分野でも、新しい技術は徐々に普及するのが普通である。技術が突然に普及することは稀であり、一年ごとに修正を繰り返しながら着実に普及していくのが一般的である。

　しかし、遅々としてはいるが着実な進歩も、精神科リハビリテーションのアプローチに理解を示す精神保健文化がなければ危うくなる。ここでいう精神保健文化とは、精神保健の分野にいる人たちの価値観と行動規範を意味する。幸いなことに政治家、行政官、当事者、従事者等の価値観は精神科リハビリテーションの価値観と合致するようになってきた。

　いかなる技術であっても、技術の活用には文化が強い影響を与える。技術が活用されるかどうかは、技術革新自体の価値に必ずしも依らず、文化がその技術革新を受け入れる状況にあるか否かによることが多い（Rochefort & Goering, 1988）。精神保健以外の分野で例を挙げるとすれば、西洋技術に対する第二次大戦後の日本と中国の違いが最良の例であろう。西洋技術の受け入れに対する日本と中国の違いは日中両国の文化的な違い、つまり技術の受け入れに対して文化が与える影響のせいである。

　Anthony & Farkas（1989）が論じているように精神保健文化は変化してきており、精神科リハビリテーション技術も以前より広範に受け入れられるようになってきた。大きな変化の一つは、州政府や地方政府で精神保健を管轄する部局が「アウトカムゴール」の考え方を変えてきていることである。例えば、住居や職業面の目標が精神保健の目標として認められるようになってきた。精神保健の専門家も、精神障害を抱える人の職業的・居住的機能面の支援に焦点をあてるよ

うになってきた。政治家も職業的・居住的機能は職業リハビリテーションや福祉・住宅管轄の機関だけの問題ではなく、精神保健従事者の領域であることを理解し始めている。重度精神障害を抱える人の職業上・居住上の機能に関心を抱いている州政府の精神保健局長も多くなってきた。20年前とは大きな違いである。こうした新しい文化の中で、精神科リハビリテーション技術は成長を遂げることができる。

　もう一つの変化として挙げられるのは、精神保健文化が精神障害を抱える人をまず人間として見なし、次に障害者と見るようになってきていることである。こうした文化の変化は数年前、身体障害を抱える人たちが「ちょっと待てよ。僕は車椅子人間じゃない。一人の人間で、車椅子を使っているだけだ。」と言い出し、まず身体障害の分野で始まった。そして、精神保健サービスを受ける当事者たちも、「自分は精神病人間ではない。まず一人の人間で、精神疾患（あるいは何らかの精神的問題や感情的問題）を抱えているに過ぎない。」と言うようになったのである。まず「人間」であることが強調されている。障害を抱える人は他の人と同様、仕事のことであれ、住む場所のことであれ、友達のことであれ、危機の時に頼れる人のことであれ、より良くしたいという上昇志向を持っている。精神障害を抱える人たちが1日24時間ずっと障害者ではないこと、つまり一日の多くの時間、彼らは障害者ではないことをこの分野は学んだのである。彼らは、まず人間である。こうした発想の転換は、精神科リハビリテーションの理念や技術とも合致している。

　精神保健文化のもう一つの変化として、「環境」が本人の回復のための大きな要素であることが認められつつあることを挙げたい。単に本人の残存能力や不足している部分を変えれば回復するかのように、本人を真空の中で評価・処遇することはもはやありえない。精神保健文化は本人と環境（家庭などの間近の環境だけではなく、社会保障制度、福祉制度などの大きな環境も含めて）の双方を評価しなくてはならないことを、今やはっきりと認識している。社会保障制度や福祉制度は、本人の社会復帰を遅滞させたり妨げることもある。つまり、精神保健文化が「環境」を障壁（あるいは、潜在的な促進剤）と見なして初めて、「障壁」ある

いは「機会」としての環境に対応できるリハビリテーション理念と技術を持った精神保健文化となり得るのである。

　また精神保健文化は、地域生活支援の重要性も認識するようになってきている。身体障害のリハビリテーションでは以前から支援が不可欠であると見なされてきた。ただし身体障害のリハビリテーションにおいては、松葉杖、車椅子、ステッキ、傾斜路等、支援の内容が具体的である。精神科リハビリテーションにおいても目標が職業上のものであれ、自立した生活であれ、教育であり、支援が不可欠であることには変わりはない。従事者はこれまで以上に、「どのような支援が提供されているか」を問うようになっている。今日では援助付き雇用、援助付き住居、援助付き教育、当事者運営の仲間による支援や仲間作り、専門家による支援、支援ネットワークなどが提供されている。支援が、介入の一環として受け入れられるようになってきた。支援の提供方法に関しては依然として多くの課題が残っているものの、支援の提供が精神保健文化における介入として一般化してきているのは事実である。そしてこうした変化ゆえに、将来、精神科リハビリテーション技術の受け入れが進むことが想定できるのである。

　一方、当事者と家族や納税者や保険者が要求してきているのは、精神保健の専門家が支援を提供する際、そのプロセスをもっとわかりやすい形で説明してほしいということである。昔と違い、処遇内容が神秘的で深淵であるかのような説明をする専門家が畏怖の念を集めることはなくなった。幸いなことに、専門家の実践と技術は、要求する人々が理解できるような方法で説明することが可能である。精神保健文化が平明な言葉を使うようになってきているので、精神科リハビリテーションの理念や技術と合致するようになってきている。支援プロセスを明瞭に説明する方法の一例が、インフォームドコンセントであろう。

　現在の精神科リハビリテーションの技術が精神保健文化によってより価値を認められている理由は、説明責任と費用抑制に焦点をあてたマネジドケアの出現によるものである。マネジドケアの理念はこれまでアウトカム指標を強調しつづけてきた。次は、プロセスに効果があったかどうかを測定するためのアセスメントを強調しつづけるであろう。精神科リハビリテーションの技術は、本章で述べた

ように精神科リハビリテーションのプロセスが専門的であり、評価測定やモニタリングが可能であることを認めている。例えば、精神科リハビリテーションの技術に基づいた支持的な職業介入の完全なプロセス分析が、精神科リハビリテーションのプロセスの評価となり得ることを示唆した（Rogers, MacDonald-Wilson, Danley, Martin & Anthony, 1997）。精神科リハビリテーションのプロセスは明確に定義されているので、精神障害を抱える人たちと就労支援従事者間の日々のそれぞれのかかわりを観察したり理解することが可能である。従事者の日々のプロセス活動（評価、計画、指導など）、当事者の援助付き雇用に向けた活動（選択、進捗、維持）、コンタクト方法（電話、個人面談、グループ面談）、連絡回数（日ごと、週ごと）、コンタクトは現場においてであったか否かなどの情報を首尾よく集めることができる。プロセス分析の結果はどのように将来の精神障害を抱える人のための援助付き雇用プログラムを計画するべきかの提言を生み出すことになった。例えば、現場とは離れた思いやりのある頻繁で信念に基づいたコンタクト（しばしば電話による）は、広範囲にわたる現場での支援と同様に効果的であったことが示唆されている。資源の効率的配分のために、プロセス分析がいかに有益であるかを示すよい例である。

　プロセス分析は、精神科リハビリテーションの技術のために開発された臨床プロトコルと同様のものが普及するようになればより頻繁に行われるようになる（Anthony, 1988）。精神科リハビリテーションのプロセスについて、臨床的ガイドライン、クリニカルパス、プロトコルなどさまざまにドキュメント化され分析されそれぞれに有用である。国際心理社会的リハビリテーション協会（The International Association of Psychosocial Rehabilitation Services；IAPSRS）は、マネジドケアにおける精神科リハビリテーション介入のための実践的なガイドラインを発行している（IAPSRS, 1997）。IAPSRS 実践ガイドラインは精神科リハビリテーションのプロセスの基礎的な段階、すなわち診断または評価、計画、介入が含まれており、またケースマネジメントや危機介入、基本的な支援、権利擁護のような地域生活支援システムサービスの内容も含まれている。IAPSRS ガイドラインは各領域の専門的な審査に基づいたものであり、精神科リハビリテーショ

ンの進歩を反映させるために2年ごとにアップデートされる予定である。

　精神科リハビリテーションの従事者が自分の実践を改善すべく、精神科リハビリテーション技術を使う程度は人による。しかし、精神科リハビリテーションの基本的理念とアウトカムに関するコンセンサスが形成され続け、精神科リハビリテーションのプロセスに対する理解が深まり、精神保健文化が人間的技術を今より受け入れるようになり、臨床的プロトコルやガイドラインの重要性が強調されるようになれば、精神科リハビリテーションの技術の価値を認める従事者や管理者が増えることになるだろう。

要約

　最も基本的なレベルでいえば、精神科リハビリテーションのプロセスの役割は、精神障害を抱える人が目標を決定し、目標達成のためにすべきことや持つべきものを特定し、何をどのように始めればよいのかを計画し、目標達成のための技能や支援を開発する助けを提供することである。精神科リハビリテーションの従事者やセッティングはいずれも、こうしたプロセスの一部あるいは全体に当事者を参加させている。クラブハウスであれ病院であれ、デイケアであれ、援助付き雇用プログラムであれ、地域住宅であれコミュニティカレッジであれ、精神科リハビリテーションの技術を導入することにより促進することができる。精神科リハビリテーションの技術は、従事者にとって、プロセスに当事者がしっかりと参加するためにも、より強く活動するためにも、より正確にプロセスをドキュメント化し成果を生み出すためにも非常に有用である。次の二つの章では、精神科リハビリテーションの診断・計画・介入の各段階を詳しく論述する。

第6章

診断

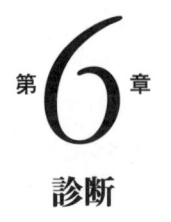

「心に刻みこんでおきなさい。人生における悲劇は、目標が達成できないことにではなく、達成すべき目標を持つことができないところにあるのだと。」

ベンジャミン・E・メイス

　精神科リハビリテーション診断は、精神障害を抱える人たちが、自分のリハビリテーション総合目標が何であるのか、そして、その目標を達成するために、自分が何を行い、何を身につける必要があるのかを確認する手助けとなる。精神科リハビリテーション診断と、従来の精神医学的診断とを混同してはならない。それぞれの診断の、目標、プロセス、用いるツールは異なっている。しかしその一方で、各診断はともに、有用で意味のある情報を提供し、訓練された診断士を必要とし、包括的な治療とリハビリテーション介入における役割を持つ点では共通している。

　この章では、精神科リハビリテーション診断に焦点をあてている。しかしながら、精神科リハビリテーション診断と従来の良く知られた精神医学的診断との違いを明確にするために、それぞれの診断の実例も取り上げている。二つの診断のアプローチの違いから、精神保健領域における精神科リハビリテーション診断に固有の役割がより明らかにされる。

精神医学的診断と精神科リハビリテーション診断の例

　次の文章は、ある一人の精神障害を抱える人の記録から抜粋したものである。その中の情報から、このケースの精神医学的診断と精神科リハビリテーション診

断の内容が明らかにされる。

　ロバートは、32歳の独身男性で、地元の精神科クリニックで治療を受けている。両親と一緒に自宅に住んでいる。レンタルビデオショップの在庫管理を担当して週16時間、夜間勤務をしている。両親は、ロバートがより長時間の勤務をして、家事の手伝いもしてほしいと考えている。ロバートは今の生活に対して、強い不満を抱えている。今の仕事は好きだけれど、この先何か発展していくわけではないことを理解している。自宅で暮らすことは好きではないけれど、アパート暮らしを始める経済的な余裕はない。できれば労働市場で評価される技能を身につけるために、学校に行きたいと考えている。高校は卒業したが、精神科病院への初回入院の前に大学は短期間で中退してしまい、それ以来学校には行ったことはない。

　精神科の治療歴は、19歳の時に精神科病院に入院した時から始まった。27歳までに何度も入院したが、この5年間は入院せずに家で過ごしている。彼が頻繁に再発を繰り返すのは、服薬を拒否したりマリファナを乱用することが原因であると、両親と主治医は彼を責めている。月に二度クリニックを受診している。しかし、集団療法など他の治療サービスを勧められても断っている。精神症状を管理するために、抗精神病薬オランザピン15mgと抗うつ薬セルトラリン75mgを服用している。

　ロバートは身体的健康状態についても、不満を感じている。肥満による腰痛に悩まされている。ヘビースモーカーで、何度も禁煙を試みたが止められないでいる。9か月前にマリファナ所持で逮捕され執行猶予の刑を受けるまで、マリファナを常習していた。逮捕されてからはマリファナを使用してはいないと言う。執行猶予の条件である薬物検査結果からは、彼のその主張が裏付けられている。

● **伝統的な精神医学的診断（記録ファイルからの抜粋）**
　ロバートは、肥満で身だしなみが十分でない外見をしている。人、時間、場所に対しては関心を持っている。静かで多少ひきこもりがちであるが、その言動は社会的に容認される範囲にある。いくぶん不安そうにしていて、滅多に目を合わ

すことがない。何かを尋ねられた時の返答は短いもので、しばしば答えとして十分なまとまりのある内容になっていないことがある。心理学的な検査の結果からは、知的レベルは平均の範囲内にあった。

思考過程の障害の所見がいくつか明らかになっている。独特な言葉の使い方、注意集中の困難、思考静止などである。現在は幻覚、妄想はなく、自分や人を傷つけるような考えはないという。

感情障害は抑うつ状態に限定されており、それは病前機能の低下に伴うものと考えられる。現在は、そう病もしくは軽そう病の症状の所見は見られない。

DSM-Ⅳ
Axis Ⅰ： 295.70 統合失調感情障害、うつ病型
305.20 大麻乱用、早期完全寛解
305.10 ニコチン依存
Axis Ⅱ： 301.82 回避的人格障害
Axis Ⅲ： 722.93 腰部椎間板障害
Axis Ⅳ： 心理社会的および環境的問題
両親からの仕事に就くようにとのプレッシャー
住居環境への不満
マリファナ所持の有罪判決に伴う執行猶予
Axis Ⅴ： GAF＝55（現在）

● **精神科リハビリテーション診断**

現在の生活に関する不満について、ロバートは主治医と話し合いを行い、クリニックで勧められたリハビリテーションプログラムに参加することになった。彼は、住居、教育、就労、人付き合いなど、生活のすべての領域で感じている不満を明らかにした。その中でも特に、住環境について強く不満を感じており、まずはその改善に取り組みたいと考えていた。ロバートと担当の精神科リハビリテーション従事者のジムは、ロバートのリハビリテーション総合目標を設定し、それ

を達成するために必要な、現在のロバートの準備性レベルを評価するために話し合った。まずはロバートの準備性のレベルを向上させて、その後に二人はリハビリテーション総合目標の設定作業を開始した。

技能	説明
活動計画	ロバートが、就寝前に、翌日の行動予定を立てる週当たりの日数。 現在のレベル：0（技能の不足） 必要なレベル：5
買い物リストアップ	ロバートが、買い物に出かける前に、不足している食糧雑貨品をリストアップする週当たりの日数。 現在のレベル：0（技能の不足） 必要なレベル：4
食事の準備	ロバートが、自分で夕食の準備をする週当たりの日数。 現在のレベル：7（技能ストレングス） 必要なレベル：5
意思表示	ロバートが、自分が無視されたと感じた時に、その人に対して自分の考えや思いを伝える回数の、週当たりの割合（%）。 現在のレベル：10%（技能の不足） 必要なレベル：80%

社会資源	説明
スポーツクラブの仲間	仕事の前にロバートがジムに行く時に、誰かが一緒につきあう週当たりの日数。 現在のレベル：0（資源不足） 必要なレベル：3
交通手段	ロバートが予約している医療機関に行く時に、誰かが車で送ってくれる回数の、月当たりの日数。 現在のレベル：4（資源ストレングス） 必要なレベル：4

リハビリテーション総合目標：
ロバートは、2000年4月3日からベイステートアパートコンプレックスでの生活を始める。

　ロバートがこの目標を選んだのは、アパートコンプレックスには、住環境に関して自分が希望している要素がほとんど含まれており、家賃も払える範囲にあったからである。彼とジムは、この計画を実現するために必要な、技能と資源の評価を行った。

　こうした例が示すとおり、リハビリテーション診断と精神医学的診断とは、診断の対象となる人の全く異なる側面に焦点を合わせているのである。従来の診断が、病状や症状の、時間的経過に伴う変化に注目するのとは対照的に、リハビリテーション診断は、リハビリテーション総合目標を達成するために必要な技能と資源に焦点を合わせている。ある特定の診断カテゴリーに割り当てるという作業ではなく、リハビリテーション診断は、総合的な目標（例えばロバートの場合はベイステートアパートメントコンプレックスに4月までに住み始めるということ）の達成に関連している技能と資源を明確にする作業を行うのである。

　従来の精神医学的診断の目的は、あるケースの病歴、兆候、症状に基づいて精神病理学的症状を明らかにするために診断名をつけることである。それとは対照的に、リハビリテーション評価の目的は、リハビリテーション総合目標に影響を及ぼす技能と資源を、そのケース自身や重要な関係者の視点や客観的な評価に基づいて明らかにすることである。

　二つのアプローチの目標は大きく異なっており、診断の手順もまた異なるものになるだろう。精神医学的診断を行う時に、精神医学的知識や特定の診断技術が従事者に求められているのと同様に、精神科リハビリテーション診断を行うためにもまた、従事者には固有な知識と技術が要求される。従事者が、精神科リハビリテーション診断を実施することができる専門家になるためには、精神科リハビリテーション診断の技術をマスターする必要がある。

精神科リハビリテーション診断アプローチの実証的基礎研究

　この章で報告されている精神科リハビリテーション診断の近年の進歩は、過去数十年にわたり、さまざまな職域の研究者により行われた実証的研究を根拠にして支えられている。そうした研究論文の一連の総説の中で、Anthony らは、精神障害を抱える人たちへのリハビリテーションのアウトカムは、技能と地域生活の中の支持的な資源に依ると結論付けている。

　Anthony と Margules（1974）は、この研究の最初の総説で、長期間にわたって精神障害を抱える人たちは、たとえ症状があってもさまざまな技能を学ぶことができることと、地域の中でその技能を実際に使えるよう支援を行う包括的なリハビリテーションプログラムが同時に提供された場合には、そうした技能がリハビリテーションのアウトカムに大きな影響を与えることができるということの2点を述べている。1974年のその総説以降発表された他の総説や研究においても、リハビリテーションのアウトカムは地域生活の中の当事者の技能と支持的な資源に依ると結論付けている（例えば Anthony, 1980；Anthony, 1994；Anthony, Cohen & Vitalo, 1978；Anthony, Cohen & Cohen, 1984；Anthony & Jansen, 1984：Anthony & Liberman, 1986：Arns & Linney, 1995；Cohen & Anthony, 1984：Dion & Anthony, 1987）。

　リハビリテーションのアウトカムが、当事者の技能と資源に依るものであるとするならば、精神科リハビリテーション介入で重視すべきことは、技能と資源の改善であるということは明らかであろう。リハビリテーション介入が当事者の技能と支援体制を向上させるように計画されているとすれば、当然、リハビリテーション診断は、その当事者に現在必要とされている技能と支援体制の評価を行うことになる。

　従来の精神医学的診断では、リハビリテーション介入の処方に関連する十分な情報を提供することはできないので、精神科リハビリテーション診断の技術が必要となってくる（2章の誤謬を参照）。研究論文の総説の多くが、リハビリテーショ

ンのアウトカムと当事者の精神医学的診断分類や症状パターンとの間には、ほんのわずかな関係があるか、何も関係がないと報告している（Anthony, 1979；Anthony, 1994；Anthony & Jansen, 1984；Anthony, Rogers, Cohen & Davies, 1995；Arns & Linney, 1995；Cohen & Anthony, 1984；Ikebuchi et al., 1999；Rogers, Anthony, Cohen & Davies, 1997）。リハビリテーションのアウトカムと症状の間に強い関連性がないことは、当事者の症状と技能の間に相関関係がないことから、自ずと明らかになっている。

　2章で議論したように、技能の評価方法と症状の評価方法との間には、互いにほとんど関係がないことがわかっている。例えば、Townes ら（1985）は、精神障害を抱える人たちを、ストレングスと不足している点の特有なパターンに基づいて6つのグループに分けたが、その各グループと精神医学的な症状や診断との間には本質的には何ら関係がないことを明らかにしている。同様の結果が、Dellario、Goldfield、Farkas と Cohen ら（1984）により報告されている。精神科病院の入院患者を対象に、16の症状評価尺度と19の機能評価尺度による評価を実施し、それぞれの相関関係を調べたところ、304通りの組み合わせのうち、8組だけに統計的に有意な相関関係が認められた。しかし、その8組の関係についても、はっきりした統計的なパターンは認められなかった。このサイズの相関行列では、8組の相関関係が統計的に有意であるとの結果が偶然にでることがあるのかもしれない。より最近では、Goethe、Dornelas、and Fischer（1996）らは、350人の対象者を機能別に4つのグループに分類し、クラスター分析を行った。診断結果と機能別のカテゴリーとの間には、何ら相関関係が認められなかった。症状によりクラスターが構成されることはないということが明らかになった。

　要約すると、実証的研究論文からは二つの結論が提起されている。一点は、現在の精神医学的診断では、リハビリテーションに関して、状況を説明することも、処方をすることも、その結果について予測することもできないということである。そこで、リハビリテーションのための特別な診断技術が必要とされているのである。もう一点は、精神科リハビリテーション診断は、リハビリテーション総合目標の達成にかかわる、技能や周囲の支援体制を明らかにすることを重視する必要

があるということである。

精神科リハビリテーション診断の構成要素

　精神科リハビリテーション診断は、ある人が自分で暮らし、学び、対人関係を営み、そして働こうと選択した環境のもとでの技能と援助体制の評価を行う。リハビリテーション診断は、次の4つの主要な要素から構成されている。それらは、リハビリテーション準備性、リハビリテーション総合目標、機能評価、そして資源評価である。

●リハビリテーション準備性
　リハビリテーション総合目標の設定に先立ち、従事者と当事者は、リハビリテーション準備性の評価を行い、必要に応じてその準備性を向上させることに取り組む。リハビリテーション準備性の評価とそれを高めることは、本来はリハビリテーション診断に先立って行われる作業であるが、診断プロセスに初めて接する場面であるため、全体的な診断プロセスの一部として認識されている。準備性の評価とそれを向上させるための技術は、障害を抱える人たちと、多くの人達がリハビリテーションのプロセスを開始する準備ができていないと感じていたと説明している従事者からのフィードバックに基づいている。多くの当事者たちは、現時点でリハビリテーションコースに乗り出していくことが正しいのかどうかを自ら判断する機会を持つことと、そのための援助をしてもらうことを望んでいる。そうしたメッセージを聞くことで、従事者は、精神科リハビリテーション診断プロセスの特に最初の段階で用いられる準備性にかかわる技術を向上させる必要があると強く認識させられた。
　リハビリテーション準備性とは、その人のリハビリテーションプログラムを遂行できるかどうかの能力を示すものではなく、リハビリテーションへの関心と自信の度合いを表すものである（Cohen, Anthony & Farkas, 1997 ; Farkas, Gagne & Sullivan Soydan, 2000）。大学やフィットネスプログラムや休暇に関する準備性

が一人ひとり異なっているように、リハビリテーションへの準備性もまた異なっている。リハビリテーションサービスにおいて、当事者が自分のリハビリテーション準備性がどのレベルにあるのかを正確に知ることができるように援助することと、当事者が望む時は、必要に応じてリハビリテーション準備性の向上をはかることは、従事者の責務である。

● リハビリテーション準備性の評価

　リハビリテーション準備性の評価の目的は、リハビリテーション活動に参加する意志が、ある任意の時点でどのレベルにあるのかを明確にすることにある。現時点で、変化に向けたプロセスに参加する意志がないからといって、他の時点でもその意志がないだろうと決めつけることはできない。評価の目的は、リハビリテーションプログラムに参加しないグループを除外することにあるのではない。また、評価は、より向上させる必要のある準備性の側面を明確にする。リハビリテーションへの準備ができている人は、少なくとも5つの側面について準備ができている。生活環境への満足度や個人的な満足度が不十分なことが明らかになることで、生活を変えたいというニーズが生じてくる。そうしたニーズを持つ人は、その変化は望ましいものであり、実現可能であると捉えており、そのための協力関係を築くことに前向きである。また、自分の関心や自分自身の価値、そして現状と異なる環境への気づきを持てるようになってきている。

　当事者が自分自身で準備性を評価できるように従事者が働きかける時に用いる技能には、ニーズの推測、変化に対する意志の確認、自己に対する気づきの評価、そして対人的親密さの識別がある (Farkas, Cohen, McNamara, Nemec & Cohen, 2000)。リハビリテーション準備性の評価は、当事者がリハビリテーションプログラムに参加する前か、参加直後に行われる。しかし、リハビリテーション準備性は、固定的なものではない。リハビリテーションプロセスを開始することの準備ができていたとしても、そのプロセスにおいて変化が実際に起こることで不安になることもあるかもしれない。準備性の評価は、定期的に繰り返し実施することが望ましい。

準備性の評価を完了するために従事者に必要なもう一つの技能は、当事者が自分で目標を選択できるように援助することである。準備性評価の最後に、従事者と当事者は評価の結果について振り返りを行い、当事者が継続して取り組みたいと考えている方向を決定する。よくみられる方向には次のようなものがある。

- リハビリテーションへの準備はできており、リハビリテーション総合目標を設定するプロセスを開始する。
- 評価の時点ではリハビリテーションへの準備はできていないが、その準備が整うまでにはまだ時間がかかることを理解したうえで、とにかくリハビリテーションを進めることを選択する。
- リハビリテーションへの準備はできていないが、リハビリテーションに関心を持っており、リハビリテーションプログラムを成功させるための準備性を向上させたい。
- リハビリテーションへの準備はできていないので、まずは症状に関する問題について取り組み、治療プログラムを受けたい。
- リハビリテーションへの準備はできていないので、現状では自立に向けた取り組みを行ったり、これまで受けていた援助を増やしていくことよりも、一般的なケースマネジメントサービスを受けることを希望する。
- リハビリテーションへの準備ができていないので、他のサービスを希望する（セルフヘルプ、エンリッチメントサービスなど）。
- リハビリテーションへの準備ができていないので、他のサービスは利用せず、従事者との関係をこのまま継続する。
- すべての精神保健サービスの利用を止める。この選択肢は、従事者にとって受け入れることは難しいものである。しかし、現時点のサービスを利用中止することだからといってエンパワメントされないのであれば、リハビリテーションに向けた真の選択は存在しないということになってしまう。

●リハビリテーション準備性の向上

　リハビリテーション準備性の向上の目的は、リハビリテーションに向けた準備が整っていない当事者と共に学ぶ機会を作ることである。こうした学ぶ機会は、リハビリテーション介入への参加を促していく。準備性を向上するためのプログラムは、当事者本人がそれに参加しようと決心した後に開始される。従事者と当事者は、低いレベルにあると評価された準備性の項目を向上させるための、変化を促すプロセスを共同で調整する。

　リハビリテーション準備性を向上させるために、当事者と従事者はやる気を起こさせたり、新しいものの見方を引き出したり、リハビリテーションプログラムへの参加、不参加を判断する考え方を明確にするための動機付けを高めるプログラムの準備に共に取り組む。また、従事者は当事者に対して、リハビリテーションに参加した場合は、重要な人たちから信頼できる確かなサポートが受けられることを保証する（Cohen, Forbess & Farkas, 2000）。

　リハビリテーション準備性は、通常、積み重ねの経過をとりながら向上していくものである。当事者のリハビリテーションへの意欲のわずかな変化は、計画された動機付け活動プログラムと普段自然に体験していることの両方を通して得られる。新しい考え方を身につけたり、リハビリテーションに参加すれば、重要な人たちから信頼できるバックアップが得られると理解できた時に起こるものである。

●準備性評価と準備性の向上の例

　次の内容は、本章のはじめに紹介したロバートのリハビリテーション準備性評価の例である。ロバートと従事者のジムはロバートの住環境に関連したリハビリテーション目標を設定するために、ロバートの準備性の評価を実施した。

ロバートの準備性のプロフィール

ニーズ　　　　　　　　　　　　　　　　　　　　　　　5.0＝高

ロバートは、両親との同居に対して強く不満を持っている。両親も、ロバートが自分で住む場所を探してほしいとやんわりとプレッシャーをかけ続けてきた。

変化に対する意志　　　　　　　　　　　　　　　　　　2.0＝小

　ロバートは失敗することを強くおそれている。うまく変化していけると思うのはむずかしい。自分で住む場所を探せたとしても、家賃をはじめとして生活費を払っていけるかどうか心配している。その一方で、親元を離れ自宅を出れば、友達も自分のところへ自由に遊びに来れるようになるので喜んでくれるだろうし、自分の時間を持てるようになると考えている。

対人的親密さ　　　　　　　　　　　　　　　　　　　　3.0＝中

ロバートは、他人と考えを分かち合うことを好み、いろいろな経験や身体的活動を共にすることをいとわない。カウンセラーのジムとも気が合う。ある時点でジムと一緒にリハビリテーションを始めることになるかもしれないと話し合った。

自己に対する気づき　　　　　　　　　　　　　　　　　3.0＝中

ロバートは自分自身の価値について認識しており、自分の好きなこと嫌いなことについて話し合うことはできる。自分の住環境に関する好みについて、詳しく話し合うことはできない。

環境に対する気づき　　　　　　　　　　　　　　　　　1.0＝最小

ロバートはこれまでとは異なる環境で生活した経験はほとんどない。他の

生活環境の選択肢をリストアップすることや、異なる住環境をイメージすることができない。

方向の選択

ジムとロバートは、リハビリテーション準備性を向上させるために、しばらく時間を使うことにした。二人は一緒に次のように考えた。新しい住まいを自ら選び、その後もうまく生活を送っているピア（仲間）たちと直接会って話をする機会を持つことは、住まいに関する他の選択肢に気づいたり、自分もうまくやっていけるという自信が持てるようになるなど、ロバートにとって大きなメリットになるだろうと。二人は、リハビリテーション準備性を向上させるためのプログラムを2か月間行ったところで、ロバートの準備性のレベルを再評価することにした。

●準備性データ

個人の好みに関する多くの調査によると、精神障害を抱える人たちの多くは、ごく普通に地域の中の施設で暮らし、地域の一員であると感じていたいと思っているとの結果が示されている（Tanzman, 1993）。リハビリテーション準備性の技術は、当事者がより自信を持ち、自覚的になり、リハビリテーションに積極的に取り組むことができるように援助する方法が考案されている（Cohen & Mynks, 1993）。ニューヨーク州精神保健機関は、リハビリテーション準備性の評価とそれを向上させるプログラムを、州立病院、デイトリートメント（デイケア）センター、メディケイドによる積極的精神科リハビリテーションプログラムで提供するのが望ましいものとして位置づけた（Surles, 1991）。アイオワ州のマネジドケア契約は、州が委託して実施している精神科リハビリテーションサービスの中で、リハビリテーション準備性の評価とそれを向上させるプログラムの実施を求めている（Ellison et al., 2001）。

準備性の概念に関して、いくつかのプロジェクトで研究が実施されている。高度に個別化されリハビリテーション志向的な援助付き住居プログラムの効果を評

価するために実施された実験的な研究に、当事者の準備性の評価方法が含まれている (Shern et al., 2000)。研究への参加者は、治療群と対照群にランダムに割り振られた。91人の路上生活をする重度精神障害を抱える人がリハビリテーション群に割り振られた。介入の一つとして、リハビリテーション準備性が定期的に評価された。

少なくとも1回以上総合的リハビリテーション準備性の評価を受けた研究対象者（91人中76人）の、総合的準備性の個別評価の平均値スコアが算出された。総合的準備性は、路上生活の時間と地域の住居で過ごす時間という、二つの住居形態がもたらす結果に強く関連していた、準備性のレベルが有意に高かった群は、路上生活の時間が短く（$r = -.318$、$p < .01$）、地域の住居で過ごす時間が長かった（$r = .413$、$p < .01$）(Felton, C., unpublished data, 1996)。

二つ目の調査は、二つのタイプの職業的介入に関する研究である (Rogers, Martin, Anthony, Massaro, Danley, Crean & Penk, 2001)。各群にランダムに割り振られる前に、すべての参加者は、リハビリテーション介入に参加するための準備性レベルについて、十分な情報を提供されたうえで自分で決断できるように援助を受けられるグループ活動に参加した。そのグループ活動への参加を自らの考えで継続しなかった人たちの、変化に向けた準備性レベルのスコアは、参加を継続した人よりも低いレベルであった (Rogers et al., 2001)。同様に、Smithら (1998) は、リハビリテーショングループへの参加率は、症状とは無関係で、リハビリテーション準備性の評価結果により予測できると報告している。

リハビリテーション準備性の技術は、同様な方法で発展してきたいくつかの考え方と共通している。物質乱用の領域では、動機付け面接法という概念が生まれてきた (Miller & Rollnick, 1991)。予防医学の領域では、人間が行動の変容に関してどのように判断を行うかについて考える変化の超論理モデルが発展してきた (Prochaska, DiClemente & Norcross, 1992)。Prochaskaらは、変化を発展的プロセスとして捉え、変化への準備性を、段階的に進むものであると見なしている。また、変化への介入を成功させるためには、当事者一人ひとりのいる各ステージを標的にした介入を行う必要があると強調している。準備性評価と同様に、Prochaskaの変化のステージは、かかわっている当事者が現在どの段階にあるのかを従事者が理解しようとする時に有効な役割を果たしている。

● リハビリテーション総合目標に関連した機能評価と資源評価

　リハビリテーション総合目標は、当事者が今後、半年後から二年後までの間に居住し、学び、社会活動を行い、働こうと考えている、ある特定の環境を明らかにする（Cohen, Farkas, Cohen & Unger, 1991）。その環境は、現在すでに居住し、学び、社会活動を行っている場所であるかもしれないし、もしくは、当事者が来年か再来年までに移り住みたいと考えている場所かもしれない。リハビリテーション総合目標は、当事者の個人的な価値基準や新しい生活環境に関して検討を加えていく面接の過程の中で形作られていく。リハビリテーション総合目標は診断には欠かすことのできない重要なものである。なぜならその目標を達成したいという思いが、診断過程への参加の動機付けを高めるからである。

　目標を設定するということは、障害の有無にかかわらず、結果に大きく影響する。初期の多くの実験的な研究は、目標を設定することが、肯定的な効果をもたらすことを示している（Locke, Shaw, Saari & Latham, 1981）。「注意を向けさせること、努力を結集すること、持続性を高めること、戦略的な成長へと動機付けることによって、目標は達成度に大きな影響を及ぼす」(Locke et al., 1981, p. 125)。加えて、リハビリテーション総合目標では、その目標の達成度や満足度に関連している技能や支援内容をその対象に絞り込んだ、当事者の評価を引き続いて実施することを重視している。次に紹介するのは、リハビリテーション総合目標の例である。

　　＊2002年11月までに、ガールフレンドとマルベリーハウスで暮らす。
　　＊2003年6月までに過渡的雇用を活用し働く、そして
　　＊2004年までにウォーチェスター州立大学で援助付き教育プログラムを活用し就学する。

リハビリテーション総合目標を策定することが不可欠であるということは、精神科リハビリテーションの理念と調和している（Anthony, 1982；Cnaan et al., 1988）。リハビリテーション総合目標の策定を、当事者本人と一緒に行うこともまた重要なことである。もしこの手順がおろそかにされたならば、従事者と当事者本人はお互いに気づかないうちに、異なる目標を追い求めていくことになりやすいからである。研究結果によると、リカバリーの可能性（Blackman, 1982）、望ましい結果（Berzinz, Bednar & Severy, 1975）、リハビリテーションの課題（Leviton, 1973）、社会的不利に関する問題への認識（Tichenor, Thomas & Kravetz, 1975；Mitchell, Pyle & Hatsukami, 1983）、技能の有無（Dellario, Anthony & Rogers, 1983）など多様な項目に関して、従事者と本人との評価結果はほとんど、もしくは全く一致しないと報告されている。例えばDimsdale、Klerman、and Shershowら（1979）は、医療スタッフ側は、病識を持つことが第1の目標であると考えていた入院患者の一群を対象に調査したところ、患者本人達は目標のリストの最下位に病識を挙げていた。また別の研究によると、患者と治療者の考えている目標が一致しない場合は、患者はその治療から何ら恩恵を得ることがなく、治療に失望し、治療プログラムを継続することができないことが多いとされている（Goin, Yamamoto & Silverman, 1965；Lazare, Eisenthal & Wasserman, 1975；Mitchell et al., 1983）。

　時に、精神障害を抱える人たちは自分で決断したり選択することができないという誤った考えから、目標を策定する時に当事者本人を参加させないということが起こることがある。しかし、いくつかの文献では、選択をすることや目標を策定することができないのは、当事者本人にではなく、治療環境のほうに問題があることが指摘されている。例えばRyan（1976）は精神医学的治療の環境自体が、人生における重要な選択をするという能力を奪い、施設症が主体性の喪失、逸脱した価値観への固執、決定能力の喪失（Schmieding, 1968；Goffman, 1961）を引き起こすと記している。

　他の研究者は、意思決定や目標を策定する能力の不足は、症状によるものであると考えている。例えば、統合失調症に関連した主要な問題には、陽性症状（幻

覚、妄想)、陰性症状 (ひきこもり、目的志向的行動や動機付けの不足)、関係性の障害 (対人関係の不足) が含まれている。これら三つの中でも、陰性症状が予後を最も規定すると考えられており、慢性化の原因であり結果であるとも考えられている (Keith & Matthews, 1984 ; Strauss, Carpenter & Bartko, 1974 ; American Psychiatric Association, 1980)。

　精神障害を抱える人達が、自分で選択をできるかどうか、自分のニーズについて意思表示をできるかどうかについて意見の相違はあるものの、治療において目標策定が重要であるということには多くの同意が得られるだろう。いくつかの研究データによると、目標設定自体が結果に大きな影響を及ぼし (Smith, 1976)、目標を達成することが満足度と再入院率に影響する (Willer & Miller, 1978) ことが指摘されている。残念なことに、長年にわたり精神保健の専門家は、臨床において目標設定を定期的な作業として位置付けてこなかった (Holroyd & Goldenberg, 1978)。望まれているリハビリテーションアウトカムに関する当事者の視点を、もっとも反映した目標設定をしてこなかったのである (Farkas, Cohen & Nemec, 1988)。

　職業プログラムと当事者の好みを調査したいくつかの研究では、選択とリハビリテーション効果の関係について報告されている (Ackerson, 2000 ; Becker, Drake, Farabaugh & Bond, 1996 ; Bell & Lysaker, 1996)。Becker ら (1996) によると、援助付き雇用を利用して、自分で選択した職業領域の中で就労している当事者は、仕事に関して満足度が高く、自分の好みと無関係な職業領域の職業に就いている当事者と比較して二倍の期間就労を続けられている。Bell と Lysaker (1996) は、職業プログラムに参加している3つの退役軍人のグループを、3つの異なる条件のグループにランダムに割り付けた研究を行った。その3つのグループは次の通りで、1) 一週間に最低20時間以上働く、2) 一週間に最低10時間以上働く、ただし本人達が希望して可能であれば20時間まで働く、3) 短時間でも長時間でも時間数を自分で自由に選択して、一週間に最長20時間まで働くというものだった。その結果、就業時間数を自分で選択することができるグループの参加者の一週間あたりの就業時間は、他の2つのグループの参加者よりも長くなっ

ており、症状に関しても大きく改善していた。Ackerson（2000）はアラバマ州で、入院患者が自身のリハビリテーション目標、特に、退院後の住居に関して積極的に取り組む方式（Cohen et al, 1990）をとっている精神科リハビリテーションプログラムについて研究を行った。その研究からは、患者が選択した退院プランを達成できないのは、生活や住環境に関する満足度の低さが関係していることが明らかになった。

　従事者は、リハビリテーション総合目標を設定した後、それを達成するために不可欠な重要な技能を評価する機能評価を行う。機能評価では、重要な技能の使用状況について、何を、どこで、いつ、誰となど、その時に行うことや状況を明確に記述したうえで、当事者がどのくらいの頻度でその技能を使用しているかを評価する。機能評価は、従事者と当事者に対して、技能のストレングスと不足している部分の全体像を明らかにする。

　技能のストレングスを理解することで、目標にしている生活環境でうまくやっていく自信をもつことができる。また、技能の不足している部分を理解することで、その技能を伸ばしていくための介入が必要であると気づくことができる。次に紹介するのは、「否定的な対人交流場面について説明する」という重要な技能の機能評価の例である。

> 「否定的な交流場面について説明する」という技能は、ジョアンヌが、共同住居の仲間と意見の対立があった時に、スタッフからそのことについて尋ねられて、誰に何を言われたかという事実をはっきりと述べることができる回数が、一週間に何回あったのかのパーセンテージで表わされる。
>
> 現在の機能レベル：20%
> 必要な機能レベル：75%

　技能を向上していくために技能の評価が欠かせないと同様に、資源評価は支援体制を向上させるために非常に重要である。社会資源評価はリハビリテーション

総合目標を達成するために必要な支援体制を評価することである。資源評価は、人、場所、活動、ものなど重要な資源の使用状況を評価する。重要な資源について評価を行うことで、その資源を使用する時の特徴や状況が明確に記述される。資源の使用状況を理解することで、当事者が、目標にしている生活環境でうまくやっていき、満足を得るために必要な資源が明確になる。資源評価は、ある特定の資源を発展させるための介入のニーズを明らかにする。次に紹介するのは、「移動手段」という重要な技能の資源評価の例である。

> 「移動手段」は、チャールズの家と「援助付き雇用」の職場の間の往復を、送迎車が一週間に何回するかの回数である。
> 現在の機能レベル：3日間
> 必要な機能レベル：5日間

精神科リハビリテーション診断面接

精神科リハビリテーション診断は、面接の経過の中で形成されていく。次の二つの原則が、診断面接の指針となっている。

1) 従事者は、当事者の面接への関与を最大限に引き出す。2) 面接の中で得られた情報は、当事者が評価結果を十分に理解できるような形式で記録される。

●当事者の関与

面接に当事者を関与させるということは、診断をまとめていく作業に当事者の積極的な参加を促していくことを意味している。当事者が関与することで、リハビリテーション診断の内容が当事者自身のものであるという意識を高める。従事者は、次の3つの技能を活用して診断面接に当事者本人の関与を促していく。すなわち、1) 方向付け、2) 情報提供の要請、3) 理解の表明、である (Cohen, Farkas & Cohen, 1986)。

方向付け　　当事者を方向付けるということには、課題とその目標、従事者と

当事者の双方の役割を明確にすることが含まれている（Cohen, Farkas & Cohen, 1986）。方向付けは、これから何が起こり、どのように取り組んでいくのかについて明確なイメージを当事者に提供する。例えば機能評価の初期の段階では、従事者は当事者を方向付けるために次のように話すことがある。

> 従事者　機能評価の最初の課題は、重要な技能をリストアップすることだよ。リストアップの目的は、君が家族と一緒に、家でうまく暮らしていくために必要な技能をすべて書き出すことなんだ。初めに、君ができるようになりたいと思っていることについて教えてほしいんだ。例えば、君の友達と一緒にもっと組織的な活動をしてみたいとかいうことだよ。次に、家族が君にしてほしいと考えていることを、私と一緒に考える。例えば、毎月の長距離電話の料金を自分で払ってほしいとかね。それから、私が質問をして、君の言ったことをまとめてみて、君の考えを私が正しく理解できたかどうかを確認したいんだ。君は自分の考えや思いを、私にわかるように正直に話してほしいし、何かわからないことがあったら質問してほしいんだ。何か質問はある？
>
> 当事者　いや。
>
> 従事者　これから君と私とで、何をしていくのか、君が十分に理解してくれたかどうかをはっきりさせよう。君の言葉でこれから何が起こるかを話してほしいんだ。
>
> 当事者　わかったよ。まずは、僕が何をしたいか話す。次に、僕の家族が僕にしてほしいと思っていることについて、君と僕とで話し合う。正直に話すよ。

従事者が当事者に方向付けをしながら進める方法は重要である。従事者は当事者が理解しやすい言葉を使い、自分がそれまでに話したことを、当事者がどれくらい理解しているかを繰り返し確認していく。

　情報提供の要請　　情報提供の要請は、当事者に、事実や自分の意見、感じていることについて尋ねることを含んでいる（Cohen, Farkas & Cohen, 1986）。情

報提供の要請は、ある特定の話題について当事者に話してくれるよう促すことでもある。どのように積極的に話すかとそのまま伝えるのではなく、自由に回答できるような質問をすることのほうが、当事者の参加を促しやすい。例えば情報提供を求めるために、重要な技能のリストアップを行う時に、次のように従事者は尋ねる。

   従事者 なぜ怒りを表現することが君のストレングスだって思うんだい。

 理解の表明 理解の表明は、当事者が感じたり考えたことを、言葉にして表すことである(Cohen, Farkas & Cohen, 1986)。理解の表明は、従事者が当事者の話に耳を傾けて、当事者の視点を理解しようとしていることを伝えることである。例えば理解を表明するために、重要な技能のリストアップを行う時に、次のように従事者は尋ねる。

   当事者 姉さんが僕にひどくあたっていることを、姉さんにわかってもらいたいけどできないんだ。姉さんは僕にきつくあたっているよと姉さんに話したいけど、聞いてくれないと思うんだ。
   従事者 お姉さんが、君を傷つけているってことをわかろうとしてくれないので、きみはストレスを感じているんだね。
   当事者 そうなんだ。姉さんに伝えようとしているんだけど、聞いてくれない。きっと姉さんは気にかけてくれていないんだ。
   従事者 君は一生懸命頑張っているのに、何も変わらないんで傷ついているんだね。君を傷つけていることを、姉さんがそもそも気にしていないんじゃないかと思っているんだね。
   当事者 うーん、わからないや。僕たちはこどもの頃は仲良かったんだ。僕の思い過ごしかもしれない。

 従事者が、当事者の視点を理解していることを当事者に表明するのは当然の義務である。ある調査研究によると、従事者と当事者の技能に関する評価の一致度は、中程度であったとされている (Cook, 1983；Dellario, Anthony & Rogers, 1983)。リハビリテーション診断面接には、その一致度をチェックし最大限にするための方法が組み込まれている。

評価に当事者を参加させるために用いる3つの技能—方向付け、情報提供の要請、理解の表明—には、内容の言い換え、感情への反応、質問することなどの対人技能と共通している部分が多い。多くの当事者は、面接にどのように参加したらよいのかがわからない。彼らは、容易に取り組むことが可能な、症状、不適応行動、疾患の原因などに焦点を合わせた精神医学的面接には慣れているだろう。新しい情報を効率的に処理する能力が不足しているために、当事者の参加が妨げられているとも考えられる（Öhman, Nordby & d'Elia, 1986；Monti & Fingeret, 1987；Spaulding, Storms, Goodrich & Sullivan, 1986）。当事者の面接への参加が得られない場合には、従事者は3つの対人技能のどれかを、もしくはすべてを活用して、積極的に面接への参加を促していく必要がある。

●情報の整理

精神科リハビリテーション診断面接で集められた情報は、行政機関が求めている記録管理方法に準じて記録される。それらの記録された内容の詳細さの度合いや形式は、しばしば異なっている。必要最小限の範囲で、準備性評価、リハビリテーション総合目標、機能評価、そして資源評価に関する、最終的な診断面接の結果を記録する。これらの診断それぞれの内容は、おのおの特徴を持っている。個人別ファイルに記録されたリハビリテーション診断の結果は、特定の行政機関の記録管理形式であるかどうかにかかわらず、明解で、簡潔に、特定の環境での特徴を表すものであるべきである。

例えば準備性評価は、取り組むべき準備性の側面に関する当事者自身の評価を示している。**表6-1**は、ある行政機関が準備性評価情報をどのように記録しているかを例示している。

リハビリテーション総合目標は、特定の環境（環境のタイプ）と、いつまでに目標が達成されるべきかの日時を明らかにする。通常、総合目標は、簡潔でわかりやすい文章で、機能評価と資源評価の用紙の上段に記入される。

機能評価は、環境特異的であることや、明瞭で簡潔であることに加えて、技能を重視し、行動に関連したものであり、また、観察および計測可能なものである。

表6-1　準備性評価の結果

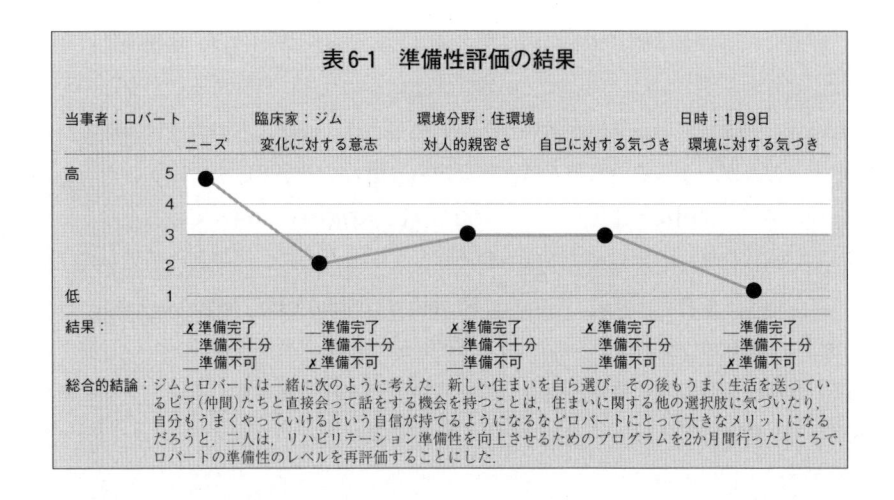

当事者：ロバート　　臨床家：ジム　　環境分野：住環境　　日時：1月9日

	ニーズ	変化に対する意志	対人的親密さ	自己に対する気づき	環境に対する気づき
結果：	x 準備完了 ＿準備不十分 ＿準備不可	＿準備完了 ＿準備不十分 x 準備不可	x 準備完了 ＿準備不十分 ＿準備不可	x 準備完了 ＿準備不十分 ＿準備不可	＿準備完了 ＿準備不十分 x 準備不可

総合的結論：ジムとロバートは一緒に次のように考えた．新しい住まいを自ら選び，その後もうまく生活を送っているピア(仲間)たちと直接会って話をする機会を持つことは，住まいに関する他の選択肢に気づいたり，自分もうまくやっていけるという自信が持てるようになるなどロバートにとって大きなメリットになるだろうと．二人は，リハビリテーション準備性を向上させるためのプログラムを2か月間行ったところで，ロバートの準備性のレベルを再評価することにした．

機能評価の内容が記録されると、重要な技能が抽出され、特定の環境におけるその技能使用の必要度と、当事者本人の現在の技能のレベルと必要なレベルが明確になる。**表6-2**は、これまでみてきた重要な記録管理方法を反映させて、行政機関がリハビリテーション総合目標と機能評価を記録した例である。特定の書式であるかどうかにかかわらず、目標と関連した技能のストレングスと欠けている部分について記録することが重要である。

最後に、資源評価も、機能評価と同様な記録管理方法をとっており、すなわち、行動に関連したものであり、観察および計測が可能で、特定の環境における評価内容を、明瞭かつ簡潔に記録される。資源評価は、当事者にとって重要な資源を選定し、資源の必要な使用状況レベルと、当事者の現在の資源の活用レベルと必要なレベルを明らかにする。

表6-3は、行政機関が重要な記録管理方法を取り入れた書式に、資源評価を記録した例である。使用される特定の記録管理用紙の形式にとらわれることなく、目標と資源のストレングスと不足している点について記録する必要がある。

表6-2 例：機能評価チャート

リハビリテーション総合目標：ロバートはベイステートアパートコンプレックスで2000年4月3日から生活を始める

ストレングス/不足している点	重要な技能	技能の使用状況	技能評価[1] 自発的な使用 現在	技能評価[1] 自発的な使用 必要	促されての使用 はい	促されての使用 いいえ	使用能力 はい	使用能力 いいえ
−	活動計画	就寝前に翌日の活動のスケジュールを立てる1週間当たりの日数	0	5		×		×
−	買い物のリストアップ	就寝前に不足している日用雑貨器、食料品のリストアップを行う1か月当たりの日数	0	4		×	×	
＋	食事の準備	自分で夕食の準備をする週当たりの日数	7	5	×		×	
−	意見を述べる	自分が無視されていると感じた時に人に向かって自分の考えや思いを述べる1週間当たりの時間の割合	10%	80%	×		×	

[1]当事者の技能のレベルは3つの異なる方法で評価される。自発的な技能使用のコラムでは、標的となる環境における当事者の自発的な技能使用の現在のレベルと必要なレベルとが比較して示される。促された時の技能使用のコラムでは、標的となる環境において促された時に、当事者が少なくとも一度はその技能を使用することができる（はい）かできない（いいえ）かが示される。遂行状況コラムでは、評価や練習を行う環境において、当事者がその技能を使用することができる（はい）かできない（いいえ）かが示される。当事者の自発的な技能使用の現在のレベルが0の場合に、促された時の技能の使用が評価される。同様に、当事者が促されてもその技能使用ができない（いいえ）と評価された場合に、使用能力評価される。

精神科リハビリテーション診断評価尺度

精神障害を抱える人たちを対象にした診断のための評価尺度は、重視している点はさまざまであるが、実際に数百も存在している。そのうちいくつかの評価尺度は、従来の精神医学的診断や症状に焦点を合わせており、他には不適応行動、

表6-3
例：社会資源評価チャート

リハビリテーション総合目標：ロバートはベイステートアパートコンプレックスで2000年4月3日から生活を始める

ストレングス/不足している点	重要な資源	資源の使用状況	現在のレベル	必要なレベル
−	ヘルスクラブのパートナー	仕事の前に、スポーツクラブのジムに行くのに誰かがつきあう1週間当たりの日数	0	3
＋	移動手段	誰かが自動車で、医療機関の予約診療の送迎をしてくれる1か月当たりの回数	4	4
−	金銭	各種支払い後の1か月当たりの残金	$200	$300

機能のレベル、資源などに焦点を合わせて作られている（機能と資源の評価については、どの当事者にも必要とされている）。多くの評価尺度は、複数のカテゴリーからなる項目を含んでいる。時に、こうした評価尺度は、ある期間に対象者がプログラムに参加した後の、効果を測定するためのツールとしても使用される(Blankertz & Cook, 1998；Smith et al., 1998)。

精神科リハビリテーション診断に有用であると考えられる評価尺度について概観した総説が、いくつか報告されている。AnthonyとFarkas (1982) は、データ収集のための方法と、評価対象者の特質を可能なかぎり広範囲にわたって測定の可能な評価尺度について報告している。その中には、その評価尺度が重視しているポイント、作成者、想定されている評価対象者、信頼性、妥当性に関する情報を示す実用的な参考一覧表が含まれている。

Anthony、CohenとNemec (1987)、そしてRosen、Hadzi-PavlovicとParker (1989) らの総説によると、現在使用可能な評価尺度には、精神科リハビリテーション診断で最も有用な多くの要素が不足していると指摘されている。症状や病状で

はなく、技能と資源の評価を重視する精神医学的診断評価尺度の数は増加してきているが、まだ臨床的な適応に限定されている。特に環境の特異性に関する視点の不足が最も目立っている。現在の評価尺度は、開発過程で標準化されているので、特定の環境における情報ではなく、より一般的な環境下での情報を提供するようにつくられている（例えば、特定の職場での情報ではなく、一般的な就労環境についての情報ということである）。

精神科リハビリテーションに関連する評価尺度の最近の総説では、治療効果の計測に有用である評価尺度が重視されている。精神科リハビリテーションプログラムでは、プログラム開始時にこれらの評価尺度を使用することはあるが、個別のリハビリテーション計画を立てるために行う精神科リハビリテーション診断で用いられることはない。それよりもむしろ、これらの評価尺度は、行政機関がプログラムの実施前後に評価や調査のために使用することがある。IAPSRS Toolkit はそうした評価尺度のよい例である（Human Services Research Institute, 1995）。Blankertz と Cook（1998）は、こうした評価尺度のより包括的な総説を確認している（Cook, 1992；Daniels, 1992；Dickerson, 1997；McGlynn, 1993；Mercer-McFadden & Drake, 1992）。

臨床的な評価場面で使用するのにより適切な評価尺度のことを、Blankertz と Cook（1998）は、「自前」の評価尺度と名づけている（例．ある一つの行政機関が作成し、通常は心理検査などのデータを含んでいないものである）。心理検査などのデータを含んでいる「自前」評価尺度の好例としては、Stairways Housing Assessment and Residential Placement Scale（SHARP）がある（Stairway、発表年不明）。SHARP は 20 の異なる生活技能領域のセルフケア能力を評価するものである。基本的に SHARP は、生活領域における個人のリハビリテーション総合目標に関連した機能評価を行っている。SHARP のような診断のための評価尺度は、診断過程に対する固有な貢献が正確に概念化されれば、精神科リハビリテーションのプロセスで重要な役割を演じることができる。

いく人かの研究者は、心理学的、神経心理学的評価尺度を、リハビリテーションの視点で活用するべきであると主張している（Erickson & Binder, 1986）。そう

した評価尺度を、精神医学的診断、陽性症状、器質的診断の記述のために使用するよりも、神経心理学的検査を認知的能力とその不足（問題解決技能、注意集中、論理的思考、社会的判断、情報処理など）の分析に活用するほうがより有用である。そうした情報は、リハビリテーション介入を計画するときに利用することができる。Erickson & Binder（1986）は、試験的に、使用可能な評価尺度を用いた評価プロトコルを提案している。精神医学的診断によって当事者を類型化するのではなく、神経心理学的検査は、リハビリテーション介入方法のタイプに明確な影響を与える固有な能力とその不足を明らかにすることができる（Townes et al., 1985）。しかし現在までのところ、精神科リハビリテーション診断において神経認知学的検査に明確な有用性があるかどうかについては確認されていない（Norman et al., 1999）。

　評価尺度により収集された情報は、**表6-2** および **表6-3** で解説されている特定の環境下における診断内容へ導く情報源の一つに過ぎないので、従事者はその情報を控えめに使用するべきである。現在の評価尺度の開発段階では、現存するリハビリテーション診断用の評価尺度は、臨床的実践現場で使用するよりも、調査研究やプログラムの評価で使用するほうが実用的である（Smith et al., 1998）。精神障害を抱える人の総合的機能と資源の評価を行うために、現在使用可能な評価尺度の多くは、従事者よりも研究者や評価者にとって、より有効であることがわかっている（Anthony, Cohen & Nemec, 1987；Farkas, O'Brien, Cohen & Anthony, 1994）。

　臨床的な診断場面では、診断の過程自体は当事者とともに始まり、当事者とともに終了しなければならない。どの評価尺度を使用するのにも先だって、従事者は、当事者の技能と資源のストレングスと不足している点に関して当事者の視点を得るように努める。それに引き続き、重要な関係者からの情報収集、当事者の技能の検査、模擬的な環境と自然な環境での技能の観察へと診断は進んでいく。

　すべてのデータが集められた時点で、その情報は記録されて、当事者自身が診断内容を理解できるように再構成される。精神科リハビリテーション診断は評価尺度によってのみ決定されるのではない。当事者との関係を、より発展させるこ

とができる従事者が求められている。診断面接を行う従事者は、相手に対して理解を示す能力など、良好な対人関係技能を持っている必要がある。従事者は、当事者が自分自身を理解するための精神科リハビリテーション診断の過程に、当事者を巻き込んでいくための技術を持っていなければならない。

　実際のところ、診断面接を重視し行うことが、診断のための評価尺度よりも、妥当性のある診断の基礎となっている。Frey（1984, p35）は評価尺度の限界について次のように記している。「リハビリテーションの過程において重要であるすべてを反映した個人の状況をひとつの評価尺度でとらえようと試みること自体が不遜である。」もしくは、Spauldingら（1986, p574）が記しているように、「患者個々の不足している点は一人ひとり固有なものなので、料理本のような画一的なアプローチを治療に用いることはできない。個別記述的評価方法と個別の治療計画は常に必要である。」精神科リハビリテーション診断は、診断のための評価尺度から得られた検査データよりも、従事者の専門的技術によって決まるのである。

結論のコメント

　Frey（1984）は、1940年代初めの頃より、精神科リハビリテーションを含むリハビリテーションは、多職種協働による取り組みであったと述べている。1950年代の先駆的な心理社会的リハビリテーションセンター（ニューヨークのファウンテンハウス、ボストンのセンタークラブ、フィラデルフィアのホライズンハウスなど）が始まりだと考えられていた精神科リハビリテーションの領域だが、実際に発展を始めるのは、ようやく1970年代に至ってからのことである。精神科リハビリテーションは当初から多職種協働であると考えられており、初期のリーダーのほとんど全員が医師以外の職種であった。精神医学的診断はほとんどの場合、リハビリテーションとは関連性がないと考えられており、そうした考え方は多くの実証的研究により、早々に裏付けられた（Anthony, 1979）。しかし、従来の精神医学的診断技術に代わるものとして新たな診断技術を採用するよりも、ほとんどのリハビリテーションセンターでは当初、緩やかな構造を持つ経験に基づいた

評価方法を選択した。

　行動面に関する評価を実施することによって、行動修正的な介入が強制されてしまうのではないかという誤った思いこみのために、精神保健施設やリハビリテーション施設における精神科リハビリテーション診断の導入はゆっくりとしたものになってしまった。多様な施設（心理社会的リハビリテーションセンター、職業リハビリテーション部門、地域精神保健センター、マネジドケア機構、公立精神科病院）で実践を行う多くの職種（リハビリテーションカウンセラー、看護師、心理士、ソーシャルワーカー、作業療法士、精神科医）により構成される分野、領域では、精神科リハビリテーション診断を使用することは、実際に多くの有利な点がある。リハビリテーションの理念に基づく精神科リハビリテーション診断は、職種、施設などの垣根を超えたコミュニケーション、当事者やその家族とのコミュニケーションをより高めることができる。もちろん、こうしたコミュニケーションは、診断内容が簡潔でかつわかりやすい形式で記録されることにより、さらに促進される。

　精神科リハビリテーション診断のもう一つの独特の強みは、診断の過程で、当事者が環境を自分自身で望むようにどの程度までコントロールできるかという感覚を変化させることができるということである。技能を教えることを支持する人は、学ぶことに成功すれば、技能が改善されるだけでなく、当事者自身の自己効力感に関する期待度や評価も変化していくと主張している。同様に、精神科リハビリテーション診断に参加することで、精神障害を抱える人は自分自身のリカバリーにおいて、より積極的な役割を演じるようになる。

　近年の米国におけるマネジドケアの出現や、他の国々での経済問題などから生じた、証拠書類の提出や説明責任への関心の高まりによって、精神科リハビリテーションの領域に対しても、診断で得られた情報をわかりやすく記録するよう圧力がかかってきている。また、米国のマネジドケアの理念が、精神科リハビリテーション診断の過程について、より高度な特異性を要求している。本章で扱ってきた技術や記録管理の形式は、証拠書類の提出や説明責任を重視するこうした新たな方向性に合致している。

第7章
計画と介入

「もし何かを実行することが、何をすべきかの判断と同じくらい簡単だったら礼拝堂は教会堂になっていただろうし、貧しい人の小屋は王子の宮殿になっていたであろう。」

ウィリアム・シェークスピア

　診断は難しい。しかし、診断をつけることは介入をするよりも簡単である。過去において、精神保健領域の従事者は、精神医学的な診断に辿り着くことに多大なエネルギーを使ったが、その診断をふまえた対象者への介入と、それを計画することには、あまりに少ないエネルギーしか使わなかった。精神科リハビリテーション診断は、たかだか精神科リハビリテーションのはじまりにすぎない。もし、そのとき従事者と当事者が知っていることに基づいたとしたら、やれることはほとんどないし、そして達成されることもほとんどない。

　精神科リハビリテーション計画は、リハビリテーション評価とリハビリテーション介入とを結びつける。精神障害を抱える人々はしばしばいくつかの技能と資源が不足している。介入はこれらの不足を取り除くことを目標としている。リハビリテーション計画は本質的に誰が何に責任を持ち、いつまでにどのくらいの期間、どこで行われるかを明確にする。リハビリテーション診断はその理由を提供する。

　「緊急性」、「動機」、そして「達成しやすさ」などという基準をふまえて従事者と当事者は技能とターゲットとなる資源に優先順位を割り当てる。介入の焦点があてられるものは、最も緊急で達成しやすく、当事者の達成意欲が高い項目である。従事者は、計画の中で一つひとつの技能、もしくは対象となる資源について特定の介入を明確にする。また、それぞれの介入を提供する責任者をもはっきりさせ

る。当事者と従事者はお互いの同意を示すためにリハビリテーション計画書にサインする。**表7-1**はリハビリテーション計画がどのように記録されたらよいのかを例示している。

　表7-1によって明らかにされているように、数名の人々がリハビリテーション上の介入をするうえでかかわっている。この計画の中でリハビリテーションチームアプローチを実施できるように明示する。チームアプローチに関する過去の問題は、チームメンバーが他のメンバーたちが特に責任を持っている仕事について理解できないということだった。このことはしばしばメンバー間の混乱や軋轢を生んだ。精神科リハビリテーションにおいては、チーム全体が理解できる計画なしではチームアプローチは不可能である。

　チームというものは、単なる名目上のチームではないいろいろな方法でチームの具体的な姿を示さなければならない。各チームメンバーは彼らの介入のために観察可能な目標を持たなければならない。いうまでもないが、計画の複雑性は当事者の必要としている技能の数やタイプ、そして、必要とされる資源に関連している。また、検討されているリハビリテーション上の環境の数にも関連している。多くの当事者が複雑で詳細な計画を必要としている。

　本章で焦点をあてるのは、技能開発介入と支援介入の計画・実行に関する諸問題である。まず、最初に取りあげるのは、これらの実施や介入の一つひとつに関連するいくつかの研究のレビューである。次に、これらの実施や介入に直接関係のある問題や原則を示す。

研究のレビュー

　精神科リハビリテーションの主な介入に関する研究は幅広く、これまで各種の専門雑誌の中で報告されている。例えば、数年の間に主な介入に特に関連する研究が生まれている分野は、人材開発訓練（Carkhuff, 1969, 1971, 1974；Carkhuff & Berenson, 1976）、生活技能訓練（Hersen & Bellack, 1976；Dilk & Bond, 1996）、社会的学習理論（Paul & Lentz, 1977）、職業リハビリテーション（Anthony,

表7-1
例：リハビリテーション計画

リハビリテーション総合目標：マイクは来年の1月までノースウェストのアパートに住みたい。

優先的な技能/資源開発目標	介入	責任者	開始予定日/実施日	終了日
マイクは社会交流の時間に居住者と会話をする時に週に4回、自分が考えたトピックを話す。	直接技能教育	提供者：施設のカウンセラー モニター：マイクとグループホームスタッフ	4月14日/ 4月20日	5月29日
マイクは家事をしている時にそのうち週に75%は他の居住者に援助を頼む。	技能プログラミング	提供者：マイク モニター：マイクとグループホームスタッフ	6月1日/ 6月15日	6月31日
福祉課はマイクに1か月に1回フードスタンプを提供する。	資源調整	提供者：社会福祉局 モニター：マイクと施設のカウンセラー	7月1日/ 7月1日	7月31日

私はこの計画を立てることに参加しました。そしてこの計画は私の目標を反映しています。

サイン＿＿＿＿＿＿＿＿＿＿

Howell & Danley, 1984)、そして地域支援（Test, 1984）の分野である。かなり多くの分野から合わせて研究を抜き出すことによって、2つの主要な介入（技能開発介入、支援介入）についての根拠が明らかになった。4つのタイプの研究がこれらの精神科リハビリテーション上の介入と最も関連している。

1. 精神障害を抱える人々の技能学習能力について分析した研究
2. 精神障害を抱える人々の技能と、その人々のリハビリテーションアウトカムとの関連を調べた研究
3. 技能開発介入と、リハビリテーションアウトカムとの関連性について調べた研究
4. 支援介入とリハビリテーションアウトカムとの関連性について調べた研究

●精神障害を抱える人々は技能を学ぶことができる

　まず、一見すると、精神障害を抱える人々が技能を学ぶことができるかどうかについての調査研究はあり余るほどあるかもしれない。常識は我々に彼らは技能を学べると教えてくれる。しかし、1960年代末期と70年代の初めまで、技能開発介入は、この当たり前のことから遠いところにあった。この間はさまざまな専門雑誌に技能訓練について多数の研究が載っていた。

　1974年、Anthony と Margules はこれらの文献を調べて、精神障害を抱える人々は、事実として、役に立つ技能を学ぶことが可能である、と結論づけた。特に、その際に検討したいくつかの研究で示されたことは、身体的、感情的、対人関係的、知的技能を学習できる（Anthony & Margules, 1974）、ということだった。例えば、身体的機能の領域では技能訓練プログラムが次のような技能に強い影響を与えていた。個人衛生（Harrand, 1967；Retchless, 1967；Scoles & Fine, 1971；Weinman, Sanders, Kleiner & Wilson, 1970）、調理（Scoles & Fine, 1971；Weinman et al., 1970）、公共の交通手段の利用（Harrand, 1967）、レクリエーション施設の利用（Harrand, 1967）、仕事上の道具の使用（Shean, 1973）と身体的健康法（Dodson & Mullens, 1969）である。感情面や対人関係の機能の領域では、技

能訓練プログラムが対人関係技能（Ivey, 1973；Pierce & Drasgow, 1969；Vitalo, 1971）、社会化技能（Bell, 1970；Weinman et al., 1970）、セルフコントロール技能（Cheek & Mendelson, 1973；Rutner & Bugle, 1969）、選択的報酬技能（Swanson & Woolson, 1972）、そして、職業面接技能（McClure, 1972；Prazak, 1969）に強い影響を与えている。

　最後に、知的機能の領域を取り上げる。技能訓練プログラムは、金銭管理技能、(Weinman et al., 1970)、求職技能（McClure, 1972）、そして仕事に応募する技能を増進させた（McClure, 1972；Safieri, 1970）。

　これらの初期の研究の多くの中では、長い間、症状に影響された行動を示す長期入院患者に対して訓練していた。精神障害を抱える人は技能を学習できるし、慢性であることも症状全体も技能学習を妨げないということは、今では広く受け入れられている。これらの初期の研究の結果はこのように精神科リハビリテーションアプローチについて、当事者の技能を改善するという点を強く支持するようにみえる。1980年代と1990年代において、生活技能訓練、認知リハビリテーション、そして、行動上の技能訓練の領域における研究は、精神障害を抱える人々は多数の異なった技能を学習することができることを示した。技能訓練についての総合的なレビューは、結論的に精神障害を抱える人は幅広い多様な対人的、認知技能を学習できることを見出した（Benton & Schroeder, 1990；Dilk & Bond, 1996）。

　すでに引用した研究からわかるように、精神科リハビリテーションにおける技能の概念は日常生活技能よりはよほど広い。評価と教育に最も問題を含むのが個人の内面上や対人関係上の技能である。しかし、これらは精神障害を抱える人がしばしば最も援助を必要としている技能のタイプである。注目が集まりつつある他の技能のタイプは、認知技能である（Green, 1996；Spaulding et al., 1999）。認知リハビリテーションについての節の中ですでに議論したように、そこでの見解は、基本的な神経認知的障害が、より複雑な社会生活技能を学習するための本人の能力を抑制しているということである。仮説としては、もし基本的な注意と知覚の技能が最初に学習できると、社会生活技能学習はさらに効果的で有効になる

のかもしれない。

　統合失調症における社会的問題解決技能のレビューの中で、Bellack、Morrisonと Mueser（1989）は統合失調症と診断された人は、しばしば彼ら自身を理解させるコミュニケーションの能力が重篤に障害されているとした。彼らが報告していることは、「この機能障害に対する証拠は問題解決技能における証拠よりも非常にはっきりしている。コミュニケーションに関する機能障害は問題解決能力の不足よりも、対人関係上の困難に対してより中心的であることは明らかであろう。彼らの希望や考え方を理解されないようにしている、この能力低下は、統合失調症の人々が問題解決訓練で教えられた戦略を使う能力の大きな妨げになるだろう。」(pp. 111-112)。Hogarty（1999）は、社会的認知の領域、つまり、社会的相互交流の中で上手に行動する能力に重大な技能の欠損が存在していると主張している。精神科リハビリテーションセンター（1989）は、直接技能教育の効果と技能訓練の技術、習得、応用、そして選択的対人関係技能の使用について調査した。単一対象実験デザイン、反復交叉対象を使用して、特定の対人関係技能の多くが評価され、教授された。これらの技能には、1）自分の考えを述べる、2）要求を断る、3）不愉快な気持ちを共有する、などが含まれている。その分析が示すには、直接技能教育の技術は、これらの対人関係技能の使用に非常に建設的な影響を与えている。

●技能はリハビリテーションアウトカムに影響を与える

　精神科リハビリテーションの実践にとって他の中心的な調査研究が明らかにしているのは、当事者の技能とリハビリテーションアウトカムの程度との間の関連である。Arnsと Linney（1995）が発見したのは、機能的技能の評価が、人々の居住レベルと職業的自立度との間で明確な相関関係にあったということである。そして、技能レベルは診断的変数よりも優れたリハビリテーションアウトカムの予測因子である、ということであった。多数の研究が、職業適応と対人関係技能と職業上のアウトカムの指標との間で明確な関係を明らかにしている。一部の研究（Dellario, Goldfield, Farkas & Cohen, 1984；Schalock et al., 1995；Smith et al.,

1996）では、技能評価と非職業上のアウトカム、例えば、精神科の入院施設からの退院、再入院、退院直後の社会適応などとの間で大きな意味を持つ相関関係があると報告されている。

　当事者の技能と職業上のアウトカムとの関連を調査した複数の研究結果は、おどろくほど一致している。職業適応技能を評価したどの研究も、それが将来の職業遂行と非常に関連していることを明らかにした（Anthony et al., 1995；Bond & Friedmeyer, 1987；Bryson, Bell, Greig & Kaplan, 1999；Cheadle, Cushing, Drew & Morgan, 1967；Cheadle & Morgan, 1972；Distefano & Pryer, 1970；Ethridge, 1968；Fortune & Eldredge, 1982；Green et al., 1968；Griffiths, 1973；Miskimins, Wilson, Berry, Oetting & Cole, 1969；Watts, 1978；Wilson et al., 1969）。職業適応技能のすべての評価を算定したところ、総合点数は常に将来の職業遂行を予想したものになっていた（Bond & Friedmeyer, 1987；Cheadle et al., 1967；Cheadle & Morgan, 1972；Distefano & Pryer, 1970；Ethridge, 1968；Griffiths, 1973；Rogers, Anthony, Toole & Brown, 1991）。それぞれの研究の中で職業適応能力の評価は、職業カウンセラー、作業療法士、職業指導員が行った。これらの評価はさまざまな保護的、もしくは模擬的職場環境で行われた。

　対人関係と（または）社会生活技能もまた、職業遂行を予側することがわかっている（Green et al., 1968；Griffiths, 1974；Gurel & Lorei, 1972；Miskimins et al., 1969；Mowbray et al., 1995；Strauss & Carpenter, 1974；Sturm & Lipton, 1967）。繰り返しになるが、データは、社会的機能についての情報が当事者の将来の職業遂行について常に推測できるということを一貫して示している。

　社会的機能の概念は、それぞれの研究ごとに異なって述べられている。例えば、Greenら（1968）は、自分以外の患者や職員との社会的接触を始める能力を評価した。Miskiminsと同僚ら（1969）は、生活技能を評価した、そしてGurelとLorei（1972）は限られた範囲の心理社会的機能の評価者の推定値について重要な関係を報告した。Griffiths（1973）は社会的機能とは、他人とうまくやっていくこと、そして自発的にコミュニケーションを図ることとみなした。しかし、StraussとCarpenter（1974）の研究では、評価したのは個人―社会関係であった、つま

り、友人たちと会うこと、または、社会的集団の一員として活動に参加することである。このように、社会的機能を測るために使われた項目は広い範囲であるにもかかわらず、これらの研究は、社会的能力と職業遂行との関連について明らかにしている点でおどろくほど似ている。

精神科リハビリテーションアプローチは症状ではなく技能に焦点をあてているが、前記の研究を、症状とリハビリテーションアウトカムの関係を調査した研究と対比してみると面白い。第2章でも報告したように、精神症状と将来の職業遂行をさまざまな形で捉えて評価してみても、この二つの間の相関は低いことが示されている。

●技能開発介入がリハビリテーションアウトカムに影響を与える

精神科リハビリテーションアプローチの中心となる考えは、技能開発介入は、住むこと、学ぶこと、社会生活を営むこと、働くことをより自立的で効果的にできる能力を高められるという想定である。AnthonyとMargules（1974、p.104）が述べているのは、「研究によれば、精神障害を抱える人は、技能を学習できる。そして、包括的なリハビリテーションプログラムに正しく統合され、そのプログラムが社会の中でその技能の使用について強化と支援を提供していれば、これらの技能は地域でうまくやっていくことに影響を与える。」ということである。

技能開発介入の研究の大部分は、行動心理学の文献の一部であり、重度の精神障害を抱える人に焦点をあてたものでないのだが、彼らに関連している研究もあり、新しい研究も定期的に生まれている（Liberman, Mueser & Wallace, 1986；Marder et al., 1996；Wong et al., 1988）。AnthonyとCohenとCohenは（1984）、重度の精神障害を抱える人を対象に実施された研究を特定している。精神障害を抱える人が事実として技能の学習が可能であるということに加えて、多数の研究は別の種類のアウトカムについても調査した。例えば、Vitalo（1979）は、技能訓練アプローチと外来患者に対する長期に及ぶ薬物療法のグループとを比較し、技能訓練グループのほうに、新しい友人の数や彼らが新しく加わっている活動の数において有意な増加があると報告した。Libermanら（1998）は、2年間の追跡で、

自立生活技能の改善を見出した。そして、Smith ら（1996）は、最初の地域適応における変化を報告している。

　職業上のアウトカムについてのいくつかの研究は、求職技能（Azrin & Philip, 1979；Eisenberg & Cole, 1986；McClure, 1972；Stude & Pauls, 1977；Ugland, 1977）、意思決定技能（Kline & Hoisington, 1981）、仕事や職業適応技能（Rubin & Roessler, 1978）における訓練の効果を調べている。どの研究も、技能訓練を受けていた重度精神障害を抱える人々のグループにとっての職業上のアウトカムの改善を報告していた。例えば、Eisenberg と Cole（1986）は、組み合わせた対象群が 12％だったのに対して、求職技能訓練を受けた人々は 61％の雇用率だったと報告した。

　ここでまとめを述べる。実践において、最大の効果を得るためには、技能開発介入は一つのプロセスに統合されるべきである。そのプロセスでは、技能開発介入と支援開発介入の両者を、お互いに他者を排斥するのではなく、相補的な介入として扱う。技能訓練の研究者は、この２つのタイプの介入をときどき分離しようとする。実践にあっては、これは可能でも望ましいことでもない。

●支援介入はリハビリテーションアウトカムに影響を与える

　技能開発介入に加えてもう一つの主要な精神科リハビリテーション介入は、当事者の環境の中の支援を増やすことに焦点をあてることである。これから述べる研究の二つのタイプは、本質的に環境を操作している。第１のタイプの研究は、当事者が何の意図的な技能訓練の試みをしないで機能している環境での、支援の増加に特に焦点をあてているものである。第２の研究のタイプは、技能開発と支援介入の両者を連携させて使ったものである。したがって、これは当事者のアウトカムに対してどちらの介入が独自の貢献をしているかを明確にすることは不可能であった。そこで、支援介入だけに焦点をあてた研究をまず検討する。

　支援介入は、支援的人物、支援的場所、支援的活動、そして（または）支援物資を当事者に提供しようとするものである。支援する人物は、必要とされる行動やさまざまな役割（権利擁護、ケースマネジャー、カウンセラー、アドバイザー

のいずれか、または、重複して）を通して支援を提供する（Dougherty et al., 1996；Salokangas, 1996）。人、場所、活動、物資によって提供される支援の改善が焦点をあてるのは、環境におけるアクセスや資源の評価と修正、例えば、保護的または支援付きの仕事と生活環境、特別な移動手段、金銭管理、退院促進プログラムなどである。支援する人、支援する場所、支援としての活動、そして、支援としての物資というように区別する目的は、端的に環境修正が行われる方法の違いを明確にするためである。実践では、これらの修正はしばしば同時進行する。

　支援介入を、技能開発介入から区別するうえで、最も特徴的なことは、それは人の行動を変えようとはしない点である。Katkin、Ginsburg、Scott ら（1971）と Katkin、Zimmerman、Rosenthal、Ginsburg ら（1975）による初期の研究とその後の Cannady（1982）、Schoenfeld、Halvey、Hemley van der Velden、Ruhf（1986）らの研究は、支援する人物の存在がアウトカムに対して効果があることをはっきりと立証している。例えば、Cannady（1982）は、退院した人たちの住む地域の近隣の人々を支援のためのケースワーカーとして雇った結果、12か月で入院期間が約92パーセントも減少した。

　Witheridge、Dincin、Appleby（1982）らは、再入院の危険が高い精神障害を抱える人々のための支援チームの利用について報告した。それによると、当事者の家庭や近所を拠点としながら、このチームは一人ひとりに対し個別化された支援システムを開発させようとした。最初にいた50人の患者のうち41人がこのプログラムに残った。1年間、追跡したデータからは、入院日数が個人につき、87.1日から36.6日に減少したことが判明した。

　Stickney、Hall と Gardner（1980）による研究が調べたのは、退院する時に支援する人物と支援的な環境を別々に導入した場合と、一緒に導入した場合の効果についてである。それらは、人的支援や環境的支援のレベルが異なる4つの退院前の計画について調べたものである。これらの退院計画の目標は、地域の精神保健センターの利用の増加と再入院の減少であり、州立精神科病院から退院した400人について調べたものだった。研究結果は、増加された人的・環境的支援が、地域精神保健センターへ紹介された当事者と1年間の再入院率との両方に対して

影響があったことを明らかにした。最小限の環境的支援があった場合には、当事者のセンターへの紹介率は22％であり、再入院率は68％であったが、支援する人物を増加させると、紹介率が36％になり、再入院率は39％になった。次に、人的支援と環境的支援の両方を増やした場合は、紹介率が75％になり、再入院率は28％になった。このように支援を構成する要素が加わるとセンターへの紹介と利用が増加し、再入院率は減少した。

その他の複数の研究（Valle, 1981；Weinman & Kleiner, 1978）は、支援者とリハビリテーションアウトカムとの間にある関連性について調査した。しかし、これらの研究のどれもが、支援者の効果を技能訓練の効果から区別することはできなかった。Valle（1981）は、支持的なカウンセラーの対人関係技能のレベルとリハビリテーションアウトカムとの関係について調べた。アルコール依存症の人の再発率は彼らのカウンセラーの対人関係技能レベルとかなり関係していたと報告した。表現を変えると、6か月、12か月、18か月、そして24か月と追跡すると、飲酒行動のすぐれた予測因子はカウンセラーの対人関係技能レベルであった、ということである。

Weinman と Kleiner（1978）は、支援者の対人関係技能は評価しなかった。彼らの研究は地域を基盤とした支援者「イネイブラーズ（enablers）」の効果と病院を基盤にした社会環境療法（socioenvironmental therapy）と伝統的病院治療という2つの条件とを比較したものである。「イネイブラーズ」の主な役割は、技能を教えることと、さまざまな地域の資源に当事者をエスコートすることであった。この研究計画の結果は、人的支援と技能訓練の組み合わせは、再入院、自尊心、操作的役割遂行の点で、病院を基盤とした治療的介入よりも優れていた。

いくつかのケースマネジメントに関する研究は、技能開発介入と支援介入を統合させている（第10章、ケースマネジメントの概要参照）。さらに加えて援助つき雇用（Bond, Drake, Becker & Mueser, 1999）、支援付き居住（Ogilvie, 1997）、そして、援助付き教育（Mowbray et al., in press）のすべてが役割遂行の評価による効果を表している。これらの介入の強調点は支援と活動の場にあるが、これらの支援プログラムとセッティングにも技能の要素が含まれている。この時点で、

これらのタイプの介入を構成する技能と支援という構成要素がどれだけ介入のアウトカムに対して貢献したかを別々に分析するのは、実質的には不可能である。同じ意味で、ACT（assertive community treatment）の研究は、支援介入と技能開発介入を効果的に統合した介入のすばらしい例である（Chinman et al., 1999）。

最後に、入院患者についてのいくつかの研究を取り上げる。これらは、技能訓練介入と、患者がいったん退院した場合の地域生活支援を含むさまざまな補助的サービスとを統合している。これらの研究は、長期入院患者の在院期間がまだ比較的共通な時点で実施された。疑いようもなく、最も有名な研究は Gordon Paul による研究（1984）である。これは、伝統的な病院の病棟と、環境療法や社会学習のアプローチとを比較したものである。これらのプログラムを評価するために用いられた多くのプロセスとアウトカム指標の中の一つである「地域滞在期間」が示したのは、社会学習アプローチが環境療法より優れており、環境療法は伝統的な入院プログラムよりも優れていたということであった。それに比べてコントロールが弱くそして包括的でもない評価が、入院患者の技能のためのプログラムについて使用された初期の研究がある。どれも「地域滞在期間」や地域機能についての測定ではよい効果を報告している（Becker & Bayer, 1975；Heap et al., 1970；Jacobs & Trick, 1974；Waldeck, Emerson & Edelstein, 1979）。

要約すると、精神保健やリハビリテーションの異なった専門分野の研究者によって実施された実験的研究が示すものは、

1．重度の精神障害を抱える人は技能を学ぶことができる。
2．精神障害を抱える人の技能は、リハビリテーションアウトカムの評価にプラスに関係している。
3．技能開発介入は、精神科リハビリテーションアウトカムを改善させる。
4．支援介入は、精神科リハビリテーションアウトカムを改善させる。

介入についての争点と原則

　研究が示唆するように、技能の獲得は精神障害を抱える人のリハビリテーションを進めるうえで重要な問題ではない。彼らは効果的に教えられれば、技能を学習することが可能であるし、事実、学習する。しかし、技能の獲得（学習）は実際的な意味のある環境で技能を応用（遂行）するより簡単である。「学習」は、「その当事者はその技能を習得できるか？」という問題であり、「遂行」は「その当事者はその技能を使うか？」という問題である（Goldstein, 1981）。

　技能の遂行、応用、または般化は、決して技能開発介入に特有な論点ではない。これは、一般的に心理療法では歴史的課題であった。心理療法全体における技能の般化と維持の平均的割合は14％だと見積もられてきた（Goldstein & Kanfer, 1979）。それにもかかわらず、この重要な論点は技能開発介入にとってまさに直面しなければならない問題である。

　技能を扱った論文のレビューをふまえてCohen、Ridley、Cohenら（1985）は般化の可能性を最大にするために、技能開発介入に組み込まれるべき、11の原則をまとめた。

1. 当事者が選んだ技能の目標と介入戦略から始める。
2. 訓練する環境での学習を促進するために賞賛や激励を使うこと、そして、教える人と学習者の一対一の人間関係を生かすこと。
3. 関連する環境において当事者に支援サービスを提供すること。
4. すでに当事者が選んだ報酬を使って、関連する環境の中で技能の使用を強化するように、支援者に教える。
5. 参加者には、外発的報酬ではなく内発的動機を探し出すように教える。
6. 徐々に、報酬が提供されるまでの時間を長くする。
7. 技能遂行は、多様な状況で、むしろ、実際場面で教える。
8. 同じ状況で、さまざまな技能の使用を教える。

9．自己評価と自己への報酬を教える。
10．技能の根底にある規則や原則を教える。
11．宿題の割り当てを段階的にむずかしいものにしていく。

　上記の原則を活かしている技能指導技法の一つは、直接技能教育（DST：direct skills teaching）である。DSTは、どんな技能でも、学習するために必要な知識の概略を説明するために体系化された方法である。これは、それぞれの要素的行動を教えるために構造化されたレッスン計画を発展させている。そして、参加者を一つの行動をひとつずつと、すべての行動を一緒にして実施することとに参加させる（Cohen, Danley & Nemec, 1985）。この技能教育技法と多くの他の技法との違いは、DSTは、学習者を相互的で体系的な講義形式による学習理解のための技能開発過程に参加させるとともに、体験的モデリングと各構成要素の実行やリハーサルとに参加させる点である。多くの他の技能開発技法は人に技能を学ぶために必要な詳しい知識を教えて、その後、その人がその知識を独力で応用して技能を遂行すると期待しているか、または、構造化された実行と強化を通して新しい行動を形成するために、より洗練された行動変容技法を使うかのどちらかである。哲学的にいって、DSTと行動変容技法との違いは、例えば、DSTは参加者を指導者と対等に活動するパートナーシップを持つ学習者として参加させる。その積極的なパートナーシップは、学習者が選択した目標に直接関係すると特に感じた技能の学習を促進させる。一方、主な技法として行動変容技法を使用する技能発達的介入においては、参加者の役割は「対象」としての役割であり、強化を行う人に対して受動的な受取人となる。また、従事者や影響力の大きい人物が重要だと考えた行動を行いやすくするために作られた情報に対してもやはり、受け手となる。

　従事者の立場の技術の開発に加えて、当事者の立場に立ったカリキュラムを開発されてきた。これは、従事者に対しては、どうしたら、もっと効果的に教えることができるのかを示してくれるものである（Anthony, 1998）。この種の技術は評価、計画、実施の過程の中に、当事者を巻き込みやすくするように作ることが

でき、特定の領域（例えば、社会生活技能、求職活動、学習技能）でその人がわかりやすい言葉を使用することができる。当事者の立場に立ったカリキュラムガイドは、通常、当事者がカリキュラムをこなしていくことを従事者が援助するときに有益である。従事者がそのカリキュラムを実行するために、事前に精神科リハビリテーションの従事者のための技術訓練を受ける必要はない。もっとも、それは強く推奨されることではあるが。

　おそらく、精神科リハビリテーション領域で最も知られているのは、行動療法的リハビリテーション（特に生活技能訓練）とボストン大学精神科リハビリテーションセンターで進められている技術開発についての取り組みから生まれた当事者の立場に立ったカリキュラムである。センターの Choose-Get-Keep カリキュラムは、choosing 領域（Danley, Hutchinson & Restrepo-Toro, 1998）と keeping 領域（Hutchinson & Salafia, 1997）とではグループカリキュラムが利用可能であるが、その発展と試行の 10 年間に広く普及してきた。このカリキュラムの特徴は、援助付き教育への応用（Unger, Anthony, Sciarappa & Rogers, 1991）と支援つき生活への応用（Anthony, Brown, Rogers & Derringer, 1999）において評価されてきたことである。

　2 つの新しいカリキュラムパッケージ（ウエルネスカリキュラムとリカバリーカリキュラム）がセンターによって最近、作られた。これらは、さらに実地試験が施されているところである。ウエルネスカリキュラムの初期のバージョンを使って行われた研究は、重度の精神障害を抱える人たちの、心理的、身体的健康へのウエルネス介入が強いプラスの影響を持っていることを見出した。そして、ウエルネスサービスがリカバリー志向の一連のサービスの中で果たす役割をはっきりさせた（Hutchinson, Skrinar & Cross, 1999 ; Skrinar & Hutchinson, 1994a ; Skrinar & Hutchinson, 1994b ; Skrinar, Unger, Hutchinson & Faigenbaum, 1992）。精神障害を抱える人の身体的健康全体に対する注目は、例えば中国のような他の国々においても高められた（Ng, 1992）。

　リカバリーカリキュラムは、リカバリープロセスを強めるために必要な情報や技能を提供するように、そしてまた、もっと創造的に行動して、満足した生活を

送られるように作られている。リカバリーカリキュラムに含まれているものは、参加者用ワークブック（Spaniol, Koehler & Hutchinson, 1994a）、指導者用ガイド（Spaniol, Koehler & Hutchinson, 1994b）、そして読本（Spaniol & Koehler, 1994）である。リカバリーカリキュラムは、合衆国全域で、何千人もの障害を抱える人によって使われてきた。そして、最近は、マネジドケアの領域で、その実用性について評価を受けているところである。センターは、リカバリーカリキュラムをスペイン語（Restrepo-Toro, 1999）に訳した。また、オランダには別のバージョンのカリキュラムがある。

　カリキュラムは、新しい行動や技能の開発を促進するうえで有効な手段として、治療とリハビリテーションの両方の面で新しく作られてきた。社会生活技能の指導者と研究者は、多様なモジュールの中で当事者向けカリキュラムの設計や評価にとりわけ熱心に取り組んできている。いくつかの技能領域は、例えば、会話技能などの機能的不全に対して目を向けて展開させている。一方、それ以外の領域は、機能障害（例えば、服薬管理と症状管理）の調整をする革新的な治療技法として役に立っている（Liberman, Wallace, Blackwell, Eckman, Vaccaro & Khehnel, 1993；Liberman & Corrigan, 1993）。どの技能モジュールも、指導者用マニュアル、参加者用ワークブック、そしてデモンストレーション用ビデオから成り立っている。非常に多くの調査研究がこのカリキュラムを当事者の技能の使用からみて、有効であると述べている（Liberman, Vaccaro & Corrigan, 1995）。

　前述のように、技能使用のために継続的な支援を提供することは、技能の般化を促進するのに重要な方法である。2つのタイプの精神科リハビリテーション介入（技能開発と支援）は離れがたく結びついている。技能を教える人は技能の使用も支援する（Cohen, Danley & Nemec, 1985）。精神障害を抱える人の技能の使用は、単純な社会的強化や、よく考え抜かれたトークンエコノミーか、または、強化スケジュールを通して改善できる（Armstrong, Rainwater & Smith, 1981）。社会的強化は、費用がかかることもなく、より受け入れやすいうえに一般的であり、選んだ環境の中で望ましい技能使用を効果的に引き起こすことが可能である。

　同様に、従事者が支援介入を提供することは、この支援を単純に提供するより、

むしろ当事者がナチュラルサポートを得ることを学習する助けになり得る。

　このような方向性に関連して、Mitchell（1982）が報告したデータによれば、人の技能はその支援的ネットワークの大きさに明確に関連している。当事者は、彼ら自身の支援ネットワークの発展のために、積極的な役割をとるように教えられることもできる。Mitchell（1982）のデータが示すには、自立のレベルとピアサポートのレベルは比例した関係にあった。人は、より支援を感じると、より自律的に行動できる。ここでの原則は、人々が欲する支援を得られるように教えられれば、もっと自律的に活動できる、ということである。

　他の研究は、支援とアウトカムとの関係に着目してきた（Greenblatt, Bererra & Serafetinides, 1982）。Dozier、Harris、Bergman（1987）らが発見したことは、中程度のネットワークの密度（つまり、ネットワークのメンバーたちがお互いを知っている程度だが）、それが入院日数の減少と関係しているということである。ファウンテンハウス型のクラブハウスで実施された研究の中で、Fraser、Fraser、Delewski（1985）らの報告によると、入院期間の減少は、クラブハウスのメンバーのネットワークの中で精神保健の専門家の数の増加と相関関係があるという。Sommers（1988）は、重要な他者の態度、つまり、社会的に適切な行動に対する強い要求は、手段的な遂行と相関していることを見出した。Baker、Kazarian、Helmes、Ruckman、Towerら（1987）が発見したのは、再入院患者は、再入院していない患者と比較して、「二番目に影響力のある人」に対して、「ケアスケール」でより低く、「過保護・批判」スケールでより高く評価した、ということである。

　支援のすべてのタイプが重要だが、精神障害を抱える人への人的支援の提供が最も重要である。他の人に支えてもらえることは、自然な人間の欲求である。この欲求は精神障害を抱える人たちにとって特に重要となる。というのは、機能障害が、おそらく彼らをして、仕事や学校、家庭での活動という社会への出口を与えられる活動から尻込みさせる原因になっているからである（Harris, Bergman & Bachtach, 1987）。精神障害を抱える人の支援ネットワークを特徴づけるのは、規模の小ささ、相互関係の足りなさ、家族が取り仕切っていること（Weinberg &

Marlowe, 1983)、そして柔軟性のなさと不安定性である（Morin & Seidman, 1986)。

支援介入についての研究は、概念的、方法論的不足のためにむずかしい（Lieberman, 1986；Starker, 1986；Thoits, 1986)。支援や支援ネットワーク、支援システムの概念が明確な定義を持っていない。決まった形や信頼できる尺度が欠如している。これらの不足にもかかわらず、効果的なリハビリテーション介入として支援介入の考えは定着している。

より有益で変わらない支援の定義の一つが、KahnとQuinn（1977）によって与えられている。彼らは支援を、「個人間の交流で、肯定的な感情、是認、援助によって構成される」とした。「肯定的感情」に含まれるのは、好きであること、賞賛、尊重と他の種類の肯定的評価である。同様に、「是認」の内容は、ものの見方、信じている事、価値観、態度、または、行動を支持することであり、「援助」の内容は、例えば、物質や情報、時間、そして社会保障などの権利というようなものである。仲間や従事者、そして、家族の一人ひとりは、さまざまなタイプの個人的支援を提供している。

原則は、もし目標がより自律した生活ならば、誰かまたはある人たちは、肯定的感情、（当事者の）是認、そして援助を（当事者に）提供し続けるべきであるということである。

研究論文によると、よりよい支援のために可能な介入が提唱されている（Harris & Bergman, 1985；Marlowe & Weinberg, 1983)。これらの介入には下記のことが踏まえられている。

1. すでにある家族や友人などのネットワークを修正して、その支援を現実化する。
2. ボランティアの活用による新たなネットワークメンバーの開発
3. 有償のボランティアの活用によって付加されるネットワークメンバーの開発
4. すでに地域にある、教会やクラブなどのナチュラルサポートを加えることの推進

5．類似の課題を持っている人々がサポートネットワークに入ることの推進
6．現在のネットワークメンバーのつながりを強化する。
7．危機介入を機能させるためのより広いネットワークの活用
8．ネットワークの機能の拡大

　どんな支援介入でも、その基盤にある根本的な原則は、従事者ではなく、障害を抱える人が、その介入を支援的だと感じるべきだということである。「美しさ」のように「支援」もまた、それを見る者の目の中にある。すべての人間関係が支援的で有益だというわけではない (George, Blazer, Hughes & Fowler, 1989)。感情、是認、または、援助は、支援の受け手に役立つと思われなければならない。まさに、ある人にとってのストレスが他の人とは違うように、支援にしてもそうである。
　技能開発介入と比較すると、支援介入は正しく基本的な精神科リハビリテーション介入であり、技能介入と同程度に重要であり、そして両方とも、援助する人間とされる人間の間のしっかりした関係の中で生じるということは、技能開発介入と違って、ごく最近になってやっと理解されてきた。たぶん、その原因は、精神科リハビリテーションの最初の技術が技能の変化に焦点をあてたからであり (Anthony, Cohen & Pierce, 1980；Hersen & Bellack, 1976；Paul & Lentz, 1977)、精神科リハビリテーションをよく知らない精神保健の専門家が精神科リハビリテーションを技能訓練として狭く定義したからである。人々は常にアウトカムを改善するための支援の重要性と、さらに、それはしっかりした人間関係の中に置かれるという特徴的な点の重要性をも認識してきた。そして、常にこれは、リハビリテーション領域の一部として概念化されてきた (Anthony, 1979)。
　それにもかかわらず、一部の従事者は、いまだに技能の必要性とは対照的に支援の必要性についての重要性を度外視しているようである。最近の研究で明らかになったことでは、環境的支援の欠如は技能の欠如よりも地域への統合には大きな障害であるという精神障害を抱える人の発言がある (Mallik, Reeves & Dellario, 1998)。これとは対照的に、従事者は、精神障害を抱える人よりも、個人や技

能の欠如をより障害としてみる傾向がある（Mallik, Reeves & Dellario, 1998）。

　本質的には、技能と支援の両方の改善がリハビリテーション過程が進むことの指標である。もし、その過程が効果的に実行されているならば、アウトカムとしての変化が容易に起きる。技能と支援との評価はプロセス評価でしかない、ということは繰り返し述べるだけの価値がある。アウトカムとは何であるかという質問に対しての答えは、これらの技能と支援の変化とが役割遂行に改善をもたらしたかどうか、でもあるし、当事者がその生活、学習、そして（または）働くために望んだ環境の中でより成功し満足しているかどうか、ということでもある。

結語

　たとえ、評価、計画、介入の精神科リハビリテーション過程が比較的、単純に描かれていたにしても、それを提供することは決して単純ではない。熟練した人材、効果的なプログラム、よくデザインされたサービスシステムは、当事者がそのリハビリテーション目標に到達するためのチャンスを増やすために適切に配置されるべきである。

　次の3つの章は、いかにこれらの人材、プログラム、そしてシステムは精神科リハビリテーション過程を促進できるかに焦点をあてる。

第8章

人材

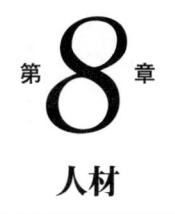

「私の人生は、一度きりである。ゆえに私が行える親切があれば、あるいは私が仲間に行える善があれば、引き延ばしたり無視するのではなく、今、させてほしい。この道を、二度と通らないのだから。」

ウィリアム・ペン

「リハビリテーションのアウトカムに寄与するのは何か」という問題を理解するうえで、概念上の枠組みとなるのは「人材」「プログラム」「システム」の3点である。すなわち、重度精神障害を抱える人のリハビリテーションのアウトカムは、本人と交わる人材、プログラム、およびサービスシステムの効果に左右される。そこで「人材」「プログラム」「システム」を分析することにより、リハビリテーションのプロセスの研究や利用、変更を効果的に行うことができるようになる。分析の対象は、以下の3点である。

1. 当事者と交わる人材（例：カウンセラー、精神科医、家族、他の当事者）の技能や知識、態度
2. 人材が使うプログラム（例：当事者によるピアコンパニオンプログラム、援助付き雇用プログラム、自立生活技能プログラム）
3. 人材とプログラムを支援するサービスシステム（例：職業リハビリテーションを提供する機関、州政府の精神保健機関、マネジドケア機関）

本章では、人材に焦点をあてる。

精神障害を抱える人は、自分のリハビリテーションアウトカムに重大な影響を与え得る多くの人と交流する。通常、従事者（有資格および無資格）、家族、他の

当事者（患者および回復者）が与える影響が最も大きい。重要な要素は人材の「役割」ではなく、一定の機能（例：診断、計画、介入等）を本人の助けになるような形で行う能力があるかどうかである。肩書や資格、役割が何であれ、従事者は以下の事がらを行うための技能・知識・態度を備えていなければならない。

1. 精神障害を抱える人と接し、緊密なつながりを作り、必要な支援を行う。
2. 当事者がリハビリテーションに対する準備性を評価することを助ける。
3. 当事者がリハビリテーションを必要とし、求める場合は、リハビリテーション準備性を開発することを助ける。
4. 当事者が自己決定に基づいたリハビリテーション目標を設定することを助ける。
5. 当事者がリハビリテーション総合目標に見合った技能や環境的支援を評価する手助けをする。
6. 当事者が必要な技能・資源を開発する計画を作成するのを助ける。
7. 当事者が自分らに必要な新しい技能を学習することを助ける。
8. 当事者がすでに有している技能を活用することを助ける。
9. 当事者が必要な資源と結びつくように助ける。
10. 提供される支援を改善するため、当事者が資源を修正することを助ける。

技能を結びつけることは別としても、これらはいずれも診断・計画・介入のプロセスで必要となる。どれも当事者が目標達成のために必要な技能や資源を得られるようにするための援助である。また、上記のうち第2項、第3項、第4項、第5項は診断の段階で必要なものであり、第6項は計画段階で発生する。第7項から第10項は介入段階の一部である。

これらの項目をいかに体系的に行うかは、人によって変わってくる。これらの項目を自分が行っていることに気づかないことすら時にあるかもしれない。しかし精神障害を抱える人たちは、必要に応じてこれらの項目を遂行できる能力がある人と交流する必要がある。

アメリカの中での行動ヘルスケアの出現とその説明責任の強調とともに、重度の精神障害を抱える人を地域で支援するサービスを提供する人の能力を強調することが再開され始めた。最近、精神保健サービスセンター（CMHS）は、重度の精神障害を抱える人に質の高いサービスを提供するための12の基本的な能力を定義した専門家の委員を招集した（Coursey et al., 2000）。これらの能力は、学習、訓練、体験を通して開発され習得することのできる重要な知識、技能、態度であると明示している。興味深いことに、前述の10の精神科リハビリテーションの項目のすべてがCMHSの研究によって定義づけられた能力のリストに含まれていた（Coursey et al., 2000）。

　すべての重要な能力に含まれているものは、援助者の対人関係の技能である。当事者を助ける人における対人関係の技能の重要性は、どんなに強調しても強調しすぎることはない。対人関係の技能が第1項として必要なことは明らかであるが、対人関係の技能はリハビリテーションプロセスの全要素の根幹をなすものである。理解したことを表現する能力や、自分をさらけ出したり、他人を励ます技能（Cohen et al., 1989）が、カウンセリング（Carkhuff & Anthony, 1979）、教育（Aspy, 1973）、薬物依存のリハビリテーション（Valle, 1981）のアウトカムに関連している。従事者、家族、当事者は対人関係の技能を磨くことができるのである。

　Goering & Stylianos (1988) は、「今日のリハビリテーション介入の効果は、当事者と従事者の間に形成される人間関係にもよる」と主張している。リハビリテーションが効果的であるための要素の一つが、治療契約の強さである（Goering & Stylianos, 1988）。Gehrs & Goering (1994) は初期段階でリハビリテーションプログラムに参加していた22例の従事者と当事者関係を調査した。これらの当事者は統合失調症と診断されていたのであるが、病気がリハビリテーション従事者と当事者の目標の成果や関係の認識に影響を与えていることは明らかにならなかった。加えて、共同による作業によって行われているという関係の認知は、リハビリテーション目標の達成と明らかな相関があることが示唆された。こうした結論は、大多数の精神科リハビリテーション活動が対人関係的な側面を強調していることとも一致している。

他の研究（特にリハビリテーションではなく、重度の精神障害を抱える人に着目したもの）では、従事者と当事者との関係とプロセスや結果の評価とに相関があると報告している。ケースマネジメント研究においては治療関係の強い結びつきが総体的症状、QOL、治療協力する態度、精神保健治療の満足度によい結果を生み出すとしている（Solomon, Draine & Delaney, 1995）。他のケースマネジメント研究の中で、Neale & Rosenheck（1995）はケースマネジャーと当事者との結びつきが強いと、強い症状が軽減し、全体的な機能が改良し、地域生活技能の機能や当事者が認めるアウトカムが上昇したと報告している。
　他の研究では、共感のトレーニングを受けている病棟スタッフと受けていないスタッフを比較した（Smoot & Gonzales, 1995）。調査はトレーニングを受ける前と受けた後6か月を比較した。結果、トレーニングを受けた病棟スタッフの転職率は低く、病気休暇や年次休暇の取得も減っていった。また病棟では不満や暴行について報告されることも減っていった。損益分析では訓練を受けた病棟において相当な経費の節約になり、通常の病棟では支出が増加したことを示している。要約すると、臨床経験と実証的な研究は、精神障害を抱える人に対して働いている時に人間関係に熟練した援助者の性質が重要であると強調している、ということである。

有資格の専門家

　精神科リハビリテーションの領域で働く有資格の専門家（例えば、博士号を持った人、医療ソーシャルワーカー、作業療法士、治験コーディネーター、ソーシャルワーカー、修士、正看護師、準看護師、医師）は、従来の専門的訓練には含まれていなかった活動（Anthony, 1979）や、自分たちがあまり関心を抱いていないこと（Stern & Minkoff, 1979）も行わなければならなくなっている。これまでは長期精神障害を抱えた相手に働くことは見返りがなく、名声を得られず、希望がないと感じている精神保健専門家も多かった（Minkoff, 1987）。
　重度精神障害を抱える人を対象にした仕事を効果的にするために必要な技術の

訓練の不足は、有資格の専門家が機能評価や資源評価、リハビリテーション計画作成、技能訓練、技能活用プログラム作成、資源調整・資源修正などの技能を使うことを求められた時に特に顕著になる（Marshall, 1989）。精神科リハビリテーションの従事者は、精神科リハビリテーションの全プロセスを通じて当事者を導くための技術を習得しなければならない（Anthony, 1979；Spaulding, Harig & Schwab, 1987）。第5章ではこうした技術を論じ、技術訓練を受ければ行えるようになる活動と技能を列挙した。

　技術に焦点をあてることにより、学位や肩書が必要ではなくなる。ケースマネジャー、セラピスト、カウンセラー、医師、医療ソーシャルワーカー、正看護師などの肩書で従事者を選別するのではなく、その人が何がうまくできるのかを基準に従事者を選別すべきである。そしてリハビリテーションプロセスを通して当事者を導くために必要な技能を遂行できる従事者を全体で確保するように、リハビリテーションのチームを結成すべきである。例えば、ソーシャルワーカー2名、精神保健ワーカー3名、心理士1名という具合に、資格や肩書でチームを組むのは意味がない。一定の資格によるケアが法律的に義務づけられている場合（例：医療ケアや看護ケア、心理テスト）を除き、本来、行うべき全活動が行えるように、機能的なチーム作りを考えた人材配置が必要である。

　歴史的な見地からすると、心理、ソーシャルワーク、精神科看護、精神医療の4つの中核領域は、長期精神障害を抱える人にサービスを提供する専門家の育成に関して、少なくとも乗り気ではなかった（Anthony, Cohen & Farkas, 1988；Friday, 1987）。Bevilacqua（1984）はソーシャルワーク、心理、看護の分野を批判して、「精神障害を抱える人の環境的・社会的な問題から自ら隔離するように、オフィス診療ベースのサービスモデルを導入した。」としている。その結果、専門家を養成するための学校のカリキュラムを見ても、慢性精神障害にあまり注意が払われなかった。Rapp（1985）とGerhart（1985）が、専門分野の訓練に共通の問題を指摘している。

1．意欲と経験を有する教員陣が不足している。

2．適切な訓練現場や指導者が不足している。
　3．精神障害を抱える人を対象に働く意欲のある学生が不足している。

　1984年、Talbottは慢性の精神疾患を抱える人を対象に働く専門家の訓練に関して、教育面での過去5年の進展を検討した（Talbott, 1984）。長期精神障害を抱えた人に関する政策やサービス提供の問題に対する関心が深まっているにもかかわらず、教育や訓練の問題は深まっていないとして、彼は驚きを示している。Talbottによれば、精神科のレジデントプログラムにおいて、機能評価、地域生活支援システムの各構成要素、長期にわたる当事者の回復のモニタリングなどの項目に対して、ほとんど注意が払われていないとしている。さらにTalbottは生涯医学教育の中で、地域で成功している精神科リハビリテーションプログラムとの接触を増やすべきであると主張している。Cutlerのレジデント訓練モデル（Culter, Bloom & Shore, 1981）など、例外はいくつかあるが、1980年代までは必要な内容や現場体験が取り入れられていない訓練プログラムがほとんどであった。Talbottと同様、Stein、FactorとDiamond（1987）はレジデント訓練プログラムのうち、長期精神障害を抱える人の処遇に十分な講義と実習を行っているのは一握りしかないと指摘している。若い精神科医は、治療対象者として長期精神障害を抱える人に対して興味を抱いていない。

　ソーシャルワークを学ぶ学生は、最近になって開発された精神科リハビリテーションのアプローチより、精神力動に魅了されるようである。教える側と同様、教わる側もソーシャルワークのうち、個人診療モデルのほうが好ましいとしている。Rubin（1985）が「対象として魅力を覚えるグループ」を学生に点数で評価させたところ、精神障害を抱える人が「最も魅力を感じない対象」という結果が出された。

　精神保健の専門家育成のための大学教育を分析したDavis（1985）は、その多くを、慢性精神障害を抱える人を対象とした専門家育成に関する分析に割いている。彼は、バージニア州の精神保健システムを利用している当事者の特性と、この特性データが専門教育に対して持つ意味合いを検討した。彼のデータによれば、

慢性精神障害に関する講義と実習、特に心理ソーシャルワークの部分が欠如している（Davis, 1985）。リハビリテーションカウンセラー訓練については、Weinberger と Greenwald（1982）がリハビリテーションカウンセリングで単位に認定されている大学院レベルの 59 課程を調査し、精神科リハビリテーションを専門として教えているのは 7 課程に過ぎなかったと報告している。最近の仕事領域のレビューによれば、4 つの中核だけでなく 8 つ（精神医学、心理学、ソーシャルワーク、作業療法、精神科看護、カウンセリング、結婚ならびに家族療法、心理社会的（精神医学的）リハビリテーション、社会心理学、社会学）の分野に関してのデータを考察している（Center for Mental Health Services, 1998）。

　中核領域における精神科リハビリテーションに関する就業前訓練カリキュラムが歴史的にみても不足しているにもかかわらず、1970 年代、1980 年代の間にこうしたカリキュラム開発のための知識・研究は急激に拡大してきた（Anthony & Liberman, 1986 ; Barton, 1999）。こうして今では、実証的・実験的な論文に基づき、就業前訓練カリキュラムを組むことが可能になった。どこの分野がどのような訓練を提供できるかも今では明らかになっている。このカリキュラムは慢性精神障害を抱える人が自ら選ぶ地域の中で効果的に機能するためには、どのような助けを提供すればよいのかという点について、現時点までに判明していることをふまえて作成することが可能である（Anthony, Cohen & Fakas, 1988 ; Farkas & Anthony, 1993 ; Mueser, Drake & Bond, 1997）。さらに大学生レベルでの精神科リハビリテーション教育も可能である（Gill, Pratt & Barrett, 1997）。

　ボストン大学精神科リハビリテーションセンターは、1986 年に MINH から中核分野での精神科リハビリテーションカリキュラムの採択を促進させるための研究の助成金を受けた。35 の精神医学、ソーシャルワーク、心理学、看護学の学校がこの研究への参加を申し込み、そのうち 6 つが選ばれた。それぞれの学校が、センターの助言を受け、精神科リハビリテーションカリキュラムを取り入れるための全体的な計画を開発した。その計画は重度の精神障害を抱える人にサービスを提供する時に、それぞれの専門職が遂行できる業務と同様の精神科リハビリテーションの要素を特定していた。例えば、精神科医は精神保健提供システムに

おいては診断を行うことが多いので、精神医学の学校では精神科リハビリテーション診断を成し遂げる方法が教えられる。心理学者は行動を教えることが多いので、結果として、心理学の学校ではリハビリテーション技能教育法をカリキュラムに組み込むことになった。3年間のプロジェクトから、大学が新しいリハビリテーションカリキュラムを適用して以下のようなことがわかった。

1. 精神医学、心理学、ソーシャルワーク、看護の学校は重度な精神障害を抱える人のリハビリテーションの内容を学ぶことに関心を持っている。
2. リハビリテーション以外の領域の教員陣に対して精神科リハビリテーションのカリキュラムを普及させることができる。
3. 個々の教員陣は、新しい内容を組み入れることに対して部門全体としてより関心を持っている。
4. 重度な精神障害を抱える人に対して働いた体験のある教員陣は、他の人よりも精神科リハビリテーションを組み込む必要性を理解している。
5. ほとんどの学校は学生に対して専門的な訓練を行う技術を教える準備ができていない（表8-1参照）。
6. 新しいカリキュラムを導入するには以下のような包括的な戦略が要求される。
    - 当事者と働く時に領域の中で専門職の明確な役割
    - 役割が学術的な要素と結びつくこと
    - 新しい内容として同様の目標を持った実務研修の設定
    - 教員陣が新しい内容を学ぶための時間を認めることとそのための財政的な支援（Farkas & Anthony, 1990）

不幸にも、1990年代おける職業教育プログラムは領域における人材開発のためのニーズや精神科リハビリテーションの知識、技能の発展に追いついていなかった（Caldwell, Fishbein & Woods, 1994；Farkas & Anthony, 1993）。誰が心理社会的リハビリテーションプログラムやその訓練のニーズを構成するのかの理解を試みるために、Blankertzら（1995）はアメリカの9,437人の心理社会的リハビリ

テーションに従事する人を調査した。調査によれば、従事者は主として直接的なサービスを提供し、学士の学位もしくはそれより低いものを所持していた。彼らの40％は心理学、ソーシャルワーク、看護、リハビリテーションカウンセリングの訓練を受けていた。調査データは訓練と教育の必要性とキャリア開発のための知識と技能の有用性を示唆した。精神科リハビリテーションにおいてキャリア開発には大学の学位が必要であることが明白な一方で、訓練の機会についてのレビューでは、そのような必要性に応えるアカデミックなプログラムはほとんど存在していないと指摘している（Friday, 1987；Farkas & Furlong-Norman, 1995）。

　就業前カリキュラムは、当事者のポジティブな成果へと変化できる知識を持っていてこそ構成することができる。当事者のアウトカムの相関要素や原因に関する経験論的知識が存在しているということは、アウトカム改善のため、従事者が一定の活動を行わなければならないということを意味している。そしてこれらの活動を行わなければならないということは、これらの活動を行う従事者は一定の技能を身につけていなければならないということを意味している。特別のカリキュラムを行う理由はアウトカムの改善が主であるが、アウトカムに関連していると思われる事がらを遂行するために従事者が必要とする知識、技能、態度の開発をも促進することになる。

● **カリキュラムの集中度**

　就業前訓練プログラムは、専門的訓練の経験の程度によりさまざまな内容となっている。いくつかのプログラムでは精神科リハビリテーション技能を、直接に教えるものもある。こうしたプログラムでは、段階的な技能遂行の説明、技能遂行の実演、指導付きの技能遂行の実践を行う。一方、精神科リハビリテーションに関する一般的な知識は提供するが、技能訓練を行わない就業前訓練プログラムもある、また、知識提供や指導つき実習は行うが、体系的な技能指導は無視しているプログラムもある。

　Cohen（1985）は、長期精神障害を抱える人のリハビリテーションを学生に教えている就業前プログラムの分類方法を提案し、カリキュラムを集中度で分類し

表8-1 就労前プログラムの分類

	基礎レベル	体験レベル	専門レベル
目的	知識を持った従事者の育成	経験のある従事者の育成	技能のある従事者の育成
目標	知識の増大	態度の改善 知識の増大	技能と態度の改善 知識の増大
方法	授業	指導付実習 授業	技能志向の授業 指導つき実習 授業
評価	テスト、論文	指導者による評価 当事者と接した時間数 当事者との接触の種類 テスト、論文	ビデオによる技能遂行の評価 収録技能の点数評価 当事者の満足度 指導者による評価 当事者と接した時間数 当事者との接触の種類 テスト、論文

出典；Anthony, Cohen, Farkas（1988）

ている（**表 8-1** 参照）。

　基礎レベルと評価される就業前プログラムでは、コースの一部あるいは全体が講義形式で行われ、精神科リハビリテーションに対する学生の知識を高める。体験レベルのカリキュラムは、講義で用いた教材を指導つき実習やインターン実習で補完する。専門レベルは講義と実習に加えて、技能形成を目的にしたコースを含んだカリキュラムとなっている（Anthony, Cohen & Farkas, 1988）。

　精神科リハビリテーションの分野が、たくさんの専門レベルの従事者を必要としているのは明らかである。専門分野としての精神科リハビリテーションの基礎に触れることはとても重要なことであるが、多くの国において精神科リハビリテーションの訓練を行うことはまだ新しい。基礎レベルは多くの人に精神科リハビリテーションの可能性を知ってもらう内容となっている。例えば、最近スウェー

デンのルンド大学精神医学の部門では精神科リハビリテーションの概要を学ぶコースを組み込んだ。また体験レベルの学習では、より高度な努力と精神力が要求される。さらに専門的な従事者を開発するための次の段階もある。専門レベルの従事者を訓練するカリキュラムがあることで、精神障害を抱える人を援助するこの分野の信頼性が増している（Minkoff, 1987）。知識と経験しか持ち合わせない従事者と異なり、専門レベルの従事者は一定の技能を遂行する能力を論文にまとめる力も持っている必要がある。また専門レベルの従事者は自分と当事者のセッションを録音・ビデオ収録し、自らの技能を見せることができなければならない（Rogers et al., 1986）。彼らの技能開発を観察し、新しい技能の学習を訓練前と訓練後で測定することもできる（Anthony, Cohen & Farkas, 1987）。

　FarkasとFurlong-Norman（1995）はアメリカとカナダの就業中訓練とアカデミックプログラムを調査した。58のアカデミックプログラムが、1993年の重度の精神障害の専門性を持ったアメリカ国立精神保健研究所の訓練分野の助成金のレビューリストとリハビリテーションサービス機構の長期間訓練のための助成金の受領者のレビューリストによって抽出された。それに加えて全米精神障害者家族会はアメリカのアカデミックプログラムを推薦する際に意見を聴取された。カナダのプログラムは、IAPSRSのカナダ支部とカナダの精神科リハビリテーション分野のリーダーたちの意見を聞いて抽出した。最終的に初期レビューを含んだプログラム（Friday, 1987）に、まだ組織が存在しているかの確認を含めて連絡を取った。53％の回答があった。プログラムは心理社会的リハビリテーションにおいて認められている従事者の能力に対応したテーマを扱ったプログラムも含めた。（例えばTrochim, Cook & Setze, 1994）。結果は、学生が精神科もしくは心理社会的リハビリテーションの概念に触れることができる場所の増加と、精神科リハビリテーションのプログラムや技能開発の数の減少を示唆した。46のアカデミックプログラムのすべては、基礎レベルのコースを開講している。そのうちのいくつかのコースは、大きなコースの中のセミナーの一つとして含まれている。28のプログラムは基礎と体験のコースを開講していた。一つのプログラムのみが専門的な訓練を実施していていた。

専門レベルのカリキュラムの一例が、ボストン大学の精神科リハビリテーション修士課程であり（Farkas, O'Brien & Nemec, 1988；McNamara, Nemec & Farkas, 1995）、20年以上にわたって開講されている。学生はリハビリテーションの知識に関する9単位を履修し、筆記試験と論文で学習の成果を試される（基礎レベル）。さらに、慢性精神障害を抱える人を相手に現場のセッティングに参加し、指導者が点数で評価をする（体験レベル）。この後、技能遂行を教育・評価する6単位を履修する。技能形成コースは訓練者ガイド、学生用参考文献ハンドブック、技能活用のオーディオビジュアル教材を含んだ訓練技術パッケージが使われている（Cohen et al., 1985, 1986, 1988, 1990）。精神障害を抱える人を対象に行う実習セッションを録画し、学生の様子を観察して評価する（専門レベル）。技能遂行は、信頼性と妥当性が検証されたスケールを用いて点数評価される（Rogers et al., 1986）。ボストン大学のプログラムを継続的に評価したところ、卒後5年の時点で、卒業生の約90％が長期精神障害を抱える人を対象にした仕事に就いているという結果が出された。学生の満足度調査によれば、卒業生の85％が教育内容に満足していると回答し、また97％が他者にこのプログラムを勧めるだろうと回答している（McNamara, Nemec & Farkas, 1995）。

　要約すると、文献はほとんどの専門的な訓練プログラムにおいて、精神障害を抱える人に対する内容が欠落していることを証明した。しかし、現在の活動は教育者自身が刺激されたこと、サービスの変化、精神障害を抱える人や家族の要求、精神保健機関による推奨などにより、この内容についての関心が増加している。精神科リハビリテーションの就業前教育が増加するにつれて、単に知識と経験がある従事者を訓練することに焦点をあてるのではなく、この特別な分野において実践の技能を持った専門レベルの従事者を訓練することに焦点をあてるようになることを希望する。アカデミックプログラムと精神保健部門との協力的な関係が、就業前と就業中の適切で効果的なプログラムを開発するために多く求められている（Caldwell et al., 1994；Fishbein, 1991；National Association of State Mental Health Program Directors, 1988）。

●就業中レベルカリキュラム

　就業前レベルのカリキュラムの改良が緩やかなペースで進んでいるのに対して、就業中訓練は、精神障害を抱える人に対して働いている従事者のために増加している。就業中教育が関心を持たれている理由の一つは、精神科リハビリテーション訓練をほとんどもしくは全く受けていない従事者が雇用されているサービス提供の環境があるからである。サービス提供の環境は、より訓練された従事者を必要としているが、教育的環境がまだ十分な人材を提供していない（Caldwell et al., 1994）。Kaiser（1990）は、重度障害領域での将来の人材を確保するための3つの戦略を示した。まず、人材確保は地方、州、連邦の財源やプログラム計画にとって最優先課題としなければならない。2番目は、協力こそがあらゆる面からの効果的な人材確保のための鍵である。3番目は技術実践の専門家の継続的な訓練を保証するための長期的なシステムを構築し維持していくことである。たとえ準備されたアカデミックプログラムが提供されたとしても、就業中訓練は総体的な人材開発を強化し継続するために不可欠なものとなる。

　例えば、いくつかの州が精神科リハビリテーションサービスを主要な州全体の課題として試みた時（例えば New York, Alabama, West Virginia）に、精神科リハビリテーションの就業中訓練の必要性に直面した。ニューヨーク州の訓練に関する研究の中で、研究者は、精神科リハビリテーションの訓練を受けた従事者は訓練を受けていない従事者よりも支援的な行動を見せていたと報告している（Boothroyd & Evans, 1993）。予想どおり、従来の伝統的な従事者と比較すると、リハビリテーションの訓練を受けた従事者は、設定された活動の目標の重要性や目的をよく説明でき、より開かれた質問ができて閉じられた質問は使用しない。そして、感情の振りかえり、内容の再確認、自己開示などの対人関係技能をよく使用する。ブラインド評価では人間関係を築くこと、励ますこと、リラックスさせ楽しませることの項目で、訓練を受けていない従事者より訓練を受けた従事者のほうが成功していると評価している。

　Farkas & Furlong-Norman（1995）はアメリカとカナダの就業中訓練の提供者を調査し、93か所（24％）の回答を得た。最も標準的で有効な訓練は、システム

の提供者のために政府の精神保健部門によって提供されるものであるとしている。46か所の回答者が心理社会的な仕事の能力に対応したテーマの訓練を提供していた。それらはすべて基礎的な訓練であった。46か所のうち3か所は当事者組織によるものであった。28か所は基礎レベルと体験レベルを提供していた。ロサンゼルス州精神保健地方部門、ファウンテンハウス、ニューヨーク州の当事者訓練、オレゴン州のローレルヒルセンター、バーモント州の地域変革センターは両方を含めていた。8か所の就業中訓練提供者だけが専門レベルで訓練していた。最も大きな組織は、ボストン大学精神科リハビリテーションセンターとその技術的な援助や提携をしているボストン精神科リハビリテーションコンサルティング社であった。両機関とも基礎、体験、専門レベルの訓練を行っている。システムやプログラムや人材などの改良を望む施設や地方政府や機関は、ボストン大学精神科リハビリテーションセンター（アメリカ以外）、もしくはボストン精神科リハビリテーションコンサルティング社（アメリカ国内）と契約して組織や人材の変化を進めるための助言を受けている。両機関とも人材訓練を総体的な組織の変化プロセスの一つとして提供しており、6か月から5年もしくはそれ以上の期間でどこでも受けることができる。就業中訓練の他の重要な進展は、国際的な心理社会的リハビリテーションサービス機関から精神科リハビリテーション従事者のための名簿が出版されたことである。それは、その機関によって厳正に標準化されたものに適応した精神科リハビリテーション従事者を載せている。

機能的専門家

「専門家」と呼ばれる前述の人材に加えて、中間的な「機能的専門家」が存在している（Carkhuff, 1971）。彼らは往々にして「非専門家」「準専門家」「コンパニオン」「ボランティア」「専門外プロフェッショナル」「サブプロフェッショナル」と呼ばれる（Brook, Fantopoulos, Johnston & Goering, 1989）。機能的専門家というのは、「正式な資格はないが、通常は有資格専門家が行う機能を果たす人」と定義できる。

研究によれば、機能的専門家は精神保健の分野で効果的であるとされている。Carkhuff (1968) は機能的専門家の活用と効果に関する 80 以上の論文をレビューし、「機能的専門家は当事者に重大で建設的な変化を与え、訓練により比較的短期間に支援的に機能するようになれる。また直接比較研究によれば、有資格専門家と同様の、あるいはそれ以上の変化を当事者に遂げさせることができる」との結論を導き出している。この結論は、10 年後のレビューでも確認されている（Anthony & Carkhuff, 1978）。1970 年代に出版された研究と事例報告（例えば Katkin et al., 1971, 1975；Verinis, 1970；Weinman et al., 1970；Gelineau & Evans, 1970；Goldberg, Evans & Core, 1973；Koumans, 1969；Lewigton, 1975）は Carkhuff (1968) の結論を支持している。1980 年代、1990 年代において、精神障害を抱える人の機能的専門家としての活用は成熟してきた（本章の当事者の項を参照）。

機能的専門家を最大限に利用するためには、以下の点を考慮する必要がある。

1. 選別のプロセスを通っていない一般人や訓練を受けていない人が全員、効果的と限らない。
2. 機能的専門家（あるいは補助者）が精神科の当事者によい効果を発揮し得るのは、追加された訓練と責任を与えられた時に限られる。
3. 機能的専門家が最もよく出来るリハビリテーション活動は、当事者と接し、人的支援を提供し、地域において有意義に生きていくために必要な技能を教えることであろう。

おそらく最も知られた機能的専門家は、精神障害を抱える人を援助するために作られた国のボランティア機関である Compeer, Inc. である。Compeer, Inc. は 1973 年に設立されたニューヨーク州のロチェスターを初めとする非営利組織である。Compeer, Inc. は地域からボランティアを募集し、精神障害の治療を受けている人と友好的に結びつけている。プログラムは 119 存在して国際的にわたっている。Compeer, Inc. はアメリカだけで 4,755 人の精神障害を抱える人に奉仕

している。(Compeer, 1997)。Compeer モデルは伝統的な精神保健サービスの補助として、精神障害を抱える人にボランティアフレンドを提供している。それにより、孤立が減少され、地域への参加が改善されたという報告がある（Skiboll, 1994)。

家族

　家族は、当事者のリハビリテーションアウトカムに影響を与える重要な資源である。精神科病院を退院した患者の50～60％が家庭に帰り（Lamb & Oliphant, 1979；Minkoff, 1979)、50～90％が家族との連絡を取り続ける（Fadden, Bebbington & Kuipers, 1987；Lefley, 1987)。精神障害を抱える人のリハビリテーションにおける家族や家庭環境の重要性のために、彼らの積極的なかかわりを最大限に生かす方法の取り組みが必要である。地域精神保健の支持者は、一番の優先事項として家族に対するサービスの拡張を求めている。特に、精神障害を抱える当事者に家族が段階的に適応するにつれて、家族はうまく対応していくための知識と技能を習得する必要がある。さらに、家族が十分な知識と援助を確実に得られるように、サービス提供者は訓練を受けて、家族が効果的に対応できるように援助する技術を学ばなければならない。

　精神科リハビリテーションでは「精神障害を抱える本人を助けるのに必要な技能・知識を家族はどれだけ持っているか、あるいは当事者の存在が家族生活に与える影響に対処するのに必要な技能・知識を家族はどれだけ持っているかは、一人ひとり異なる」と考えるが、家族が遭遇する問題にはこうした観点から対応できる。つまり、家族も学習プロセスを通して必要な能力と知識を開発することができるのである（Anderson, Hogarty & Reiss, 1980；Miller, 1981)。

　精神科リハビリテーションと合致した家族へのアプローチは、家族に情報を提供し、問題的状況を処理する家族の能力を増加させる。このタイプの家族介入は、身体リハビリテーションにおける家族へのアプローチと共通している。精神科リハビリテーションでは、人間が直面する諸問題を観察や測定できる事がらに転換

し、それを変化させることを考える。例えば、障害を抱える当事者がいることで発生するストレスに家族が対処できない場合、リハビリテーションのアプローチでは、人生観の形成に寄与した子ども時代に焦点をあてたり、本人や家族に薬を処方することはしない。ストレスの多い状況に家族が効果的に対処する知識や技能を、どうすれば家族が習得できるかに焦点をあてる。

1970年代まで、精神保健システムは家族に対してのリハビリテーションアプローチの価値を理解できていなかった。第3章で言及したとおり、家族に対してのリハビリテーションアプローチは心理教育と頻繁に呼ばれていた（North et al., 1998）。Spaniolと彼の同僚が家族に関する論文の中で、精神科リハビリテーション理論や技術を導入する時に用いてきたものである（Spaniol, Jung, Zipple & Fitzgerald, 1987；Spaniol, Zipple, Marsh & Finley, 2000）。

家族が障害を抱える本人を援助するためのサービスが必要であることは、家族も指摘している（Spaniol & Zipple, 1988）。第一に指摘すべき重要項目は、精神病と治療、サービスの有無、実践的なマネジメント技術などに関する知識と情報の不足という問題である（Creer & Wing, 1974；Doll, 1976；Evans, Bullard & Solomon, 1961；Hatfield, 1979；Hibler, 1978）。特に必要であると強調されているのは、行動管理や日常生活にかかわる援助（Creer & Wing, 1974；Hatfield, 1978）、そして感情的支援である（Creer & Wing, 1974；Doll, 1976；Hatfield, 1978；Lamb & Oliphant, 1979）。

家族に援助と支援を提供することは、家族に最善の援助を提供する方法をサービス提供者に教えることとも関連する（Starr, 1982）。1970年代から家族が強く指摘しているのは、「自分たちもプロセスの一部になりたい」と家族が欲してもサービス提供者が助けてくれなかったり、支援的でないことが往々にしてあるという点である（Appleton, 1974；Creer & Wing, 1974；Doll, 1976；Hatfield, 1978）。サービス提供者は支援的サービスを家族に提供し、障害を抱える本人が戻ってきた時に、最適な形で家族が機能するようにしなければならない。こうしたサービスの中には、精神疾患に関する実際的な知識の提供、実際的な行動管理戦略の教育、資源に関する情報提供が含まれる。香港や南半球のような地域で文化や宗教

的信条が大きく異なる地域の中での家族教育は、伝統的な信条と戦略的家族介入に関して折り合いをつけながら進める必要がある (Ng, 1992；Nagaswami, 1995)。

Spaniol、Zipple と Fitzgerald（1984）によれば、家族は心理療法が自分たちの望むものを与えてくれると考えてはいない。家族が療法に期待するものは、専門家が療法を通して家族に与えたいと考えているものとは異なっているからである (Hatfield, Fierstein & Johnson, 1982)。家族が実際的なアドバイスや情報を求めているのに対し、専門家は家族力動や感情表出に焦点をあてたがる。また家族は、セラピストの態度や推量が障害や障害から発生する問題を家族のせいにする傾向があるとも感じている。家族が高い不満を専門家に対して抱いていることから、家族の優先順位では治療の優先順位が低くなる傾向にあるという結果が、どの研究からも出されている (Hatfield, 1983；Spaniol et al., 1984)。しかし、提供されるサービスには満足していないものの、家族が専門家に支援や実践的なアドバイスを求めるという傾向は変わらない。その結果、専門家との接触量に関する不満度も高い。調査の対象となった家族の60％は、もっと頻繁に専門家と接触したいと答えている (Spaniol et al., 1984)。報告された接触回数は平均で、月1回以下であった。接触量がきわめて限定されており、接触の質もあまり高くないために、障害を抱える本人が地域に戻ってくると、家族は専門家から見捨てられたような気持ちになる。Grella と Grusky (1989) によれば、家族がサービスにどれだけの満足を感じるかは、その家族がケースマネジャーと持った交流の量に関連しており、量の多少がサービスシステムの質やサービスの範囲以上に家族の満足度を左右するとしている。

家族を巻き込むという新しいアプローチは、家族マネジメントアプローチとか心理教育アプローチとして大きく類型化されているが、こうしたアプローチは特に1980年代を通して一般的になった（例えば Anderson, Hogarty & Reiss, 1981；Byalin, Jed & Lehaman, 1982；Falloon et al., 1982；Goldstein & Kopeiken, 1981；Leff et al., 1982；North et al., 1998；Penn & Mueser, 1996)。こうした新しいアプローチの中には、感情表出（EE）が高いことが精神障害を抱える本人の再発に関連するという研究結果があることから、感情表出の高い家族ほど介入が必要であ

る考え方に基づいて介入を行っているものもある (Brown, Birley & Wing, 1972 ; Vaughn & Leff, 1976 ; Falloon et al., 1982)。感情表出のレベルは、カンバーウェル家族インタビューの点数から推論され得るもので、基本的には家族による批判の回数や敵意の有無、家族の過度な感情的のめり込みの評価で判断される。しかし、感情表出の概念なしに家族介入がうまく進む例もあり、その有用性や必然性には疑問が残る (Hatfield, Spaniol & Zipple, 1987)。感情表出が何を測定しているのか、感情表出の高い家族の再発率がなぜ高いのか (Mintz, Liberman, Miklowitz & Minz, 1987)、感情表出と再発率の間に因果関係があるのか (Hogarty et al., 1988 ; McCreadie & Phillips, 1988 ; Parker, Johnston & Hayward, 1988) は、研究者にも明らかになっていない。振り返ってみると、これらの研究の重要な点は、感情表出が精神障害を抱える人やその家族を助けるための必要性があると注目されていたからだったといえる。

家族心理教育の将来は、家族のセルフヘルプのために家族自身の文脈で起きてくるであろう。専門家の存在に頼っていては家族介入において本来備わっているものが何もなくなってしまう。家族教育介入は感情表出の専門家のコンセプトも必要ないし、専門家も必要ではない。The Journey of Hope の 12 週間のカリキュラムは家族から教えられた家族教育プログラムの一つの例である (Baxter & Diehl, 1998)。コースは思考障害、気分障害、薬剤、リハビリテーション、共感、コミュニケーション、問題解決技能、家族のセルフケア、効果的な権利擁護のような話題が焦点化される (Baxter & Diehl, 1998, p. 351)。

Zipple & Spaniol (1987) は、最も重要な家族のニーズ (全部ないしは一部) に答えるものとして 4 種類の家族介入を挙げている。指摘しなければならないのは、それらの家族介入のすべてが家族自身で行うことができるということである。彼らはこれまでの介入を以下のように分類したのである。

1. 情報提供が主な目的の教育的介入
2. 技能開発が主な目的の技能訓練介入
3. ストレスに対処する家族の情緒面強化が主な目的の支援介入

4．一つの介入の中に、情報提供・技能訓練・支援を盛り込んだ総合的介入

　ほとんどのモデルは、上記アプローチの要素を組み合わせて使っていることを指摘しておきたい。しかし、こうした概念的分類を行うことは、介入の第一目標のイメージの明確化につながるので有益である。

　さまざまな家族介入を評価したアウトカム研究をレビューした Zipple & Spaniol (1987) は「いずれの介入も、精神障害を抱える本人の再発率を減少する効果は同じである」との結論を出している。彼らは家族介入が類似の結果を示しているのには、二つの説明が考えられると示唆している。まず、「再発率」や「再入院率」といったグローバルなアウトカム指標はあまりにも大雑把であるために、介入間の優位さを捉え得ないということが考えられるとしている。「家族の不満」「当事者の満足度」「当事者の機能レベル」「家族の機能レベル」「ストレス度」などの指標を使えば、介入ごとのアウトカムの違いを示せるかもしれない。第二に、異なった介入であっても、中心的な要素が共通するために類似のアウトカムとなることが考えられるとしている。各介入とも家族をパートナーとして捉え、ある程度、家族が介入をコントロールできるようになっている。また、精神障害を抱える人の障害を家族のせいにしないことも各介入に共通している。各介入とも家族がより効果的に当事者に対処できるよう、技能や情報、支援（あるいはその組合せ）を家族に提供するのである。最近の家族介入に関するより厳密なレビューでは Zipple と Spaniol (1987) の初期の報告書「いずれの介入も、精神障害を抱える本人の再発率を減少する効果は同じである」を裏づける結果になった（Schooler, Keith, Severe & Matthews, 1995）。

　いくつかの国では、核家族よりも拡大した家族が働いた時により効果が見られたところがある。アラブ人 540 例の研究では、大家族は核家族と精神障害を抱える人を援助することに携わるための忍耐力や自発性において違っていた（Ell-slam, 1982）。これらのすべての介入の結果が類似していることは、家族の苦悩や患者の再発をいかに考えるかということとは関係なく、家族が専門家に期待することと直接に関連した諸戦略を各介入とも採用していると述べることで説明がで

きる。例えば、中国、インド、イタリアと同じように異なった国々でも家族が中心的役割であることは共通していて、精神障害を抱える人の長期的成功に対しての家族介入が不可欠であることを示している。(Agnetti, Barbato & Young, 1993 ; Nagaswami, 1995 ; Pearson & Phillips, 1994)。伝統的な治療的介入に加えて、ないしは伝統的な治療的介入の代わりに、家族介入を学習・活用することを従事者に勧めたい。

しかし、家族の役割の中で最も劇的な変化は新しい家族介入や理論の出現ではなく、世界中の家族擁護・セルフヘルプ活動を行う世界統合失調症協会の出現である。全米精神障害者家族会 (The National Alliance for the Mentally Ill ; NAMI) は、最も知られた全国的で政治的にも強い力を持つ家族アドボカシーのグループである。NAMI は家族のニーズに応えるものとして専門家によって設立されたものではなく、精神障害を抱える家族を持った人たちがセルフヘルプ・擁護グループとして設立したものである (Hatfield, 1981)。アメリカで 1979 年に発足して以来、NAMI は劇的な発展を遂げ、何千人もの家族を代表している支部が州や都市に数百か所あり、現在では 20 万人を超える会員を抱えるに至っている (National Alliance for the Mentally Ill, 2000)。

明らかに、NAMI は専門家以上に家族のニーズに応えている。精神保健システムの改善を目的とした擁護運動のための家族の受け皿となっている。また。家族は相互扶助に多くの慰めを見出している (Hatfield, 1981)。共通の問題を抱える人と共に多くいることが多くの人の役に立ち、さまざまなセルフヘルプグループのベースともなっている (Killielea, 1976, 1982)。

NAMI は規模が拡大するとともに成功を治め、さら会員数や影響力を拡大し続けている。地方組織の多くは当事者の権利擁護のため、政治にも積極的に働きかけており (Straw & Young, 1982)、精神障害を抱える人に直接、サービス提供を始めた地方組織もある (Shifren-Levine & Spaniol)。サービスは拡大しているにもかかわらず、権利擁護や援助中心のグループであり続けている。

Spaniol と彼の同僚の最近の成果 (Spaniol, Zipple, Marsh & Finley, 2000) は、精神科リハビリテーション従事者に家族に対して効果的であるために知っていな

ければならない基礎的な知識を提供したことである。不幸にも、専門家は家族と同じぐらい当事者への対処を行う準備ができていない。その傾向は、家族か親戚などに対して役立つ方法を教えることができないだけでなく、専門家に対しても家族に役立つことを教えてこなかった。Spiol らはここ 10 年間で以下の要因のために家族と専門家の建設的な関係を経験してきたと確信している（印刷中）。

- 脱施設化、地域中心と同様に家族中心の精神保健システム
- 家族の正当な権利とニーズのよりいっそうの承認に対する認知拡大
- 精神障害の生物学的研究による新しい証拠
- 家族に対する破壊的であった精神障害の証拠書類
- 家族の積極的な貢献や技能に対する認識の向上
- 効果的な家族志向介入戦略が得られるようになったこと
- 精神障害を抱える人と家族の参加を求める全国的なイニシアチブ
- 家族が積極的に主張し、情報を集め、役割を担うようになった家族権利擁護運動（Spaniol, et al, 印刷中、p. 9）。

　次の 10 年は、従事者に家族の危機体験や家族の対処やリカバリーの試みに対する理解が要求されるであろう。家族の助けになるために、従事者は Spaniol ら（印刷中）が言及した不可欠な態度、知識、技術を有する必要がある。当事者を精神科リハビリテーションプロセスにつなげるために精神科リハビリテーション従事者に要求される重要な技能は、家族と連携する時に必要な核となる技能も含まれる。さらに家族を援助する従事者は新しい情報を理解しなければならない。それは初期研究が成人の息子と娘を持った家族に焦点をあてていたからである。今では、若い兄弟、配偶者、子どもを育てている精神障害を抱える人についての情報も入手できる。

当事者

　第2章でも述べたように、1990年代の最も注目すべき成果は、当事者運動時代の到達であった。当事者運動は1980年代の精神保健分野で足場を作りはじめた (Chamberlin, 1978, 1984 ; Zinman, 1982)。1985年にNIMHは精神保健ニーズを持った人のための最初の年次会議を後援した。CMHSは1988年に14の当事者運営プロジェクトに出資し、精神障害を抱える人自身の運営によるプログラムを評価し立証した。このプロジェクトの質的分析は完全なものであった。調査結果は当事者のセルフヘルプによるプログラムは自発性、自尊心、コーピングスキル、エンパワメントの意識、サービスについての知識、権利、問題意識、総体的なQOLの項目について肯定的な結果を生み出したことを示唆した（Van Tosh & del Vecchio, 1998)。

　当事者運動が成長して成熟するにつれて、研究者、計画者、政策立案者の関心を引いていった。しかし、多くの当事者グループは専門家や施設に深い不信感を抱いていたので、当たり前のように専門家を巻き込むことは喜んで受け入れなかった。その結果、当事者が運営した組織についての実証的なデータはかなり制限されてしまった。当事者グループに認められたわずかな研究者たちだけが関係を築き、協調的に取り組んで成果を上げた。これらの研究は研究過程そのものに当事者たちを巻き込んでいた。一つのユニークなアプローチは、Chamberlin、RogersとEllison（1996）によって行われた。彼らは当事者のセルフヘルププログラムを研究し、参加型アクションリサーチ法を用いたエンパワメントの評価ツールを作成した（Rogers, Chamberlin, Ellison & Crean, 1997)。それは、質問の構成からデータの分析、解釈まですべてのプロセスにおいて当事者を研究者として含めたアプローチであった（Rogers & Palmer-Erbs, 1994)。

　Van Toshとdel Vecchio（1998）の作業も含めて、当事者が運営しているプログラムの研究は記述的なデータに制限されていた（例えばRappaport, et al., 1985 ; Mowbray, Wellwood & Chamberlin, 1998 ; Emerick, 1990 ; Segal,

Silverman & Temkin, 1995；Chamberlin, Rogers & Ellison, 1996)。この制限にもかかわらず、これらの研究は当事者が運営する組織の初歩的な理解やサービス提供者としての価値を提供してくれる。例えば、サービスを受ける人は当事者提供のサービスに高い満足を示し、またサービスを受ける人はQOLや自尊心、社会生活の自覚的な向上を引き出されるので、当事者運営のサービスを認める傾向にある (Mowbray & Tan, 1992；Carpinello, Knight & Jatulis, 1992；Chamberlin, Rogers & Ellison, 1996)。入手可能なデータは、白人が主のメンバーの当事者運営の組織とアフリカンアメリカンが主の当事者運営の組織の違いを示す (Chamberlin, Rogers & Ellison, 1996)。ユニークな文化とニーズなので、有色人種のコミュニティや地方にいる当事者はユニークなセルフヘルプのアプローチがある (Waters, 1994；Perez, 1994；Seckinger, 1994)。

　当事者サービスの提供は、主に4つのモデルに分類される。1) 当事者運営サービス (精神障害を抱える人が当事者に運営する機関で提供するサービス)；2) 従業員としての当事者 (精神障害を抱える人が伝統的な精神保健機関の中で働く)；3) セルフヘルプ (当事者が運営する組織の中で当事者が互いに援助し合う)；4) 当事者主導 (伝統的な精神保健機関の一部として精神障害を抱える人によって開発されたインフォーマルなプログラム) (Moxley & Mowbray, 1997)。当事者運動のリーダーたちは、当事者運営サービスやセルフヘルププログラムは促進すべきであると強く訴えている。それは心理主義と戦い、当事者のエンパワメントを促進する唯一のモデルだからである (Chamberlin, 1978)。長い期間の中で、多くの当事者運営の組織がインフォーマルな草の根の当事者の援助と権利擁護のグループから、だんだんと精神保健システムに必須の部門と見なされているフォーマルな組織へと発展していった (Harp & Zinman, 1994)。これまでのところ、当事者が管理しているプログラムはアメリカのいたるところに存在しており、ドロップインセンター、居住プログラム、教育、ピアカウンセリング、権利擁護、危機サービス、職業サービス、資源マネジメント、基礎的支援サービス (食事、衣服、入浴、移動など) などの多様なサービスが提供されている。これらの組織はサービスをたくさんの精神障害を抱える人に対して提供し、伝統的な精神保健

の提供者が行うのには不可能なニーズに応えていることが認められている。

　当事者が運営する組織はますます精神保健システムの重要な一部として見なされてきた。多くは州の組織、地方の精神保健機関、保険会社や民間資金から助成金を受けるようになった。資金提供者への説明責任のために、当事者運営組織は、最小限の記録管理はしていたのだが、提供したサービスやメンバーの満足度の記録や収集が必要であることがわかった（Stroul, 1986）。マネジドケアやコスト抑制の現代の中で、高品質かつ効果的なサービスのみへの公的資金の投入がますます期待されている。有用なデータは大部分の当事者運営サービスの利用者は伝統的な精神保健サービスも利用していることを示している。(Chamberlin, Rogers, Ellison, 1996；Segal, Silverman, Temkin, 1995)

　これは伝統的な精神保健サービスと協力した当事者運営サービスの費用便益や効果について問題が提起されている（Felton et al., 1995）。1998年に、CMHSは当事者運営サービスについての大規模な研究を立ち上げた。この研究の結果は次の10年における政策立案者に知らせることになるであろう。

　当事者運動の別の役割は政治行動と権利擁護運動である。当事者組織の会議が毎年開催され、効果判定（第3章参照）、インフォームドコンセント、強制入院に関する法律、精神保健システムのための資金確保、マネジドケアなどの問題に対して常に発言を行っている。1990年代、当事者の指導力は活発になり、ペンシルバニア、マサチューセッツ、ウエストバージニアの国立の技術援助センターの支援を受けた。

　3章で言及したとおり、セルフヘルプと精神科リハビリテーションの実践は相性がよい。実際のセルフヘルプと精神科リハビリテーションの違いは価値観や目標の違いにあるのではなく、援助をする人の背景の違いである。セルフヘルプを支持する人はリーダーも援助者も当事者であるのが当然であると信じている。そして支援や援助の源泉として専門知識を持った人を求めている。Chamberlin (1989, pp. 215-216) は以下のように詳しく述べている。

　　　精神科リハビリテーションのアプローチと回復者による精神科リハビリ
　　　テーションのアプローチには、いくつかの類似点がある（精神科リハビリ

テーションのアプローチは専門的で正式であるという決定的な違いはあるにせよ)。多くの精神保健介入と違い、精神科リハビリテーションは当事者の協力と積極的な関与を前提としている。精神科リハビリテーションの従事者は、常に当事者と一緒に何かしようする態度を取る（当事者に対してとか当事者のためにではなく）。これはパターナリスティックで強制的で義務的な介入に服従させられることが多かった人たちの心を捉えるであろう。同様に、精神科リハビリテーションのアプローチは個別化を強調しており、多くの当事者が慣らされ過ぎた非人間的、非人格的な方法に比べるとすぐれていることがわかる。こうした理由で、精神科リハビリテーションのサービスを受けると同時に回復者・セルフヘルプグループに参加する当事者も多いが、このような組み合わせはうまくいくであろう。

●サービス提供者としての精神障害を抱える人々

　だんだんと精神障害を抱える人は精神保健サービスの提供者として雇用されている（Moxley & Mowbray, 1997)。精神保健サービスの提供者として当事者を雇用することは自然な展開であり、当事者の役割が拡大してきたと見られる。当事者を重視するとともに当事者が提供するサービスは、進んだ精神保健システムやリカバリーを重視した精神保健システムで不可欠のものとして見られている（Anthony, 1994)。精神科リハビリテーションの理念と原則は、いつもリハビリテーションのプロセスにおいて当事者の積極的な役割を強調している（Farkas, Anthony & Cohen, 1989)。それはプログラム開発や評価も含まれ（Danley & Ellison, 1997)、リハビリテーションサービスの提供者としてもである（Anthony, Cohen & Farkas, 1900)。サービス提供者としての当事者は精神科リハビリテーションの重要な構成要素である。

　精神科リハビリテーションサービスに加えて、当事者は精神保健サービス全体の中で提供者の役割を担っている（第1章参照)。歴史を通して精神保健の当事者として体験のある人々が提供者の役割を担う一方で、多くの精神保健の専門家が体験を開示するようになったのはここ10年間に過ぎない。多くの精神保健の専

門家は彼らの体験を今、語り出している。精神障害を抱える人を雇用し、精神保健の労働力として迎え入れて訓練し始めている。伝統的な精神保健プログラムの中でたくさんの役割の例がある。マサチューセッツの機関を基盤としたヴィンフェンコーポレーションは、精神障害を抱える人やその他の人に臨床とリハビリテーションサービスを提供しており、精神障害を抱える人を直接サービスや運営や指導の役割として雇用している。その機関のニーズを満たした当事者を募集し、雇用し、訓練することを公約している（Zipple, Drouin, Armstrong, Brooks, Flynn & Buckley, 1997）。

同時に、精神保健当事者は当事者運営の新しいものやセルフヘルププログラムを拡大し続け、以前の精神保健の職場よりももっとキャリアのある機会を生み出している。最も普遍的な当事者運営のプログラムはドロップインセンターである。例えば、バージニアのシャルロッテシブルにある「私たち自身で」支援、権利擁護、セルフヘルプのためのコミュニティを提供するために開設されたドロップインセンターである（Silverman, Blank & Taylor, 1997）。このプログラムや他の当事者運営のプログラムも、精神保健の当事者がすべてのサービスを提供している。

精神保健の職場における当事者の挑戦や利点についてはたくさん記されてきた（Armstrong, Korba & Emard, 1995；Besio & Mahler, 1993；Lyons, Cook, Ruth, Karver & Slagg, 1996；Mowbray & Tan, 1993；Riffer, 2000；Sherman & Porter, 1991；Solomon & Draine, 1996a, Solomon & Draine, 1996b）。利点は当事者の提供者によって体験された利点と、当事者が仕えた人によって体験された利点、当事者が働いたプログラムにとっての利点とに分類できる。当事者はロールモデルとなり、精神障害を抱える人の能力や価値を信じる精神保健システムについての声明書を作った。

●サービス提供者のキャリア開発

精神障害を抱える人は提供者として雇用され始めたので、当事者の提供者のためのキャリア開発の問題に取り組んでいく必要がある。多くの当事者サービス提供者が精神保健領域での昇進のために要求されるアカデミックな資格を獲得する

一方で、当事者の中にはアカデミックな環境に参加し成功する機会を持ってこなかった人もいる。多くは労働のために要求されるアカデミックな資格を持っていないために、精神保健領域での仕事を確保できないで不満を抱えている。ほとんどの精神保健機関は必要とされる能力よりも雇用のための必要な資格を明示している。精神科リハビリテーションはサービス提供者の雇用と昇格のために、基準としての資格を超えた従事者の能力の重要性を強調している。精神障害を抱える人を雇用しようと希望している誠実な精神保健プログラムは、応募者の実績のある能力や人生経験に基づいた条件を評価する方法を見つけるに違いない。

精神保健領域で精神障害を抱える人のための職場調整の活用に精通するにつれて、この経験が当事者を雇っている精神保健機関にシェアされなければならない。Mancuso（1990）は、精神障害を抱える労働者に適した職場にするために必要な改善は、単にわかりやすい経営慣行であったと示唆している（p.121）。

当事者のキャリア開発を支援する提案を以下に挙げる。

- 精神保健の当事者としての体験のある人の積極的な募集と雇用
- 資格を超えた当事者の能力の強調
- 継続した教育と技能開発の支援と機会を持つ
- 精神障害を抱える人に対して提供される仕事の機会の幅
- 仕事の柔軟性、仕事をシェアして調節
- よいマネジメントの実践がすべての労働者に拡大される
- 熟練した指導者やマネジャーへの任命
- すべての労働者に対して専門性の開発・育成を行う職場が、精神保健領域で昇進を望む当事者（サービス提供者側の）にとって理想である。

結語

当事者の権利擁護は、精神障害を抱える人の要求と必要性に沿った当事者運営にも、専門家が運営する精神科リハビリテーションプログラムにとっても健全な

兆候である。当事者の声がより高らかになれば、専門家が耳を傾ける機会は増加するであろう。精神障害を抱える人からのインプットなしでは、プログラムは停滞してしまうだろう。他の分野では理論家や理論を説明したり、論文をまとめるだけの大学教員の意見を聞き過ぎることがあるが、精神科リハビリテーションの分野は当事者のニーズや希望に常に耳を傾けていなければならない。学ぶうえでの最大の資源は本や理論ではなく、当事者と家族である。当事者や家族のセルフヘルプや権利擁護運動が成長した現在、彼らとの連絡が取りやすくなってきた。

精神科リハビリテーションという分野の力は、人々から学ぼうという意欲の中にある。時に耳の痛いメッセージであっても、彼らの声を聞き続けなければならない。

すべての人材（専門家、当事者、家族）が、彼らそれぞれの機能を果たすために必要な技能、知識、態度を備えていれば、より大きな助けとなる。精神科リハビリテーションでは、当事者、専門家、家族をはじめ、すべての人に必要な技能と資源を与えて彼らの力を活用するのである。

第9章

プログラム

「一貫性は美徳の根源である。」

フランシス・ベーコン

　過去30年間に、リハビリテーション重視型であることを示すプログラムはますます増加している。これらのプログラムには、地域居住施設、地域精神保健センター、心理社会的リハビリテーションセンター、保護雇用あるいは援助付き雇用、そして入院プログラムが含まれる。しかし、リハビリテーションを重視した特徴付けをしているといっても、それが実際に精神科リハビリテーションのセッティングとなっているのか、それとも単に現在地域で提供されている伝統的な治療プログラムのバリエーションの一つであるのか、あるいは同じプログラムに新たな名称をつけただけなのか、はっきりとしないことも多い。例えば、長期の精神障害を抱える人を対象としていることからリハビリテーションプログラムと称するプログラムがある（例えばアフターケアプログラム、外来プログラムなどの多く）。またほかにも、病識あるいは服薬のマネジメントに関する技能訓練の指導をすることから、リハビリテーションプログラムと名がつけられているものもある。機能的側面に着目した集団療法を行うセッション（例えばデイケアセンターのコミュニケーショングループ）、活動（例えばクラフト、社会生活クラス）の提供、あるいは入院を防止するための集中的サポートの提供をしているところもある。セッティングや名称が異なることもあるが、これらのプログラムには一貫性のあるリハビリテーション志向性がないことから、本来の精神科リハビリテーションプログラムとはいえないのである。

リハビリテーションプログラムの本質的な構成要素の成り立ちに関する混乱をきっかけに、精神科リハビリテーションプログラムの観察可能な要素を特定することへと導かれていった（Anthony, Cohen & Farkas, 1982；Farkas, Cohen & Nemec, 1988；Farkas, Anthony & Cohen, 1989）。プログラムがどこで実施されるとしても、精神科リハビリテーションプログラムは、リハビリテーションの使命、「リハビリテーションプロセスを促進する構造」および「リハビリテーションの環境」という3つの構成要素から成立するものである。

プログラムの使命

多くのプログラムには綱領があるが、これらはお役所的な手続きとしての必要性として見られることが多く、施設の公式訪問あるいは監査に対応する際にのみ参照するだけである。これとは対照的に、精神科リハビリテーションプログラムの綱領は、プログラムの活動に対する重点目標、プログラムの評価基準、そしてプログラムの修正に関する理論的根拠を提供することなど、プログラムの実施に関する包括的な方向性をもたらすものなのである。

第1章で論じたように、精神科リハビリテーションの使命は「長期にわたり精神障害を抱える人の機能回復を助け、専門家による最小限の介入で、自らが選んだ環境でうまくいき、満足できるようにする」ことである。精神科リハビリテーションプログラムは、精神科リハビリテーションの使命および価値を組織的構造に統合するために体系付けられたものである。第4章で明らかにされた個人の志向性、機能すること、支援、環境の特異性、当事者自身の関与、選択肢、結果志向性、および成長の可能性などの価値は、職務明細書、スーパービジョン、プログラムの方針、実施手順、文書管理およびプログラムに示される共通した価値観などすべてに反映されている。

プログラムの構造

　精神科リハビリテーションプログラムは、リハビリテーションのプロセスを促進するように構造化されたものであり、リハビリテーション使命を達成することを意図している。一般的にリハビリテーションのプロセスは、評価あるいは診断、計画、介入の手法などの構成要素が含まれている。評価、計画そして介入のリハビリテーションプロセスを支えているプログラムを構成するのは、リハビリテーションの運営ガイドライン、リハビリテーション活動およびリハビリテーションの記録の3つである (Center for Psychiatric Rehabilitation, 1989；Farkas, Anthony & Cohen, 1989)。リハビリテーション運営ガイドラインは、プログラムの方針および実施手順から成り立っているが、これらはリハビリテーションサービスをいかに提供するか説明するものである。リハビリテーション活動は、日々のプログラム運用の中で生じるプログラムにおける多様な人々との間の構造化された相互交流である。リハビリテーションの文書管理は、リハビリテーションサービスの実施状況を記録する方法であり、個人記録におけるリハビリテーションに関するすべての情報の収集が含まれている。精神科リハビリテーションプログラムの中で、これら3つの構造がリハビリテーションプロセスの提供を支えている。

プログラムの環境

　過去には、リハビリテーションプログラムがプログラムの実施されている場所によって規定されることがしばしば見られた。地域ベースのプログラムは、施設(病院)ベースのプログラムよりもすぐれているのかという進行中の論争においては、リハビリテーションの環境は病院施設の中で存在するものではないとするオブザーバーもいた。リハビリテーションは、その定義づけにおいて、地域ベースの環境のみに存在するものとみなされてきた。病院の環境がいくら革新的なものとなったとしても、地域ベースのプログラムがリハビリテーションの価値を形

成することがほとんどみられないとしても、地域社会に置かれたプログラムだけが唯一リハビリテーションプログラムと見なされていたのである。

精神科リハビリテーションは、まさしく地域志向型である。障害の有無にかかわらず、人は総じて生きること、学ぶこと、社会参加しようとする意志を持ち、人工的な環境よりも地域社会における現実社会で働きたいと思っている。施設で長い期間を過ごすことを好む精神障害を抱える人たちは、ごくわずかである（Center for Psychiatric Rehabilitation, 1989；Rodgers, Danley, Anthony, Martin & Walsh, 1994）。精神科リハビリテーションは常に地域志向型であるが、常に地域ベースであるとは限らない。

その主な理由は、精神科の施設は存在し続けているということである。世界の中には、いまだに精神科のサービスを提供する主要な施設として病院が置かれているところもある。病院における状態を改善しようとすることが、社会への統合とは対照的な施設サービスの継続的な存立を助長していることも論じられている。精神科リハビリテーションは、その認識および機能の移行が求められているところではあるが、まだ長期療養のために入院している患者を見捨てることはできない。

精神科施設が継続して存続する理由として通常挙げられているものがいくつかある。第一に、入院施設は長期の保護および安全をもたらすものである（Bachrach, 1976b）。第二に、州や地域社会の政治的機構は、一連の地域ベースのサービスにおける責務、地理的、組織的構造の多様性に比べて、施設における財源、組織、評価のほうが利用しやすいと考えていることがある。三番目の理由として、中には安定性を必要と感じるごく短期間、もし認められれば、施設で過ごすことを好む人がいるということである。もちろん、地域ベースでそのようなサービスが提供されるようにサービスシステムが調整されていれば、そのような安定性は地域社会の環境でも生じるものである。地域安定化プログラムは広く知られているが、現時点ではまだほとんど評価されていない。これらの理由によって、良くも悪しくも、精神科施設は当分存続し続けるようである。

これらの施設が存続するかぎり、精神保健領域において施設が取ることのでき

る役割を軽視しないようにすることのほうが意味がある。単に施設のリハビリテーションの可能性を否認していることよりも、自分自身の選択によって暮らす地域社会において、当事者がより円滑に役割を果たすための援助することに貢献するというリハビリテーションの理念によって施設が導かれていくことを奨励することのほうが、より重要な影響をもたらすことができる。入院および地域の拠点は共に、この使命に向かって明確に目標設定を示していけるかという見地から判断されるべきであろう。

　この章で強調されたように、精神科リハビリテーションのプロセスはプログラムの枠組みを形作るものとなる。同様に、精神科リハビリテーションの理念がリハビリテーションの環境を作るのだが、リハビリテーションの環境はセッティングのネットワークや精神科リハビリテーションプログラムが運営される状況によっても規定される（Center for Psychiatric Rehabilitation, 1989；Farkas, Anthoniy & Cohen, 1989；Farkas, Cohen & Forbess, 1998）。

●セッティングのネットワーク

　ひとつのプログラムが直接管理するセッティングの集まりをネットワークという。セッティングには、そのプログラムでは使用できないが、連携したり、他の組織の承認なしでも当事者をそこに紹介できるものがある。それは、そのプログラムが管理するネットワークの一部ではない。しかし、そのプログラムを含むより大きなシステムの一部である。例えば、あるプログラムは、ある地理的エリアの中に多くのアパート契約をすることができる。これらのアパートはプログラムの管理の範囲内にあり、プログラムが管理するいくつかのセッティングが作るネットワークの一部である。

　一方、一般就労に就いている当事者へのサポートを提供する援助付き雇用プログラムは、雇用の現場の人間と連携しているが、彼らを管理したり雇用現場における権限を有しているわけではない。ゆえに、雇用現場はプログラムを運営する総合的なシステムの一部であるが、プログラムのネットワークの一部ではない。プログラム内の設定は、通常事業者間の協定、個人的な連携、あるいはケースマ

ネジャーを通してより大きなサービスシステムとつながっている。

　プログラム内のセッティングには、居住型、教育型、社会的あるいは職業的なセッティングがある。人はあらゆる環境において社会参加していくものであるが、ある特定のセッティングでは社会参加することを基本的な目的としているところもある（例えばクラブあるいは社会的組織）。そのようなクラブや社会的組織は社会的セッティングである。このセッティングは、精神保健事業機関（外来クリニックやグループ等）によって運営されたり、あるいはアパート（賃貸住宅）、一般就労、あるいは大学のプログラムのような（一般社会の）普通のセッティングでも行われる。

● 文化的土壌

　環境の文化的土壌は、物理的な配置、実務管理、そして特定のリハビリテーションプロセスに重点を置かないタイプの活動の提供などの準備に反映される、文化的あるいは組織的な信念である。リハビリテーション環境の文化的土壌とは、物理的配置、一般的な活動、そして実務管理のそれぞれの領域においてリハビリテーションの価値を反映するものである。例えば、実務者でなく当事者の好みを反映したインテリアは個人の志向性の価値に根ざしている。スタッフや当事者の誕生日やその他の大切な個人的な出来事を祝うことや、スタッフと当事者が友人となることを奨励したり、余暇時間の活動で一緒に会ったりすることなどを含めた活動も個人の志向性の価値を反映するものである。リハビリテーションプログラムは、プログラム自体の中で機会を展開しようとする前に、地域におけるスポーツあるいはその他の余暇活動の発展を常に強調するものであり、それによって環境の特異性の価値や結果志向性を反映したものとなっている（Farkas and Anthony, 1989）。精神科リハビリテーションプログラムにおいて、これらの一般的活動は、リハビリテーションという価値の枠組みの中で生じるものでもある。

　最後に、リハビリテーション環境の文化的土壌には、プログラムの実務管理が含まれる。選択の機会を尊重する管理は、スタッフの利便性よりもニーズや優先度を最大限に反映するためにプログラムの実施時間を調整するであろう。例えば、

毎日9時から5時までの従来の時間帯に加えて、夕方や週末にオープンするようになるかもしれない。当事者の関与は、消費者あるいは元患者がプログラムのデザインや運営に参加する度合いに反映されるであろう。当事者メンバーたちが、自分の言い分を聞いてもらう技能あるいは支援がない顧問委員会は、利用者（消費者）の関与を尊重しないリハビリテーション環境を反映したものである。十分な資質を有するリハビリテーション環境は、委員会の参加を望む人々に、効果的に参加するための技能や支援を提供するであろう。さらに、成長志向型および成果志向型のプログラムでは、スタッフがこれらの価値に首尾一貫したやり方をするものである。スタッフには彼らの知識や技能を開発させる機会があり、彼らの能力は、彼らの生み出す当事者の成果によって評価されることになる。

リハビリテーションの環境においては、セッティングのネットワークおよび文化的土壌の両者が、関連のある文化的信念を反映する。例えば、機能や支援に位置づけられたリハビリテーションプログラムの価値は、リハビリテーションが生じる中で、異なる文脈において多様に変化する意義を伴って表現される。アメリカでは、機能あるいは技能の開発の概念は、支援よりも強く強調されるが、それは環境を支配することや自立性が強く抱かれた文化的信念であるからである。カナダではアメリカほどではないものの、同様の信念を強く持っているが、両国ではそれぞれのリハビリテーションプログラムによって発展した日常生活のさまざまな機会に、彼らの信念が反映されている。北アメリカにおいて最も高い価値の置かれる居住環境の選択肢は、単身のアパート生活である。他の国では、グループで暮らすこと、あるいは拡大家族で暮らすことが、より通常の選択肢と考えられている。西ヨーロッパのある国では、援助付き生活、援助付き雇用、援助付き教育の考え方が、技能の改善を強調するプログラムモデルよりも導入が容易なプログラムモデルである。このような容易な転換は、政府がすべての市民に支援を提供する責務を持つべきであるという長期にわたって提案され、大事にされてきた考えによって生じるものであるが、政府の方針や財政機構に反映されている。これらの論述は、文化的な固定観念を代表するものであるが、それらは世界中で見られるリハビリテーションプログラムの多様な文化的土壌（状況）を例示して

いるいっても過言ではない。

リハビリテーションプログラムの事例

　世界中には、ユニークな精神科リハビリテーションプログラムが数多くみられる。国内および国際的に再現され評価され、明確なプログラムの使命およびプログラムの構造を持つ広く知られたプログラムは比較的少ない。再現および評価の可能性を促進するのは、まさにプログラムの構造の特異性である。この節ではいくつかの周知された精神科リハビリテーションプログラムモデルについて検討する。

　技術についての検討の際に言及したように、あるプログラムモデルでは、プログラムの構造について非常に規範的であり、プログラムモデルを忠実に履行することを求める。これらのプログラムの構成要素が示されるとき、プログラムのフィデリティ（適合度）が保たれたものとみなされる。プログラムのフィデリティ（適合度）の測定は、精神科リハビリテーションプログラムとその構成要素の厳密な調査として重要である（Bond, 1998；McGrew, Bond, Dietzen & Salyers, 1994；Mueser, Drake & Bond, 1997）。最もよく知られ、最も多く再現された4つの精神科リハビリテーションモデルは、包括型地域生活支援プログラムモデル（Assertive Community Treatment program model：ACT）、クラブハウスモデル（the clubhouse model）、個別的就労支援プログラムモデル（the individual Placement and Support：IPS）、CGKモデル（the Choose-Get-Keep program：CGK）である。

●ACT プログラムモデル

　ACT の最新の報告は Muser, Bond, Drake & Resnick（1998）らによってなされており、44 の ACT の研究を要約している。その他のすべての先行研究（例えば Bond, Mcgrew & Fekete, 1995；Burns & Santos, 1995）と同様に、ACT が入院期間を減少させると結論づけているが、過去に多くのサービスを利用したこと

のあるケースでは、特にそういう傾向が顕著であった。その他の結果におけるACTの効果は（例えば雇用、居住調整）、それほど十分な結果はみられず、これらの領域については、ACTチームに専門家を配置することが求められるであろう（Ahrens, Frey & Burke, 1999；Russert Frey, 1991）。

　ACTは、地方のコミュニティ（Fekete et al., 1998）、都市部のコミュニティ（Wamer, Pinkerton Dincin & Rychlik, 1999）、ホームレスで精神疾患も併発している対象者（Morse et al., 1997）、精神疾患に加えて物質使用障害のある者（Meisler et al., 1997）、非緊急の精神科患者（Salkever et al., 1999）などの異なるセッティングにおける異なる集団において引き続き試行されてきており、ほとんどの場合で有効な結果が得られている。

　ACTは、個人の病院利用（Chandler et al., 1999）や個人および家族の満足において実証された変化を生み出しているが、その効果を説明する特定の要因についてはあまりわかっていない。ACTの実証的な発展における次のステップは、ACTの構成要素を分離することを試み、どの構成要素が最も治療的であるか考察することである。あるいは逆にいえば、ACT全体はその部分的な要素よりも有効なものであり、治療的効果を軽減するACTの部分を見出すことであるかもしれない。多様な方法論が用いられた数多くの調査研究は、ACTの重要な構成要素を検討してきた。ACTの研究者たちが重要な構成要素として報告している例を挙げる。

- 訪問、薬の配達、移送、関係性の援助（Prince, Demidenko & Gerber, 2000）
- 個人とかかわりを持ち、信頼関係を構築する臨床家の能力（Chinman et al., 1999）
- チームコーディネーターの配置、治療哲学に則って人に対する責任を負うこと、実際に生活している場での治療、少数の担当ケース数（McGrew, Bond, Deitzen, McKasson & Miller, 1995）
- 担当ケース数の量（Salkever et al., 1999）
- 担当ケース数の量とチームアプローチ（Jerrell, 1999）

・ケースマネジャーとの関係性（Mcgrew, Wilson & Bond, 1996）
・コミュニティの所在、積極的介入、スタッフの連続性、多職種のスタッフ（McHugo et al., 1999）

　リハビリテーションの視点に基づくと、この領域におけるさらに進んだ調査では、最終的に担当ケース数が少ないということに結論づけられる。このことは、ACT スタッフと当事者の密接で柔軟な関係を可能にするものであり、いかにも ACT の典型的な治療的構成要素といえるであろう。しかしながら、このような結果が経験的なエビデンスを充実させるためには、まだ研究すべきことがたくさん残されている。

　ACT は、少なくとも3つの異なるプログラム適合度基準のセットが開発され研究されてきたということにおいて、特に特異性のあるものといえる（McGrew, Bond, Dietzen & Salyers, 1994；Teague, Drake & Anderson, 1995；Zahrt et al, 1999）。最も最近のものは、The Dartmouth ACT Fidelity Scale である。プログラム基準は、ACT のプログラム説明書に由来するものであり、モデルの基本的構成要素を強調するものとなっている。これらの配慮にもかかわらず、一定した基準の不十分な運用、ある一定の基準についての不一致（例えば精神科スタッフの必要な時間の度合い）といったことなど、研究のための適合度基準の定義づけには困難な点がまだ残されている。

　ACT の普及は、劇的に増加している（Meisler, Detick & Tremper, 1995；Furlong-Norman, 1997）。この事に関して注目すべき点は、NAMI/PACT の取り組みであるが、これは ACT モデルの全国的な普及を加速的に進めていくことを目標としたものである。この活動に取り組む中で、The program of Assertive Community Treatment Inc.（PACT Inc.）と称する新たな組織が発展してきている。PACT Inc. は、ACT プログラムの「ゴールドスタンダード（至適基準）」である NAMI/PACT 基準（Allness & Knoedler, 1999）の全国的普及に貢献しようとする当事者、家族メンバー、施設管理者、従事者、研究者などによって構成される民間の非営利組織である。

しかしながら、これらの新たな ACT プログラムを定義するのに、どの基準を用いるべきであるかという論議が生じてきた。NAMI によって推奨された PACT 基準は、CARF、リハビリテーション認定委員会によって出版された新しい ACT 基準とは多少異なるものとなっている。CARF は、多くの精神科リハビリテーションプログラムを認可している主要な組織である。CARF の基準は、精神科医がチーム参加する総時間数、週ごとのチームミーティングの回数、スタッフの割合、看護のカバーする範囲、プログラムが終結するまでの期間、危機介入サービスについてのチームの規定など、PACT の基準と重要な特徴について意見が一致していない点がある（Kanapux, 2000）。これら意見の相違のある領域のすべてにおいて、NAMI によって普及している PACT 基準よりも、CARF 基準では柔軟性を容認するものとなっている（そしてサービスの費用も少ない）。PACT の基準は、ACT の根底をなす研究基盤に対する忠実さを留めているが、CARF の基準は、フィールドレビュー（現場での評価）による修正に伴って、多くの PACT の基準を取り入れている。これら二組の基準間に何らかの和解が生じる前に、研究者たちは ACT の構成要素を分離して考えなければならない。

●クラブハウスプログラムモデル

第 2 章に示したように、精神科リハビリテーション領域における発展にとって重要な変革は、心理社会的リハビリテーションセンターの創設である。ニューヨークのファウンテンハウス（Fountain House）は、こうしたセンターの中で最もよく知られており、国内外のクラブハウスモデルの発展および普及を牽引してきた（Propst, 1977；Mastboom, 1992）。

クラブハウスモデルは、国際的な治療共同体として考えられた（創設された）もので、重度の精神障害を抱える人々およびクラブハウスに従事するスタッフから成り立っている。クラブハウスの利用者はメンバーと呼ばれている。彼らは、職種や働く場所の選択、共に働くスタッフの採用に関する選択、クラブハウスが管理するすべての記録を閲覧する権利、生涯にわたって再登録できること、および地域生活における援助サービスを受ける権利などの会員権を所有している。ク

ラブハウスのその他のユニークな側面は、メンバーおよびスタッフが共にクラブハウスを運営するための基本的な仕事を一緒に行う「日中活動」である。クラブハウスの特徴を定義すると、過度的雇用事業を含む援助付き雇用事業ということになる（Macias, Jackson, Schroeder & Wang, 1999）。

最初のクラブハウスはファウンテンハウスで、1948年に元入院患者によって設立された。クラブハウスモデルはいまやアメリカ合衆国の44の州と21の諸国で再現されている。クラブハウスモデルを普及するために、クラブハウスの基本的構成要素を定義するための基準が発展してきている。1999年までに、世界の340のクラブハウスモデルが非営利団体であるクラブハウス国際開発センター（the International Center for Clubhouse Development：ICCD）によって提携されるようになった。ICCDは、クラブハウスがクラブハウスプログラムの基準に適合するための養成課程、相談、認証などを行っている（Macias et. al., 1999）。

クラブハウスの提唱者たちは、認定基準を作成するためになされた作業に基づき、クラブハウスモデルのプログラムの適合度を評価するための研究施設を構築し始めている。認定報告書の内容の詳細な分析によって、有望な適合度の項目として会員権、空間、関係性、日中活動（デイプログラム活動）、雇用、ハウスの機能と財源、管理および経営（運営）の7つの基準領域のすべてから選別されてきている。期待されることは、観察可能な指標ばかりでなく基準の適合性のための数量化できる水準が、いまやプログラム適合度スケールに発展してきていることから、クラブハウスモデルにとって、計測可能な適合度の指標を構築するための基盤作りがなされていくことであろう（Wang, Macias & Jackson, 1999）。クラブハウス適合度スケールの発展は、クラブハウスモデルの実験的研究の道を開くことになるであろう。

●個別的就労支援プログラムモデル（IPS）

1990年代、新たな援助付き雇用のプログラムが開発・研究され、プログラム基準が作られ、モデルが普及された（Drake, 1988）。IPSは、精神保健の臨床家と就労の専門家が精神保健とリハビリテーション事業の分断されている問題を克服す

るために、共同して取り組んだものであり、職業サービスを調整するための特別で標準化された手法である。各チームと提携した就労の専門家は、特定の担当ケースに対してすべての範囲の援助付き雇用サービスを提供する。就労の専門家は臨床的サービスを提供しないので、緊急の臨床的あるいは人員配置上のニーズがあるときに、彼らは臨床的サービスに転送されることはない（Drake, Becker, Clark & Mueser, 1999）。

IPS は 1990 年代を通して、大規模な研究がなされていった。実験的（Drak, McHugo, Bebout, Becker, Harris, Bond & Quimby, 1999；Drake, McHugo, Becker & Anthony, 1996）、および非実験的方法（Drake et al., 1994, Drake, Becker, Biesanz, Wyzik & Torrey, 1996）によって、IPS が雇用率を劇的に増加させていることが明らかになった。さらに長期の臨床的な試験が現在進行中である。臨床的適応、自尊心そしてクオリティ・オブ・ライフにおける有効性については矛盾もあり、さらなる調査が必要とされる（Drake, Becker, Clard & Mueser, 1999）。

IPS モデルは、訓練マニュアル（Becker & Drake, 1993）やプログラム適合度基準スケール（Bond, Becker, Drake & Vogler, 1997）を用いて実施されるものである（Becker & Drake, 1993）。IPS モデルは、精神科職業リハビリテーションの経験的な 6 原則に基づくものである（Bond, 1998）。

1. 一般就労を目標としている
2. 長期の就労前トレーニングよりも迅速な求職活動
3. リハビリテーションと精神保健サービスの統合
4. 個人の好みや選択に基づくサービス
5. 実際の就労経験に基づく継続的で包括的な評価
6. 無期限の支援

IPS の研究は、いかにプログラムの研究が効果的に効率よく成し遂げられるかを示す例である。10 年の間に、IPS モデルは精神障害を抱える人々の援助つき就

労の主要なプログラムとなってきている。

　これらの精神科リハビリテーションプログラムモデルの例は、多様なリハビリテーションの価値や管理下にあるプログラム環境のあるものからないものまでの広大な範囲を認めることに重点を置きつつ変化するものである。例えば、ACTは一般的に、プログラムの基本とする特定のセッティングなしに運営しているが、クラブハウスモデルは、特定の物理的環境やセッティングのネットワークにおいて存在するものである。ACTは、治療およびリハビリテーションの両者を結合するものであることから、より広範な使命や価値の構成を持つが、クラブハウスはリハビリテーションに忠実に留意している。

　ほとんどのプログラムレベルの専門的手法は、特定のプログラムに従事する従事者の技能に注意を払うことは、どちらかといえばほとんどなかった。プログラムの中で最も効果的に従事するために求められる従事者の技能を特定するようになった時に、これらの非常に綿密なプログラムモデルの開発者たちは、比較的見通しを持っていなかった。以前示したとおり、専門家、効果的プログラム、適切に計画されたサービスシステムは、長期慢性化した精神疾患を抱える人々の治療およびリハビリテーションの目標を達成するための機会を増大するものである。ACT、クラブハウス、IPSのようなプログラムモデルは、個人、プログラムサービスシステムの問題ではなく、プログラムの特徴を説明し、調査研究することを当初の焦点としてきた。

　治療およびリハビリテーションにおける多くの新たな取り組みは、個人にもプログラムにも、あるいはシステムの特質についても強調し始めた。新たな取り組みが成熟するにつれて、その他の特質も強調されてきている。例えば、ACTは新しいプログラムとして始められたが（Stein & Test, 1980）、個人およびシステムの特徴における増大する重要性を認めた（Stein, 1990;Thompson, Griffith & Leaf. 1990）。Choose-Get-Keepプログラムの基礎となる精神科リハビリテーション技術は、もともと個人の技能や知識を改善（Anthony, Cohen & Pierce, 1980）することを強調していたが、後になってプログラム（Farkas & Anthony, 1989）とシステム技術（Anthony, Cohen & Kennard, 1990）を強調するようになった。

新たな取り組みは成長・進展しつづけ、初期の焦点を再調査し、その他の変化の要素を結合し始めている。その領域が成長するその他の方法は、他の要素から生み出される取り組みとの融合によるものである。それぞれの貢献が混合され、それぞれの異なる取り組みのユニークな側面を活用する複合的な介入が出現する。特に融合がうまくいった取り組みは、上述したよく知られたモデルであり、Anthony, Cohen & Farkas（1982）らによって初期に開発された精神科リハビリテーション技術である。

● Choose-Get-Keep プログラムモデル

Choose-Get-Keep（CGK）プログラム（選択-達成-維持プログラムモデル）は、精神科リハビリテーション従事者の技術を結合したプログラムの構造を生み出すもので、ボストン大学で開発されたものである。長年にわたり、CGK プログラムモデルは、多様な名称で知られてきた。すなわち、精神科リハビリテーションプログラムモデル（The psychiatric rehabilitation program model）（Farkas, Cohen & Nemec, 1988）、役割回復プログラムモデル（The role recovery program model）（Forbess & Kennard, 1997）、そして CGK プログラムモデル（Anthony, Howell & Danley, 1984）である。それぞれのプログラム説明書は、わずかに異なる焦点を強調したものとなっている。精神科リハビリテーションプログラムモデルは、あらゆる特定の領域（居住、教育、職業）の制限がないように立案されたものであり、精神科リハビリテーション技術を結合するために必須のプログラム構造に重点を置いたものとなっている。役割回復プログラムモデルもまた領域の制限がなく、プログラムの文脈に沿って、より詳しい説明を提供する（例えばその経営的および管理的要件、その他の精神保健サービスとの連携）。役割回復は、人々の回復を援助する精神保健システム、ネットワークそして/あるいは組織へのコミュニティサポートおよび精神科リハビリテーションの知識や技術を応用するものであり、そうすることで彼らが選択した役割をうまくこなし、満足できるようにするものである。本来の CGK プログラムモデルは、精神科リハビリテーションを職業的サービスシステムに組み込むことに必要な組織的要件に

重点が置かれてきた。基本的に、これら3つのプログラムのバリエーションはすべて、精神科リハビリテーション技術に基づいたもので、異なる関係機関、施設および使命において、技術を支援するための非常に類似した組織的体系を創出している。

　CGKプログラムは、クラブハウスのようにセッティングに特化したものではなく、ACTチームのように特別の人員配置に結びついているものでもない。専門職でもセッティングの特異性でもなく、CGKプログラムが焦点を置いているのは、利用者がリハビリテーション目標を選択-達成-維持することに導くための「リハビリテーション診断」、「計画」そして「介入」の技能を用いた、特定の利用者と従事者のプロセスである。ACTやクラブハウスやIPSのようなプログラムモデルでは、発現させたいプロセスに基づくプログラムの構成要素について特に明確にされていない。それとは対照的にCGKモデルは、特定のプロセスに基づくものである。プログラムの構成要素は、プログラムの構造がCGKプログラムを促進するのに最も適切である時に認定される。もしあるプログラムの変数（特定のスタッフの資格、プログラムの設定条件など）が、プロセスを生じさせることに重要でなければ、それらの構成要素は、プログラムモデルの一部として含まない。

　CGKプログラムモデルが基礎としている精神科リハビリテーションの従事者の技術は、以前から広範なセッティングやプログラムで活用され、説明され、肯定的に評価されてきたものである。CMHCs (Nemec et al., 1991) を含むこれらのセッティングやプログラムには以下のようなものが含まれる、すなわち州立病院 (Hart, 1997)、心理社会的リハビリテーションセンター (Rogers, Anthony, Toole & Brown, 1991)、特別に強化された精神科リハビリテーション治療プログラム (Lamberti, Melburg & Madi, 1998)、ホームレスの人々のためのプログラム (Shern et al, 2000)、援助付き居住サービス (Brown, Ridgway, Anthony & Rogers, 1991)、援助付き雇用サービス (Danley, Rogers, MacDonald-Wilson & Anthony, 1994)、援助付き教育サービス (Ellison, Danley, Bromberg & Palmer-Erbs, 1999；Unger, Anthony, Sciarappa & Rogers, 1991)、ケースマネジメント

プログラム（Goering, Wasylenki, Farkas, Lancee & Ballantyne, 1998）、病院移行プログラム（Anthony, Brown, Rogers & Derringer, 1999）、ACT プログラム（Kramer, Anthony, Rogers & Kennard, 1999）、大学を拠点としたキャリア教育プログラム（Jacobs, 1997）である。精神科リハビリテーション技術を効率的および効果的に活用するために構成されたプログラムに従事する際、精神科リハビリテーションプログラム技術の訓練を受けた人材は最も効果的である。同様にプログラムモデルにおいて、従事者が用いる援助プロセスや技能を特定しておくことで、プログラムモデルはさらに再現可能で効率的なものになるであろう。

CGK プログラムモデルは、いくつかの知識の出典に基づいている。第一の出典は、介入研究における従事者の用いた精神科リハビリテーション技術の要素における実証的研究である（例えば Brown et al., 1991；Goering et al., 1988；Jacobs, 1998；Rogers et al., 1995；Shern et al., 1997；Unger et al., 1991）。第二は、当事者の好み（Ackerson, 2000；Rogers et al., 1991）、当事者の技能（Cohen, Anthony & Farkas, 1997）、当事者の準備性（Cohen, Anthony & Farkas, 1997）、当事者の対処方法（Russinova & Ellison & Foster, 1999）、当事者の機能（Dion, Cohen, Anthony & Waternaux, 1988）、およびその他の個人的特性（Dion & Dellario, 1998）のような、精神科リハビリテーションの重要な構成要素を検証する実証的研究である。第三の出典は、精神科リハビリテーションセンターおよびボストン精神科リハビリテーションコンサルティング社によって行われている、数多くの研修やコンサルテーションの取り組みである（Anthony, Cohen & Farkas, 1987；Farkas, Cohen & Nemec, 1988；Barkley, Farkas & McKinnon 1991；Farkas, 2000；Farkas, O'Brien & Nemec, 1988；Gayler & Gagne 2000；Hart, 1997；Lamberti, Melberg & Madi, 1998；McNamara；Nemec & Farkas, 1995；Rogers, Cohen, Danley, Hutchinson & Anthony, 1986）。

精神科職業リハビリテーションにおける The Choose-Get-Keep プログラムの概念は、1984 年に最初に提唱された（Anthony, Howell & Danley, 1984）。援助付き雇用の活動領域のための運営の詳細は、このようなプログラムを開発することに関心のある管理者のために利用可能である（Danley & MacDonald-Wilson,

1996)。

　精神科リハビリテーション技術の適応によって、当事者のためのグループカリキュラムが作成されてきた。これらの適応は、現在のモデルの選択 (Danley, Hutchinson & Restrepo-Toro, 1998) および維持 (Hutchinson & Salafia, 1997) の領域で利用することができる。改良されたものおよび最初のカリキュラムの要素はともに、援助付き教育アプリケーション (Unger, Anthony, Sciarappa & Rogers, 1991)、援助付き雇用アプリケーション (Rogers et al, 1995)、援助付き居住アプリケーション (Brown, Ridgway, Anthony & Rogers, 1991) において評価されてきている。

　The Choose-Get-Keep プログラムモデルの基本的構成要素は、**表9-1**に示されている。これらの特徴を包含したプログラムは、CGK プログラムモデルに最も一致しているものと判断される。これらの基準は、リハビリテーションプログラムが職業的、居住的、教育的そして/あるいは社会的であっても、あるいはプログラムのセッティングが病院を拠点としたものでも地域を拠点にしたものであっても適用することが可能である。The Choose-Get-Keep のプログラム基準は、精神科リハビリテーションセンターの早期の継続的な関与から明らかになってきたもので、それに伴い精神科リハビリテーションがさらに普及し（予算がつくようにもなり）、名目上の新たな精神科リハビリテーションプログラムで実施されるようになった (Anthony, Cohen & Farkas, 1982)。1982年、Anthony、Cohen および Farkas らは「精神科リハビリテーションプログラム—もしそれを目にしたら、わかるだろうか？ (Can I recognize one if I see one?)」と題した論文を発表した。その論文の中で、精神科リハビリテーションプログラムおよびそれらの評価の情報源に必要とされる10の基準が求められた。Farkas、Cohen および Nemec (1988) らは、100を越すプログラムにおけるプログラムのコンサルテーションの原則である基準を詳述し、運営できるようにした。まさにこれらの基準が、CGK プログラムモデルの基準として統合されていったのである。

表9-1 Choose-Get-Keep 精神科リハビリテーションプログラムモデルの基準

要素	評価の構成要素	概要
リハビリテーション設立目的	1. 綱領/説明	機関（事業者）の設立目的の中に、以下の考えを含んでいるという根拠：当事者が専門家による最少限の介入で自ら選んだ環境の中でうまくやれる能力を高める。
リハビリテーションプロセス診断：	1. リハビリテーション準備性の評価	すべての当事者は、あらゆる環境におけるリハビリテーションのニードの観点から、自分自身を評価することを援助されていることの根拠。変化に対するコミットメント（やる気）；対人的な親しみ、気づき（自分および環境）。
	2. リハビリテーション準備性の開発	当事者がリハビリテーションを継続するかしないかの選択することを援助することや、関心を持つ当事者がリハビリテーションの準備を整えることを目的とした一連の活動には、構造化されたプロセスがあることの根拠。
	3. リハビリテーションの総合目標	すべてのリハビリテーションの評価は、18か月〜24か月の期間において、環境的に特化された目標に伴って開始するという根拠。例：「ジョンはSunrise Houseで1月2日から暮らそうと思っている」「サラはChez Francoisでパートの調理師で7月2日まで働こうと考えている」。
	4. 技能志向的な評価	評価は、症状ではなく技能、特性あるいは包括的なニーズに重点を置いているという根拠。例：「スタッフの援助を求める」という技能

表9-1 （続き）

要素	評価の構成要素	概要
リハビリテーションプロセス診断（続き）：	5．行動的な定義づけ	評価される技能は、観察できる行為が評価されるという根拠。例：「レストランで彼女が自分の声に話し始めるときに、サラが電話でスタッフに助けを求める回数/週の割合」
	6．技能の種別による包括性	技能が全体的に評価されていることの根拠。例：身体的、感情的および知的な技能のストレングスと不足。例：(技能) "ADL"、"怒りを表出する"、"余暇の時間を計画する"
	7．環境による包括性	特定の目標とする環境における成功や満足に影響を及ぼすであろう居住、教育、雇用の各環境における技能が評価において考慮されていることの根拠。
	8．資源に重点を置いた評価	資源のストレングスおよび不足が全体的な評価のリストに含まれていることの根拠。例："金銭の貸借"、"反応のよい家族"、"利用可能な移動手段"。
	9．資源の特性	全体的な評価に含まれる資源のストレングスおよび不足の根拠。例："サラの支払期限が来る前にSSIが彼女に支払う1か月当たりの費用"。
	10．資源の種別における包括性	資源に含まれる支持的なものの根拠。ひと、場所、もの、活動
	11．関与（参加）	対象者の参加することの根拠。準備性の評価および改善への参加；O. R. Gの設立、必要とされる技能や資源の提供、およびこれらをストレングスと不足として分類することへの同意すること。

表 9-1　（続き）

要素	評価の構成要素	概要
リハビリテーションプロセス計画：	1. 技能あるいは資源の目的	確定された技能あるいは資源の目的を含む計画の根拠。例：「1週間に40%の度合いで、サラはレストランで彼女の声に話しかけ始める時、サポートスタッフに電話をする」。
	2. 診断およびその後の介入の統合	診断に由来した計画の中で用いられる技能あるいは資源の目的の根拠。あるいは計画に記載された介入で、実際に計画に基づいて実施されていることの根拠。
	3. 優先順位の特定	技能あるいは資源の目標を選択する方法のあることの根拠。その目標とはリハビリテーション総合目標の達成における最優先項目である。
	4. 具体的な介入方法の選択	それぞれの目的には特定の技能開発あるいは資源の開発があり、それぞれの目的に応じた介入が特定されていることの根拠。
	5. 期間の明記	計画に記載された各介入は、開始および完了の予想時期があることの根拠。
	6. 責任の特定	計画に記載された個別的な介入を開発する、実行する、観察する（モニタリング）責任を持つ者が指定されていることの根拠。
	7. 関与	当事者が計画の開発に参加し、計画に同意していることの根拠。理想的には、当事者がミーティングに参加し、最優先項目の選択、期間の決定に参与することである。

表 9-1　（続き）

要素	評価の構成要素	概要
リハビリテーションプロセス介入：	A．技能開発	
	1．技能教育の志向性	関係機関は介入方法として技能教育に価値を置いているという根拠。
	2．レッスンの立案	教育される各技能には、その構成要素である行動の説明、これらの各行動の構造化されたレッスン計画があることの根拠。
	3．技能の学習経過の観察	学習プロセスにおいて技能の遂行のフィードバックおよび強化を提供するシステムが存在することの根拠。
	4．技能を活用するプログラムの明確化	ニードのある環境における技能の遂行が、順序立てされ行動的に規定された段階づけの活用によって増大することの根拠。
	5．期間の明記	技能使用プログラムにおける各段階に、指定された計画的期間があることの根拠。
	6．強化因子	強化因子は本人の見方から発現するものであり、技能活用プログラムの主要な段階づけに応用されるものであることの根拠。
	B．資源の開発（調整）	
	1．ケースマネジメントの決定	関係機関は、介入方法として紹介あるいは連携手段を用いるということを尊重し価値を確信していることの根拠。
	2．目標の明確化	関係機関が、当事者のリハビリテーション総合目標、機能および資源の評価に基づいて紹介することの根拠。

表 9-1 （続き）

要素	評価の構成要素	概要
リハビリテーションプロセス介入：	3. 資源の選択肢の一覧（リスト作成）	紹介する際に、選択できる資源について考慮していることの根拠。
	4. 連携のための具体的計画	紹介を実施するための体系的な計画に少なくとも次のことが含まれる：紹介を実施する人物の指定、実施される日時、生じてくる連携のための具体的な手配。
	5. 支援の継続的運用のための具体的計画	いったん紹介が実施されれば、本人および資源の連携を援助するための体系的な計画が展開されることの根拠。
	C. 資源の開発（修正/資源の設定）	
	1. 資源の継続的評価	既存の資源の不適切な（あるいは欠如する）要素について、情報収集する体系的手法が進展することの根拠。
	2. 資源の介入計画	資源の不足を組織的に克服する、計画の継続的展開のための構造が存在することの根拠。
	3. 資源改善の情報	計画がプログラムおよび/あるいは関係機関によって実行される構造が存在することの根拠。
リハビリテーション環境	A. ネットワーク	
	1. ネットワークの配置	プログラムの調整下にある（あるいは利用できる）環境か、または（かなり類似する）自然発生的な環境に、配置された環境があること。

表9-1　（続き）

要素	評価の構成要素	概要
リハビリテーション環境	2. ネットワークの妥当性	すべてのプログラムの活動は、プログラムの当事者のニーズおよび選択に基づいて計画されていることの根拠を、セッティングが示していること。
	B. 文化	
	1. 協力関係	すべてのプログラムの活動は協力者として当事者にかかわるということの根拠。
	2. 価値との調和	すべてのプログラムの活動は、リハビリテーションの価値に一致していることの根拠。例：プログラムの時間、スーパービジョンの手法、スタッフの正式承認、当事者の個人的出来事、達成したことなど。

The Choose-Get-Keep Program の構造　　CGK プログラムの構造は、精神科リハビリテーションプロセス（例えばリハビリテーション診断、リハビリテーションの計画、リハビリテーションの介入）に関連する基準が適切であることを保証するものである。CGK プログラムの構造（例えば運営ガイドライン、活動および書類管理）はすべて、利用者がどこで暮らすのか、学ぶのか、働くのかという選択をする機会をもたらし、その環境においてうまくそして満足して暮らすために必要な技能や支援を評価し、開発させていくことに協調した働きをするものである。精神科リハビリテーションのプロセスは、5、6および7章で広範な説明がなされているので、ここでは、CGK プログラムを計画するためのプロセスの意味合いを検討することに留める。

●診断のための CGK の構造

診断の運営ガイドライン　　プログラムの運営ガイドラインは、当事者一人ひとりに実施されたリハビリテーション診断を要求している。例えば、方針には、以下のことの一部またはすべてが明言されるであろう。すなわち当事者がリハビリテーション総合目標を選択することに参加しようとする準備性（レディネス）を評価するべきであること、当事者が目標の選択に参加するための能力を開発するのに必要なあらゆる援助を受けるべきであること、能力および資源の評価がすべての人に実施されること、リハビリテーション診断における当事者の参加を最大限にするためにプログラムが計画されること、である。運営手順は、リハビリテーション診断の課題をだれが行うべきかの詳細を示すものである。CGK のすべての改定版において、運営手順は、だれがリハビリテーション診断の課題を遂行すべきかについて詳しく述べるものであり、運営手順には、当事者がスタッフと協調的なかかわりを始めることができない場合には、プログラムの関与期にどのように関わるのかを説明している。関与期には、さらにプログラムにつながるようになるために、症状の安定化からスタッフと一緒に公園で"ぶらぶらする"などの広範囲にわたる一連の活動が含まれるようになるであろう。役割回復モデルプログラムのような CGK プログラムモデルの改定版では、リハビリテーションの総合目標を設定する前に、本人と長期的な展望が明らかにされていく。長期的展望とは、今後3～5年の間に、その人が、自分自身の理想的な状況について、どんなふうに考えているのかというイメージであり、住居、職業あるいは教育的な役割を含む、当事者が当事者と従事者との関係性を良くするために役立つ枠組みを作っていく助けになる。長期的な展望を認識することで、組織におけるすべてのサービス（例えば治療、リハビリテーションおよび一般的なケースマネジメント）を統合するプロセスを始めることができるのである (Forbess & Kennard, 1997)。

　CGK プログラムは、準備性の評価の手順を説明するものである。これらの手順は、当事者を援助しようとする従事者が、彼らがリハビリテーションのプロセスを始めるのにどれくらいの準備ができているかの理解を進展させるために、個人あるいは集団における（組織によって異なる）介入において、段階的な手引きを

もたらすことになる。そうすることによって、その人が準備ができているのか、リハビリテーションを探求していくことに関心を持っているのかどうかによって、一連の手順を詳述することになる。もしその人が準備ができていなかったり、関心を持っていなければ、CGK プログラムの構造は、その人が他のサービスの種類を選択することや（例えばケースマネジメント、治療）あるいは精神保健システム全体の中から選択できるように手助けするプロセスを確認することになる。もしその人が、準備はできていないが、リハビリテーションに関心がある場合、リハビリテーションの準備が整うようにするための段階を説明する手順をスタッフにもたらす（Farkas, Sullivan, Soydans Gogre, 2000）。

診断的活動　　診断的活動は、リハビリテーション診断のための技術において特定された診断的課題を主要テーマとして行われるものである（Cohen et al., 1986, 1990 ; Farkas et al., 2000）。例えば、プログラムはリハビリテーションプロセスを達成するために、ほとんどの場合、集団を用いた活動を計画することを決定する。集団的活動は、準備性を評価することに役立つものとなる。活動は、以下のような指標に関して自己理解に役立つように計画される。すなわち彼らのリハビリテーションに対するニード、彼らの変化に対する意志（やる気）、対人的親密さへの開放性、彼ら自身および周囲の環境に対する気づき（Farkas et al., 2000）。リハビリテーションに関心を持っていることを決意しているが、まだ準備ができていない人たちには、多少の準備性の指標を具体的に向上するように計画された集団が用意されるであろう。個人の自己効力感を向上させるための、身体的なストレングス訓練にかかわるグループもある。瞑想とヨガは、自己の気づきを向上するのに役立つものである（Farkas, 1999 ; Hatchinson, Bellafato & Devereux, 1999）。リカバリーグループ（Granqvist, 1997 ; Spaniol, Kohler & Hatchinson, 1994）は、将来についての希望に満ちた感覚を増進することに役立つとともに、それらは将来に強い影響を及ぼす感覚でもある（自己効力感）。支持的精神療法はこれらの指標に強い影響を与えるものでもある。リハビリテーションプロセスを開始する準備のできた人には、リハビリテーションの全体的目標を設定したり、特定のセッティングにおいて価値のある役割を選択することに役立つ一連の活動が計画され

ることになる。このようなプログラムの活動は、専門的な心理検査者による面接や、興味・関心の評価から開始される（職業的関心テスト、学業的関心テスト）。それに伴ってリハビリテーション従事者との面接によって、評価の情報を、役割やセッティングの選択をするための個別的な（優先順位の）基準づくりをするために解釈していくことになる。第二のプログラムの活動は、異なる可能性を調査することにかかわるもので、選択的な環境において情報を得ることになる。第三のプログラム活動では、従事者は当事者に対して意思決定手法を使用しながら、その当事者が集めた情報を使って選択可能な環境を評価するように導いていくのである。決定に対して妥当であると個人が感じる時、彼らの見解が共有されることになる。そして最終的に目標が設定されるのである。

　目標設定のプロセスは、ある活動が事務所あるいはグループ活動の部屋において、最適な予定で計画されることを意味するものである。

　当事者と従事者は、価値を明確にし問題解決のマトリックスを完了するのに、単独でもグループでも取り組むことができる。その他の目標設定のための活動は、異なるセッティングに移動したりあるいはさまざまな人々と出会うことによって完了することが必要である（例えば可能性のある環境を調査する、関連する他者から情報を集めるなど）。このような目標設定に必要なプログラムの方針や手順は、各活動に適切な時間が配分されていること、従事者が目標設定の活動にかかわる時間を確保できるように、当事者対スタッフの比率が低く抑えられている（15：1）いることなどである。技能および資源のストレングスおよび不足についての現実的な評価（機能的および資源の評価）は、通常個人ベースで行われる。

　CGK プログラムを用いる居住的、教育的、職業的プログラムのレビューの中で、リハビリテーション診断を実施するために職業的セッティングでは 2 週間の間に 2～3 回のセッション（Brown & Basel, 1989）を確保しており、病院のセッティングでは総合的なリハビリテーション目標を設定するために 4 週間の間に 12 セッションを行う（Lan & Rio, 1989）など多様である。地域のケア付きアパートプログラムの機能的評価は 2 週間で終了するように計画されているが（Mynks & Graham, 1989）、教育的なセッティングでは、機能評価を行うために、8 か月で 72

セッションを行うように計画（Hutchinson, Kohn & Unger, 1989）されている。明らかにリハビリテーション診断のプロセスに関するプログラムの考え方がさまざまなタイプのプログラムの間で、あまりにも似ていたとしても、診断のための活動は、時間的枠組みや人員配置のパターンに合わせて広がったり、縮小されたりしている。そのようなことは、病院や地域の中の生活、教育、社会的および就労プログラムの全領域における異なったプログラム構造の中で行われている。

診断の記録　　記録は、プロセスの段階についての書類や本人の最終的な選択についての声明を集めることによって、リハビリテーション総合目標を設定する重要性を反映するものである。プロセスの中で用いられる実際のワークシートは、当事者の記録を管理しやすい状態で保管するために整理されているであろう。個人の記録のデザインには、当事者が選択した特定の環境に関連する技能や個人への支援の評価が求められる。記録の中にある評価情報の例としては、第6章の表6-1、6-2および6-3に示している。CGKプログラムモデルにおけるすべての書類は、当事者が入手することができる。多くのプログラムでは、自分自身の書式用紙に書き込み、それらの書類フォルダーをセッションに持ち運び、プログラムのファイル用にコピーしている。

●計画のためのCGKプログラムの枠組み

計画実行のためのガイドライン　　計画段階は、優先順位の高い技能あるいは支援の開発を選択・計画するために、診断的情報を用いる。開発のために選択される各技能あるいは支援は、リハビリテーション計画における目的として明記される。各目的には、特定の期間に介入を実施することに責任を持つ、特定の個人による具体的な介入が割り当てられる。プログラムの方針は、いったんリハビリテーション診断が完了した後、当事者が自身の計画を発展させるために、会議に参加することについて明言している。手順文書は、計画された各課題に対する職員（担当者）の責任を明示したものであり、計画において目的の優先順位をいかに設定するか、計画の実行をモニタリングするための担当責任者、目的を達成する中で不十分な進展があった場合、計画を変更することに対する担当責任者などについ

て示すものである。

活動を計画する　活動の計画には、計画立案における本人および重要な他者の関与を最大限に引き出すための十分な時間が含まれる。活動には、本人および重要な他者とともに、すべての関係者と計画を検討する準備会議も含まれている。実際には、このような計画のプロセスは通常、さまざまな専門職のスタッフによって行われることになる。プログラムの中には、計画のプロセスを調整する人がケースマネジャーであったり（Goering, Huddart, Wasylenki & Ballantyne, 1989）、精神保健助手であることもある（Craig, Peer & Ross, 1989）。

計画書　計画書には、リハビリテーション総合目標、優先順位の高い目的、各目的に取り組む介入、異なる課題に対する責任者、そして計画に参加し同意した当事者、従事者および重要な他者の署名などが含まれている。第7章の表7-1に、リハビリテーション計画の例を示している。

●介入のための CGK プログラムの枠組み

介入実施ガイドライン　介入段階においては、技能の開発あるいは支援/資源の開発のどちらかへの介入によって計画が実行される。技能開発への介入は、当事者に欠如している技能を直接的に指導すること（直接技能教育）あるいは彼らが効果的に活用していない技能の使い方を開発する（技能プログラミング）ことである。計画が資源の開発を要求している場合には、既存の資源と対象者を結びつけること（資源の調整）、あるいは支援を改善するために、既存の資源を修正するための介入がなされる。

介入に関する方針綱領の例として、介入はできるかぎり対象者のリハビリテーション総合目標に特化した環境でなされるということが挙げられる。手順文書は、特定の環境下での介入における従事者、当事者および重要な他者の課題を明示するものであり、新たに学習された技能を活用することを支える環境において、従事者が援助を継続する段階づけも盛り込まれているはずである。例えば、手続きは、学習センターで習得される居住技能を明記し、その後、居住カウンセラーが、居住施設における技能の活用状況を観察することになる（Rice, Seibold & Taylor, 1989)。

介入の活動　プログラムの活動は、技能開発および支援開発の介入が実行されることを保証するために計画される。プログラムの日課では、個人あるいは集団の技能教育セッションが単位時間で計画されている。同様に、すべての人に共通して必要とされることの多い技能の領域のためのクラスも予定が組まれている。技能をさらに効果的に活用するように援助することには、多様な人々の関与が求められることとなる。すなわち従事者あるいはピアヘルパーは、技能の活用の障壁を克服するのに必要な段階づけを進展するのを援助する、そして本人が重要な技能を練習するうえで必要と感じるならば、その人の目標となる環境にいる人たちも支えになる。これらの人々は、家族の一員であったり、ピア、友人あるいは選択されたセッティングに従事しているその他のサービスの関係者であろう。人と資源を結びつけるプロセスでは、選択肢になっている資源を訪問するために移送を行うため、資源から支援を受けることになると継続的な援助を提供するためにスタッフの時間や設備（例、車やバンなど）が必要となる。

介入の記録　リハビリテーションの介入の書類は、既存の書式の手順と類似したものであり、介入の実施（提供）期日が記録され、技能指導およびプログラム開発のレッスン計画のコピーが参照できたり、資源への連絡記録が残されている。最も重要なのは、改善した技能の活用や支援の向上といった進捗状況の記録である。

● プログラムの評価

　精神科リハビリテーションプログラムは、プログラム評価を行うための運営ガイドライン、活動および書類から編成されている。評価の情報は、綱領において包含された「価値」（例えば選択された環境における当事者数、それらの環境で費やされる日数、その環境おける当事者の成功や満足の度合いなど）に伴うプログラムの一貫性において収集される。表9-2では、プログラムの目標に関連した結果を測定する「プログラム評価」およびプログラムの構造に関連する「プロセス評価」を示している。結果の記録は、プログラムの構造あるいはサービスシステ

ムにおける変化の必要性を示唆するものとなるであろう。例えば、好ましい生活の準備が用意できない場合、他のプログラムと組み合わせるなど、方針における変更について精神保健当局に提案するであろう。しかしながら、その結果、彼らが選択したセッティングでうまくいかなかったり、満足できなかった場合は、プログラムのガイドライン、活動あるいは手引書に変更が必要であるということを意味している。あるいは、従事者は、精神科リハビリテーションプロセスを思うように提供できず、彼らの知識、態度および技能においてなんらかの変化を求められていることを示すかもしれない。最後に、結果はサービスシステムの方針を変更することの必要性を意味するものかもしれない（例えば、生活する、学習する、交流する、そして働く場の当事者の選択について従事者の援助の必要性）。

The IAPSRS Toolkit は、プログラム評価を実施するプログラムに役立つように立案されたものであると同時に、その他の目的にも活用される（例えば研究バッテリーの一部として活用されること）。この効果測定評価尺度は、直接的で、運営が簡便な精神科リハビリテーションプログラムの評価として、IAPSRS の研究委員会によって考案されたものである。このツールキットは、職業的、教育的および居住的領域の介入効果を測定するものである。また、個人の経済的状況、法的関与、入院、サービスの満足度および認識された生活の質や自己統制感についての情報を収集するものでもある。精神科リハビリテーションプログラムにおける有効性の評価として、ツールキットの長所（利点）は、精神科リハビリテーションの最小限の情報に焦点をあてていること、症状に相対するものとして、状況および役割機能の評価を強調していること、精神科リハビリテーションの価値に基礎を置くこと、当事者の立場で情報を収集すること（すなわち時間の経過の中での変化をモニタリングする；訓練のための時間をほとんど必要としない；高い表面的妥当性に基づいて情報を記録する）ことなどが含められる（Arns, Rogers, Cook & Mowbray, 2001)。ボストン大学精神科リハビリテーションセンターは、行動マネジドケア環境において、新たな精神科リハビリテーションの取り組みをアセスメントするために、現在このツールキットを活用している（Ellison, Anthony, Sheets, Dodds, Yamin & Barker, 2001)。

表9-2　プログラム評価

リハビリテーション設立目的	効果評価尺度に関する目的の事例
機能を向上させることで、最小限の継続的な専門的介入で、人々はうまくいき、満足することになる。	本人の選択した環境に滞在する割合。 環境の選択肢として、彼らが選択した環境に滞在日数/月数と過去の期間との比較。 本人の選択した環境に満足している人々の割合。 専門的介入がほとんどない状態で、日常生活活動を遂行している人々の割合。
リハビリテーションプロセス 評価/計画/介入	プロセスに関連する評価尺度の事例 プログラムの活動は、具体的な評価方法、計画および介入に基づいて編成されており、リハビリテーションの価値に一致しており、リハビリテーション設立目的を達成するものであるという根拠。
リハビリテーション環境 ネットワーク/プログラムを実施するセッティングの中の状況	環境に関連する評価尺度の事例 環境のルール、慣習、物理的設計や配置、活動の場所が、リハビリテーションの価値と一致していることの根拠。

　また、最近開発されたものとしては、精神科リハビリテーションプロセスの測定があるが、これは従事者および当事者の両者が、精神科リハビリテーションのプロセスの一貫性を保証するために、プログラムによって活用されることであろう。

　ボストン大学精神科リハビリテーションセンターでは、タワー財団（the Tower foundation）とフィデリティー財団（The Fidelity foundation）による資金援助を受けて、基盤となる設備として、リハビリテーションのプロセスを辿るために制作されたツールを試行的に使用している。それは、ケースマネジメント、エンリッチメント、権利擁護などにも用いられる。従事者は、当事者および/ある

いは他の関連する関係機関との個々の相互作用の後にプロセス記録を記入する。例えば、精神科リハビリテーションのサービスプロセスモジュールは特定の診断、計画、そして介入のための活動が、どれくらいの時間、誰とどこで行ったか、そしてどのようなタイプの関与（電話、面談）であったのかなどついての情報を収集する。この記録は、コンピューターで入力するものであり、完了するのにわずかな時間しかかからない。**表 9-3** に、あるサービス受給者の個人記録が実際のコンピュータの入力画面で、どんなふうに見えるのか紹介している。包括情報管理システムは（サービスプロセスモジュールはその一部分でしかない）疫学的情報や効果評価尺度も包含している。これは包括的なプロセスの測定のできる、現在入手が可能な唯一のシステムであるが、それによってプログラムがそのプロセスにおいて特定の成果を生み出すことを分析することが可能になる。

　手短にいえば、精神科リハビリテーションに対する Choose-Get-Keep プログラムアプローチにおける運営ガイドライン、プログラムの活動、および記録は、精神科リハビリテーションのプロセスがプログラムの構造に組み込まれることを保証するものである。精神科リハビリテーションの全体的なプロセスは、単一あるいは多くの（多様）環境において生じるものである。次の節では、精神科リハビリテーションプログラムの環境について述べることにする。

●選択-達成-維持 Choose-Get-Keep の環境

　精神科リハビリテーションのセッティングは、個人の特有な選択（好み）を許容するものである。理想的には、プログラムには個別的な選択（好み）に一致する多様なセッティングが含まれているとよい。例えば、職業リハビリテーションプログラムには、過去に行ったグループに適した一連の就労活動や職場に固定するよりも、現在のプログラムの参加者が働きたいと思っているタイプの場所を含めるように設定を拡張することが求められるであろう。管理人サービス、造園、あるいは木材加工のような肉体労働を望む人もいる。これは多くのリハビリテーションプログラムで共通する仕事である。しかし一方で、経理、コンピュータプログラマー、カウンセラーあるいはその他のホワイトカラーの仕事を好む者もい

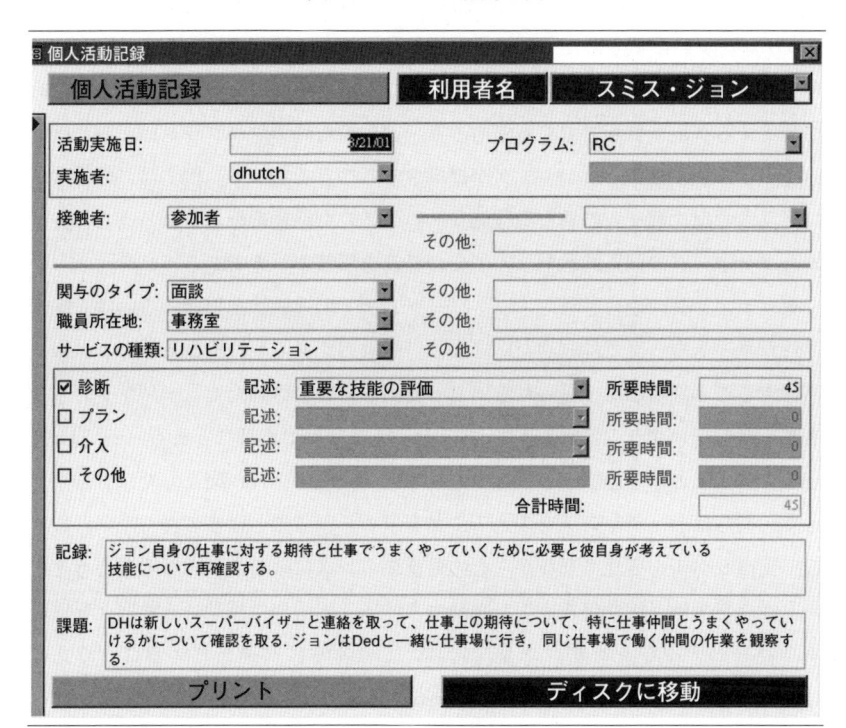

表9-3 プロセス記録の例

個人活動記録					
個人活動記録			利用者名	スミス・ジョン	
活動実施日:	8/21/01		プログラム:	RC	
実施者:	dhutch				
接触者:	参加者				
			その他:		
関与のタイプ:	面談		その他:		
職員所在地:	事務室		その他:		
サービスの種類:	リハビリテーション		その他:		
☑ 診断	記述:	重要な技能の評価		所要時間:	45
☐ プラン	記述:			所要時間:	0
☐ 介入	記述:			所要時間:	0
☐ その他	記述:			所要時間:	0
				合計時間:	45
記録:	ジョン自身の仕事に対する期待と仕事でうまくやっていくために必要と彼自身が考えている技能について再確認する。				
課題:	DHは新しいスーパーバイザーと連絡を取って、仕事上の期待について、特に仕事仲間とうまくやっていけるかについて確認を取る。ジョンはDedと一緒に仕事場に行き、同じ仕事場で働く仲間の作業を観察する。				
プリント			ディスクに移動		

る（Russinova, Ellison & Fostre, 1999）。セッティングの中には、精神保健観察のあるところもあるだろうが、特別な支援の組まれていない普通のセッティングもある。教育プログラムでは、デイケアあるいは高校における成人教育コースにおいて指導を提供するであろうし、あるいは地元の大学に行くことを選択する個人に支援を提供することもある。選択は、プログラムのセッティングの場所を規定することにもなるであろう。精神科リハビリテーションプログラムは個人の選択を問うものであり、これらの選択に適したプログラムの調整を可能にするメカニズムを包含している。

選択に加えて、精神科リハビリテーションプログラムのセッティングは、人々の技能のレベルを順応させるものでもある。プログラムが職業的あるいは教育的セッティングに配置されたものの、参加基準が現在の技能のレベルよりも高い場合、その人のニーズには見合わないことになる。実際、彼らの現在の能力のために密集するグループもでてくるであろう。彼らのためのプログラムは、同じ機能的要求による多様なセッティングが提供されるべきであろう。例えば、居住型プログラムでは、個々人の異なる機能レベルに応じた活動になるであろうし、住まいセッティングの個人的選択は、彼らの好みを反映すべきである。

　セッティングの統合されたネットワークとケアの連続性との間の違いは、統合されたネットワークでは成功だけにより、対象者をあるレベルから他のレベルに移行することはほとんど見られないことである。統合されたセッティングのネットワークのプログラムにいる人で、あるセッティングで非常にうまくいっており、そこに留まることを選択する人もいるだろう。技能レベルが向上したにもかかわらず、彼らはセッティングを変えることを求められることはまったくない。むしろ、支援レベルを変化させながらそのセッティングに残ることになるだろう。このような特徴は、援助付き雇用、援助付き住居、あるいは援助付き教育と呼ばれるリハビリテーションプログラムにおいては非常に共通していることである(Farkas & Anthony, 1989；Farkas, 1996)。

　要するに、環境の文脈はリハビリテーションの価値と一致したものであるということである。**表9-4** に、リハビリテーションプログラムの設立目的、構造および環境に内在する重要な原則の要約を示した。

結びの解説

　精神障害の抱える人に役立てることを試み、精神科リハビリテーション志向性を採用しているプログラムはますます多くなっている。しかしながら、当事者のリハビリテーションの効果に影響を及ぼすためには、必要不可欠な技能と支援が求められる。第5、6、7章および8章は、リハビリテーションプログラムを効果的

表9-4 精神科リハビリテーションプログラム作成の基本原則

ミッション
1　プログラムは、精神科リハビリテーション綱領に基づいて計画および評価される。

構造
1．プログラムは、実施ガイドライン、活動および記録を通して、評価のプロセスを実現するために組織される。
2．プログラムは人々が自身のリハビリテーションのプロセスに関与する度合いを最大限にするものである。
3．プログラムは、クライアントの環境的目標に特化した、技能および支援の開発のための活動を提供するものである。
4．個別的な目標をプログラムが達成することの評価、プログラムの成長および変化の方針を提供する。

環境
1．プログラムには、個人の好みや地域の文化的状況を反映する、環境の属性が含まれる。
2．プログラムは人々が暮らす、学ぶ、働くあるいは交流する環境が自然に生じる（あるいは類似した）場所に位置付けられる。
3．プログラムの様式、一般的な活動、および実務管理はリハビリテーションの価値（個人の志向性、機能すること、個別的な関与、環境のな特異性、選択肢、結果志向性、支援および成長など）に一致したものである。

に実行するために従事者が必要とする技能の多くが特定されている。第10章では、サービスシステムの機能と関係機関のプログラムおよび人材をサポートすることのできるシステムの方法について述べている。人材、プログラムおよびサービスシステムは相乗的に機能する。最大限に効果的なものにするには、これらのプログラムには技能のある人材および支持的なサービスシステムが必要である。逆にいえば、技能のある人材はプログラムおいて訓練する必要があり、彼らの技能を発揮させるようなサービスシステムにしなければならない。さらに、サービ

スシステムの機能が精神障害を抱える人々の生活に効果的に影響を及ぼすには、技能のある人材や優れたプログラムが必要である。

第10章
サービスシステム

「原則を愛し、基礎を固め、目標を進めなさい。」

オーキュスト・コント

　精神科リハビリテーションの観点から考えた場合、サービスシステムの最も基本的な役割は、精神障害を抱えた人が最新のリハビリテーションプログラムで専門家に援助してもらえる機会を増すことである。つまりサービスシステムの第一の目的は、精神障害を抱えた人が最も効果的なプログラムで、最も効果的な人材を使って、自分のリハビリテーション目標を到達できるようにすることである。換言すれば、精神障害を抱えた人を助ける技能を有した人材がリハビリテーション活動を行うのを助けるのが効果的プログラムであり、これらのプログラムや人材の助けをするのが効果的サービスシステムである。

　精神科リハビリテーションに携わる人が用いる技術については、すでに第5章で述べた。リハビリテーションの目標の達成を手助けする人材については第8章で述べた。プログラムの設立目的や構造、環境のネットワークについては第9章で述べた。そこで本章では、精神科リハビリテーションの人材やプログラムを精神保健サービスシステムに統合していく際、精神保健サービスシステムの理念や方針、実務的側面が（民間のマネジドケア組織であろうと公的に管理された精神保健組織にであろうと）いかに助けとなるかを述べたい。

　リハビテーションプログラムと、リハビリテーション訓練の大部分は、多少の改良を加えれば多くの異文化で利用することができる概念である。しかし、そのサービスシステムは、それぞれの国の政治、経済、さらに国民と政府の社会的な

関係の上に成り立つものである。例えば、ある国のサービスは、国民の"政府からの干渉"を減らすためにサービスは"少ないほうがよい"という概念を基礎としてデザインされ、あとは個人の判断に任せるという場合がある（アメリカによく見られる）。もう一つの方法として、多くの社会民主主義国で見られるように、個人主義をある程度抑えて"より多くの人に利益"を配分するために、多くの政府援助を提供することができるようにデザインすることも可能である（カナダ、西ヨーロッパなど）。一般的な政府に対する期待、例えば政府は仕事か文化的価値を提供するのか、または有償の仕事か有意義な日常活動のどちらを優先するかといったことにより、政府が資源を費やす際に、競争的労働市場の開拓に重点を置くか、または有意義な趣味やボランティア活動に重点を置くかが決まる。このような違いがあるにもかかわらず、産業国の間では、サービスシステムの必要性を認識し、リハビリテーションの取り組みをサポートするシステムを設計することにおいては同じような進展を見せてきた。その中には施設ケアの展開、脱施設化への対策、多様性のあるコミュニティー・サービスの開拓、経済的に可能なかぎり幅広いサービスを提供する必要性といったことも含まれる。この章で示したサービスシステムの例は主にアメリカでの経験を反映したものである。

精神科リハビリテーションに関するサポートシステムの必要性

　おそらく、サービスシステムに関する最も端的に表す定義は「サービスシステムは、ある特定の人々の必要性に合わせたサービスの集合体」(Sauber, 1983) となるだろう。よく知られているように、長期的な精神障害を抱える人は、社会的、教育的、居住、職業的な複合的サービスを必要とする。1800年から1950年にかけて、米国ではこれら複合的サービスは州立施設で提供されていた（当初は「(精神病院) 狂人収容所」と呼ばれていたものが「州立病院」と呼ばれるようになり、現在では「精神保健センター」「精神保健施設」「精神科センター」「精神科施設」と呼ばれている）。州立の施設は、精神病を抱えた人が病気の間（あるいは必要で

あれば一生)面倒をみるセッティングであった。長期に精神的な問題を抱える人々に対するサービスを施設で提供してきたほとんどの国では、精神保健の使命として積極的な治療が強調されていたものの、現実的には患者を収容（拘束）することにあった。リハビリテーションは病院内の補助的サービスとして行われ、単なる「活動」や「時間つぶし」とみなされていた。多くの面で精神保健上のサービスシステムは、州立施設および州立施設に勤務する職員をサポートするように作られており、州立施設の利用者をサポートするようには作られていなかった。

　向精神薬の発見とともに、長期に精神障害を抱えた人を施設で治療する方法として化学療法が志向されるようになった。化学療法により症状を軽減させることが可能になったことに加え、医療費支払いに関する連邦政府の政策が変更になったことから、患者の権利に関する認識や、病院医療のコストが高いという認識が高まり、脱施設化という社会改革が実現する契機となったのである（Brown, 1982；Rose, 1979；Williams, Bellis & Wellington, 1980）。ヨーロッパにおける脱施設化は国によっても異なる方法やペースで進展した（e. g., Bennett & Morris, 1982；Semba；Takayanagi & Kodama, 1993；Van der Veen, 1988）。例えばオランダの場合、脱施設化のペースは緩やかであった（Wiersma, Sytema, van Busschbach et al., 1997）。国勢調査によるとオランダでの1972年から1982年の間の入院患者数の削減は10％であった。1970年代後半、アメリカでは公的政策により州の精神科施設に滞在する人数は大幅に減少した（Bassuk & Gerson, 1978）。イタリアではバザリアなど急進的な精神科医が重度の精神障害を抱える人々の公民権を推奨したこともあり、1978年に脱施設化が法制化された。その他のアジア・アフリカ諸国においては資源不足により大規模な国家的施設の発展が妨げられたため、脱施設化の動きとシステムはあまり関係がなかった。

　脱施設化が実際に行われたところでは、精神保健システムが重度の精神障害を抱える人々に対して提供するサービスの仕方が劇的に変化した。前の章でも述べたように長期にわたり精神疾患を患っている多くの人は、化学療法を受けながら地域の居住、職業、教育、社会的環境において支援を受けて機能を果たしている。その他に精神障害を持つ人の中にはこのような環境を拒否し、全く精神健康サー

ビスにかかわっていない人も多い。これまで州立の施設のシステムも地域のシステムも重度の精神障害を抱える人々がリハビリテーション目標を達成するための有効な手助けになってきていない（Anthony, 1992；Anthony et al., 1972, 1978；Anthony & Nemec, 1984）。

　さらに、サービスの場所を一つの病院から地域に移動させることで、サービスは分散化し広範囲に及ぶようになった。サービスが多様化することで、精神保健組織の系統が崩れた。一昔前は、精神保健のサービスシステムは州立施設を核として作られていたが、サービスが多様化した現在においては、多数の地域サービスを持つ独立した組織が必要となってくる。

　精神的な問題を抱える人に対するサービスシステムを作り出すうえで、他に困難なことは、個人によって多種多様なニーズがあることだ。多くの異なるサービスシステムは、長期的に精神障害を抱える個人のさまざまなニーズに応えるサービスシステムを構築しなくてはならない（例：職業リハビリテーション、社会保障）。長期的な精神障害を抱える人のニーズは、住居、医療、経済、教育、職業、そして社会的な支援など多岐にわたるため、既存の異なるサービスシステムの間の連携をとることが求められる。この場合、サービスを必要としている当事者のニーズが無視されたり、分業の狭間に落ちてどのサービスも受けられない当事者がでないようにするのは、主に精神保健サービスシステムの責任である。サービスシステムを構築するうえでの課題は、個人の違いを考えたうえで、すべての人に一貫したサービスを提供することである（Reinke & Greenley, 1986）。最終的に、効果的で適切なサービスを提供できるだけではなく、同時に効率よく容易に利用できるようにしなければならず、これまで施設内で当事者を管理してきた方法を、単に今度は施設外で繰り返すようなことがあってはならない。さらに今後の課題は、人々のリカバリーを助けるためのサービスシステムをいかに開拓していくかにある（Anthony, 1993；2000；Jacobson & Curtis, 2000）。

●精神障害および薬物乱用問題を抱える人に対するシステムの細分化

　国のサービスシステム細分化の最も差し迫った顕著な例が、いくつかの障害を

同時に抱える人（例えば、薬物乱用と精神的な問題を同時に抱える人）や重複診断の人に対するシステムに見られる。1980年代初めには精神保健に携わる人や政策担当者たちは、重度の精神障害を抱える人における薬物乱用障害の率の高さをすでに認識していた。データからも重度精神障害者が同時に抱える障害として最も一般的なのが薬物乱用障害であり（Bellack & DiClemente, 1999 ; Regier, Farmer, Rae, Locke, Keith, Judd & Goodwin, 1990）、また同時障害を抱えるこれらの人の入院率（Bartels, Drake & Wallach, 1995 ; Haywood et al, 1995）や居住の不安定性（Bebout, Drake, Xie, McHugo & Harris, 1997）が高く、精神的症状の重度や障害を高めること（Drake & Wallach）が明らかにされている。精神的な問題と薬物乱用の問題を抱える当事者が適切なサービスを利用する際に直面する課題は、多くの場合、システムとシステムの間に存在する障壁である（Ridgely, Goldman & Willenbring, 1990 ; Ridgely & Dixon, 1995）。治療のための資源が十分でなく調整がとれていなかったため、精神的な問題と薬物乱用問題と同時に抱える人にとっては、従来の精神保健プログラムも薬物乱用治療プログラムも合わなかった（Drake, McLaughlin, Pepper & Minkoff, 1991）。このような同時障害を抱える人の治療は行われたとしても、精神保健施設か中毒センターのいずれかで行われた（Osher & Drake, 1996）。これら既存のシステムが併存すること（一つは重度精神障害用であり、もう一つは薬物障害用）により、重度の薬物乱用障害を持つ精神障害を抱える人のニーズに対応することができなかった（Drake, Mueser, Clark & Wallach, 1996）。

既存のサービスでは同時障害を抱える人のニーズに対応できないことから、精神保健と薬物乱用治療プログラムとが統合されたモデルが開発され研究された。（Drake, Bartels, Teague, Noordsy & Clark. 1993 ; Drake, McHugo, Clark, Teague, XieMiles & Ackerson, 1998 ; Drake, Mercer-McFadden, Muese, McHugo & Bond, 1998 ; Ho, Tsuang, Liberman, Wang, Wilkins, Eckman & Shaner, 1999 ; Mercer-McFadden, Drake, Brown & Fox, 1997, Minkoff & Regner, 1999）。「統合治療」のためには、システムのプログラムや人事の面で多くの障壁を乗り越える必要があった。政府、州、地域の各レベルで精神保健を運

営する人は、精神保健と薬物乱用の両システムの連携をはかる努力をしている (Mercer-McFadden, Drake, Clark, Verven, Noordsy & Fox, 1998)。現在「統合治療」は、この当事者グループにより効率的サービスを提供するには何が必要かを特定するための概念として利用されている。「統合治療」とは、「精神的問題の治療に薬物乱用治療プログラムを組み合わせること、同一の診療医が薬物乱用治療と精神科治療を同じプログラム内または同じ機関で行うこと」である (Mercer-McFadden et al., 1998, p7)。同時障害を持つ人に必要な包括的対応というよりは、別々に行われていたセルフヘルプグループへの関心を背景に、セルフヘルプグループ（重複診断された人のための）が次々と生まれた (Vogel, Knight, Laudet & Magura, 1998)。これらセルフヘルプグループへの参加の効果が継続的に研究されているが、このようなプログラムがプラスの影響をもたらしていることが示唆された (Lauder, Magura, Vogel & Knight, 1999)。予備データからは、同時障害回復グループへの出席率と1年後の薬物使用および精神保健症状の改善に相関性があることが示された。

効果的な統合治療を提供するにあたっての課題はいまだ残るものの、1990年代には概念の面においては大きな前進があった。重複診断の人が求めるサービスについての理解や、一般に受け入れられるサービスの原則についての認識が高まった。これには個人の選択を重んじた積極的訪問サービスの提供および包括的なCSSタイプのサービス提供が含まれる。州によっては（例：Ridgeley, Lambert, Goodman, Chichester & Ralph, 1998)、精神保健システムと薬物障害システムが手を組んでこれらのニーズに向き合い、精神保健と薬物障害双方の専門家が重複診断者のニーズに対応する専門性を開拓することを試みている。

サービスシステムの研究

多くの研究において細分化されたサービスシステムが、精神障害を抱える当事者への効率的なサービス提供を阻むことがあると指摘されているにもかかわらず、システムレベルでの研究自体が、さまざまな理由によりいまだ大きな課題に

なっている（Anthony & Blanch, 1989；Leginski, Randolph & Rog, 1999)。1977年、Armstrongが精神疾患のある人に直接の影響を与える135の連邦政府プログラム（管轄は11省庁）に関する報告を行っている。彼の報告によれば、脱施設化の失敗の多くは経済的インセンティブが欠如していたことと、複数のプログラム間の調整が行われなかったことに起因している（Armstrong, 1977）。プライマリケア担当の医者が提供するサービスと精神保健の専門家が提供するサービスがしばしば対立することに見られるように（Burns, Burke & Kessler, 1981）、一般医療と精神保健の間の緊張関係があることなどもシステム開発と調整の必要性を物語っている。システム開発をさらに困難にしたのは、既存の財政支援の流れの中で相反する規制や適合基準があったことである（Dickey & Goldman, 1986）。最近になってアメリカでは柔軟性や一貫性に欠ける規制に対する有効な対応としてマネジドケアをみるようになってきた。

さらにサービスが調整されていないことは当事者にも直接の影響を与える。Tessler（1987）は当事者が退院した後に資源と結びつかない場合、地域における彼らの適応が全体的に下がり、彼らに関する苦情も多くなることを見出した。一方、実際には資源が不十分であったりサービスが不適切であることに起因する問題であっても、調整が不十分であることが問題を起こしたとされることもある（Solomon, Gorden & Davis, 1986）。ある時点からは、単なるサービスの量（またはサービスの欠如）が、実際にサービスの質に影響を及ぼす。サービスの数、種類、サービス間の調整の有無と、当事者のリハビリテーションのアウトカムの関係は、これまでの研究ではいまだ明らかにされていない。

サービスの調整に対処するため長年多くの取り組みが行われてきた。アメリカにおける地域精神保健センター（CMHC）の活動は、一つの集中した機関内で多くの連結したサービスを提供し、決められた地区内におけるサービスの利用の保証を目的とした取り組みの一つである。もう一つの例は、1970年代にアメリカ国立精神衛生研究所（NIMH）が主導して行われたCMHCとプライマリ・ヘルス・ケア・プロジェクトを連携しようとした試みである。この二つの試みによって、特に精神保健サービスを受ける人の割合の増加がみられたが、より重度の精神障

害を抱える当事者に対するサービスの調整にはあまり効果が見られなかった (Dowell & Ciarlo, 1983; Goldman, Burns & Burke, 1980; Tischler, Henisz, Myers & Garrison, 1972)。

AnthonyとBlanch (1989) はサービス統合をしようとしたさまざまな試みを検討し、1) 行政機関の関係やプログラムモデルの法制化、2) 予算確保のメカニズム、3) サービス提供機関の連携の改善、4) 責任の分担のうち、何を強調しているかによって分類した。もちろん、これらの要素をいくつか盛り込んでいるものも多い。

1980年代後半、Robert Wood Johnson (RWJ) Foundation は、重度の精神障害を抱える人をケアするための新たなシステムの構築と評価を行う重要な取り組みを始めた。ケアのための地域レベルでのシステムを開発するために9都市が競争ベースで選ばれた (Shore & Cohen, 1990)。5年のデモンストレーション期間中に、各都市は地域精神保健当局 (LMHA：local mental health authority) を創設し、民間部門のさまざまなサービスの開発と調整において中心的な役割を担うことが求められた。LMHAには以下が求められた。

1. 当事者のニーズに応えるためのサービスを調整する責任を持つケースマネジャーまたはチームを指名し、ケアの連続性を確保する。
2. 個々のニーズに応じて資金が移動できるような柔軟な財政システムを構築する。
3. 生活面で幅広い選択肢を開拓する。
4. 地域内の人を支援する一連の心理社会的および職業的リハビリテーション・プログラムを強化する (Morrissey, Calloway et al., 1994, p. 51 & 52)。

この案の根本は、「人」の観点からはケースマネジメント機能を活かして異なる機関をまたがるケアの連続性を達成することを目指していた (Ridgeley et al., 1996)。「システム」の観点からいうと、このLMHAはこのシステムのための臨床的、財政的、行政的な体制を構築する責任を担うものとされていた。

システムの集権化、トップダウン・プラニング、組織間の文化などといったシステム上の論争を横に置いても、リハビリテーションの観点からこのシステムは失敗を運命づけられていた。RWJ の取り組みはそもそも中央当局の機関がケアの連続性を増進させ、それが当事者にとってのアウトカムの改善につながることを前提としている。その一方で、精神科リハビリテーションでは、精神障害を抱える人が最新のプログラムのもとに働く専門家たちによる支援を確実に受けることをシステムの主たる目的に置いている。RWJ の取り組みでは従事者（第8章参照）の機能を変えたり、また当事者が目標を達成することを手助けするためのプログラムの構造を変えたり（第9章参照）することに努力を払ってこなかった。システムは技能のある従事者たちが自らの技能を容易に、そして円滑に活用できるプログラムを実践するためのものであった。ほとんどの場合、RWJ システムの取り組みは従事者やプログラムからの観点を無視し、組織と資金調達のみに重点を置いてきた。RWJ プログラムの功績としては彼らのデモンストレーションの成果の評価を行ったことであるが、予想どおりあまり大きな変化は見つからなかった（Lehman, Postrado, Ruth, McNary & Goldman, 1994；Shern, Wilson, Coen, et al., 1994）。

1980年代におけるシステムの不備への対応

確実なサービスの欠如や既存サービスの細分化の問題に応えるように、1980年に入ってからの十年間に3つの大きなイニシアチブが打ち出された。それぞれの試みは精神科リハビリテーションシステムを振興した。この3つのイニシアチブは、地域生活支援システム（CSS）モデルの開発と導入、援助付き環境の整備（援助付き雇用など）、ケースマネジメントサービスの価値の再認識である。この3つのイニシアチブは、現在の精神科リハビリテーションの実践や精神保健サービスシステムの構築においても利用できるものである。

図 10-1

地域生活支援システム

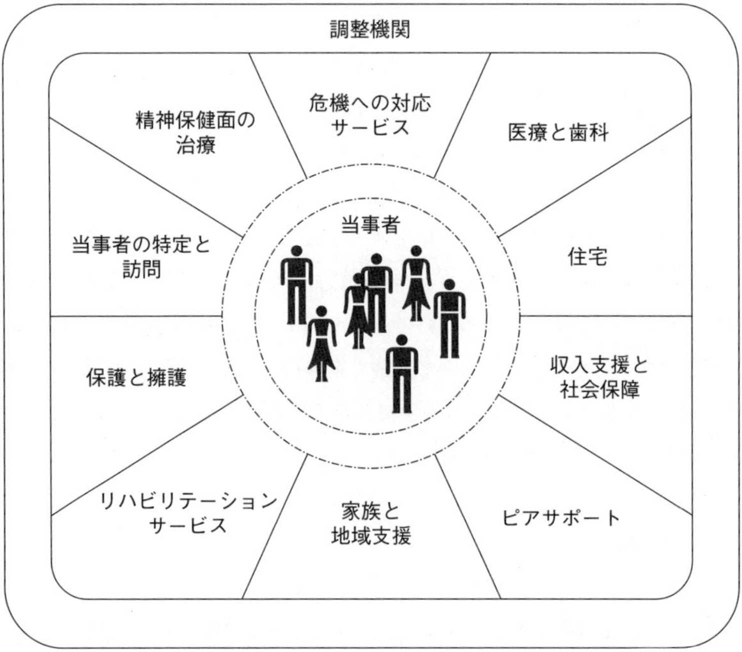
調整機関
危機への対応
サービス
医療と歯科
住宅
収入支援と
社会保障
ピアサポート
家族と
地域支援
リハビリテーション
サービス
保護と擁護
当事者の特定と
訪問
精神保健面の
治療
当事者

出典：Stroul, B.（1989）. Community support systems for persons with a long-term mental illness：A conceptual framework. *Psychosocial Rehabilitation Journal*, *12*, 9-26.

●地域生活支援システム（CSS）

この地域生活支援システムのアイデアは、1970 年代半ばにアメリカ国立精神衛生研究所（NIMH）で行われた多くの協議の中から生まれた。地域生活支援システムは重度の精神障害を抱える人が地域共同体内でどのようにサービスを提供されるべきかという課題に取り組んでいる（Turner & TenHoor, 1979)。当時提供

されていたサービスが容認できるものではないということを認識したうえで、重度精神障害を抱える人のための精神保健システムが提供すべき一連のサービスを規定したのが地域生活支援システムである（Stroul, 1989）。第1章で述べたように精神科リハビリテーションセンター（表1-3参照）は、この地域生活支援システム基本サービスの枠組みを基にシステム記述を構築している。こうして地域生活支援システムは、脱施設化の余波から生じた概念的な真空を埋めた（Test, 1984）。地域生活支援システムは、以下のように定義されている。

> 脆弱な人が不必要に地域から疎外・排除されることなく、自分のニーズの充足や可能性の開発をできるように助けを提供する人たち、つまり思いやりと責任感のある人たちのネットワーク（Turner & Schifren, 1979, p2）。

地域生活支援システムの概念は、精神障害を抱えた人に十分なサービスと支援を提供するために地域が持つべき要素を特定している。**図 10-1** にこれらの要素を図解した。

地域生活支援システムのイニシアチブは 1977 年に州や地域の共同体が、地域生活支援システムを構成する包括的かつ、統合された多くのサービスを開発することを助けるために立ち上げられ、その後、国立精神衛生研究所の地域生活支援プログラム（以後 CSP）として知られるようになった。地域生活支援プログラムの発足時には州立の精神保健施設がそれぞれの州で地域生活支援システムの開発をするための支援として、政府から援助金が提供された。地域生活支援プログラムの助成金を受けたのは、アメリカ全州とワシントン（特別区）D.C. と2つの領域に及ぶ。また技術援助も州や地域に継続的に提供されている。1986 年には精神障害と薬物乱用問題を同時に抱える高齢者、ホームレス、青年に対する地域ベースのプログラムの開発と評価に対し資金が提供された。1989 年からはケースマネジメント、危機介入、精神科リハビリテーションなど、地域生活支援システムに不可欠なサービスの評価を目的に計画された研究プロジェクトにも、地域生活支援プログラムの予算が付けられている。継続的に行われている地域生活支援プロ

グラムの実証研究活動は、最近では精神保健サービスセンター（CMHS）の知識開発やアプリケーションの取り組みの中に統合されている。

　地域生活支援システムに不可欠な要素に関しては、早くから立証・評価がされてきている。第2章でも述べたように、Test（1984）は文献レビューの結果、地域生活支援システムの機能を数多く提供しているプログラムのほうが、そうした機能をあまり提供していないプログラムより効果的である（再入院が少なく、社会適応が改善する場合もある）と結論付けている。AnthonyとBlanch（1989）が地域生活支援システム関連のデータをレビューし、1975年から1977年の地域生活支援システムの概念の前提となっていたサービスや支援の必要性が、1980年代の研究で確認されているとの結論を述べている。地域生活支援システムを構成するサービスが必要なことは、理論的にも経験的にも裏付けられているようである。

　さらにAnthony & Blanch（1989）によれば、地域生活支援システム関連の研究の今後の課題は、精神障害を抱える人に対するサービス内容や提供方法に関する政策を決定・変更するような研究を行うことであるとしている。地域生活支援システムの要素ごとに、将来の研究の方向性を示唆したデータもある。最も重要なことは、地域生活支援システムの要素に関しては介入の内容を厳密に規定し、介入の実態観察、計量的観測、モニタリングを信頼性のある形で行えるという点である。準実験的研究や小規模実験研究も数多く行われており、地域生活支援システムの研究が将来においても必要であるだけでなく、ますます可能になっていくであろうことを示している。1980年代末には、計量可能で再現性のある地域支援サービスの実験的研究をより大規模に長期的に行う舞台が整った。1990年代には精神保健サービスセンターは全国規模で、地域生活支援システムの基本的要素である職業リハビリテーション、ケースマネジメント、危機対応やその他支援を含むサービスの実証研究を始めた（Jacobs, 1997）。29のプロジェクト結果の分析では、報告された研究の過半数において、症候学、リハビリテーションのアウトカム（例：一般就労）、サービスの満足、サービスの利用の一つ以上でアウトカムの改善が見られたとしている。今回の精神保健サービスセンターの実証結果が、システムの立案者や政策立案者に次の十年を示唆するものになるであろう。

●援助付き環境について

　CSS サービス内容の開発に加え、1980 年代、1990 年代には地域生活支援システムサービスのさまざまな提供方法が生まれた。特定のサービスを特定の機関のみに提供するという既存のやり方は批判され、人が機能している環境にかかわらず、サービスは個人と結びついたものでなければならないとする新たなパラダイムが台頭した。このパラダイムシフトから生まれたプログラムが 1) 援助付きの住居、2) 援助付きの教育、3) 援助付きの雇用である。援助付きの住居、教育、雇用環境という考えは、精神科リハビリテーションの使命の達成をさらに近づけた。当事者はより統合された環境の中で必要とする十分な支援を受けることができるようになることから、これらの環境のもとで、より多くの選択肢を持つことができる（Farkas, 1996）。当事者にとって可能な選択肢が広がることで「個人の志向に合った環境でより満足し、心地よい生活を送る」可能性が高くなる。例えば大学の講義を受講するのに支援が必要な場合でも、講師が心理社会的リハビリテーションセンターに出向いて講義を行うことなしに、大学のキャンパス内で当事者が支援を受けることも可能になる。

　精神科リハビリテーションの理念に基づき、援助付きの環境には次のような特徴がある（Farkas, 1999）。

1．この環境は精神保健またはリハビリテーションシステムと別個に存在する。　環境内での役割は標準的なものである。援助付きの環境は、地域共同体にあるごく日常の環境（学校、住居、職場など）でなくてはならない。これらの周囲の環境は、「手助けをする使命」を負っているのではない。集合住宅やアパートはそこに住まうために建てられるものである。そこに住むうえで援助を受ける人が借りることもできる。別の場合には障害を持たない人が借りる家になるのかもしれない。教育環境においては、高校や大学の授業が目指す使命と精神保健上のサービスシステムで達成されるものとでは大きく異なる。学校に通う人は学生である。中には障害を抱える人もいるが他は違う。精神保健サービスの有無にかかわりなく、雇用の機会はある。雇用して公開市場において利益を上げるために存在する。そこで求められる役割は労働者、マネジャーや管理者であるかもしれな

いが、患者の役割ではない。

　2．環境へのアクセスは、特定の精神保健サービスの利用の有無が条件ではない。　これは最初に述べた特徴の必然的結果である。この環境と精神保健サービスのとは使命が異なり、特定の精神保健サービスを受けている人だけが利用することができるものであってはならない。特定の精神保健プログラムには参加していないものの、支援のある環境を希望または必要とする人はいる。精神保健システムが提供する支援やサービスは環境に縛られないため、この環境へアクセスするためにクリアしなければならない条件を規定することはできない。その代わりに、例えば、住居の場合では大家、教育では教育者、職場では責任者、担当官が受け入れの基準を規定することとなる。

　3．当事者は自分のセッティングと役割を個人の志向に合わせて選ぶ。人はある環境の中に置かれるのではない。　自らが所有するアパートに賃借人を住まわせたり、学生をプログラムに入れたり、働き手を仕事に就かせたり「その人のために」または「ある程度の自立を達成する手助けのために」といって人を配してはならない。人がある環境を選択する理由は、その人がエンジョイしたい価値をそこに見出すからである。援助付きの環境は個人の志向に合わせて選ぶことができるべきであり、当事者が精神保健上の「機能レベル」を満たしているか否か、または医療担当者の判断によって決定されてはならない。これらの環境や役割に当事者が参加することからくる内的満足は、個人が役割を果たすうえでの妨げになりかねない個人や環境の試練を乗り越えるための力強い動機づけになる。

　4．人には段階的に用意されたセッティングではなく幅広いセッティングの中から選ぶ機会が与えられている。　この特徴は最初の3点から自ずと導きだされるものである。もし環境が精神保健システムとは切り離されたものであり、入るための精神保健上の制約もなく、当事者が好きな環境や役割を選択することができるとするならば、選択肢は、一般の集団に対しその地域で提供されている一般的な可能性を反映したものでなければならない。要求されることの増加と減少する支援に合わせた段階的な一連のセッティングでは、段階を超えて成長することも選択することができない。例えば人によっては集団で住むのが好きな人もい

れば、独りで住むのが好きな人もいる。技能があまりないので独りで住むほうがプレッシャーがなくてよいという人もいる。人間関係に長けている人の中には集団で住むことができ、またそれを好む人もいる。

5．当事者は自分が活用したい支援やサービスを選択する。　精神科リハビリテーションは、当事者が自らの目標や目標までの道のりを立てるための機会を最大限にすることを目指している。個人が望ましい、または役立つと感じる支援やサービスの種類は個人の志向により異なる。当事者に選ばれないながらも提供される「支援」は（支援ではなく）むしろ干渉と捉えられ、良い結果を生まないことがある。人によってはきちんとした契約に基づいた期間限定のサービスを好む一方で、期間の決まっていないサービスがより有益であると思う人もいる。密度の高い支援を求める人もいれば、そうでない人もいる。ほとんどの人は異なる種類の支援を異なる時に望んでいるのである。精神科リハビリテーションのパートナーシップの理念は、当事者自らが望むサービスや支援が選択できるようになってこそ育まれる。

　これらの特徴は援助付きの住居、援助付きの教育、援助付きの雇用の領域で表れている。Farkas（1996）はサービスの提供方法における進展を援助付きの住居、教育、雇用を通して以下のように検証した。

●援助付き住居

　Farkas（1996）は北アメリカでは世界の他の地域と異なり、成人は通常、家族と同居しない場合が多いと指摘した。18歳〜25歳の成人は、家族と同居せず一人暮らしをするのが一般的な社会のモデルとなっている。州立施設から退院した、重度の精神疾患を抱える人は、住居の選択肢が少ないために両親と同居することが多いが、一人暮らしを望む人は多い。家庭や施設以外の住居を選択、維持することが困難になるシステム上の課題と密接に関係のある要因は貧困、差別や住宅オプションの欠如であるが、これらについては文献で述べられている（Bachrach, 1982；Carling, 1993）。援助付きの住居という考えが広まる前に、北アメリカその他の地域の多くの精神保健システムは（例：Anttinen, Jokinen & Ojamem, 1985）、

施設から地域共同体への移行段階として、監視レベルの異なる住居(ハーフウェイ・ハウス、グループホーム、シェルター)を含む「段階的住居」の展開を試みた。この監視付段階的住居モデルは概念の上では、異なるレベルの監視、制約、治療密度を提供する環境を備えた直線型のモデルである。この段階的住居の中では当事者は機能が改善し、必要な監視レベルが緩和され、サービスの利用頻度が減少するたびに一つの環境から別の環境に、直線的に進んでいくものと考えられていた。監視付きアパートはこの段階的住居の最終段階の一つとして、監視や治療密度が大幅に緩和された時のために開発された。

　この段階的住居を構成する異なる要素を調査するための定量的評価が行われた(例:Middelboe et al., 1996;Okin et al., 1995)が、段階的住居自体の評価はあまりなされなかった。これは精神保健システムの中で完全に稼働している段階的住居が少なかったことや、一連の段階にいまだ欠けている要素を記述する一般的な用語がなかったという二つの大きな理由に起因していた。CarlingとRidgway(1989)は、段階的住居における居住プログラムの呼称に使用する160以上の用語を見出した。

　実際にはこの監視付き段階的住居モデルに精神科リハビリテーションの理念を組み込むことは可能であるが(例:Benoit, 1992;Campanelli, Sacks, Hechert, et al., 1992;Mills & Hanson, 1991)、これには重大な欠陥があることが早い時点で判明した。通常この種のプログラムに伴う厳格な時間的制限の中で、実際に「移行」できる人はごくわずかであった。特定の環境で期間を区切って滞在させ「自立した生活」を達成するための「移行的」支援を提供するという単純な構想は、多くの場合、当事者にとって困難を招く結果となった。個別のサービスを受けるというよりは事前に決められたプログラムに合わせる必要が生じたりすることで、結果的に「不適合」を経験することになったり、度重なる移動、一定の期間やプログラムの終了に伴う無理な移動からくる放棄、統合ならぬ孤立といった問題が生まれた(Carling & Ridgway, 1989;Corin & Harnois, 1991:Saraceno, 1991)。

　北アメリカでは現在も監視付き住居が活躍している。ただ幸いなことに精神保健システム側も以下についての理解を持つようになってきている。a)ほとんど

表 10-1　援助付き環境の特徴

1. 環境は精神保健やリハビリテーションシステムとは別個に存在する。環境内での役割は標準的なものである。
2. 環境へのアクセスは、特定の精神保健サービスの利用が条件にならない。
3. 当事者は自らの志向に合わせて役割と環境を選択する。
4. 人には段階的に用意されたセッティングではなく幅広いセッティングの中から選ぶことのできる機会が与えられている。
5. 人は自らが利用したい支援やサービスを選択する。

の重度の精神障害を抱える人は障害のない人に比べてグループホームに住みたいという傾向はない、b）精神障害を抱える大多数の人は、これまでの30年間と同じように治療・リハビリテーションと住居が繋がっているより分かれていることを望んでいる（Farkas, 1996）。多くの人が選択肢として援助付住居を好むとした調査結果は、精神保健サービスシステムにとって、援助付き住居の概念を推奨していくうえで大きな弾みがついたことは間違いない。

　援助付き住居の取り組みはそもそも「ボストン大学精神科リハビリテーションセンターが構築した地域支援とリハビリテーションの原則」から生まれたものである（Parrish, 1990, pg10）。**表10-1**で挙げている特徴とも合致するが、援助付き住居は地域の中に組み込まれている。住居自体は地区の一般的な区域にある。提供されるサービスは24時間体制の可動式サービスで、特定の事務所に拠点が置かれていない。住込みの職員はいない。援助付き住居の運動がきっかけとなり、あらゆる種類の代替的住居や支援が広がった。ピアグループが自らの住居プロジェクトを運営しているところもあり、大家さんからアパートを借りて自分たちで管理している。また精神保健システムが運営するグループホームに代わって、家族会自らが運営するところも出てきている。住居の支援に携わる人のグループを作り、異なる状況のもと、地理的に分散したところに住む一定数の人に支援を提供するシステムも生まれてきている。

Tanzman（1993）による1986年から1992年にかけて行われた26の当事者調査の検証では、当事者は援助付き住居の特徴を常に好むことがわかった。当事者は一般的に自立した生活環境を好む一方で、臨床士や家族は多くの場合グループや監視付きの住居を望んでいる（Tanzman, Wilson & Yoe, 1992）。その後の研究でもTanzmanの1993年のレビューにおおむね賛同している（Casper, 1995；Goldfinger & Shutt, 1996；Owen et al., 1997）。精神科リハビリテーションセンターが、マサチューセッツ州全土で住居に関して行った調査（Rogers et al., 1994）でも、Tanzmanの結論を支持するものであった。調査結果はマサチューセッツ州の住居政策に影響を与え、援助付き住居に対する財源の拡大につながった。

　援助付き住居のアウトカムについての調査は、援助付き住居の志向についての調査に比べて少ないが、援助付き住居の効果を主題とした研究調査は多い。RidwayとRapp（1997）は最近になって14の実験的および準実験的研究を検証した結果、そのすべてで援助付き住居が、従来の介入や代替的環境、援助付き住居介入以前のどの状況より優れているとしている。レビューの中で述べられているアウトカムには、住居の他にQOLやコスト削減、社会的相互作用や社会的機能の向上なども含まれている。

　要約すれば、北アメリカの精神保健とリハビリテーションサービスの中で、住居とは治療計画の中の一つの選択肢というよりは、単に「住むところがある」ということを意味するようになってきた。進歩的なサービスシステムにおいて居住する場所は、個人の志向に基づくもので、最終的に自立した生活に到達するための段階的な場に住むことではなくなってきた。自らの住居で柔軟な支援が提供される。支援は個人に合わせて移動するものであり、異なるレベルの支援を受けるために個人が移動するのではない。

　南半球の国々、またはいわゆる「発展途上国」ではこの課題に直面することがなかったが、それは単に治療と住居が関連づけられていなかったからである。これらの国々では居住型の治療やリハビリテーションはごく限られており、提供されているサービスがあるとすれば、それは世界の他の国に比べてより柔軟で施設を基盤としないものである。

●援助付きの教育

　北アメリカの社会において職業上の昇進の夢を追求する第一の手段が高等教育（中等後教育）である（Mowbray et al., in press）。学校教育を続ける決断をすることは、人生を取り戻すうえでの第一歩である（Farkas, 1996）。残念なことに精神障害を抱える人は、この教育の機会を求めながらも確保できないことが多い（Rogers, et al., 1991；Anthony & Unger, 1991）。ちょうど成人になりかける時に精神障害に見舞われることが多い。病を患いながらも一時中断した教育プログラムに戻ろうとするが、現実においてはできないことが多い。実際、家族や治療にあたる人の中には、その努力さえ奨励しない場合もある。全国的な調査でサンプリングされた人の35％は、病に見舞われてからなんらかの形で正規の教育を試みたとされているが、その過程を修了できたのはわずか8％であるとしている（Navin, Lewis & Higson, 1989）。他の障害を持つ学生に対しては、15年以上も前からほとんどの大学や職業訓練において学生の支援が提供されてきた。例えば、目の不自由な人は学校で必要な教材を読む人をつけることができる。ほんの数年前まで、精神障害を抱える人は、精神障害を抱えていない生徒に混ざって授業を受ける際のパニックを抑えるための支援を受けることができなかった。

　援助付きの教育は、特定の教育機関に設けられている「本物の」教育プログラムに一般学生として参加する機会を提供するものであり、精神保健システムが運営する授業に特定の治療プログラムの一環とし参加するものではない。援助付き教育は精神保健的環境以外のどこ（例：通常の教育環境）で提供されているかによって規定される。重度の精神障害を持つ人は、学校で支障をきたさないためのサポートを、通常必ずしもキャンパス内で必要としていない。むしろ彼らに必要なサポートは、学校で求められる学問的や社会的課題に対応するために必要な社会的、情緒的、知的な技能を応用するための支援である（Danley, Sciarappa & MacDonald-Wilson, 1992）。教育的目標を支援するために考えられたこれらの包括的なサポートサービスは、次の3つの援助付き教育の特徴を含んでいる。1）包含型学級（例：生徒は通常の教育的環境内で設けられた特別カリキュラムを別のクラスで受講する）（例：Unger, Danley, Kohn & Hutchinson, 1987）。2）可動型支

援（例：生徒は精神保健サービス・スタッフがサポートして通常の授業を受講する）（例：Sullivan, Nicolellis, Danley & MacDonald-Wilson, 1993）。3) 現場サポート（例：生徒は通常の授業に出席し、現場の教職員からの支援を受ける（Furlong-Norman, 1990 で記述）。）元来この取り組みは学問的に優れた重度の精神障害を抱える人の特定の大学への復学を支援することから始まったが、今ではあらゆる中等後教育環境への復学を支援するための移動チームも設けられ、選択肢の幅は広がっている（Sullivan et al., 1993）。

現在、ボストン大学で行われているプロジェクトは、どのように援助付き教育と援助付き雇用を組み合わせて、一貫したシームレスな教育・雇用プログラムにしていくかを示している（Hutchinson, 1998）。既存の職業プログラムの欠陥は、「未来へのトレーニング」（The Training for the Future、以下 TFTF）プログラム創設の原動力となった。現在の職業リハビリテーションプログラムで開発されているのは、ほとんどが初心者用、低賃金、将来性のない職業ばかりである。多くの職業は、清掃員や事務、または食品サービスに集中していた。これらは一般的に下位の職で将来性がないものになりがちである。TFTF プログラムはこのシステムの欠陥を受け、現在の労働市場の動向に対応する形で、多くの人がキャリア重視の職業において必要とするコンピュータ操作能力の発展に力を入れている。

TFTF プログラムは、IBM と共同で開発された。このプログラムは、精神障害を持つ人が専門的なコンピュータにかかわる職業において非常に意義のある職業を得ることを目的としており、革新的で、研究に基づいた教育・雇用支援プログラムである。このプログラムは通常のコンピュータ技能や業務をこなすうえで必要な事務的技能を教え、また、職場でうまくやるために必要な資源や支援開発を助けている。1 年間のプログラムでは、地域の企業で 2 か月のインターンシップや職業開発サービス、就職サポートなどが行われている。これまで 4 年間のデータが収集されたが、その期間中 15 人から成る 4 グループ（n＝60）がプログラムに登録している。教室での成果向上のため、参加者には技能と支援の介入が提供されている。支援の中にはピアサポート、指導教員、地域資源との連携、きめ細

かい訪問チームなどが含まれる。介入の効果測定は四半期ごとに行われている。インタビューを通して集められたデータには職業上の成果、精神保健の活用、自尊心、余暇の過ごし方、エンパワメント、サービス満足度などが含まれている。

今日までの研究結果では、精神障害を抱える人への職の促進にマルチフォーカスなアプローチをとることで、職業的にも心理社会学的にもその成果に大きな影響がでることを示唆している。出席率の平均は日常的に90％を超え、参加者の日常活動レベルも大幅に向上している。同データでは、エンパワメントおよび自尊心の向上については有意性のない傾向を示している。参加者の正規およびパート労働の大幅な増加と同時に、収入および給付レベルの向上が見られた。さらに職に対する満足度も高かった。

● 援助付き雇用

重度の精神的障害を抱える人は就労により給与を得たいと考えている (Rogers et al., 1991)。しかし従来の職業リハビリテーションプログラムは仕事の技能、調整、求職活動、雇用の向上のために作られているために、人を職に就け、職を維持させるという点ではあまり役に立たなかった (Bond, 1992)。就労において効果があったのは、ジョブクラブや職場の都合に合わせて精神保健専門家の支援を継続的に受けることのできる過渡的な雇用プログラムだった (Jacobs, Kardashian, Kreinberg, Poneder & Simpson, 1984；Bond & Dincin, 1986)。ジョブクラブは、非公式の組織で精神保健専門家のサポートの有無にかかわらず、参加者が互いの求職活動を助け合うものである。このクラブは参加者が互いに就職活動や面接に関して助言し合い、参加者が空いたポジションを知っていれば紹介する。過渡的雇用プログラムでは、ある限られた期間に実際の仕事を提供する。雇用者は過渡期雇用のための仕事の「枠」を空けておき、何人かでその仕事を分担して行えるようにしておく。もし誰かが仕事に現れなかった場合でも、精神保健の担当者が仕事の責任を担うことで仕事には支障がでないので雇用者は安心していられる。一人当たり約6か月から1年ほど一つの職に留まり、職業経験を得て、職歴を積み重ねる。

過去10年の間に援助付き雇用プログラムは、重度の精神障害を抱える人に対する特別な職業リハビリテーション介入へと発展していった（Anthony & Blanch, 1989）。援助付き雇用とは、パートタイムもしくはフルタイムの競争のある職場での有給雇用で、平均最低週20時間、非障害者と普通に接触が持てる統合された職場環境で、18か月以上の支援が提供される状況であると定義している（National Institute on Diability and Rehabilitation Research, 1989）。この介入では、特定の職業経験が得られるように長期間の準備をするよりも、参加者が比較的短い期間で職業を選び、参加者自身が選んだ職業において成功できるように支援するように設計されている。参加者は実際に市場にある職を選択し、その職場での生産的参加を維持することができるように指示と支援が与えられる。援助付きの雇用プログラムの「ジョブコーチ」は多くの場合、ある程度のリハビリテーション訓練を受けたことがあり、実際の職場で勤務したことのある者である。ジョブコーチは参加者が就きたい職の選択やその職の確保を手助けすると同時に、職場の外からも支援を提供する（Danley, Sciarappa & MacDonald-Wilson, 1992）。場合によって参加者は自分が精神的診断を受けていることを雇用者に対して明らかにする。そうでない場合もある。ジョブコーチは職場から離れた場所でも支援を提供し、例えば電話で、昼食時に、勤務後の自宅で支援を行う。多くの場合、ジョブコーチは職場内での人間関係、ストレス対応のサポートに重点を置いている。

精神障害を抱える人への援助付き雇用に関するデータが徐々に明らかになってきている。初期の文献の検証（MacDonald-Wilson, Revell, Nguyen & Peterson, 1991）から、援助付き雇用がリハビリテーション介入として効果的であるためには、以下の特徴を兼ね備えていなければならないと指摘している。

- どのような職業に自分が合っているかを見極めるために、当事者が積極的にかかわり自らの価値を特定する必要がある。
- 当事者の職業選択を支援するには初めに一定の時間をかける必要がある。
- 個人によく適合する職業を整えるために、多くの職業種が開発される必要が

ある。
- やりがいのない初級レベルの職務より、昇格の機会がある職場である必要がある。
- 職場におけるスティグマ（精神障害という偏見）を乗り越えるため雇用者、同僚、当事者のすべてに十分な教育が必要である。業務終了後や職場外でも支援は必要である。

　より最近の検証では、援助付き雇用の研究が始まってからまだ日が浅いにもかかわらず、当事者が一般就労に就き、それを維持する手助けとしての援助付き雇用の効果を支持している。Mueser、Drake や Bond（1997）らが援助付き雇用について 10 を超える実験・準実験的、事前・事後研究を検討した。その結果、異なる構想のもとに行われた研究においても、結論は驚くような一致を見せたとしている。比較試験において参加者の 58％と対照の 21％が一般就労に就くことができた。雇用されていた時間や獲得収入の測定においても、実験グループが有利であった。

　ヨーロッパでは雇用に関して別のタイプの選択肢「ソーシャル・ファーム」や協同組合が設けられている。この選択肢においては障害を抱える人とそうでない人が一緒になって協同組合型の企業体をつくり、公開市場において他の協同組合と競合していく。労働者は通常の賃金を受け取る。北アメリカでのソーシャル・ファームには、いわゆる顧客ベースの企業から隔離型の職場まであらゆるものが含まれる一方で、ソーシャル・ファームの協同組合型では利益がオーナーと労働者の間で分担されることが求められている（Costa, 1994；Grove et al., 1997；Savio & Righetti, 1993）。最もよく知られている協同組合はイタリアのトリエステにある。ここではおしゃれなバッグ屋さんから高級レストラン、ラジオ局、引っ越し会社、旅行代理店までをも含む小さな企業が 100 社近く一緒になり協同組合を形成している（Mattioni & Tranquilli, 1998）。

　今や雇用の分野が注目を集めるようになり、国によっては他の国で開発された有望な職業モデル（例：Cochrane, Goering & Rogers, 1991）を広範囲で広めるた

めの支援が必要であるとされる中、重点は最も楽観的な成果として授産事業を認めることにある（Eikelmann & Reker, 1993）。精神障害を抱える人の職場統合を支援するうえでの困難を踏まえ、精神科リハビリテーションサービスでは、精神保健システムにひととおりの就労の機会を開発するように奨励している。この中には例えば過渡的雇用、顧客ベースの企業、ファウンテンハウスのクラブハウスモデルといった選択肢もあれば、ジョブシェアリングや援助付き雇用なども含まれる。就労機会がひととおり揃うことで、当事者のキャリア形成上の異なる時点での広範なニーズに対応することができる。

　要約すると、援助付き環境とは精神科リハビリテーションの理念に基づいたものであり、異なる種類の環境や役割の中から当事者に選択する機会を与え、その選択を成功させるために必要な柔軟な支援が損なわれないようにするものである。

● **ケースマネジメント**

　地域生活支援システムの中で重要なサービスの一つにケースマネジメントがある。システム全体としては、ある特定の地域内に住む重度の精神障害を抱える者にとってより良いサービス・システムを開発しようと取り組むのに対して、ケースマネジメントでは個々の当事者一人ひとりに対してより良いシステムを開発しようと試みる。

　ケースマネジメントは、長期の精神障害を抱える人にとって、彼らが望み、必要とするサービスを受けられるように手助けするものである（Anthony, Cohen, Farkas & Cohen, 1988）。そのため、正規の精神保健施設以外にも当事者が選んだサービスの提供ができる個人や機関、組織がサービスを提供することができる。

　当初ケースマネジメントはシステムの不十分さ（特に、サービスの硬直化、サービスの細分化、低いサービスの利用頻度、不十分なサービス・アクセスなど）に対応するものとみられていた。(Joint Commission on Accreditation of Hospitals, 1976)。しかし Anthony、Cohen、Falkas や Cohen（1988）によれば、ケースマネジメントとは、単に、うまく機能しないシステムに対する対抗措置ではない。

彼らによれば、システムがいかに調整・統合されていようとも、ケースマネジメントは必要な機能である。ケース・マネジメントは、当事者によって異なったサービスのニーズやリハビリテーション総合目標に対して、個別の対応をするものである。この意味でケースマネジメントは、人的なサービス・システムに人的な要素を蘇らせるものといえる（Anthony, Cohen, Farkas & Cohen, 1988）。

ケースマネジメントモデル　ケースマネジメントは、個々の理念、焦点、活動によって大きく異なる。異なるケースマネジメントモデルの有用性は、焦点が個人なのか精神障害自体なのか、または個人志向なのかサービスシステム志向なのかによって異なる。ケースマネジメントモデルの中には、サービスの調整しか行なわないものもあれば、危機介入やリハビリテーション、治療サービスまで提供するものもある。

　ケースマネジメントの焦点もさまざまであるが、これはなんといってもモデルにより異なる。1988 年、4 つのケースマネジメントモデルが Mental Health Policy Resource Center によって認定された（1988）。それは 1) 自己ストレングス、個人の強み・長所) モデル、2) 包括型地域生活支援プログラム（PACT）モデル、3) ブローカー・モデル（仲介型）、4) リハビリテーションケースマネジメントモデルである。1) の自己ストレングスモデルは、本人が持つ長所をサポートするための地域の資源を確保することに焦点をあてている（Mental Health Policy Resource Center, 1988；Modrcin, Rapp & Chambrerlain, 1985）。2) の PACT モデルでは、地域に生活する当事者を支える広範なサービスを提供するために包括的な訪問チームを利用する（Brekke & Test, 1987）。3) のブローカーモデルは、精神保健サービスと当事者を結びつけることに焦点をあてている（Mental Health Policy Resource Center, 1988）。4) のリハビリテーションケースマネジメントは当事者が選んだ環境において、より満足のいく生活を送るために、当事者の技能と支援を向上させることに焦点をあてている（Anthony, Cohen & Cohen, 1983）。Mental Health Policy Resource Center（1988）が特定したこれらのモデルに加えて、よく知られているモデルが少なくとも他に 2 つある。個人的カウンセリングや環境調整を通して当事者を支援することに焦点をあてた「臨床型ケースマネジ

メントモデル」(Harris & Bergman, 1987a, 1988b, 1988c) と、当事者の自己決定に焦点をあてた「権利擁護モデル」である (Rose, 1988)。ケースマネジメントのモデルにより理念や焦点は大きく異なるが、核となる活動の一部に関してはコンセンサスが形成されている。Levine & Fleming (1984) はケースマネジメントの核となる活動として、「当事者の特定と訪問」「評価」「計画」「結び付け」「モニター」「権利擁護」の6つを挙げている。扱う当事者の数、サービスを提供する場所、当事者との接触の頻度や期間、ケースマネジャーの資格や給与、スタッフの編成、スーパーバイザーの体制、当該の機関の「文化」、プログラムのコスト、サービス提供機関を取り巻くサービスシステムの質など、プログラム環境はさまざまであり、核となる活動はさまざまな環境の中で行われる (Ellison et al., 1995)。それぞれのモデルの運営が異なるうえに、プログラムを取り巻く環境やサービスシステムが異なっていることから、ケースマネジメントのモデルごとに成果を比較するのは難しい。

ケースマネジメントの成果に関する研究　Farkas と Anthony (1993) が検証したリハビリテーションのケースマネジメントの研究によると、初期の頃の研究の多くは、ケースマネジメントが行われたプログラム環境の特性を記述したものであったとしている (Intagliata & Baker, 1983；Caragonne, 1981；Goldstrom & Manderscheid, 1983)。文献の中にはケースマネジャーの特徴を記述したもの (Intagliata & Baker 1983；Caragonne, 1981；Goldstrom & Manderscheid, 1983)、ケースマネジメント活動を説明したもの (Baker & Weiss, 1984；Berzon & Lowenstein, 1984；Caragonne, 1983；Intagliata, 1982；Kurtz, Bagarozzi & Pollane, 1984；Levine & Fleming, 1984；Marlowe, Marlowe & Willets, 1983)、理想的な当事者数を説明したもの (Intagliata & Baker, 1983；Schwartz, Goldman & Churgin, 1982)、チーム体制のケースマネジメントと個人のケースマネジメントの比較を述べたもの (Turner & Tenhoor, 1978) などがある。

1980年代に入って、ケースマネジメントの成果研究が出現しはじめた (Anthony, Cohen, Farkas & Cohen, 1988)。結果はさまざまで、当事者にとってのアウトカムの改善を示すものもあれば (Curry, 1981；Goering, Wasylenki, Farkas,

Lancee & Ballantyne, 1988；Modrcin, Rapp & Poertner, 1988；Muller, 1981；Rapp & Chamberlain, 1985；Rapp & Wintersteen, 1989)、成果にはわずかな効果しかないと示すものもある (Cutler, Tatum & Shore, 1987；Franklin, Solovitz, Mason, Clemons & Miller, 1987)。初期の研究の中にはACTモデルに従い、特定の当事者グループに対するさまざまなサービスの調整だけでなく、直接、サービスを提供するケースマネジメントチームの効果を立証しているものもある (Bond, Miller, Krumwied & Ward, 1988；Bond, Witheridge, Wasmer, Dincin, McRae, Mayes & Ward, 1989；Borland, McRae & Lycan, 1989；Brekke & Test, 1987；Field & Yegge, 1982；Test, Knoedler & Allness, 1985)。これらの研究によればケースマネジメントチームに特定の当事者に関する全責任を負わせることにより、当事者の治療中断率が低下し、障害が最も重度な当事者に主にケースマネジメントが提供されるようになり、入院率の低下につながるとしている。しかし、よい結果につながる要素は特定されるに至っていない。長期継続を強調する人もあればケースマネジャーの信頼性や、プログラムの存在が地域で知られていること（可視性）がよい結果につながると指摘する人もいる (Grusky et al., 1987；Test et al., 1985)

1990年代に入るとケースマネジメント研究の包括的検証が現れた。これらの検証は主に徹底した積極的なケースマネジメント（ICM）と呼ばれるプログラムや包括型地域生活支援（ACT）チーム (Mueser, Bond, Drake & Resnick, 1998；Mueser, Drake & Bond, 1997) により実践されているケースマネジメントに焦点を置いていた。これらのケースマネジメントの特徴は、両タイプが扱う当事者数が低く（通常1：10)、精神障害を抱える人が地域で生活するためには、徹底的な支援とサービスが必要であるという立場をとっていることである。ACT版では一つのチームがケースマネジメントにあたり、同時にACTモデル全体と一貫性のあるサービスも提供する。

これらの二つのケースマネジメントモデルの比較研究ではケースマネジメントにより病院滞在時間が削減され、居住安定性が高まることを示唆している。しかし、これらのメリットは他の機能の領域にまでは及ぶことはなく、リハビリテー

ションの理念と合致する結果となった。ケースマネジメント介入により社会的および職業的機能に影響がでるようにするには、それらの成果に的を絞り、必要なリハビリテーションプログラムを全体的なサービスの中に取り入れていかなければならない。

ボストン大学の精神科リハビリテーションセンターは1979年来、再現可能で測定可能な特定のケースマネジメント技術を開発・洗練化している。同センターのケースマネジメントの最初のマニュアルは『The Skills of Community Services Coordination（地域サービス調整の技法）』と題された（Cohen, Vitalo, Anthony & Pierce, 1980）。それから間もなくして「ケースマネジメント」という表現が地域サービス間を調整する活動を表す言葉として好まれて使用されるようになった。1986年、Cohenらは3か年の技術開発を始め、その結果、サービス調整に「人」の視点を取り入れた手法を従事者に教える包括的なケースマネジメントの訓練技術を生み出した。この技法ではケースマネジメントの4つの主要な活動を行うために必要なケースマネジメントの技能を教示している。すなわち、「当事者とのつながりを持つ」、「サービスの計画を立案する」、「サービスと当事者をつなげる」、「サービス改善を擁護する」である。広範に及ぶ訓練技術のパイロットテストでは、ケースマネジメントの技能は教授することも測定することも、運用をモニタリングすることも可能であるとしている（Cohen et al., 1989）。ケースマネジメントの技術と精神科リハビリテーションの技術を組み合わせることで生まれたのが、リハビリテーション・ケースマネジメントの考え方である（Anthony & Cohen, 1993）。

ケースマネジメントとリハビリテーションの統合により導き出されたリハビリテーション型ケースマネジメントは以下のように定義される。精神障害を抱える人とかかわりながら彼らが望む、または必要とするサービスのための折衝を行い、彼らが選択した環境の中で、最小限の専門家の介入のもと、成功と満足を維持することができるよう、彼らの技能や支援を開発するプロセスである。

いうならばリハビリテーション・ケースマネジメントは、仲介型ケースマネジメントモデルに精神科リハビリテーションの機能を付加するものである。「人」重

視のアプローチ（仲介型）はケースマネジメントの中でも特に、「当事者とのつながりを持つ」、「サービスの計画を立案する」、「サービスと当事者をつなげる」、「サービス改善を擁護する」活動を強調している「Cohen, Nemac, Farkas & Forbess, 1988」。その一方で、リハビリテーション型ケースマネジメントではリハビリテーションの核となる活動である準備性の評価と開発から始まり（Farkas et al., 2000；Cohen et al., 2000)、リハビリテーション総合目標を設定し(Cohen et al., 1986)、技能の指導を指示し（Cohen et al., 1885)、さらに当事者のための資源を開拓するためのケースマネジメント活動を加える。ケースマネジャーの活動は当事者が必要とする技能や支援を開発し、ケースマネジャーが必ずしも提供しないサービスへのアクセスを助けることに向けられる（例：基本的な支援サービス、セルフヘルプサービス、危機介入サービス）。

　リハビリテーション型ケースマネジメント活動にはケースマネジメントサービスとリハビリテーションのサービスの基本的目標に関連した二つの成果がある。1) 当事者が必要または欲しているサービスにアクセスできるように補助する。2) 当事者が選択した役割（リハビリテーション）の中で機能できるように補助する(Hutchinson & Farkas, in press)。最初の成果は単純にサービスの開始と利用の測定から評価することができる。簡単に言えばリハビリテーション型ケースマネジメントサービスの受け手が本当に必要とする、または欲しているサービスを得ているか、そしてサービスに参加しているかどうかである。2番目の成果は役割遂行によって簡単に評価できる。例えばGoering、FarkasとWaylenki (1988) らは、ある人が生活の中での特定の重要な役割（例：アパート住人、学生、社員、主婦）をどれぐらいの時間果たしたかを測定できる方法を開発し、使用した。

　過去20年間に精神科リハビリテーションセンターのスタッフは、同センターのリハビリテーション型ケースマネジメントの技術のさまざまな要素を、専門的レベルで何百を超える北アメリカおよびヨーロッパの従事者に教えてきた。これらの従事者たちからのフィードバックが、リハビリテーション型ケースマネジメントの技術の形成および洗練、そしてその実施に貢献した（例：Vallee, Courtemanche & Boyer, 1998)。これらのやや柔軟な評価に加え、データを基にした3

つの研究により、リハビリテーション型ケースマネジメント訓練の従事者への効果が評価された（Barclay, Farkas & McKinnon, 1991；Farkas, 1981；National Institute of Mental Health）。基本的にこれらの訓練の研究では、リハビリテーション型ケースマネジメントは習得、観察、測定が可能であるということを示した（Farkas & Anthony, 1993）。一度リハビリテーション型ケースマネジメント介入が客観的に記述することも、教授することも測定することもできるということになると、今度はリハビリテーション型ケースマネジメントの成果を研究することも可能になった。過去10年間に、リハビリテーション型ケースマネジメントに関するいくつかの研究がなされた（Anthony, Brown, Rogers & Derringer, 1999；Goering, Wasylenki, Farkas, Lancee & Ballantyne, 1988；Kramer, Anthony, Rogers & Kennard, 1999；Shern, Tsemberis, Anthony, Lowell, Richmond, Felton, Winarski & Cohen, 2000）。リハビリテーション型ケースマネジメントに関する最初の研究はGoeringとWasylenkiら（1988）によるものである。研究では、リハビリテーション型ケースマネジメント介入を受けた人は比較対象群に比べて、重要な役割機能、自立的生活状況、就労状況、サービスへの満足度および社会的機能の改善が報告されている。

また別の2つのプログラム評価研究で、リハビリテーション型のケースマネジメントの成果が評価された。オレゴン州ユージンで革新的な病院の過渡期プロジェクトの一環として総合心理社会的リハビリテーションセンターで行われたのが、脱施設化により州立病院から退院した患者グループを対象にした、リハビリテーション型ケースマネジメントの技術研修を受けた従事者によるサービス提供であった（Anthony, Brown, Rogers & Derringer, 1999）。同プロジェクトが目指したのは、地域の資源を活用して退院した患者の生活の自立や就労状況の改善を図ることであった。退院後2年から2年半の病院滞在日数は低いままで、入院、危機や緊急サービスの利用もあまりなかった。犯罪や薬物乱用もきわめて少なかった。参加者21人中18人が支援を受けながら生活していた。すなわち心理社会的リハビリテーションセンターの支援を受けながら普通の住居に住んでいた。病院で過ごした日数は3.6％に留まり、参加者の47.6％が地域基盤の雇用に就い

ている。必要とされる地域支援レベルは月当たり25.86時間で、プロジェクト最後の年には参加者一人につき月当たり5.3から82.5時間の範囲内であった。しかしここで注目すべきは参加者の内の3人が法外な量のサービスを使っているという点である。一人は月平均82.5時間利用し、2人でプロジェクト全体の入院日数の56%を占め、そのうちの一人は35回も転居している！しかし研究が終わるときにはこれらの3人はすべて援助付き住居に入居していた。

フロリダ州ローデンデールでは南フロリダ州立病院の縮小に伴い、リハビリテーション型ケースマネジメントの研修を受けた職員のいる精神保健センターが包括型地域生活支援を開発することとなった（Kramer, Anthony, Rogers & Kennard, 1999）が、これもリハビリテーション・ケースマネジメント介入の一例である。このチームが担当した最初の80人は、前年には州立病院にいたか、または少なくとも地域病院から高度な入院措置を受けていた人である。時の経過とともに入院日数、生活、学習、就労、社会面において改善が見られた。入院日数が約90%減少したことにより大幅な経費削減がもたらされた。

リハビリテーション型ケースマネジメント技術の臨床試験が行われた唯一の例はShernらが（2000）ニューヨーク市で行ったものである。参加者はホームレスで路上生活をしている（シェルターにも住んでいない）重度の精神障害を抱える人であった。この介入は従来のホームレス体制のように集団の規範的行動、強制、統制（例：地域への再統合において禁酒が条件となるプログラム）をベースにしたものとは反対の選択と関与の理念に基づいたものである。研究ではリハビリテーション・ケースマネジメントの技術とその理念が果たして「低機能」とされるグループの人に有効であるかを調査した。

その結果、有効であるという結論がでた。精神科リハビリテーション・グループ（n=91）の介入群は通常の治療グループの人と比較して路上にいる時間が減少し（55% vs 28%減）、コミュニティの住居での滞在時間が増加し（21% vs 9%増）、デイ・プログラムへの参加の可能性が増加（53% vs 27%）した。さらに介入群は基本的な衣食住や個人のニーズをより容易に充足することができ、大幅な満足度の向上や、精神的症状の軽減を経験した。リハビリテーション・ケースマ

ネジメントの技術が詳細に明記されているため（Anthony, Forbes & Cohen, 1993）、定量的評価（Shern, Trochim & LaComb, 1995）においてもエスノグラフィーによる評価（Lovell & Cohn, 1998）においても、この実験的プログラムはリハビリテーション型ケースマネジメント技術を忠実に表したものであることを示している。

　要約すると、一般的に成果研究を鈍らせている問題は初期のリハビリテーション型ケースマネジメントの研究の厳密さにも影響を与えているといえる。つまり有効性が確立された標準化された成果の測定方法が欠如し（Bachrach, 1982a；Farkas & Anthony, 1987；Anthony & Farkas, 1982：Fiske, 1983）、一般化が観測も評価もされない管理状況下で行われていたという点である。現状の課題は従事者の介入技術の特異性を記述できないことである（Strube & Hartmann, 1983）。より最近のケースマネジメントに関する研究では、これらの欠陥を克服する試みがなされている。

90年代におけるマネジドケア

　第2章で述べたように米国におけるマネジドケアは、1990年代に劇的な拡大を見せた。ただ残念なことに精神障害を抱える人にとってのマネジドケアの始まりは悲惨なものであった。1980年代に発展した地域生活支援システム（CSS）やケースマネジメント、援助付き住居、教育、雇用を土台にしてマネジドケアは発展しなかった。Anthony（1996）は、地域生活支援プログラム（CSP）のシステムの取り組みと比較して、マネジドケアに関する最も顕著な欠陥を分析し、以下の5つにまとめた。

1. 地域生活支援システムモデルの根底にある概念モデルと比較すると、マネジドケアの概念的モデルはほとんどないに等しい。地域生活支援プログラムは、効率的なサービスシステムに必要な要素を特定し編成したが、マネジドケアの会社のほとんどはそれを行っていない。

2. 重度の精神障害を抱える人のためのマネジドケアの経験的基盤が、地域生活支援システムの経験的基盤と比べて見劣りのするものである。20年以上もの間、地域生活支援プログラムはデータを収集し、効果的なサービスプログラムやシステムを構築するうえでの影響を理解しようと努めてきた。重度の精神障害を抱える人のためのマネジドケアシステムはまだ日が浅いとはいうものの、比較になるようなデータベースは開発してこなかった。
3. 精神科リハビリテーションや、ケースマネジメント、セルフヘルプといった介入に対する理解がマネジドケアにおいてはよくいっても未発達であり、地域生活支援システムとは対照的である。CSPと比べてマネジドケアにおいてそのようなプログラムを導入した形跡がないことが介入の理解に反映されている。
4. マネジドケアで実施されているマネジドケア活動内容審査は、地域生活支援サービスと比べてかなり多くの欠点がある。マネジドケア活動内容審査では、ケースマネジャーは、どういった種類でどれくらいのケアを提供または継続するのかを決める前に、専門家に承認を得るためにまず費用を決める。一方で、地域生活支援プログラムタイプのケアマネジャーは当事者自身と関係を保ちながら、当人が必要または希望するサービスを一緒になって決定していく。
5. 費用の抑制の価値は地域生活支援システムの価値に勝るものであってはならない。当事者や家族の参加、エンパワメント、リカバリーのビジョンといった地域生活支援プログラムの価値は、サービスシステムの運営が公的か民間を問わず最も重要である。

　幸いなことにマネジドケアシステムの開発者たちは地域生活支援システムに基づいた行動学的ヘルスケアのシステムの構築の仕方や、マネジドケアサービス給付パッケージにおける精神科リハビリテーションの有用性を学び始めている。初期の脱施設化の頃のように、精神科リハビリテーションという知識的基盤が相対的に欠如していた頃と異なり、精神科リハビリテーションの専門家と地域生活支

援システムは、重度の精神障害を抱える人に対するマネジドケアの導入を左右することができる。アウトカムの認定および測定、州のマネジドケアの法律案の整備、州の契約の準備、システムの構築の方法にも影響を及ぼすことができる。専門家はマネジドケアシステムの内側からはマネジドケアの運営者として、マネジドケアの運営会社所有の機関としてのケアの提供者として、マネジドケア組織のコンサルタントとしての立場からマネジドケア戦略に影響を与えることができる。外側からは州の法案や契約を立案する州の官僚として、マネジドケア組織と連携する機関やサービス提供者として、当事者や家族の擁護者として、マネジドケアの研究者、教育者そして市民としての立場で、マネジドケアの分野を左右することができる。脱施設化は悪夢であったが、マネジドケアはそうであってはならない。30年以上をかけて蓄積されたCSSとリハビリテーションに関する知識と経験を持ってして、マネジドケアが全国に導入されるのを脇から傍観しているわけにはいかない。

精神保健システムへの精神科リハビリテーションの統合

　地域生活支援システムやケースマネジメントサービス、援助付き住居、教育、雇用といったシステム開発とマネジドケアは、今後のさらなる精神科リハビリテーション開発の道を開くものである。第1章と2章で述べたように、地域生活支援システムの理念と精神科リハビリテーションのアプローチは同じグループの人を対象とし、理念の上でも一致している。精神科リハビリテーションの介入戦略は地域生活支援システムの理念の導入に役立つ。サービスシステムという地域生活支援システムの概念は開発されるべきマネジドケアの文脈を規定する。しかし地域生活支援システムの理念は、精神科リハビリテーションのアプローチをマネジドケア組織や公共の精神保健機関が運営するシステムに統合するための青写真を提供するには至っていない。

　精神保健機関（またはマネジドケア組織）が自らのサービスシステムに精神科リハビリテーションの考え方を取り入れる場合、精神科リハビリテーションに即

した形で、重度精神障害を抱える人に対する総合的理念・政策を規定しなければならない。さらに、当局は精神科リハビリテーションの理念と方針に基づいて、自らの行政機能を果たすべきである。

　サービスシステムの基礎は、その理念と政策の実現にある。つまり、精神保健機関やマネジドケア組織が精神科リハビリテーションアプローチを自らのサービスシステムに統合したいのであれば、精神科リハビリテーションの考え方に合致した理念を挙げ、望ましいリハビリテーションのアウトカムに関して信ずるところを表明しなければならない。設立目的や望ましいアウトカムとしては、長期精神障害を抱える人が自分で選択した住居・教育・職業・社会的な環境で満足し、できるだけ自立し、うまく機能できるように助けることを強調する。「自立」「能力」「選択の自由」「支援に関する権利」「個人的満足の権利」「ノーマライゼーション」「エンパワメント」「個別化」「責任の明確化」など、リハビリテーションの考え方の指針となっている。これらの価値は非倫理的なものでもなければマネジドケアの経費抑制に屈従するものでもない。

　理念を実践ガイドラインに転換するのが、政策・方針である。ここでいう政策・方針とは法律、規制、規則、手順で公式に規定され、サービス提供によって実践されるものである。リハビリテーションを支える政策・方針とは、リハビリテーションの実践に望ましい影響を与える進展を規定したものである。優先順位の高い当事者（例：重度障害を抱えた人）を対象とした政策、公的な助成（例：きちんとした住宅）、継続支援（例：必要とされるかぎり支援を継続する）、優先順位の高いプログラム（例：職業リハビリテーション）、必要とされるプログラム（例：技能教育）、記録保存義務（例：必要な機能評価）などは、リハビリテーションの促進に重要である。

●**精神保健システム政策の実施**

　精神保健システムは、運営機能を持つか、サービスの提供の責任を担う精神保健機関が行うものである（例：州の精神保健機関、マネジドケア組織）。Cohen (1989) は、政策を実施するためのシステムの運営に求められる8つの機能を挙げ

表 10-2　精神保健システムの運営に求められる 8 つの機能

計画立案機能
資金調達・供給機能
管理機能
プログラム開発機能
人材開発機能
調整機能
評価機能
権利擁護機能

出典：Cohen, M. R. (1989). Integrating psychiatric rehabilitation into mental health systems. In M. D. Farkas and W. A. Anthony (Eds.), Psychiatric rehabilitation programs：Putting theory into practice (pp. 162-191). Baltimore：Johns Hopkins University Press.

ている。これらの機能とは「計画立案」、「資金調達・供給」「管理」、「プログラム開発」、「人材開発」、「調整」、「評価」、「権利擁護」であり、**表 10-2** に列挙している。これらの機能の遂行は精神科リハビリテーションを支える政策・理念とも合致し、精神障害を抱える人が有意義な管理的な役割に参加できるようでなくてはならない。

　計画立案機能：精神保健機関が持つ計画機能は、サービスシステムの構築にかかわるものである。より新しく高度なサービスや給付パッケージの開発や、当事者の評定などの計画などがこれにあたる。精神科リハビリテーションを支えるシステム計画は、対象人口となる当事者が最も達成したいと考える総合目標を特定し（例：就学、一般就労、自立生活や）、個人の能力や志向を評価したうえで、個人の技能や支援を開発するサービスを構築し、強化することである。

　資金調達・供給機能：精神保健機関が持つこの機能は、支援するサービスの資金を調達し、その資金を支出することである。精神科リハビリテーションを支える精神保健機関は、リハビリテーションサービスのための財源（例えば、柔軟な

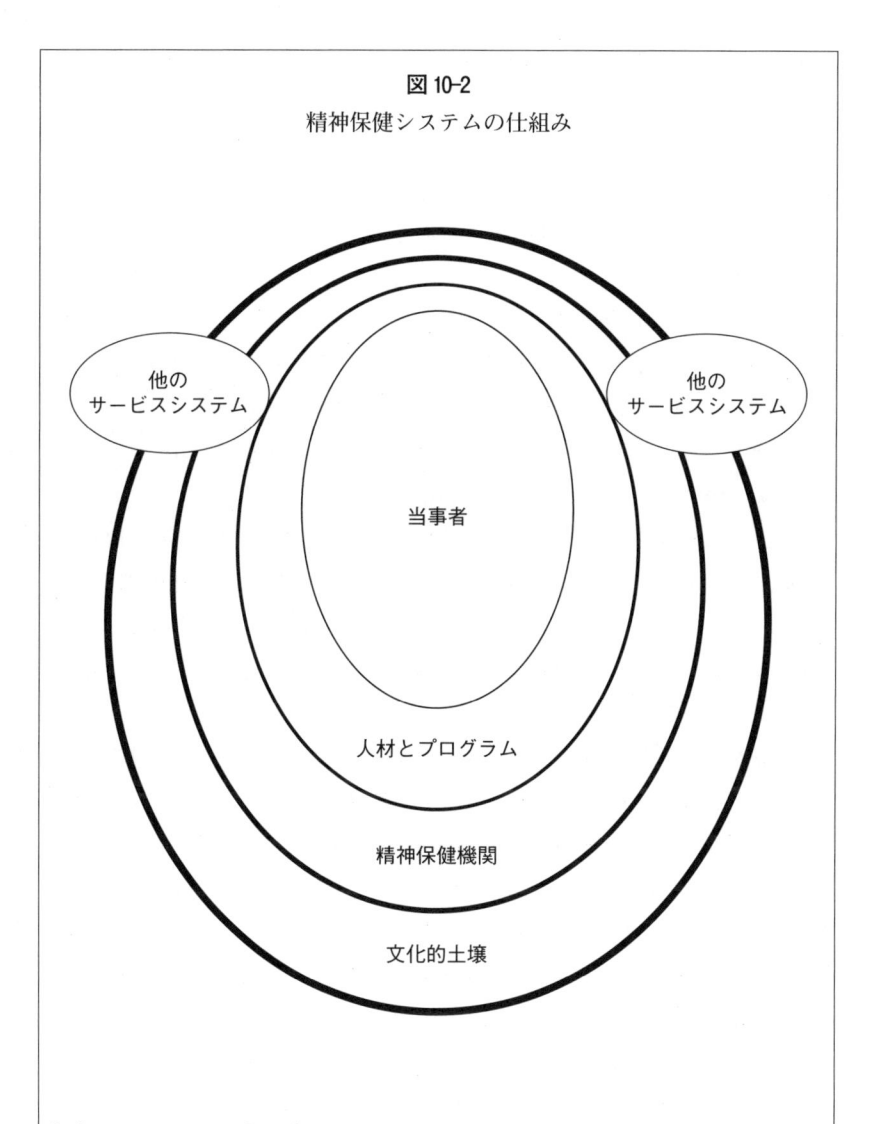

図 10-2
精神保健システムの仕組み

- 当事者
- 人材とプログラム
- 精神保健機関
- 文化的土壌
- 他のサービスシステム
- 他のサービスシステム

出典：Cohen, M. R. (1989). Integrating psychiatric rehabilitation into mental health systems. In M. D. Farkas and W. A. Anthony (Eds.), *Psychiatric rehabilitation programs：Putting theory into practice* (pp. 162-191). Baltimore：Johns Hopkins University Press.

財源の確保、施設閉鎖によるリハビリテーションサービスへの資金の再分配、立法者やその他の財源元に対してのリハビリテーションの売り込み）を確保し、リハビリテーションサービスが提供されるよう支出する（例：当事者一人当たりに十分な支出）。

　管理機能：精神保健機関が持つこの機能は、サービスがどのように運営されているのかを監視することである。契約の締結やモニタリングやサービスの品質保証などは管理機能の一部である。精神科リハビリテーションを支える精神保健機関は、（準備の整った段階で）各当事者がリハビリテーション総合目標を選び、自らのリハビリテーション診断・リハビリテーション計画・リハビリテーション介入に参加したという事実関係など、リハビリテーションの存在を示すものに基づいて契約（特にマネジドケア契約）を締結し、モニターする。

　プログラム開発機能：精神保健機関が持つこの機能は、プログラム運営者からの相談を受けることにある。精神科リハビリテーションを支える精神保健機関は、リハビリテーションの環境設計、リハビリテーションプロセスに沿ったプログラムの構築、精神科リハビリテーションの理念に合致した運営ガイドライン開発へのコンサルテーション提供を行う。

　人材開発機能：精神保健機関が持つこの機能は、人材を選定し、育成する機能である。精神科リハビリテーションを支える精神保健機関は、リハビリテーションへの気構え・知識・技能を有しているか否かによってリハビリテーションサービスのスタッフの採用決定を下し、当事者のリハビリテーションに必要な業務を踏まえてスタッフの職務記述書を書面化し、リハビリテーション的気構え・知識・技能を訓練生の中に育むために就業前・就業中における訓練の資金を提供する。

　調整機能：精神保健機関が持つこの機能は、各機関間の協力を確実なものにする機能である。機関間の協定、合同訓練プログラム、機関間の連携に関する指針の開発などがこれにあたる。調整機能によって、サービスシステム内にある異なるサービス間の協力が容易になるだけでなく、同じような当事者を対象としたサービスシステムの間の協力も容易となる。例えば、精神科リハビリテーションを支える精神保健機関は、職業リハビリテーションのシステムと協力して、精神

障害を抱える人の職業的目標の追及を支援する。

評価機能：精神保健機関が持つこの機能は、マネジメントに関する情報の分析とアウトカムの研究である。例えば、収集すべきデータやデータの収集方法自体を決定し、データから結論をことなどがシステム評価機能の一部である。精神科リハビリテーションを支えるシステムは、当事者のリハビリテーション目標の達成度や能力改善を評価し（例：技能のプラスとマイナスの評価）、環境的資源が増加しているか、リハビリテーションプロセスが実施されているかを評価する。データ収集においては、さまざまな視点が組み込まれている（例：当事者の視点、スタッフの視点、家族の視点）。データから導き出される結論から、当事者の属性とプログラム上の特性、当事者にとってのアウトカムの間の関係を明らかにする。評価機能により、利用者サービスに対して支払った料金が適切に使われたか否かの情報が利用者に提供される。

権利擁護機能：精神保健機関が持つこの機能は、精神障害を抱える人の権利を守ることである。受給のより有利な資格基準を勝ち取ることや、地域受け入れの推進運動などがこれにあたる。精神科リハビリテーションを支えるシステムは、地域ベースの治療、住居・教育・職業・社会的な機会の提供、長期精神障害を抱えた人が住居・学習・就労の環境を選択し、参加する権利を享受できるように擁護活動を行う。

精神保健システムを取り巻く文化的土壌

精神保健システムは、他のサービス提供システムや政治・経済的要因などの環境の中で機能する（Scott, 1985）。**図 10-2** は精神保健システムが当事者やリハビリテーションの人材、リハビリテーションプログラムの周囲に築かれており、精神保健機関に支えられていること、そして他のサービスと相互に作用し、環境の影響を受けることを示している。精神保健システムを取り巻く文化的土壌とは、システムの外にあり、精神科リハビリテーションの妨げとなると同時にサポートする要素のことである。アメリカにおける文化的土壌は、民主主義のような国家

的価値や（権威主義的政策とは相反して）、州により住人の志向や必要性に合わせた州や地方独自のシステム提供を推進する州の方針などである。政治的な背景や経済状況もサービスシステムの財政状況を左右する要素である。政治的風土や景気の動向により、サービスシステムを支えるための資金の量が変化する。また州や連邦のレベルでは、政治や経済の状態がサービス提供予算の多少に影響を与えるとともに、予算の分配法にも影響を与える。さらに世論もサービスシステムの環境に大きな影響を与える。

　アメリカにおいては、システムの文化的土壌が精神科リハビリテーションに対して相反するものを含んでいる。高騰するヘルスケアの費用などの経済的問題が、障害を抱える人に対するリハビリテーションへの支出を慎重にさせる一方で、マネジドケアの発展に貢献する場合も多い。また、重度の精神障害を抱えるホームレスの人に対する世論が、政治家や最終的には精神保健システムへの圧力となり、住居のない当事者を、個人の志向や必要性を無視して無理やり施設に収容するか、またはよりよい地域サービスの開発へと導くこともある。時に、精神保健システムが自らの効果や対費用効果を立証しなければいけないこともある。そこで精神科リハビリテーションは自らの価値を対費用効果という観点と、当事者に対するサービスの的確さという観点に基づいて立証できるようにしておかねばならない。例えば、就労を通しての生産性の回復や一般と変わらない住居は、対費用効果とサービスの的確性の双方の価値観に合致したリハビリテーション目標である。

　1990年代の環境は、精神科リハビリテーションの拡大の契機となった立法措置とともにスタートした。公法99-660号は、重度精神障害を抱える人にケアを提供するための地域ベースの包括的なシステムを設立させることを目的に、州の精神保健計画の開発資金を提供した（NIMH, 1987）。この法律では、当事者と家族の計画プロセスへの参加およびアドバイスが義務付けられた（Kennedy, 1989）。同法は特に、どのようなリハビリテーションサービスが提供されるのかを州の計画書に明記しなければいけないと規定している。さらに、各州に対する技術支援文書としてNIMHが開発したモデル計画には、精神科リハビリテーションの理念

と原則が反映されている (NIMH, 1987)。

　長期精神障害を抱える人に対して、従来より優れたサービスを提供する州政府精神保健システム計画が増えているが、この背景として公法 99-660 号に刺激を受けたこと、地域支援システムの概念モデルが徐々に受け入れられるようになったこと、精神障害を抱える人や家族による断固たる権利擁護運動が展開されたことが挙げられる。精神保健システムの行政官が使うキーワードは、戦略的計画である。地方分散対中央集権、代替としてのケースマネジメントモデル、当事者の参加、資格要件の変更、資金確保の新戦略、ニーズの評価、特定モデルの推奨、より優れた情報システム、どの組織がマネジドケアにあたるのかなどが、サービスシステム企画における傾向である。

　もちろん新システムの立案や既存サービスの強化計画は、これまでにも行われている。最も注目に値するのは、精神障害を抱える人の収容施設としての州立病院の設立、その後の脱施設化の動きと地域精神保健サービスの増加、そして最近ではマネジドケア組織である。従来、精神保健システムの計画においては、サービスをどこで提供すべきか、誰がサービスを運営し、予算をつけるべきか、いかにサービスを調整すべきか、などの質問にまず焦点があてられる傾向があった。

　これらの質問は確かに重要な問題であり、解答を見出さねばならないが、それ以上に重要な問題、すなわち当事者が何を希望し、どのような支援をすれば希望するものを手に入れられるかという問題が含まれていない。多くの実験データでは、重い精神障害を抱える人が求めているものは、われわれと同様だということが示されている。従事者と当事者のインタビューを録音した何百本のテープの中で、当事者は異口同音に「満足できる仕事を持つこと」「よい家に住むこと」「友達を作ること」などを目標として語っている (Rogers, Cohen, Danley, Hutchinson & Anthony, 1986) が、残念ながら、病院ベースのシステムも地域ベースのシステム、マネジドケアシステムのどれもが、重度の精神障害を抱える人が求めるものを与える手助けをできずにこれまできたのである (Anthony, 1996 ; Anthony, Cohen & Vitalo, 1978 ; Bachrach, 1983 ; Talbott, 1983)。

過去の精神保健サービス計画の落とし穴

　精神保健システムの立案に関する現在のラウンドは、マネジドケアの出現が新たな刺激となり、より反応のよいサービスシステムを構築する好機にあるが、システムの計画には過去からの落とし穴が待ち受けている。当事者が望むものを手に入れることを助けるシステムを計画するうえで妨げとなり得る6つの落とし穴を以下に挙げた。

　1．価値観が欠如している　　かつてはシステム計画において価値観はほとんど皆無であった。そこへマネジドケアが新たな例外として登場したが、そこで強調された価値観は経費抑制や説明責任などといったものであった。とはいえはっきりと明示されているか否かは別として、いかなるサービスシステム計画も価値観が基礎にある。精神保健サービス計画の根底にある価値観について語ることを躊躇するのは、論争を避けたいという気持ちから出ているのであろう。当然のことながら精神保健システム計画は世論の支持を得て成り立つが、サービスを構築する時点では基礎となる価値観（その原点が何であろうとも）を明確に表明すべきである。例えば、サービスの計画において指針となる3つの価値観を挙げるとすると、「当事者の選択肢の最大化」、「当事者と専門家の能力の向上」、「サポートの提供」である。システム計画における基礎的価値観として、これらまたはその他の価値観を選択する場合でも、システムにはそれ自体が持っている価値観以外の何者でもない（Cohen & Anthony, 1988）。

　2．当事者の目標に重点が置かれていない　　精神保健システムの計画では従来、サービスシステム自体を大きく変えるような目標に焦点をあててきた。例えば、地域ベースのサービス、コスト抑制、サービスの利用率などは、典型的なシステム上の目標である。しかしこれらの要素はサービスの提供方法の改善という意味では重要な目標であるが、システム計画そのものを大きく牽引する要素になることはできない。システムの立案は、当事者から直接に出される目標（例：満足のいく仕事）を中心に行うべきである。

当事者の目標に焦点をあてることに対しては、「当事者にはモチベーションがない」「彼らの目標は非現実的である」「病気のために建設的目標が選べない」「既存の資源には限りがあり、当事者による選択は不可能である」などの反対がよくある。しかし当事者が必要とする目標に対し意識を向けて聴いていれば、多くの精神障害を抱える人が建設的で筋の通った目標を持っていることに気づくだろう。当事者の目標に焦点をあてることに反対する別の理由は、専門家、地域住民、組合、議員などが設定した目標に応えなければいけないという圧力である。確かに、こうした人たちの目標に応えなければならないという圧力が存在し、システム立案者が当事者の目標に焦点をあてることは難しいが、勇気を持って当事者の目標に焦点をあてなければならない（Cohen & Anthony, 1988）。

　3．当事者の観点に立ったニーズに重点が置かれていない　システム立案が当事者の認識するニーズを踏まえていない。当事者の必要性を把握する場合、サービス提供者は当事者の必要性をデイ・ケアやグループホームといった従来のサービス環境の中で捉えてしまうことが往々にしてある。一方、当事者の立場に立ったシステムでは、当事者が体験する苦痛を軽減するための特定の援助サービスに対するニーズを当事者が把握する。例えばある当事者にとってのニーズは、システムから独立した住居を探して、性格の合う人と住むことである。援助のニーズに関する当事者の認識が明らかになり、これがシステム立案に盛り込まれてこそ、機能的なサービスシステムの立案が可能となる。

　4．望ましい介入レベルに重点が置かれていない　さまざまなサービス（例：薬物療法、心理療法、精神科リハビリテーション）の利用を希望する当事者もいれば、サービスをあまり、または全く望まない当事者もいる。マネジドケアに優先するサービスシステム計画の段階で、その人にとっての最も望ましい介入レベルは何か、または当事者がどの程度の支援を望んでいるのかといったことが重要視されてこなかった。サービスシステムにおいては、異なる量の支援を当事者の希望に合わせて提供することができるもので、全部かゼロかという融通の利かないサービスではない。

　5．サービスの実質的内容が欠如している　システム計画においては今ま

で、サービスの内容にあまり焦点を絞らずにサービスの設定自体に重点が置かれてきた。特定のサービス設定（またはマネジドケアの給付パッケージ）がより優れたサービスシステムを設計するための青写真であると見られている。しかしサービスの本質である、どのような介入が、誰によって、どのような環境で、何の目的のために提供されているかという点が欠落していた。第8章と9章で述べたように、サービスの提供を改善するために使命、プログラム構成、アウトカム、職員の能力といったサービスシステムの実質的内容を記述することはできないことではない。

　6．希望が欠如している　　当事者の症状がリカバリーするという展望が明確にされないかぎり、システム立案のビジョンも限定的になってしまう。システム立案では主に「場所」の問題に焦点があてられてきたのである。これまでの使命は当事者を地域に移し、そこでの統合を維持することにあった。今日多くの州では、当事者を公的に運営されている個別払いのサービスシステムからマネジドケアシステムに移行させることが使命となっている。従来のシステム立案では、長期精神障害を抱えた人のリカバリーの可能性に対する信念が明らかに表明されていなかった。今日のシステム計画は、サービスを設計する段階で当事者に生活を高めるための技能や支援を開発する機会と同時に、リカバリーの機会を与えるリハビリテーションサービスを構築することで希望を組み込むことができる。展望とは単に地域ケアや地域での滞在やマネジドケアではなく、自らが選んだ地域での成長、参加やリカバリーであるべきである。

　要するに、精神保健サービスシステムは今や十字路にあるといえる。マネジドケアの手法は拡大を続けている。州は地域におけるよりよいサービスを期待し、以前より規模が縮小した病院は、今や地域システムの一部と見られている。リカバリー志向のサービスシステムについては明瞭に記されている（Anthony, 1993 ; 2000）。単に地域を基盤としたサービスシステムというだけでなく、当事者の目標に対応したシステムを設計する機会はある。各州はシステムの当事者が何を求めているかを理解したうえでシステム立案を始めることにより、過去のシステムの落とし穴を回避するサービスシステムを構築することができる。

精神保健のサービスシステム立案において、底流にある価値観を（コスト抑制に加えて）明らかにせず、当事者の目標を中心に考えず、初めに当事者のニーズや希望を評価せず、プログラムの中身を充実させず、何が可能であるかに関して希望あるビジョンを持っていないなら、新しい精神保健システムを作っても従来のものよりも良くはならないだろう。「新しいシステムといっても、これは当事者にとってどのようなメリットがあるのか」と、当事者や家族が疑問に思うだけである。システムの立案者は、こうした根本的疑問に対して答えられる必要がある。そのようにできればこれまでに体験したシステム立案の落とし穴に、二度と陥ることはないだろう。

おわりに

　システム計画がどれほどうまく設計され、適切な理念にどんなに根差したものであろうとも、立案者の知識がいかに新しいものであろうと、計画プロセスがいかに戦略的であろうとも、計画の成功はサービスの受け手に対してどのようなことができるかにかかっている。計画を実施する従事者やサービス管理者が成功裏にシステムを導入する技術のエキスパートでなくては、システムの計画だけがあっても何もできない（Anthony, Cohen & Kennard, 1989）。

　本章でも指摘したように、現在の多くのサービス計画は、計画の中身よりも、計画のプロセスに焦点をあてている。戦略的な計画のプロセスはマネジドケアに移行するに伴い多くの州で適用されている。次の重要なステップはサービスの内容に変化を加えることだろう。この分野における技術の発展によりもたらされた知識は、当事者へのよりよいサービスに必要なプログラム構成の向上やスタッフの能力開発に活かすことができる（Anthony, Cohen & Farkas, 1987）。

　重度の精神障害を抱える人をサポートする手段はもはや謎ではなくなった。既存の従事者やプログラム技術は、その持てる知識を応用することで、再現性のある形で、当事者の症状軽減や技能、支援、役割遂行の向上を図れるようにプログラム構成やスタッフの能力を変えることに役立てることができる（Anthony, Cohen & Kennard, 1990)。

　厳密な技術もあまり厳密でない技術もあるが、十分に開発された技術は、インストラクターが教え、サービス提供者が使い、管理者がモニターし、研究者が評価し、コンサルタントが普及させ、当事者と家族が観察できるものである。プログラムモデルや訓練カリキュラム、コンサルテーションの戦略も存在している。例えば、これらの技術の中には、心理社会的リハビリテーションの設立から、当事者運営のセルフヘルププログラムの開発技術、服薬管理技能の教育技術、目標設定技術、機能評価の実施技術、技能教育技術、当事者を結びつける技術からケースマネジメント活動の実施技術までが含まれる（Anthony, Cohen & Kennard, 1990)。

　技術が適用・利用されるかどうかは、技術内容がいかに描写され、いかにパッケージ化されているかによってある程度、左右される（Muthard, 1980)。長期精神障害を抱える人に対するサービスの改善に役立つ最新の技術の中には、かなり緻密に記述され、使いやすいようにパッケージされているものもある。また、技術移転のプロセスに当該の技術の開発者が参加することにより利用される新技術もある。技術を利用する者の特性も、技術移転に重要である（Gomory, 1980)。技術の利用者が知識や技能を持っている場合には、必要に応じて細かい部分を自分で追加できるので、技術はあまり完成されてなくてもよい。

　リハビリテーション理念に則ってシステム立案を試みる場合、新技術を採用することになるか、もしくはリハビリテーション理念が排斥されることになる（Anthony, Cohen & Kennard, 1990)。もし新しい技術が採用されれば、サービスの立案自体が変わるだけはない。より重要なことは、サービスの供給も変化するということである。

第11章

変化のための技術

「人生の変化とみなしているその多くは、単にその真実に対する我々の好みが変化しているに過ぎない。」

ロバート・フロスト

　精神科リハビリテーションがより良くあり続けるためには、人材育成、プログラム開発、サービスのシステム計画の方法を改善する必要がある。精神科リハビリテーションの実践には、従事者の独自の技術・知識・態度、革新的プログラム、精神科リハビリテーションを支持するサービスのシステムが必要である。技術を持ったリハビリテーション従事者と、質の伴ったプログラムを持った機関を整備するために、精神科リハビリテーションセンターによる訓練やコンサルテーション技術の開発が続いている。加えて現在は、訓練やコンサルテーションの主導権は、クラブハウスモデルや ACT モデルのような、いくつかのプログラムモデルにある。

　第8章で論じたように、精神科リハビリテーションの知識や技能、プログラムモデルを正式に教育・訓練された従事者は少ない。彼らは心理社会的セッティングやリハビリテーションセッティングでの自らの体験を通して、あるいは、Beard、Grob、Dincin、Rutman などのリーダーたちから、リハビリテーションを学んだ。しかし精神科リハビリテーションという概念が一般的になり、より多くの人がその実践に携わるようになると、技術的支援（例：人材育成、プログラム・コンサルテーション、システム・コンサルテーション）が必要となる。1977年、Anthony は精神科リハビリテーションの現状を、「伝統的な訓練を受けた人が伝統的な精神科テクニックを使うだけの非伝統的な精神科セッティングが開発

されている」（Anthony, 1977, p.660）と皮肉混じりに述べている。精神科リハビリテーションの教育・研修とコンサルテーションが必要であることは明らかである。

　精神科リハビリテーションの教育・研修とコンサルテーションの必要性は理解されていなかったが、精神科リハビリテーションの概念は受け入れられ、リハビリテーションセッティングも誕生していた。精神科リハビリテーション分野の底流を流れる理念と原則に関するコンセンサスも、出現しつつある。さらに、精神科リハビリテーションの二大介入（当事者に対する技能教育と環境支援の開発）がさまざまなリハビリテーションのアウトカム（例：より頻繁でより高い質の自立生活と職業的機能の改善）に関連していることを示す調査研究も出現している。つまり精神科リハビリテーションの理念が明らかになり、リハビリテーションの実証的研究が出現し、心理社会的リハビリテーションセッティングが全国各地で設立されたことにより、精神科リハビリテーションアプローチが今まで以上に明らかになってきている。精神科リハビリテーションアプローチが明らかになり、その実践のために必要な従事者の技能やプログラムの要素が明確になったことで、従事者やプログラム、そしてサービスシステムを変えるための技術的支援の提供が可能となったのである。

従事者の教育・研修のための技術

　精神科リハビリテーション従事者に不可欠な技能は、観察・評価できるようになった。その結果、これらの技能を従事者に教える訓練技術が開発されつつある。第8章で述べたように、現在、精神科リハビリテーションの従事者として活動をしている人の多くは、学生時代に精神科リハビリテーション技能の教育を受けていない。また多くの大学で、依然として精神科リハビリテーション技能の教育が行われていない。つまり、重度精神障害を抱える人を対象にしたセッティングに就職して初めて精神科リハビリテーションの訓練を受けるという場合が多い。

　プログラムセッティング（例：クラブハウス、地域精神保健センター、入院病

棟、州の職業リハビリテーションオフィス）を問わず、従事者が持っていると役に立つ技能もある。Anthony、CohenとPierce（1980）は、精神科リハビリテーションの技能とされている技能の一部を従事者に教育する目的で、すでに6冊の本を共著で出版している。リハビリテーションカウンセリングを勉強している学生インターンと精神保健や職業リハビリテーションをすでに実践中の従事者を対象に、150時間のパイロット訓練プログラムを行い、その中でこの訓練プログラムを評価した。訓練の内容は、従事者向けの6冊の本に記載されている技能が中心となっている。訓練評価の結果、精神科リハビリテーションの技能は学習・測定が可能であり、訓練対象者は自分の仕事をするうえでこれらの技能が重要であると考えていることがわかった。さらに、これらの技能の評価（文書によるもの）で高得点を出した従事者の受け持つ当事者のほうが、「自分はリハビリテーションプロセスに参加している」「理解してもらっている」「新しい技能を教えてもらっている」と感じていると報告する割合が多いこともわかった（National Institute of Handicapped Research, 1980）。この評価以降、ボストン大学精神科リハビリテーションセンターは、何百人もの従事者を対象に精神科リハビリテーション技能訓練を評価してきており（Anthony, Forbess & Cohen, 1993 ; Center for Psychiatric Rehabilitation, 1994 ; Goering, Wasylenki, et al., 1988 ; Regers et al., 1986）、今では修士課程と博士課程にこの技能訓練を取り入れている（Farkas, O'Brien & Nemec, 1988 ; McNamara, Nemec & Farkas, 1995）。第5章の表5-4で表したように、ボストン大学精神科リハビリテーションセンターは、従事者がより巧みに精神科リハビリテーションプロセスを行えるような、従事者レベルの技術の開発を続けている。

●精神科リハビリテーション訓練の普及戦略の開発

訓練の必要性と価値は論文に残されているものの、精神保健従事者の訓練を大々的に普及させるためのメカニズムは存在していなかった。そこで、訓練普及のための戦略が必要となった。

新技術の普及と活用に関する研究のレビューを行ったことが、戦略開発の糸口

となった（例：Caplan, 1980 ; Fairweather, 1971 ; Glaser & Taylor, 1969 ; Hamilton & Muthard, 1975 ; Havelock, 1971 ; Havelock & Benne, 1969 ; Muthard, 1980 ; Pelz & Munson, 1980 ; Soloff, 1972 ; Switzer, 1965）。文献によれば、サービスを実際に提供する組織の運営に組み込まれた継続的プロセスとしての訓練が理想的である。影響を受けるすべての人が、当該の組織の維持・発展のためには訓練が不可欠と見なすことが望ましい。主な人材（特に当該の組織の管理者と従事者）が初めから積極的に参加することが必須である（Muthard, 1980）。当初から参加することで、訓練に対して「参加意識」「同一化」「目的意識」が生み出される。訓練に参加している人間が、訓練の必要性を感じている時ほど、こうした傾向が強い（Glaser & Taylor, 1969 ; Pelz & Munson, 1980）。

　こうした研究結果や訓練の実績を踏まえ、従事者に精神科リハビリテーション技能を普及するためのトレーナーを訓練する戦略が開発されている。この戦略がユニークなのは、文献レビューに基づき、鍵となる3要素を盛り込んでいる点である。

1．訓練を普及するサービスセッティングやトレーナーとなる人選を厳密に行う
2．トレーナーには、精神科リハビリテーション技能の実践とこれらの技能を他人に教えることの双方を訓練する
3．サービスセッティングでの訓練の立案・実施をする訓練者に、現場での援助を行う

　NIMHが予算を出し、精神保健に携わる諸機関を対象にした訓練普及戦略の評価が計画され、米国内の100の機関が訓練の候補地として名乗りをあげた。最終的には9つの機関が選ばれた。これらの機関から派遣された代表が、精神科リハビリテーション技能の訓練と、リハビリテーション技能を他人に教育する訓練を受けた。次にこれらのトレーナーが自分の所属する機関で働くスタッフに対して精神科リハビリテーション技能の訓練を行い、訓練を受けたスタッフがこれらの技能を実際に当事者に用いた。データ分析によれば、こうした戦略が従事者訓練

を容易にし、精神科リハビリテーション技能の活用に資することがわかった（Rogers et al., 1986）。トレーナー訓練の戦略の開発・研究以降、ボストン大学精神科リハビリテーションセンターのスタッフは、精神科リハビリテーション技術の一部を100名以上のトレーナー（州政府精神保健局、地域精神保健センター、州立精神病院、心理社会的リハビリテーションセンター、民間病院など、100以上のサービスセッティングから送られてきた人たち）に訓練している。

●訓練普及戦略を支える訓練技術

　トレーナー訓練や従事者訓練には専門知識と技術が必要である。訓練普及戦略を支える技術としては、従事者教本、トレーナー用パッケージ、マスタートレーナーガイドなどがある。まず、いろいろな従事者教本（Anthony, Cohen & Pierce, 1980；Cohen, Danley & Nemec, 1985；Cohen, Farkas & Cohen, 1986；Cohen, Farkas, Cohen & Unger, 1991；Cohen, Nemec, Farkas & Forbess, 1988；Cohen, Forbess & Farkas, 2000；Farkas, Cohen, McNamara, Nemec & Cohen, 2000）で、従事者は精神科リハビリテーション技能を学ぶ。訓練終了後、従事者教本を使って訓練で学んだことを復習する。トレーナー用パッケージ（Cohen et al., 1985；1986；1988；1990；2000；Farkas et al., 2000）には、詳細な訓練計画と訓練中に使う訓練教材（ビデオテープ、録音テープ、OHP）が入っている。このパッケージはトレーナーの準備の時間を短縮してくれるうえ、実証済みのプログラムが訓練教材付きで提供されるので重要である。また、マスタートレーナーガイドは、マスタートレーナー（つまり、トレーナーを訓練する人）にトレーナー育成法を教える内容になっている。

　要するに訓練技術は、精神科リハビリテーションアプローチという強固な土台を踏まえている。訓練プログラムを実施することにより、精神科リハビリテーションの従事者に不可欠な精神科リハビリテーション技能を教授できる。訓練プログラム普及には、従事者を訓練するトレーナーや、トレーナーを訓練するマスタートレーナーに訓練技術を使う方法を教える訓練戦略が含まれている。

プログラム変更のためのコンサルテーション技術

　従事者が継続的に自分の能力を効果的に使えるか否かによって、精神科リハビリテーションの実践が変わってくる。リハビリテーションプログラムは、従事者が精神科リハビリテーションの専門的知識を使えるような組織的支援となる。

　精神科リハビリテーションにおけるプログラムコンサルテーションは、一般的に2つの異なる方法で行われている。一つは精神科リハビリテーション技術の訓練とともに存在し、精神科リハビリテーションの診断・計画・介入の過程がプログラムセッティングに関係なく生じるということを確実にするために意図されるものである（タイプ1）。二つめは、独自のプログラムモデル（例えば、クラブハウスモデル）が、自身の基準を満たしているかどうかということを確認するために意図されるものである（タイプ2）。プログラムコンサルテーションを無視して新規の精神科リハビリテーションプログラムを作りだしたり、伝統的なプログラムをリハビリテーションプログラムに変更するのはきわめて困難である（Carling & Broskowski, 1986）。

　リハビリテーション志向のプログラムで、依然として新しい精神科リハビリテーション知識を活用しないところも多い（Farkas, Cohen & Nemec, 1988）。精神科リハビリテーションプログラムの開発には通常、物理的環境、資金調達、実務、スタッフ、設立目的、プログラム構造、記録保存の変更に加え、新しいリハビリテーション環境の創出が必要である（Marlowe, Spector & Bedell, 1983）。プログラム開発の担当スタッフが、プログラムを変える知識や技能を持っていないことも多い。

　これまで、技術的支援が開発や変更の役に立ってきた。技術的支援には、提供者（つまり技術の専門家）から受益者（技術の専門家でない人）への特定の知識・技能の移転（Domergue, 1968；Havari, 1974；Sufrin, 1966）が含まれる。Nemec (1983) は、技術的支援とそれ以外の援助（例：財政的援助、技術協力）の相違点に関する報告を行っている。端的にいえば、技術的支援にはコンサルテーション

と訓練の双方が含まれる。

　コンサルテーションは、「精神科リハビリテーション、プログラム開発、システム立案に関する技術的知識の移転」と定義されている。これに対し、訓練は「人材開発のための精神科リハビリテーション的態度、知識、技能の教育」と定義されている。プログラムコンサルテーションは通常、1対1の形の現場で行われ、訓練は現場以外でのグループの形式を取ることが多い。精神保健分野において、現場でのコンサルテーションの例には事欠かない。例えば、NIMHは新しいプログラム開発（例：地域精神保健センターや地域生活支援プログラムの開発）のために頻繁にコンサルテーションを行っている。現在CMHSがその機能を提供している。

●タイプ1プログラムのコンサルテーション

　精神科リハビリテーションプログラムのコンサルタントは、特定の知識（すなわち、精神科リハビリテーションプログラムの構成要素に関する知識）と独特のコンサルタント技能（すなわち、精神科リハビリテーションプログラムを開発する技能）を持っていなければならない。1989年、ボストン大学精神科リハビリテーションセンターでは、このコンサルテーションプロセスを概念化するにあたり、1) コンサルテーション対象のプログラムが精神科リハビリテーションを受け入れる体制にあるかの評価、2) プログラムの評価、3) プログラム変更の提案、4) プログラムの変更、という4段階に類別している（Center for Psychiatric Rehabilitation, 1989 ; Farkas, Cohen & Forbess, 1998）。このプロセスにおいては、当該のプログラムを慎重に評価することに力点を置き（例：設立目的、構造、環境ネットワーク）、そのプログラムが精神科リハビリテーションの考え方と合致しているのか否か、合致していないのであれば合致するように変えることが可能か否かを評価する。

　受け入れ体制の評価やプログラムのストレングスと不足の評価の後、コンサルタントはプログラム変更のための計画を立案・提案する。この計画の中で、コンサルテーションや目標達成の時期を決める。次に介入を行い、プログラムを実際

に変えていく。例えば、設立目的書の改訂、新しい方針表明書の作成、新しいプログラム構造の立案、記録保存の改善、スタッフの仕事の内容の変更、新しい生活・学習・社会的・職業的環境の創出などが含まれる（Farkas, 1992）。

この 20 年間、当事者に対する精神科リハビリテーション技術を改善しようと、タイプ 1 の訓練・コンサルテーション戦略を導入するプログラムが増えてきた（例：Borys & Fishbein, 1983；Hart, 1996；Lamberti, Melburg & Madi, 1996；Nemec et al., 1991；Shern et al., 2000；Shern, Trochim & LaComb, 1995）。こうした住居・職業・教育・社会的プログラムの実績をレビューし、プログラムの業務に新しい技術を取り入れるためには、どの程度の長期集中型の普及戦略が必要かも報告されている（Farkas & Anthony, 1989）。このような特定技能を身に付けたコンサルタントが少ないことを考えると、プログラム改善のためのコンサルタント人材の確保のためには、さらに別の訓練技術が必要であるということも報告された（Center for Psychiatric Rehabilitation, 1984）。

こうしたニーズを満たすために、精神科リハビリテーションプログラムのコンサルテーションに必要な専門知識・技能を教育する訓練プログラムが開発（Center for Psychiatric Rehabilitation, 1989）・実践・評価されている（Nemec et al., 1991）。第 9 章で説明したプログラム評価手順を用いて、ウェストバージニア州の地域の 4 機関が精神科リハビリテーションアプローチの事前評価を行った。それから、プログラムコンサルタントを訓練する 2 部構成の訓練戦略を実施した。具体的には、まず 10 人が従事者技能の訓練を受け、次にこれらの技能を実際の当事者を対象に使った。従事者訓練が終了したところで、10 人中 4 人が、プログラムコンサルテーションの技能の習得に焦点をあてたプログラムコンサルテーション訓練を行う第 2 段階に進んだ。彼らは訓練中、プログラムの評価方法、プログラム変更計画の作成方法、既存のサービス提供機関の構造への精神科リハビリテーションプログラム導入方法など、さまざまなテーマを学んだ。

ウェストバージニア州の研究調査の改善結果を見れば、最小限のプログラムコンサルテーションでも影響を与え得ることが明らかである。コンサルテーションを行った期間は各機関とも 8 日以下で、この他にプログラム評価に 2 日を要した。

8日間のコンサルテーションには、評価結果に基づいてコンサルテーション目標を設定する作業も含まれている。全コンサルテーション時間のうち、少なくとも25％の時間はプログラム評価の実行・討論に費やされた。プログラム評価プロセスの影響・結果と変化促進のためのその他の要素の影響を区別することは難しいが、こうした評価情報をサービス機関に提供すること自体に意味がある（Nadler, 1977）。

　機関のサービスシステムからのサポートは、タイプ1のプログラムコンサルテーションが成功するには不可欠である。機関が支援を必要であると信じるからこそ、コンサルテーションを求めてくるはずであるが、機関のスタッフもまた、同じように信じた態度をとるべきである。コンサルテーションの成功にとって、この領域のどこにでもある脆弱性が重大な障壁として現れ得る。そのコンサルテーション方法の効果を引き続き評価し、予期しなかった障壁をはっきりさせて対処するための準備がなされるべきである。いったん、コンサルテーションが完了したら、望んだ目的や目標がどの程度まで達成されたかを客観的に評価すべきである。加えて、コンサルテーションについての主観的な効果についてもまた評価すべきである（Nemec et al., 1991）。

　ボストン大学精神科リハビリテーションセンターの系列であるBCPRコンサルティング社は、近年、タイプ1と2両方のコンサルテーションを行っている。タイプ1のコンサルテーションは全米で行い、センターの国際部によってアメリカ国外でもコンサルテーションが行われている。BCPRは、国内の精神科リハビリテーションセンター、マネジドケア、地域精神保健センター、州立・私立病院、ACTプログラム、ビジネス場面、そして職業・教育・住居・社会的プログラムにおいてコンサルテーションのプロジェクトを進行させている。BCPRには12人の常勤スタッフと、20人の非常勤のコンサルテーションスタッフがいる。BCPRでは平均して年に30の機構とプログラムの業務を行っている。ボストン大学精神科リハビリテーションセンターの国際部では、精神保健やリハビリテーションの組織、当事者会や家族会などに幅広くコンサルテーションを行うために、センターのスタッフの他にBCPRのスタッフも働いている。また、リカバリー志向の

リハビリテーションプログラムやシステムを実施しているスウェーデン、シンガポール、カナダ、メキシコ、オーストラリア、ニュージーランド、といった国々に対してもコンサルテーションを行っている。

● **タイプ2プログラムのコンサルテーション**

　タイプ2プログラムのコンサルテーションにおけるコンサルタントには、実施されている独自のプログラムモデルに関する特別の知識が必要とされる。一般的に、明確なプログラムの基準やコンサルティングの過程は、プログラムの創始者やプログラムの改革を初期に提起した人たちによって詳しく説明されている。

　タイプ2のコンサルテーションを早い時期から公に実施していたのは、フェアウェザーロッジ（Fairweather, 1980；Fergus, 1980）とファウンテンハウス（Propst, 1985）である。フェアウェザーロッジでは、そのプログラムコンサルテーションの効果を研究し、プログラムコンサルテーションの提供に関連するいくつかの提言を行っている。これらの提言には、プログラム改革の話し合いにおいて、多くのスタッフの力量に困難が伴うことがあるということと、取るべき具体的な行動のステップを特定するための作業グループを形成することの重要性が含まれている（Fairweather, 1980）。

　ファウンテンハウスでは、1977年から、新しいクラブハウスを作るため、また、既存のクラブハウスを強化するために、全国向けの研修とプログラムコンサルテーションを実施している。参加しているプログラムの多くは、地域精神保健センターのデイトリートメントプログラムである。ファウンテンハウスのスタッフから事前の訓練を受けた後、プログラムのスタッフは、原則的に実習生として、ファウンテンハウスで3週間の訓練を行う。訓練後、コンサルテーションが現場の内外で必要な期間行われる（Propst, 1985）。訓練を受けたプログラムトレーナーが「同僚たちは、この訓練を受けてサービスモデルを再現したり、個別化したり改善したりすることができるようになっている。」と述べている。このことは、プログラムのメンバーたちの生活の質を高めることになる（Shoultz, 1985, p.2）。

第9章ではタイプ2プログラムコンサルテーションの成功例、例えば、ACTプログラム（Allness & Knoedler, 1999）やIPSプログラム（Becker & Drake, 1993；Bond, Becker, Drake & Vogler, 1997）について前述している。同様に、コミュニティ・カレッジや大学での援助付き教育プログラムを実施するためのコンサルテーションでも成功を収めている（Sullivan Soydan et al., 1993）。他のタイプ2のプログラムコンサルテーションの例として、デイトリートメントプログラムを援助付き雇用プログラムに転換する取り組みが挙げられる（McCarthy, Thompson & Olson, 1998）。Drakeとその同僚は、このようないくつかの転換におけるデータを収集している（Bailey, Ricketts, Becker, Xie & Drake, 1998；Drake, Becker, Biesanz, Torrey, McHugo & Wyzik, 1994；Torrey, Becker & Drake, 1995）。要するに、うまくいっているコンサルテーションは、有害で否定的な影響なく、一般就労率を高めたり、精神保健システムの外側での活動を増やし、利用者や家族のその変化への満足度が向上するという結果を示している。

サービスシステムを変えるための システムコンサルテーション技術

　すでに説明したように、精神科リハビリテーションのアプローチが、リハビリテーション提供者の実践の一部、環境を形成するプログラムの一部、さらには特定の地域におけるサービスを組織するサービスシステムの一部とならなければならない。システムコンサルテーションは、従事者の訓練やプログラムコンサルテーションの進展を促すので、当事者のアウトカムを改善する可能性が高い。
　精神科リハビリテーションに参加している人材の態度・知識・技能が明らかにされ、訓練技術に転換されていることから、システムコンサルテーションはいっそう効果的となる。また、プログラム設立目的、プログラム構造、リハビリテーションプロセスを支える環境ネットワークが明らかにされ、プログラムコンサルテーションの技術として転換できることからも、システムコンサルテーションの効果が期待できる。つまりシステムコンサルテーションは、実質的な方向性を持

ち得るのである。対象者や精神保健機関の理念、政策、機能を決定するにあたっては、サービスシステムの人材やプログラムが精神科リハビリテーションを提供する時に効果的な支援を受けられるような形にすべきである。

　精神保健機関がサービスシステムに精神科リハビリテーションを統合しようとする場合、精神科リハビリテーションに沿った形でサービス対象の母集団、理念、機能を規定しておかなければならない。第10章で論じた地域生活支援システムは精神科リハビリテーションと合致したデザインの好例である。また、予算確保、計画、プログラミングなど、システム変更のさまざまな要素に焦点をあてた論文も多い（例：Anthony, 1993；2000；Dickey & Goldman, 1986；DeSisto et al；1995b；Carling, Miller, Daniels & Randolph, 1987；COSMOS, 1988；Giffort, 1998；Harris & Bergman, 1988a；Jacobsen & Curtis, 2000；Jerrell & Larson, 1985；Leginski, Randolph & Rog, 1999；Lehman, 1987；Mosher, 1983；Ridgeley et al., 1996；Santiago, 1987；Shore & Cohen, 1990；Telbott, Bachrach & Ross, 1986；Telles & Carling, 1986）。システム変更の方法を知っていることは、精神科リハビリテーションをシステムに盛り込む計画を作成する際に役立つ。州政府の計画にリハビリテーション理念を盛り込むことを義務づけた公法99-660号を州政府が実施するに至った（NIMH, 1987）ことで、精神科リハビリテーションのシステム変更について学ぶ機会がさらに増えるであろう（Anthony, Cohen & Kennard, 1990）。

　システムが精神科リハビリテーションを取り入れるには、精神科リハビリテーションの対象母集団を特定することから始めなければならない。広義にいえば、精神科リハビリテーションの対象者は精神障害から回復しつつあり、「自分の望むレベルで機能をしていない」人である。精神保健システムによっては、住居、年齢、収入などの属性により、サービスを提供することのできる母集団をさらに細かく類別する必要が出てくる。しかし、リハビリテーションを利用できる人や利用したい人は障害の程度にかかわらず、リハビリテーションを受けられるのが理想的である。

●システム変更のプロセス

　システム変更の原則は、そのシステムが民間、公的、どちらの部門によって管理されているのかには関係がない。そのシステムに精神科リハビリテーションを導入することを望んでいるか、または（権利擁護と法的な理由で）導入しなければならない担当者がいるということが重要な前提となる。PierceとBlanch (1989) は、バーモント州精神保健システムに精神科リハビリテーションを導入した経験を踏まえ、システム変更のプロセスについて述べている。彼らの結論は、「精神科リハビリテーションを導入するために精神保健システムを変更するプロセスは、予測不能である」「サービス提供機関に最低一人、精神科リハビリテーション導入促進のために働く用意と意志のあるスタッフが必要である」「戦略を選択できる柔軟性が必要である」「リハビリテーションアウトカムに応じた財政支援が必要である」「変更のプロセスは遅々としており、変わりやすい」ということである。彼らの知見は、新技術の普及・活用に関する論文と合致している（Anthony, 1998; Giffort, 1998; Caplan, 1980; Hamilton & Muthard, 1975; Havelock & Berme, 1969; Soloff, 1972; Zaltman & Duncan, 1977）。

　システム変更で最も重要なことは、システム自体が当事者志向およびリハビリテーション志向（すなわち、当事者自身が選択する環境において、本人が自立し、うまく機能・成功することに視点を置いたもの）で、そうした考え方が引っ張る形でシステムが変化することである。Cohen (1989) によれば、サービスシステム変更のプロセスの特徴は以下の5点である。

1. 対象母集団が明らかにされており、リハビリテーションの使命が規定されている。
2. リハビリテーション使命を実践指針に置き換える方針が記載されている。
3. こうしたリハビリテーション方針と合致する形で、規則や規制、手順が書かれている。
4. システムの達成すべき目標として、リハビリテーション使命や方針に合致したリハビリテーションアウトカムが挙げられている。

5．主なシステム機能（例：計画立案、予算確保、管理監督、人材開発、調整、評価、権利擁護）がすべて、リハビリテーションアウトカムの達成を支えている。

● **システム変更の原則**

　変化一般についてもいえることだが、リハビリテーションサービスの知識が開発されてから、その知識が精神保健システム内で実際に活用されるようになるまでには、相当の時差がある。Muthard（1980）や Glaser と Ross（1971）は、認知レベルの知識を普及するだけでは実践を変えられないと主張している。Jung & Spaniol（1981）は普及・活用に関する文献の総合レビューの知見を要約し、システム変更に関する 15 の原則を導いている。これらの原則は、理想的なサービス（例：信頼性を有していること、観測可能なこと、結果を変化させるものであること、メリットがあること、使いやすいこと、整合性を有していること）、理想的なプロセス（例：継続的に評価されること、当事者が参加すること、戦略が開発されること、当事者を支援すること）、理想的な文化的土壌（変更を受け入れる体制が整っていること、十分な資源があること、環境内の人間が変更すべきと考えていること）に焦点をあてている。一方、Cohen（1989）は、ニュージャージー州（Fishbein & Cassidy, 1989）、バーモント州（Pierce & Blanch, 1989）、ウェストバージニア州（Nemec et al., 1991）のシステム変更の分析とシステム変更の文献に基づき、精神保健サービスを変更して精神科リハビリテーションのプログラムを導入することに関する 10 大原則を導き出している。

1．システム変更は、対象となる当事者のニーズと希望を中心に展開する。
2．整合性があるか、変更をする体制がサービスセッティング内で整っているか（例：変更の必要性を感じているか）を評価することにより、システム変更が容易になる。
3．スタッフに新しい技能を教えたり、スタッフの既存の技能をサービスセッティング内で使えるように支援することにより、システム変更が容易になる。
4．サービスセッティング内に、ピアモデル（システム変更を推進するスタッフの

グループ）を作ることにより、システム変更が容易になる。
5．リハビリテーション志向を持つ上層部を選んだり、整合性のあるプログラム構造を開発するなど、サービスセッティング内に支援的環境を作ることによってもシステム変更が容易になる。
6．州政府精神保健機関の支援（計画立案、プログラム開発、人材開発、管理監督、調整、予算確保、評価、権利擁護などにおける支援）により、システム変更が容易になる。
7．信頼性があり、観測可能で、意味があり、整合性があり、理解可能で、利用可能なリハビリテーション技術を採用することにより、システム変更が容易になる。
8．個々の機関のニーズに適合するように調整したり、責任を分担するなど、州の精神保健当局とサービスセッティングの間の人間関係が良ければシステム変更が容易になる。
9．他のサービスシステムも一緒に評価・介入を行い、リハビリテーションを支援してくれるようにすることが、システム変更を容易にする。
10．システム変更は発展的なものであり、十分な時間（例：通常、3年以上）がかかる。

　要するに、精神保健システムにリハビリテーションを組み込むのはむずかしい課題である。変更のプロセスは労力を要し、対象母集団、母集団に対するシステムの使命、リハビリテーションを支持する方針・手順を注意深く規定しなければならない。システムの全機能が精神科リハビリテーションを支援するようにしなければならないのである。
　精神科リハビリテーションのシステムの原則を変えるということもまた、精神科リハビリテーションをマネジドケア組織に統合することに関係している。統合のむずかしさがしばしば起こるのは、精神科リハビリテーション的アプローチが必要であることをマネジドケアの幹部に納得させることである。ほとんどの州で、最初にマネジドケアが導入された際、精神科リハビリテーションはサービス給付

に含まれていなかった。マネジドケアシステムで資金供給を受けているサービスとしての精神科リハビリテーションがないということは、必ずしもマネジドケアの幹部のせいではなかった。それはしばしば資金を供給する側（メディケイド、精神保健機関）が、精神科リハビリテーションサービスを含めた委託の指示をしなかったという事実のためである。この不幸な状況は徐々に改善されてきている。今や支持者と州の役人は、精神科リハビリテーションサービスは、サービス計画の一部であると強調する傾向によりなりつつある。この傾向を支持する試みにおいて、Anthony（1996）は、サービスの給付でなぜマネジドケアが精神科リハビリテーションを含まなければならないのかに関して、包括的な論理的根拠を明確に述べた。

　Anthony（1997）は、役割遂行の改善に焦点をあてている精神科リハビリテーションは、重度精神疾患の障害の重要な部分に比類のない取り組みをしている、例えば、当事者の社会的、職業的な機能制限であると主張した（American Psychiatric Association, 1994）。重度精神疾患についての医学的な診断の中心は、社会的、職業的な機能における障害である。マネジドケアの中の用語では、精神科リハビリテーションは、この障害にとりわけ対処する介入の一つで、医学的に必要なサービスとなっている。病気そのものの診断を中心としたニードの領域に焦点をあてないというサービスというのは、不可能であるようにみえる。また、第2章と第3章でみたように、研究によって、治療的な介入だけでは、精神科リハビリテーションが標的としている成果は得られないということや、精神科リハビリテーションの介入は社会的、職業的機能を改善するのに必要であるということが明らかになっている。

　加えて、精神科リハビリテーションサービスは、他の精神保健のサービスに比べて利用者からいっそう求められている。さらにいえば、ある調査では、分野（例：症候学）での改善点と別の分野（例：職業）での機能的な改善点との間にはほとんど相関がないということが示されている。言い換えれば、サービスを提供すれば効果があり、提供しなければその効果は出ないともいえる。

　マネジドケアシステムにおいて精神科リハビリテーションが必要とされるもう

一つの理由は、精神科リハビリテーションが、この分野に有用な原理をもたらすということである。今まで精神科リハビリテーションの指導者は、その分野の基本的な原則を展開してきた（表4-2参照）。これらの原則の多くは、利用者に活力ある、実際の現実世界への方向性を示しており、精神科リハビリテーションの原則は、マネジドケアの方向性を示すものである。

　また、これらの原則も、精神科リハビリテーションが、優しく思いやりのあるやり方で個人を尊厳と尊敬を持って扱ってきたことを含め、歴史的に強調してきた価値観である（表4-2参照）。これらの価値は、いかなる精神保健システムにおいても大切で、マネジドケアにおいても確実にそうである。

　さらにいえば、メディケイドの資金自体は、リハビリテーションサービスに付与されるべきものであろう。メディケイドの法律の目的の一つは、「リハビリテーションやその他のサービスを、個人や家族が自立とセルフケアの可能性を達成し、維持し続けることを支援するために与えること」とSchneier（私信）は指摘している。ゆえに、一般的にマネジドケアに用いられてきたメディケイドの資金が、リハビリテーションサービスのために使われることを期待する。

　要するに、Anthony（1996）は、マネジドケアを精神科リハビリテーションサービスなしで実施することは、倫理的、経験的、論理的にも受け入れがたい、と主張してきた。

　「倫理的に受け入れがたい」というのは、重度精神障害を抱える人は、職業的・社会的な機能不全と診断されている。しかし、精神科リハビリテーションを供給しないということは、病気と診断しているのに、故意に必要な治療をしていないということである。リハビリテーションサービスは事実上医学的に必要なことである。

　「経験的に受け入れがたい」というのは、重度精神障害を抱える人の機能を回復するには、治療だけでなく、精神科リハビリテーションサービスが必要であることを示したデータを無視しているからである。

　「論理的に受け入れがたい」というのは、個人を障害者と診断しながら、彼らをそうでないように扱っているのは理にかなわない！ということである。

精神科リハビリテーションは、マネジドケアの本質的な構成要素としてみなされなければならない。利用者、家族、精神保健の管理者、従事者、そして研究者は重度精神障害を抱える人のため、マネジドケアのシステムに精神科リハビリテーションを統合することを主張する必要がある。そうしないと、「総合的に受け入れがたい」ということになる。

おわりに

　一言でいえば、精神科リハビリテーションに関する知識は十分に存在している。精神科リハビリテーションに携わる人間は、試行錯誤を繰り返して（往々にして、当事者を犠牲にして）精神科リハビリテーションの実践を学んではならない。精神科リハビリテーション技術はすでに開発されており、従事者はこの技術を習得すればよいのである。精神科リハビリテーションの技術を用いれば、プログラム開発やシステム開発を行うこともできる。精神科リハビリテーション技術を普及するのに必要な訓練とプログラムコンサルテーション技術も、開発済みである。サービスシステム変更に関する知識、従事者訓練の技術やプログラム開発の技術が増大している中、精神科リハビリテーションの分野の善意や希望が現実のものとなろう。精神科リハビリテーションの人材やプログラム、システムを発展させ続けるには、リーダーシップがとても重要になる。

第12章

変革のためのリーダーシップ

> 「リーダーシップ（統率してゆくこと）は、自然科学と同じように特殊な熟練である。—しかし、リーダーシップにおける手段の多くは、自然科学での手段とはまったく違う—その多くは、自己自身が手段である。」
>
> ウィリアム・アンソニー

　人材、プログラム、そしてシステムをうまく変えていくことは、専門的な技術的支援の機能だけではなく、変革が求められ、要請されているプログラムやシステムにおける、リーダーシップの機能も求められる。リーダーシップの違いは、精神保健分野にいる我々の多くが繰り返し考えてきた、次のような質問に対する答えであるかもしれない。

　　なぜ、ある組織は、他の組織が衰退しているのに、成功するのか？　また、なぜ、ある組織は、他の組織が硬直しているのに、どんどん変化しているのか？　また、
　　なぜ、ある組織は、凡庸な組織が、模範的な組織となったのか？

　長年にわたり、このような問いは、精神保健分野の人たちの興味をそそり、困惑させ、そして悩ませてきた。それらは、しばしば、擁護者や精神障害を抱える人や納税者の悲しい問いかけとして要約されてきた—「なぜ、私たちは、彼らのしていることをできないのだろう？　なぜ、我々のプログラムは彼らのように成功しないのだろう？」実際、いくつかの州では、精神保健局、精神保健センター、マネジドケア組織、病院、リハビリテーションセンター、もしくは、個人やプログラムが他所よりも、大いに成功していることは明らかである。

1979年以来、我々は、精神科リハビリテーションセンターにおいて、ほとんどの各州と12以上の外国の精神保健局、組織、機関に対し、重度の精神疾患を抱える人たちに対して彼らが行ってきた援助のやり方について、相談にのってきた。我々は、変革の過程で、組織のすべてのレベルで、リーダーが持つ影響についてずっと印象づけられてきた。我々は、組織がどのように変わるかということについて、基礎的な違いの多くは、リーダーシップの違いによると考えるようになった。

リーダーシップと公的資金による組織

　企業や政治組織でのリーダーシップの影響については考えることは一般的である（Collins & Boras, 1994）。これらの領域において、リーダーは"会社を立て直す"もしくは"システムへの信頼を回復すること"を信念としてきた。しかし、企業のリーダーとは大変対照的に、ヒューマンサービスにおけるリーダーシップの役割について、特に、重度の精神疾患を抱える人へのサービス領域でのリーダーシップへの関心については、ほとんど議論されていない（Anthony, 1993a）。

　そして、精神保健分野でのリーダーシップは、企業でのリーダーシップよりも本質的に、より難しさがある。この相対的な困難は、重度な精神疾患を抱える人へのプログラムが、部分的にも総合的にも、概して納税者の税金によって資金を得ている、という事実のためである。資金が州の精神保健機関からくるもの、郡からくるもの、もしくは連邦政府からくる資金（メディケイドやメディケア[注1]）による重度の精神疾患を抱える人へのサービスがあり、これらは、納税者が支えていると見なされている。もし、その組織が、私的なマネジドケア組織であったとしても、また、非営利機関でさえも、公的資金がかなりの総額になることは、リーダーシップに対する独特の圧力となる。非効率あるいは無効果なことは、納税者の札入れから富を奪い取り、公的委託に対する裏切り行為と見なされる。精神保健におけるリーダーに対する周囲の監視の目は厳しい。

　精神保健のリーダーの置かれている環境を考えて見るとよい。行政上のそして

立法上の主要部署は定期的に監督し、また、組織の予算を変更する。州会議は、サービスの提供の仕方をすぐに変更する。メディアは、間違った管理の発生に対し、人々の注意を喚起する。市民団体と納税者は監視している。擁護グループは、任務遂行に対する圧力をかける。もちろん、これらの特異な外圧は、公的基金による組織においては効果的なリーダーシップが不可能となるということを意味するのではない―しかしより複雑になる―そしておそらく、結果としては効果はより希薄なものとなる。

(注) メディケイド：生活困窮者のための公的医療保険制度　　メディケア：高齢者（65歳以上）及び、身体障害者に対する連邦医療保険制度

● リーダーシップのレベル

　私的基金による領域同様に、公的基金領域におけるリーダーシップも、すべてのレベルで生じる。病棟、精神保健センターのプログラム構成要素、マネジドケア組織における特別なサービス、グループホーム、セルフヘルプグループ、職業プログラムにおける職場単位―これらの各環境はリーダーシップを課する。なぜなら、急増する情報によって、より限定的な組織レベルにおいても、組織はリーダーシップを大いに期待しているからである。リーダーシップは、決して、最高責任者や行政上の管理者、もしくは部長レベルのような組織の最上層だけで必要とされるものではない。決まりきった、上層の、組織の主要部での、集中決定は有効ではないように思われる。リーダーシップはすべての組織レベルにおいて期待されるものである。

● リーダーシップとは何か？

　もし、独自にリーダーシップを明確に規定するのが、相対的な組織の上層部ではないとすれば、何がそれを決めるのだろうか？　30年以上前に、Vance Packard (1962) は、次のようにリーダーシップを定義した。すなわち「本質的に、リーダーシップとは、あなたが成すべきだと確信する何かを他者がしたいと思うように仕向けていく技能である」(p.170) と。のちに、Packardのリーダーシップの定

義は少し修正された。それは、Gary Wills (1994) の定義—「リーダーとは、リーダー自身とその随行者によって分かち合われた目標に向かって、他者を動かす人である」(p.17)—と関連するように思える。これら両者の定義は、随行者の"目標"や"何かを行う"という希求の重要性を示唆している。その欠如の意味するところは、リーダーの明白な影響力の不足であり、彼らの下で働く人を統制することはできない。Wills によるのちの定義において強調され、そして最近のリーダーシップの概念を構成しているのは、"目標を分かち合う"という言葉であり、一人のリーダーが"成すべきだと確信した"目標とは対極にある。

　リーダーシップの定義を理解する他の方法としては、定義されたリーダーシップの要因についてみることである。Wills (1994) は、リーダーシップの3つの要素, すなわちリーダー、その下で働く人、目標、について記述している。Nanus (1992) は、不可欠な要素としての環境を付け加えた。すなわち、いくつかの明確な境界と資源を備え、そのリーダーが自由に取り扱うことができる資源のことである。Wills と Nanus の分析を結合させると、リーダーシップに不可欠な要素は、リーダー、随行者、目標、そしていくつかの明確な境界と資源を持つ組織、ということのようである。

● **管理者とリーダー**

　時として、リーダーシップの定義は、リーダーシップではないことを強調することによって容易に理解される。非常にしばしば、リーダーは管理者と対比されてきた。Bennis (1989) と Nanus (1992) は、疑いの余地なく、明白に、管理とリーダーシップの区別を表現した。管理者は、問題を解決する技術者である一方で、リーダーは組織の将来を構築する。リーダーは、より示唆を与え、影響を与え、導いていくものである。然るに管理者は、管理して、運営していく傾向を持つ。Bennis (1989) は、管理者とリーダーの違いを簡潔に要約している。

　　管理者は運営する；リーダーは革新する
　　管理者は写しである；リーダーは原本である

管理者はシステムと構造に焦点をあてる；リーダーは人に焦点をあてる
管理者は監督することに拠っている；リーダーは信頼を吹き込む
管理者は短期の見通しを持つ；リーダーは長期のビジョンを持つ
管理者はどのようにそして、いつと尋ねる；リーダーは何がそして、なぜと尋ねる
管理者はいつも足元を見ている；リーダーは地平線を見ている
管理者は模倣をする；リーダーは創り出す
管理者は現状を受け入れる；リーダーは現状に挑戦する
管理者は古典的で良い兵士である；リーダーは自分自身で動く人である
管理者は物事を正しく行う；リーダーは正しいことを行う

　リーダーシップと管理は、互いに相容れないことはない（Zipple, Selden, Spaniol & Bycoff, 1993）。精神保健分野における小さな組織や団体のリーダーは、しばしば、管理者でもある。事実、多くのリーダーは管理者から生まれてくる。しかし、リーダーや管理者の目標と技術はとても異なっているので、良い精神保健の管理者が、いつも良い精神保健のリーダーとはならないし、逆もまた同じである。

精神保健におけるリーダーシップの必要性

　精神保健分野でのリーダーは、一見矛盾してみえることを同時に率いていかねばならない。表面的には、異なったようにみえる概念、原理が一斉にストレスを与え続ける。擁護者が、より質の高いサービスを求める一方で、コスト抑制のためにサービスが切り詰められる。継続中の実践の監視には、客観的成果の指標のみならず、主観的な成果も含まれる。医療介入は、最も大切なもの、究極の目的事として支持を取り付けようとするが、他方で、心理社会的介入の価値が対抗する。しかし、施設の利点についての重要性は一新され、焦点はほとんど、地域統

合である。強制的な手続き（外来患者の収監のような）についての着目も増加もある一方、同時に、当事者選択の原理が進められている。マネジドケアと名づけられた自己負担による医療部門が、公的サービスの提供システムへと急速に近づいてきている。そして、ある者には熱心に受け入れられ、ある者には避けられている。

　実際に、変化は、絶えず続く。新しいパラダイム、新しい視点、そして質の向上した診断システムは、重度の精神疾患に対するより前向きな見通しを強調し、今やそれが当たり前のこととなっている。新しい概念、原理、背景、そしてシステムデザインは、常に浮かび上がっている。表面的には矛盾することもある。そして、この文脈において、精神保健のリーダーシップは必要とされる。すなわちリーダーシップは、新しい概念、原理、背景とシステムの紹介を通して我々を導くことを求められる。リーダーシップは、新しいリカバリーパラダイムによる影響、より幅広い使命、そして見直された診断システムへと我々を導くために必要とされる。リーダーシップは、明白に横たわる逆説的だが、普遍的なテーマへと、我々を導いていくために必要とされる。精神保健分野でのリーダーシップの必要性は、従来よりも重要となっている。

●リーダーシップは、教えられるか？

　これらの新しいリーダーは、どこから生まれてくるのだろう？　疑いもなく、最近の精神保健分野における、各スタッフ、学生、サービス受給者、そして管理者からである。そして、リーダーのある者は生まれ、多くはつくられる。KouzesとPosner (1995) は、リーダーシップを向上させるための３つの異なるやり方について述べている。1) 試したり失敗したりすること、2) 他の人々から、そして 3) 教育と訓練から、我々は導いていくことを学ぶ。

　精神保健分野においては、ほとんどのリーダーが試行と失敗からリーダーシップについて学んでいる。しかし、不幸なことに彼らのリーダーシップにおける失敗は、他の人が試したことであった！人は、率いていく機会を持つことによって率いていくことを学ぶということは、確かに真実である。しかし、人が常にうま

く行うことを学ぶとは限らない。ある者は、単純に同じ失敗を何度も何度も繰り返す。そしてリーダーが彼らの失敗から学ぶという保証はない。リーダーシップの効果的な向上のために率いることを学ぶための試行と失敗というやり方は、それ以外の2つの方法を伴わねばならないと思われる。経験はリーダーにとっての偉大な教師であるが、ただ一つの経験しか持たず、新しい状況でも、同じ経験を何度も繰り返す者もいるのである。

　また、他のリーダーたちは、自分たちのリーダーとしての経験について、他者と討論することに時間をとったり、自ら内省したりすることを奨励されていないようである。自身のリーダーシップを成長させるための洞察ができるのは、この内省の時なのである。

　精神保健分野のリーダーの多くは、自分以外のリーダーから学ぶことができる。彼らが個人的に導かれたことのあるリーダーや、広くその分野におけるリーダーからである。将来リーダーとなる人は、他のリーダーから導かれる経験の中で良いリーダーシップが与える影響も悪いリーダーシップが与える影響も知ることだろう。今再び、他のリーダーから学ぶために、何が人を良いリーダーにするのか、悪いリーダーにするのか、についてよく考えることが必要である。しかし、誰も無能なリーダーによって導かれることを望まない。こうした状況では、人はするべきことを何も学ぶことができない。もし、人が自分自身の経験として、リーダーシップについて、有能なリーダーから直接学ぶことができなければ、その次に有効なことは、その分野において認められているリーダーから学ぶことである。彼らが書いた物を読む、彼らが話をする集まりに出席する、彼らの下で働く人を知り、彼らと話すことである。もしリーダー自身に話を聞くことができない時は、彼らの下で働く人から聞くとよい。

　リーダーになるために学ぶ方法は、最終的に教育と訓練であるが、それ自体の重要性は最も小さいものである。リーダーシップの技能は教室で学ぶことは難しい。実際、教室が提供する最も良いことは、リーダーシップにおいて共通する経験をグループで考える機会だということであり、そして、その分野で認められたリーダーの話を聞いたり、読んだりすることである。興味深いことに、対人関係

の技能や、問題解決の技能を教える教室の設定では、リーダーシップの一角をなすものについてのかなりの部分を教えている。精神保健分野においては、しばしば対人関係の技術や問題解決の技術が、リーダーシップ技能というよりも、むしろ、臨床技能として教えられている。しかし、良い臨床家をつくる技能の多くが、有能なリーダーシップの基礎となる。

　Anthony（2001）は、有能なリーダーシップを構成するものについて、世界中の精神保健のリーダーにインタビューしている。これらのインタビューと討論において、基礎となる8つの重要なリーダーシップの原則が提示された（表12-1参照）。これらの原則を理解することにより、また、これらの原則と関係したリーダーとしての、その人自身の成長を映し出すことによって、現状において独りよがりのリーダーは、自分自身のリーダーシップの実践を改善できる。

　8つのリーダーシップの原則は、重度の精神疾患の領域において有能とされて

表12-1　リーダーシップの8つの原則

原則1.　リーダーは、分かち持つビジョンを伝達する。
リーダーは、ビジョンを分かち持つ。
リーダーは、絶えず、ビジョンを伝える。
リーダーは、明確に、ビジョンを伝える。
リーダーは、スタッフを喚起するようにビジョンを用いる。
リーダーは、ユーザーに対するビジョンの妥当性を識別する。
リーダーは、そのビジョンと矛盾しない生き方をする。
リーダーは、ビジョンの影響について、他の人を納得させられる。
リーダーは、将来像を形作るようなビジョンを用いる。

原則2.　リーダーは、使命においては集中させ、運営においては分散させる。
リーダーは、その組織が、ユーザーに有益であるように焦点を絞った使命を行使する。
リーダーは、運営時においてリーダーシップが必要となる個々の過程を認識している。
リーダーは、運営スタッフに対し、責任と権威を与える。
リーダーは、関連する情報を自分自身で調査するようにスタッフを鼓舞する。
リーダーは、決定に参加させることで、スタッフを奮い立たせる。

表 12-1 続き

リーダーは、小さな範囲ではなく、より大きな範囲で管理する。
リーダーとしての使命を持つ者は、運営段階でもリーダーとして、ロールモデルを示す。
リーダーは、組織内の部署が異なれば、成果も異なることを認識している。
リーダーは、全ての実践の成果は、その組織にとって決定的に重要であるということをスタッフが確実に理解するようにする。
リーダーは、組織図における異なるレベルにある者同士のコミュニケーションを促進する。

原則 3. リーダーは、要となる価値観を明らかにし、それによって存続していくという組織的な文化を創り出す。

リーダーは、どのような価値観が、組織的決定に影響するか、明確にわかっている。
リーダーは、意思決定のための指針としてまた、拠り所として組織の価値観を用いる。
リーダーは、運営がどのように組織の価値観に影響を与えるか、運営を分析する。
リーダーは、組織内での価値観の対立を承認する。
リーダーの言葉と行動は、一致している。
リーダーの使命達成のための戦略は、組織の価値観と一致している。
組織におけるリーダーの行動は、組織の価値観を反映する。
リーダーは、組織の価値観は、組織での役割に関係なく誰にでも同じであることを保証する。

原則 4. リーダーは、そこで働く者をエンパワーする組織構造と文化を創り上げる。

リーダーは、単純なコストとしてよりは、スタッフを、投資や資産とみる。
リーダーは、そこで働く人に力と権威を委ねる。
リーダーは、スタッフが彼らにとって必要な情報を入手することを保証する。
リーダーは、どのように情報を処理するかの模範となる。
リーダーは、ただ、仕事をするだけではなくて、仕事についてよく考えるように、職員を励まし勧める。
リーダーは、エンパワーするやり方で活動しているスタッフを認識している。
リーダーは、スタッフが彼ら自身のチャンスを広げるように励ます―それは、彼らの能力を伸ばすこと、冒険をしてみること。
リーダーは、エンパワメントを邪魔するような組織の伝統を取り去る。

表 12-1　続き

リーダーは、スタッフがはつらつと働くように励まし勧める―がんばり過ぎないように。

リーダーは、仕事外での職員の活動について知っている。

原則5.　リーダーは、人間的技術がビジョンを現実へと変換できると信じている。

リーダーは、人間的な技術の価値が認められるような組織の文化を創り出す。

リーダーは、スタッフを知識に触れさせることと、知識を用いて専門家となることの違いを理解している。

リーダーは、スタッフの訓練は、事実や概念同様に技能に焦点をあてるべきであると信じている。

リーダーは、経歴や役割よりも、専門家としての知職や経験をより重要視する。

リーダーは、組織に対する訓練計画が、確実に組織の使命と繋がるようにする。

リーダーは、スタッフが自分自身について考え、そして、他者と上手に関係を作ることについての訓練が確実にできるようにする。

リーダーは、訓練されたスタッフは、雇用の安定面において心配が少ないことを知っている。

原則6.　リーダーは、職員と建設的につながりをもっている。

リーダーは、スタッフの組織への貢献を公に認めている。

リーダーは、職員のしていることについてよく聞き、関心を示す。

リーダーは、スタッフ間に信頼を生み出す。

リーダーは、スタッフの視点を理解していることを示す。

リーダーは、尊厳と尊敬を持った、人と人との関係の模範となる。

リーダーは、考えたことをスタッフに話す。

リーダーは、"手始めに"聞くことが良い成果をもたらすことを知っている。

リーダーは、リーダーの見方を示す前に、まず、スタッフの視点を知ることによって指導する。

原則7.　リーダーは、変化をその組織の構成要素とするための情報を入手し、用いる。

リーダーは、新しい、独特なやり方で問題を整理するために情報を用いる。

リーダーは、情報を組織の資本と見なす。

リーダーは、組織にとっての新たな意義をもたらすための情報を用いる。

リーダーは、将来を先取りするための情報を用いる。

リーダーは、周りの状況と常に接しているための機会を求める。

表 12-1　続き

リーダーは、変化の途上で成長する。
リーダーは、変化を管理するよりは、変化を起こす。
リーダーは、現状維持は、実際は、組織の後退であると認識している。
リーダーは、物事がうまくいっている時はそれらをより良くする時であることを知っている。
リーダーは、変化を起こすために同意が必要な時と、そうでない時を認識している。
リーダーは、前もっての同意を、必ずしも得ることなしに変化への関心と参加を得ることができる。
リーダーは、明確なビジョンと価値が変化に対する同意を促進すると認識している。
リーダーは、変化のための計画が良くても、計画への傾倒が必ずしも適切でないこともあることを知っている。
リーダーは、変化する情報は、注意深く組み立てられた計画を変化させることができると認識している。

原則8.　リーダーは、模範的な実践者を中心にその組織を創り上げる。

リーダーは、スタッフの学びが最大となるような模範となる人を、じかに見せる。
リーダーは、模範となる人が、ベストを尽くすことができるように組織の拘束から、彼らを自由にする。
リーダーは、模範となる人が最初に手本を示すことは、教訓的な教えよりも、より良いモデルとなることを知っている。
リーダーは、模範となる人が必要としている組織的支援を保証する。
リーダーは、模範となる人が組織全体に対してチャンスを創ることを知っている。
リーダーは、模範となる人を統制するより、先頭に立っていく。
リーダーは、模範となる人の失敗をあとでとやかく言わない。
リーダーは、模範となる人は内的報酬によって強く動機付けられることを理解している。
リーダーは、組織において模範となる人の顕著な貢献を公然と認識している。

いるリーダーに対するインタビューから導き出された。国内外でよく知られている者もあるし、その地域で彼らの下で働く人にしか知られていない者もある。これらの人たちの中には、公的な精神保健におけるさまざまな経歴を持っている人もあれば、ある人は何も持っていない。彼らのリーダーシップの成功は、8つのリーダーシップの原則のうちの1つあるいはそれ以上によって導かれている。

自らのリーダーシップの経験について話したリーダー全員は、いまだ、学び続けている。彼らが学ぶことのほとんどは、リーダーシップという使命との関係の中での、自分自身についてである。KouzesとPosner (1995) によって指摘されたように、リーダーシップの発展は、結局、自己成長である。音楽家は彼らの楽器を持ち、技術者は彼らのコンピューターを持つ、そして会計士は計算機を持つが、リーダーが持つのは、自分自身のみである。リーダーは、自分自身が変化の手段である。

BennisとNanus (1985) は、リーダーとその下で働く者の違いを意識することによって自分自身を向上させ、成長することがリーダーの能力であると考えている。リーダーは彼らが誰であり、どこに向かっているかを知っており、自分自身の能力を高めるようにスタッフをつくり上げる。同時に、リーダーは、ビジョンに目を向け、自分自身に耳を傾ける。彼らは聞き、そして自らの成功と失敗、両方から学ぶ。そして、人としてリーダーは成長を続ける。

Terry (1993) は、リーダーは、決して自己欺瞞をしてはならないと指摘する。Garnder (1995) は、リーダーは、彼らが伝達したい構想やビジョンについて、その特徴を形にまとめ上げねばならないと述べている。もし、リーダーが自分自身についてよくわかるようにならなければ、彼らの下で働く者も結局、彼らのリーダーについてよくわからないだろう。

BolmanとDeal (1995) は、彼らの『Leading with Soul』と題された本の中で、成功するリーダーは、彼らの下で働く人たちにとっての、最上の価値と信頼を形成すると考えている。そして、リーダーはその下で働く人たちに対して、成すべき価値のあること、意味のあることを行うということ、世の中を良くしていくということがわかるように、手助けをするということを示している。精神保健分野

におけるリーダーは、この著者たちが"意味のある贈り物"と呼んでいるものを、組織の中で、その下で働く者に提供できなければならない。全く当然のことながら、精神保健での仕事は、意義を提供すべきであり、リーダーは、この仕事の重要性は失われないと確信させることが必要である。

　Terry（1993）は、リーダーの勇気についての概念について詳述している。Terry は、特に、勇気あるリーダーがどのように、多様性の恐れに対して、挑戦できるかについて語っている。さまざまな枠組みを持ち寄ることで、多様性はリーダーの仕事をより挑戦的に、そしてより有意義に変化させる。多様性の中からもたらされる異なった視点は、リーダーにとって、単なる恐れよりもむしろチャンスと捉えられる。こうしたやり方においては、葛藤は、単純な管理や解決よりも、むしろ活用されるだろう。

　リーダーとのインタビューに映し出されていることとして、いかにさまざまに彼らが自分を提供しているかを述べていることが興味深い。彼らは個人的な属性では明確に異なっている、すなわち、年齢、性別、学歴などにおいてである。ある者は他の人よりもより分析的であり、また、ある者は精力的であり、ある者はより情緒的であり、ある者はより洞察的である。しかし、同じことは何か？　我々が考えるに、3つあると思える。精神保健のリーダーは、例外なく、献身、信頼性、理解力によって特徴づけられるように思える。

　（インタビューしたリーダーたちは）グループとして、彼らは、はっきりとビジョンに対し、力を尽くしているようにみえる。そして、ビジョンの要素はリーダーからリーダーへと変化するが、その献身は、変わらない。ある者は、他者より力強くあるいは、より精力的に、より情熱的に、献身を表現する。そこには、ビジョンを達成するためにできることを行っていくという決意と持続性がある。一方で、リーダーは、ビジョンを達成するために自らを成長させるように取り組まねばならない、彼らの献身は、彼ら自身よりも大きな何かのためなのである。リーダーの自己啓発は組織のビジョンへの確固たる献身にある。

　2番目に、すべてのこれらのリーダーは、信頼を得ているということが類似点である。スタッフによって彼らに授けられた、彼らのリーダーシップについての

正当性がある。定義からいっても、人は、共に働く人たちなしにリーダーにはなれない。そして、それは、リーダーとして承認してくれる人たちである。共に働く人たちは、そのリーダーへの信頼によって、その人のリーダーシップを認める。そして、共に働く人たちは、彼らの意見を提供し、彼らのケースについて主張し、異なった方向を示唆し、ある局面では、彼らは喜んで承認し、彼らのリーダーとともにしっかりと任務を果たす。

　最終的に、インタビューしたリーダーたちは、リーダーシップにおける力量を持っていると思われる。彼らのリーダーとしての行動は、表12-1において詳述されたリーダーシップの基本的な原理に一致していた。もちろん、それぞれが、最も強く結びついている原理は異なっている。ある者は、他者よりも、ある原理と強く結びついていた。そして、これらの原理のいくつかを継続的に行い、これらの原理のいくつかが作用している多くのリーダーを組織のうちに有していた。そうした組織のリーダーは、彼ら自身のスタッフの中にある、リーダーシップの能力について気づいていることを述べていた。

　献身、信頼性、理解力というリーダーシップを持ったリーダーは、彼らのビジョンを最後には成功させる絶好のチャンスを持つ。精神保健においては、ビジョンや構想が競合している。精神保健精神分野のリーダーたちは、これらの発言の中で、彼らのビジョンを伝え、形にしようとした。彼らのビジョンが打ち克つためには、とにかく、以前のもしくは現行の見方よりも、多く述べ伝えて（以前の見方を）止めさせ、彼らのビジョンが取って代わり、確立するようにしなければならない。(Grander, 1995)

　リーダーは、彼らの言葉と行動を通して、ビジョンの細部にまで応ずる。隠喩、逸話、慣例、過去の成功と失敗、これらはすべてビジョンを念入りに作り上げることに役立つ。ビジョンの念入りな作り上げは、その下で働く人たちを、リーダーが献身しているビジョンへと引き寄せることを容易にする。

第12章 変革のためのリーダーシップ

結び

　我々は、リーダーシップについてのこの討論の基礎となる、またこの章の始めの頁で、最初に述べた前提に立ち戻らねばならない。我々は、誰もが精神保健におけるリーダーになることができるし、なり得るという確信を持っている。精神保健におけるリーダーとその下で働く人たちはほとんど、人生の他の領域においてもリーダーであろう、例えば、社会的組織、宗教的組織、運動競技、そして学校組織などである。とにかく、状況には関係なく、もし、我々が8つのリーダーシップの原則によって導かれれば、我々は、良いリーダーになることができる。

　精神科リハビリテーションの本質的な知識を持つリーダー、彼らのまさしくその存在においてリーダーシップの原則を具現化したリーダー、そして第11章において輪郭づけられた変革への戦略を正しく認識したリーダーは、本書の最終章において描いた将来をもたらすことを促進できるだろう。

第13章
未来へのビジョン

「理想を夢見る人、理想の実現のために代価をいとわない人は幸せである。」

スーネンス

　精神科リハビリテーション分野の研究者や従事者は往々にしてそのビジョンについて論議したがらない。対照的に、精神医学的治療の研究者や従事者はしばしば将来について語る。彼らは、PETスキャンやCATスキャンといった新しい技術によって現状が打破される可能性や、薬物療法の進歩、予防や治療法について話す。彼らは、自身の仕事に対するビジョンを持っているのである。彼らは、仕事上の障害や仕事の困難さ、要する時間や資源を指摘するが、しかし彼らはビジョンを持っているのである。

　他方、精神科リハビリテーション分野の人たちは、自分がどんなに前からやってきたのかとか、今の自分たちが持つ資源や機会は何かとか、目標にはどんなに遠いのかといったことをよく話す。しかし、どこにビジョンがあるのだろう、希望があるのだろう、長期的な夢があるのだろう。我々は心配しすぎて、見込みのあることを示すことができなくなっているのかもしれない。将来構想を制限し過ぎ、夢見ることを抑え過ぎてしまっているのかもしれない。しかし誤った期待を掲げることと、目標としてビジョンを前面に押し出すことは異なる。我々がビジョンに向かって働き続けビジョンを唱道すれば、ビジョンが欺き導くことはない、勇気づけるものになるのである。ビジョンは我々に行動への情熱を与えるものであり、間違った見通しを与えるものではないのである。

　この最後の章は、頭で書いたというよりも心で書いた。この章ではいくつかの

文献を引用している。本書の筆者らはこの分野の構成員、すなわち精神障害を抱える人、家族、従事者、教育者、行政官や研究者と同様、理想を夢見る権利を働いて得ている。

このビジョンが共有されることを望む。

●夢見る準備

できるかもしれないことに心を開くために、我々は、過去の事がらにこだわることをやめなければならない。違う方向を見ていては、未来に目を向けることはできない。ウィンストン・チャーチルは「我々が過去と現在の間の論争をよく見て考えれば、未来を失ったことに気づくであろう」と言っている。我々は、過去の失敗をまず置くことで、夢見る準備が整うのである。以下の3つの課題を過去のものとして見ることで、明日へのビジョンに正面から向き合うことができる。

過去の3つの論点

1．我々は、病院ケア対地域ケアのメリットに関する議論をやめ、どうしたら両者が最良に機能するかを明らかにしなければならない。　支援の場所に関する議論は、(支援の)内容に関する議論以上に必要以上ともいえるエネルギーがすでに費やされてきた。精神保健サービスの当事者は、他の保健サービスの当事者と全く同様に、地域で暮らすことを望んでいる。問題は、どのようにしたら、病院と地域サービスが彼らの地域生活をより満足のいく幸せなものにできるかということにあるのである。

最後の分析において、病院は地域の一部であるということが示された。病院は地域に暮らす人々を助ける役割を持っているのであり、その中に囲い込むものではない。しかしながら、地域で働く専門家は往々にして病院をまるで別の惑星であるかのように扱ってしまう。入院に至った人たちは、地域に暮らす人たちから忘れられてしまう。滅多に尋ねてくる者もなく、電話をかけてくる者も手紙を書く者もなく、まるで彼らは本当に別の惑星に行ってしまったかのようである。地

域で働く従事者は、当事者を病院までフォローすべきであるし、病院は人々がもっと上手く地域に帰っていけるように支援することに焦点をあて続けなければならない。病院と地域プログラムはいずれも地域ベースなのである。両者が、当事者が望む場所で住み、学び、社会参加し、働くことを可能にしなければならない。

　かつて、地域で働く専門家は、地域のプログラムは病院のプログラムよりも優れている、なんといっても自分たちは地域に在るのだからと決めつけていた。このような思い上がりは過去においても現在においても間違っている。病院におけるプログラムもまたリハビリテーションの観点から作用し、地域プログラムとの協働によってリハビリテーションのアウトカムに肯定的な影響を与えることができる。どこであっても、従事者は、精神障害を抱える人がリハビリテーション総合目標に到達することを支援するために、自分たちに何ができるかに焦点をあてなければならない。

　2．我々は、地域生活の維持よりも地域参加に焦点をあてなければならない。

　我々はすでに精神障害を抱える人の在院日数短縮のための戦略は持っている。重度の精神障害を抱える人々も、有償の付添いやケアマネジャー、ボランティアやセルフヘルプグループなどと繋がるといったような地域支援や地域リハビリテーションの介入によって地域生活を維持することができる。

　しかし、そうした支援や介入が行われるようになったとはいえ、それが十分な頻度や質をもってなされているとはいいがたい。地域生活の維持は、ほとんどいつでも誰でも達成できるようになった。しかし、それは過去の目標である。未来の目標は地域参加、すなわち地域生活を続けている人たちが地域の中でより幸福に、そしてより大きな満足感を持って機能するように我々が支えられるかということである。

　地域生活のために、電動車いすを使用している重度の身体障害のある人の例を考えてみよう。彼はきっとこう尋ねるだろう。「僕はこの街に住んでいます、僕が入っていける場所はどこですか？」。もし、職場や学校、レクリエーション施設、公共交通機関への途上で建築上の障壁があったとしたら、車いすは障害のある人の地域参加のどのような手助けになったのだろうか。

地域生活を送る精神障害を抱える人も、同じような状況にあるのである。障壁となるのは、建築上のものではなく態度やプログラム的なものである。精神障害を抱える人がする質問も同じようで少し異なる。「僕はこの街に住んでいます、僕が入っていける場所はどこですか。差別を軽減してくれるプログラムのある場所はどこですか。職場や学校や地域社会にもっと同等の立場で参加するために、必要な支援をしたり技能の習得を助けてくれたりするプログラムはどこにありますか。」となるであろう未来の目標は、当事者が自身の選択した地域でのよりよい暮らしをできるためにいかに支援するかということである。地域生活の維持という目標は古い過去の目標に過ぎない。

　3．我々は、精神医学的治療と精神科リハビリテーションを対立するモデルではなく、相補的なモデルとして捉え考えなければならない。　精神科リハビリテーションの支持者はしばしば医学的治療に対立していると認識される。我々は良質の治療と良質のリハビリテーションは一致協力していくものと信じているので、このような態度には悩まされ続けてきた。依然として治療の専門家から、リハビリテーションアプローチはリハビリテーションか治療かを選択することを強いるものだと聞かされることがある。

　このような対立的な認識は、おそらくリハビリテーションの専門家が"不適切"な治療と考えるもの、すなわち治療内容の決定に当事者を参加させない治療や、服薬している本人に説明することも理解させることもないまま長期間にわたって薬物を用いる治療、重度の精神障害の抱える人のリハビリテーションのニーズを認めたり支持したりしない治療、治療自体の限界（例えば、副作用や薬物は技能を教えることも支援を与えることもできないという事実）を認識していない治療に対して用いる否定的な表現によるのであろう。リハビリテーションの提唱者たちは、治療それ自体と対立しているわけではない。

　当事者を参加させ、治療を理解してもらい、リハビリテーションの有益性を認識・促進する治療は良き治療であり、こうした治療は精神科リハビリテーションと補完関係にある。よい治療と精神科リハビリテーションを組み合わせれば、強力なコンビとなる。

最後の章となる本章では、精神科リハビリテーション実践のビジョンと精神医学の研究についての補足的ビジョンという2つの項目について述べたい。

未来へのビジョン

1990年にリハビリテーションの視点から未来を見た時、我々は、精神科リハビリテーションの見方がコンセンサスを得、心理社会的リハビリテーションセンターが拡がり続け、リハビリテーションアプローチが現存の精神保健システムに統合され、技術や研究の基礎が発展し、精神保健システムのあらゆるレベルで当事者による参加の必要性についての認識が高まっていることを一般に想像した（Anthony, Cohen & Farkas, 1990）。

●精神科リハビリテーション実践のビジョン

1990年代の初め、我々は未来の精神保健分野では、精神科リハビリテーションの実践が主要で必須の介入方法になっていることを想像した。表13-1に、我々が1990年に描き、未来の精神保健システムと精神科リハビリテーションの方向付けとなると信じた17の精神保健の未来展望を示した（Anthony, Cohen & Farkas, 1990）。

これら17の声明は多かれ少なかれ、その後の経過に関連している。1990年代の経験の蓄積や概念的、哲学的発展を元に、これら17の未来へのビジョンは、今やより数の少ない、包括的な声明へとまとめられるはずである（Anthony, Cohen & Farkas, 1999）。以下、5つのビジョンとそれらを精神保健システムとの関連性について簡潔に取り上げた。これらのビジョンは、そのシステムがマネジドケアを採用しているいないにかかわらず妥当する（表13-2参照）。

1．精神障害を抱える人が、肯定的側面も含めて包括的に捉えられ、それに応じた対処がなされるような精神保健システム　我々は、精神障害を今現在抱える人にも多くの特性や目標、向上心があることを認め、それらを敏感に察知できるような精神保健システムを思い描いている。歴史的に精神保健分野は精神保健

表 13-1　精神保健システムのビジョン

われわれは以下のことを構想する。
1. サービス当事者をラベルではなくまず、第一に人として捉える精神保健システム
2. 精神保健機関において相当数の過去および現在のサービス受領中の人たちを雇用する精神保健システム
3. 精神障害を抱える人も、一般の人たちが持つのと同様の志や目標を持っていると考える精神保健システム
4. 必要な新規プログラムの決定において精神障害を抱える人が主要な役割を果たすような精神保健システム
5. システムの目標に従ってではなく、精神障害を抱える人の目標に従って運営される精神保健システム
6. 精神障害を抱える人の住宅ニーズや選択に関与する精神保健システム
7. 従事者が、当事者の緩やかに進む変化に感動でき、目標達成を支援したことに対する報酬を得られるような精神保健システム
8. DSM 診断基準が、統合失調症を一般に悪化のコースをたどる疾患として記述するのではなく、時間とともに機能が向上していく機能障害として記述する日
9. 当事者が望む結果を出すために有効なのは、彼らの資格の免状ではなく技能や知識、態度であることを認識し具現化した精神保健システム
10. 当事者やその家族に新しいレッテルをはるのではなく、新しいプログラムを創造する精神保健システム
11. 国の職業リハビリテーション部門のサービスが、認可するものというよりもむしろ精神障害を抱える人に対する社会保障であるようなシステム
12. 精神障害を抱える人の住宅や職業に関する目標達成を、精神科リハビリテーションの技術を用いて助ける精神保健システム
13. 必要や要求に応じて回数や期間を制限せずにリハビリテーションの介入の機会を提供する精神保健システム
14. 精神障害を抱える人が、尊厳を損なうことなく必要な支援や望む支援を受けられるような精神保健システム
15. 精神障害を抱える人の肯定的な特性を正しく認識し評価する精神保健サービスのシステム
16. コスト抑制よりも精神障害を抱える人の生活の質の向上を重視する社会
17. 人々がつきあいやすい世界

表13-2 新世紀の精神保健システムへのビジョン

1. 精神障害を抱える人が、肯定的側面も含めて包括的に捉えられ、それに応じた対処がなされるような精神保健システム
2. 精神保健システムは当事者一人ひとりの住宅や職業的、教育的およびまたは、社会的状態が向上するよう関与する
3. 精神障害を抱える人がシステムの計画から実行において重要な役割を果たすような精神保健システム
4. 従事者が精神科リハビリテーションのプロセスや成果を達成するために必要な技術に熟練していることの重要性を理解している精神保健システム
5. リカバリーのビジョンによって導かれる精神保健システム

の消費者について言及するとき、否定的な側面に偏って焦点をあて、肯定的な側面を無視してしまう傾向にあった。さほど遠くない過去において、精神疾患があると診断された青年は、論文の中では心が不安定で、能力に欠け、無気力な者として述べられ、あるいはまた、「青年慢性患者」というラベル付けがなされたりしていた。彼らの非常に多くの長所は彼らについての記述やラベル付け（例えば、統合失調症と診断されている優秀な大学生というように）には、反映されずにきた。

　残念なことに、精神保健システムにおける恒常的なラベリングの過程は、精神保健システムの消費者たちのきわめて本質的な部分に診断ラベルを組み込むことになる。彼らは差別的な言葉を受け入れることになる。従事者は、従来、病理を強調するばかりに障害を抱える人が、自身を病者としてのみ認識してしまうような用語を日常的に使用してきたことについて、もっと敏感にならなければならない。より好ましい用語は、最近、統合失調症の診断を受けた人としてその人に言及するものである。マネジドケアの理念と方法でも注意深く言葉を選び、尊厳に満ちた用語を使用することができるはずである。マネジドケアは、精神障害を抱える人に自身を恒久的な患者としてではなく、人として考えることに強い関心を

持っているように見えるかもしれない。ラベルの開発者たちは、適正なサービスを受けていない特定のグループの人々に注意を促すためにラベルを用いてきたとはいえ、このラベルの使用が偏見を生んできたといえる。ラベルの意味は、しばしば精神保健システムによる低い期待の結果として生じる。精神保健分野は社会におけるラベリングによる否定的帰結について認識しなければならない。

　精神保健システムは精神保健の当事者も、一般の人たちが持つのと同様の志や目標を持っているということを前提に活動しなければならない。リハビリテーションの目標について尋ねられた時、精神障害を抱える人は、他の人たちと同様の目標を答える。すなわち、満足のいく仕事や人並みの住まい、恋愛、親友、復学、心理的ストレスの軽減といった目標である。精神障害を抱える人を普通の環境に統合するということは、マネジドケアの経済的意義でもある。地域の役割を果たしている当事者は、明らかに、患者としてのサービスを多くは消費しない。

　リハビリテーション目標の達成の障壁の一つが、精神障害を抱える人が目標を達成しなければならない場である社会である。適当な仕事や人並みの住まいを得るうえでしばしば壁となるのは、利用しづらい建物ではなく冷たい人間である。雇用主や家主、教師、隣人たちは、彼ら自身の人生をも妨げている差別心や偏見を取り払いさえすれば、精神障害を抱える人の個性を解放させるだけの器を持っている。社会の差別は、差別の撲滅を助けるべき専門職が発信しても軽減することはできない。差別軽減は、専門職による精神障害を抱える人の肯定的な側面の強調により始まり、メディアや政策立案者、公務員、実業界の人々がそれに続くのである。マネジドケアの提唱者は、精神障害を抱える人を資質のある人のように全体的に扱い、しっかりと擁護しなければならない。

　2．精神保健システムは当事者一人ひとりの居住的・職業的・教育的およびまたは、社会的状態が向上するようかかわる　　我々は精神保健システムが、病気の症状の治療にだけ集中するのではなく、地域で機能することを向上させるシステムであることを構想している。精神保健システムは、重い精神障害を抱える人たちが精神保健の枠組みの中においてだけでなく、地域の役割においていかによく機能しているかを、社会に対して説明する説明責任を有している。特に重要な

のは彼らの職業や住まうことに関する機能である。住宅計画に関しては、精神障害を抱える人の住宅ニーズや選択に関与する精神保健システムを構想している。居住支援の概念は、精神科リハビリテーションのアプローチから進化してきている（Blanch, Carling & Ridgway, 1988）。我々の提言は、精神障害を抱える人が自分で選択した住宅に住むというものである。支援やサービスは、彼らが自分の好む住まい方を選択し、獲得し、維持することを助けるように計画されるであろう。居住支援における支援の強度や期間、タイプは、支援を受ける人がどこに住んでいるかではなく、その人のニーズや要望によって決まる。住宅供給自体はマネジドケアにより行われるものではないが、ケースマネジメントサービスを通して利用するケースもしばしばあるので、マネジドケアは当事者が地域でよりうまく暮らしていくことを支援することで経済的センスを磨くことになろう。

　職業支援サービスについて、我々は州の職業リハビリテーション部門あるいは同様の名称のサービスが、認可を受けなければならないようなサービスではなく、精神障害を抱える人への社会保障として行われるシステムになることを構想している。重度の精神障害を持つことそれ自体が、人々に職業リハビリテーションのサービスを必要なだけ受ける権利を与えるということである。研究結果は、職業リハビリテーションサービスの効果がある人を予測することがいかに困難かを明らかにしている。1回目の職業リハビリテーションサービスの利用で効果の現れなかった人が、2回目、3回目の利用で効果が出ることもある。職業リハビリテーションサービスが重度の精神障害のある人の助けになるか否かを事前に確定することはほとんど不可能である。職業リハビリテーションシステムの政策や手続きはこの事実を認識しなければならない。精神保健システムの企画者は、職業リハビリテーションなど他の支援システムの適切な利用を立案したり、地域住民に対して計画された精神保健体制以外の支援システムに適切に判断して紹介することを立案したりすることが重要である。企画者は地域リハビリテーションサービスの利用を支持するとともに、その有効性を支持しなければならない。

　3．精神障害を抱える人がシステムの計画から実行において重要な役割を果たすような精神保健システム　　我々は、精神保健サービスの当事者が、サービ

第13章　未来へのビジョン　　335

の計画や運用、評価に影響を及ぼす役割に参加するような精神保健システムを構想している。精神障害を抱える人がシステムの企画においてもっと役割を担うことができれば、おそらく異なるタイプのサービスプログラムが生まれるだろう。我々は、より多くの当事者活動やセルフヘルププログラムを、伝統的なデイ・ケアプログラムに代わるより教育的・職業的なプログラムを、保護的作業所よりは援助付き雇用を、グループホームよりは援助付きアパートを期待している。このような好ましいプログラムは、伝統的なデイ・ケアや集団生活のプログラムよりもスタッフや活動にかかる経費が安価で、精神保健の財政的視点から見ても妥当である。この展望に至った我々は、精神保健機関が相当数の精神障害を抱える人を雇用する精神保健システムをもまた期待している。精神科リハビリテーションの分野は、精神障害からの回復者を学生として大学の訓練プログラムに受け入れることを提案することによって、ビジョンに向かって仕事をしてきた。保健と精神保健に関する州の部門のいくつかは、組織のあらゆるレベル、すなわち専門職や技術職、事務職、庶務手伝いで精神障害を抱える人を雇用することを奨励してきた。マネジドケア組織は、現行の職員構成にしばられておらず、新規の雇用に開かれており、障害を抱える人の雇用についての発展を続けることができる。精神障害を抱える人がシステムの多様な立場で働くことにもっと参加するようになり、より影響力を持つようになるにつれて、システムが従事者や行政官の目標よりも彼ら自身の目標によって推進されるようなものになることを期待している。

　このビジョンを達成するうえで問題となる部分は、多くの人々が精神障害を抱える人が有意義で現実的な目標を持っていることを信じていないところにある。これまでシステムの企画者は、サービス受給者の目標にシステムを向かわせたことはなかった。それよりも、政府の機関や全組織にまたがる目標（例えば、包括的サービスを提供すること、コストを抑制すること）が規定される。我々は、僕らの目標は包括的サービスを受けることだ！という当事者が言うのを耳にしたことはない。このような現状から、マネジドケアの提唱者は、当初の目標をコスト抑制を超えた価値を与えるところまで拡大しているといえる（すなわち効率的に当事者の成果を得ることである）。システムは当事者の満足に関心を持っている

わけであるから、システムの企画者は、システムデザインに精神障害を抱える人の視点を組み込むべきであろう。

4．従事者が精神科リハビリテーションプロセスや成果を達成するために必要な技術に熟練していることの重要性を理解している精神保健システム　我々は、リハビリテーション技能に熟達し、結果に作用する技能を適切に使用できる、技術的に訓練された支援者によってサービスが届けられるような精神保健システムを構想している。伝統的に、精神障害を抱える人に定期的に接する従事者は、多くの場合、心理学やカウンセリング、リハビリテーション、作業療法、看護といった分野の学士や修士の学位を持つケースマネジャーである。彼らは、通常、重度の精神疾患を持つと診断されてきた人たちにサービスを届ける精神保健分野での就業経験がある。彼らは、精神疾患についての豊富な知識と、精神保健の当事者を厳密に検査してその症状について精神科医にレポートする能力を有している。多くの当事者は、精神障害を抱える人の症状を軽減させるための初期の目標を記述した計画を書くことはできる。目標は多くの場合、精神科医や従事者の視点で設定され、当事者の視点はほんの少ししか反映されない。多くのこのような従事者が定期的に当事者に会い、書かれた治療計画に従って支援を提供することにおいては役立っている。

しかし、当事者のモニタリングや服薬の支援という点では優れていることが多いが、当事者の生活の質を高める目標（すなわち住居や職業的、教育的および/または社会的目標）の達成を支援する精神科リハビリテーションを巧みに提供できる従事者はわずかである。一般に、多くの従事者が、大学においても職に就いてからも、精神科リハビリテーションを効果的に提供するために必要な技能を訓練されてはこなかった。精神障害を抱える人に用いられるべき精神科リハビリテーションの主な技能を以下に示す。

1．診断とリハビリテーションのための準備性（レディネス）の促進
2．リハビリテーション総合目標の設定
3．リハビリテーション総合目標の達成に必要な遂行技能の診断と人的資源の

評価

4．技能と人的資源を開発するための課題設定
5．直接技能教育と技能プログラミングおよび社会資源の調整や修正をするリハビリテーションケースマネジメントを用いた介入

　コーエンら（1995；1986；1988；1990；1992；2000；and Farkas et al., 2000）はこれらの精神科リハビリテーション技能を遂行する専門技術をまとめた。これらの専門技術は関連知識や技能と連動させ、当事者にこれらの技能を適当に適用する従事者の能力を向上する訓練パッケージとして発表された（第5章参照）。ニューヨーク州などいくつかの州では、これらの精神科リハビリテーションの技能を外来患者の支援体制に組み込んでいる（Sheets, Bucciferro & O'Brien, 1991）。アラバマ州などいくつかの州では精神科リハビリテーション従事者の技術訓練を継続的に、州に直属するスタッフに提供している（Hart, 1997）。

　精神障害を抱える人は、リハビリテーションにおいて支援に最も適任とされた従事者の支援を受けるに値する。しかしながら、最も適任な人が、必ずしも資格認定の専門職であるということはない。残念ながら、大学における専門職養成教育の多くは、精神疾患に関する古典的知識と技能を教えることだけに制限されている。精神疾患の診断を受けて生きてきた人たちを包括的視点で捉えることに関する知識や技能は教えられていない。回復者に、「何が最も助力になりましたか、またそれはなぜですか」と問うと、スタッフの特性であると彼らは答える。彼らにとって最も重要なのは、スタッフの技能すなわち、信頼関係を築く能力や意味ある目標設定をする能力、教える能力、支持的である能力である。スタッフは、思いやりのある態度、尊重すること、当事者の変わる力を信じることを重視しなければならない（Anthony, Cohen & Farkas, 1999）。

　現在では、ほとんどの精神保健サービスが、時間が経過しても同様の水準のサービスを提供している。精神科リハビリテーションのアプローチを用いた場合、対象者のニーズを評価し、頻繁な介入からごく稀な介入まで、多様なレベルのサービスを提供することが可能となる。同様に、精神科リハビリテーションのサービ

スを受けた後は、やがて接触頻度は減少されていくのが普通である。したがって、精神保健体制の長期予算が縮小されていく。しかしそれには、従事者たちが用いている現在のプロトコルの見直しと、従事者たちに技能訓練を提供することの両方が必要である。そのため、マネジドケア組織に必要な協議やスタッフの訓練に資金を提供するために、短期的にコストを増加させることが必要となるであろう。

5．リカバリーの視点によって導かれる精神保健システム。 我々は、すべての精神保健システムが精神障害を抱える人がリカバリーする、すなわち精神疾患を診断されたという最初の障害を越えて、成長しながら人生の新たな意味と目的を発展させることを期待できるようなものになることを構想している。このことについては、発達障害（例えばダウン症）のある人の予後が、いかに時とともに変化していくかをみることが教訓となる。今では、多くのダウン症の人の予後は、生涯施設暮らしであったりあるいは地域から完全に隔離されるということはない。ダウン症の人が変わったのだろうか。あるいは、我々がダウン症の人を処遇する方法や社会の彼らへの態度が変わったのだろうか。同様のことが精神障害を抱える人にも起こらないだろうか。彼らの長期予後はどの程度が機能障害によるもので、そしてどの程度がリハビリテーション志向のサービスシステムの欠如やリカバリーへの期待の低さ、社会の精神障害を抱える人に対する態度によるのだろうか。マネジドケアを含む精神保健システムは、リカバリーの視点や時とともに機能が向上することに従来から関心があるように思われる。実際、マネジドケアシステムは当事者を悪化させることや、長期間にわたって高額なサービスを使うことは、望みも期待もしない。マネジドケアの原理はリカバリーの概念とうまく融合している。いくつかのアメリカの州やカナダの州、ヨーロッパの地方では、すでにこのビジョンを具体化することが始まっている。

精神障害を抱える人は、しばしば長期間にわたってゆっくりとリカバリーする。表面上は小さな到達—新しい技能の習得、新しい活動への参加、笑みを取り戻す—は、経過の評価の重要な指標となる。精神保健の情報提供システムは、微妙な変化を記録することができなければならない。新しい効果判定ツールは、授業の受講やパートタイムの就労、援助付き雇用といったゆるやかに増進する成果の妥当

性を反映するようになった。

　将来、精神保健システムは単純なコスト抑制の評定よりも生活の質の向上の評定をより重視するようにならなくてはならない。生活の質の向上を尊重し、コストを抑制するには無理のない順序というものがある。まず、我々は、精神障害を抱える人の生活を向上させるよりよいプログラムを開発し、実行しなければならない。そして我々は、それらのプログラムを可能なかぎり安価に作らなければならない。生活の質の向上が、コスト抑制に先行しなければならない。将来、マネジドケアが広がり成長するまでは、それが経済的に存立可能なだけでなく、—このことが第一に最も重要だが—、それが人生を尊重するものでなければならない。

　リカバリーには時間がかかる。加えて当事者はリカバリーの過程のさまざまな機会に支援を必要とする。リカバリーしながらも症状が再燃した場合には、すぐにサービスを得るためにサービス提供者とつながり続けなければならない。精神科リハビリテーションにおいては、支援の構成要素は必要に応じて人々を助けるのに十分なだけ利用できるものでなければならない。支援に任意の期間を設定するべきではない。多くの場合、支援が必要になるのはただ間欠的に、おそらく危機や新しい経験に際してだけであろう。精神障害を抱える人は、必要な時にはそこに支援があるということを知っている必要がある。精神保健機関は、リハビリテーションにおける長期支援の概念について懸念する必要はないのである。「長期」とは支援の機会が常にあることを意味するのであって、常に支援を提供することを意味するのではない。ほとんどの当事者は、それがメリットとなる状況の時だけ精神保健の支援を求める—常にでも永遠にでもなく。

精神科リハビリテーション研究のビジョン

　精神保健と精神科リハビリテーションの実践が、21世紀のビジョンによって導かれなければならないのと同様に、精神保健と精神科リハビリテーション分野の研究は、臨床の視点と矛盾しないビジョンに依らなければならない。

　精神科リハビリテーション分野の研究者たちのパラドックスは、前世紀に重度

の精神疾患を扱う分野の基調をなす科学が、実証可能な科学として確立する方向に容赦なく動いたことである。精神科リハビリテーションがその一部であるところの精神疾患の科学は、客観主義的傾向や生化学的特徴への焦点化、脳における因果関係を発見しようとする研究によって特徴づけられる分野となってきた。過去10年間、科学的厳密さの達成に向かって次第に強く進んできた。その中で、精神科リハビリテーションの研究の重要性は最小限度にされた。

しかしながら、ここ最近の10年間は精神疾患分野、とりわけ精神科リハビリテーションの実践はまた、リカバリービジョンと呼ばれるようになったものの受け入れの広がりによっても影響を受けてきた（Anthony, 1993）。本書で議論されているように、リカバリービジョンは重度の精神障害を抱える人を見る視点を劇的に拡げた――今世紀中に従来あったどの概念よりも広く拡大したのである。ハーディング（Harding）により定期的に要約されている長期にわたる調査研究は、統合失調症を悪化していく疾患とする概念について異論を唱え、リカバリービジョンのための実証的基礎があることを示唆した（Harding & Zahniser 1994）。

自然科学からのメタファア

重度の精神疾患の分野へのリカバリーの視点の受け入れの発展は、ちょうど量子論が古典的な物理学の分野に影響を与えたように、精神疾患の科学に重大で強い影響を与えようとしている。現実世界の主観性に焦点をあてたこと、予測不可能性を受け入れたこと、および因果論的考え方の限界を理解することをもって、量子論は、何が我々を理解に導くかを隠喩し、また、リカバリーや他の「Soft」の研究において、癒しや成長といったより主観的な評価の研究および理解に導いてくれる隠喩である。リカバリーの概念は、重要性において現在のところ科学界に価値を認められていないが、時とともに、精神疾患の科学において重要な影響力を持つことになるであろう。

現代物理学の発展と同様、リカバリーの視点に刺激された研究は、我々の現在の科学的評価尺度や方法の限界を明らかにし、精神疾患の研究に方向性の追加を

課している。重い精神疾患の科学は、現行の主要でほとんど両立しえない病理学と生化学的フォーカスが、我々の多くの研究努力において不完全であることを理解することに至るであろう。この現行の科学的フォーカスは、ある範囲内の現象を記述するには依然として確かにとても便利であり、我々の知識の偉大な進歩を今後も導くものであることを疑う余地はないとはいえ、我々がリカバリーや癒しを研究するために病理学や生化学の範囲を超える時、生化学的科学の決定論や還元主義には限界があることが明らかになるであろう。精神疾患の科学へのより現代的なアプローチは、21世紀に発展するために精神科リハビリテーション研究の分野で整えられなければならない。現代物理学の基調をなす科学原理は重い精神疾患を研究する科学者、特に精神科リハビリテーションの研究費について自然科学と競おうとする研究者に教えるべきことをたくさん有している。

●現代物理学

　20世紀以前、古典的自然科学者は、世界をあるいは世界の一部を彼ら自身と全く関係なく客観的に記述することが可能だと信じていた。大部分ではそのような考えがうまく機能したし、我々の大部分の人に強い印象を与えている科学的発見はこの世界観から発している。客観性は、あらゆる科学の結果の価値を測る第一の基準となった。19世紀には、現実性の概念が五官で知覚する出来事やもの、あるいは科学技術が提供した正確なツールによって理解される出来事やものについてのみ応用された。物は本来の現実性であったのである。残念なことに「この枠組みは狭く硬すぎて、常にまさに本質に属している言語の概念、例えば心の概念や人間の魂の概念あるいは人生の概念を、あてはめる場所を見つけることが困難であった。…人生は自然法則に支配され、因果律によって完全に決定される科学的・化学的過程として説明された。」…化学的方法と合理的思考への信仰は、他のすべての人間の心の保護と置き換えられていた。」(Heisenberg, 1958, page 197-198)。

　逆説的に、19世紀末以降は、おそらく実証性の高い科学として当を得た認識をされていた物理学が、現代物理学の段階に入り、科学的客観的妥当性の限界に対

してよりオープンなものになってきた。ハイゼンベルク（Heisenberg, 1958）の記述によれば、20世紀に代わる時、原子素粒子に関する科学的研究の結果は、当時の最新科学と矛盾した衝撃的なものとなって発見された。科学者たちが素粒子に関する実験を行っていた時、データは彼らのそれまでの自然界についての理解には限界があるということを示した。端的にいえば、単一の測定では、原子未満の粒子の位置と運動量の両者を正確に測定することはできなかった。19世紀の科学者の空間、時間、物質、客観的妥当性および因果律の概念は、原子の実験にはもはや合わなかった。1920年代にハイゼンベルクは、ハイゼンベルクの不確定性原理として知られるようになる科学的決定論の限界について詳述した（Heisenberg, 1958）。

要するに、量子物理学は、機械論的、ニュートン理論の世界観（Prigogine & Stengers, 1984）とは少し異なる新しい科学へと導いたのである（Prigogine & Stengers, 1984）。素粒子に、環境から独立した固有の特性はない。素粒子が示す特性は、実験に左右される。我々は原子の事象を正確に予測することは決してできない。我々は、起こりそうなことを推測できるに過ぎない。素粒子の粒子は、分離独立した存在として理解できるわけではなく、ただそれらの関係を通して理解できるだけである。量子論においては、個々の事象はいつも明確な原因を持っているわけではない。全体を決定する部分特性の代わりに、状況が逆になっており、全体が部分の特性を決定しているのである。存在するすべてのものは、本質的に動的な相互関係のネットワークとして観察される（Capra, 1982）。偶発要因は単なる誤差分散ではなく、不確定性原理の一部として考えられる（Heisenberg, 1958）。

重度精神疾患に関する現代科学

残念ながら、我々20世紀の重度精神疾患に関する研究の観点に応用されたのは、19世紀の古典的な物理学の記述である。我々が現代物理学から科学について学んだことに基づいて、重い精神疾患の分野の21世紀の基調となるであろう科

表13-3　重度精神疾患の分野のための21世紀へのガイドライン

1. 今日の病理学的・生化学的フォーカスは、重度精神疾患からのリカバリーを理解するうえでは、ごく限られた適用可能性しか持っていない。
2. 研究調査の焦点が、研究者の発見内容を決める。
3. 障害の研究は、障害から現れる秩序をも含めたものでなければならない。
4. 科学者は、リカバリーや成長を研究するための拡張された専門用語と方法論を創造しなければならない。
5. 科学者は、リカバリーや癒しがいかにして生化学的機能に影響を及ぼすのかを研究しなければならない。
6. 科学者は、外部環境がいかにして重度精神疾患に影響を及ぼすのかを研究しなければならない。

学的基礎についての6つのガイドラインを以下に述べる（**表13-3** 参照）。

1．今日の病理学的・生化学的フォーカスは、重度精神疾患からのリカバリーを理解するうえでは、ごく限られた適用可能性しか持っていない。　現代物理学に刺激を受けた実験結果は、古典的自然科学が間違っているということを示唆しているわけではなく、素粒子レベルでは古典的理論はもはや通用しないということを示唆しているのである。事実、重度精神疾患からリカバリーしているという事例から得られる経験主義的エビデンスは、我々が機能障害や生化学的事象だけ研究していたら、限られた理解しか得られないということを意味している。ニュートンの世界観は、一定の範囲の現象においてはきわめて有効である。今日の脳障害研究の勢いもまた有効ではあるが、リカバリーや癒しを見るときには、根本的な変化が必要である。今日の、重度精神疾患の研究の方向性はきわめて限られている。この狭い生物学的機能からの視点は、重度精神疾患のある人を全体として理解したり、リカバリーの可能性を理解したりすることを制限している。

2．研究調査の焦点が、研究者の発見内容を決める。　現代物理学は、客観的科学という先行する価値ある仮説から自由になることに挑戦し続けてきた。ハイ

ゼンベルクの報告により、我々が、記述の一面を際だたせようとすると、他の部分が不確かになる、その2つの精密な関係が不確定原理によって捉えられる。重度精神疾患のある人の研究において、もし我々が精神病理を期待してみたら、たぶん我々はそれを見つけるだろう。しかし、もし我々がリカバリーや癒し、エンパワメントなどの大きさを期待して見たら、我々はそれらをも見つけるだろう。科学者は、彼らが測定するまさにその方法が結果に影響するということを知る必要がある。量子論においては、量子数が少ない時、まさに観察行為そのものが、観察対象の物体を変化させる。どんな測定の枠組みも中立ではない。重度精神疾患の分野において、問題は、リカバリーの可能性の発見まで、我々がその方向で見ることがほとんどなかったということである。現在の我々はリカバリーを見るよう訓練されているので、リカバリーが生じるのを見ることができる。我々の科学は、我々の科学者が成長すること、すなわち、重度精神疾患のある人の全体的でより完全な理解を十分に発展させる限りにおいてのみ発展するであろう。

　3．**障害の研究は、障害から抜け出す秩序をも含めたものでなければならない。**現代自然科学は、無秩序や混沌の中にあると思われるシステムの内部にさえ（Prigonine & Stengers, 1984）、固有の秩序が残存するということを見出した。秩序や体制は、実は無秩序や混沌の中から内発的に生まれるものである。予想可能性がないことにさえも秩序はある。障害部分だけを研究することは、人の全体を理解し損なう。我々の研究調査にそのようなリカバリーの要素を含むことによって、我々は、人々がどのように障害から秩序を築いていくのかということを理解し始める。一見相容れないと思われる脳障害に関するフォーカスも、脳の秩序を観察するという意味を持つことになる。もし、我々が障害のある脳のみを研究していたら、それが、我々が発見するであろうことの全てである。我々が見落とすだろうことを考えてみるとよい。

　4．**科学者は、リカバリーや成長を研究するための拡張された専門用語と方法論を創造しなければならない。**　現代物理学の結果、すなわち—「…それまで使われたことのない領域において、自然科学的思考を応用することを強いるのではなく、我々は、事象の理解に古い概念がまさに有効である科学的部分においてさ

え、新しい概念への入り口を開いておくようにする」(Heisenberg, 1958, p199)——は、重大な戒めを示唆しているであろう。リカバリーやその他、エンパワメント、自己決定、癒しといった最近の概念は、重度精神疾患についての拡張した専門語を提供した。我々は、それらを、自然科学的方法や他の目的のために開発したツールで十分に研究することはできない。新たな拡大した専門語は、重度精神疾患についての拡大した科学を要求する。我々は、新たなツールや手続き、戦略、およびリカバリーといったような次元を研究する時、既存のものに変わる認識方法の発展に開かれていなければならない。

5．科学者は、リカバリーや癒しがいかにして生化学的機能に影響を及ぼすのかを研究しなければならない。　これまで重度精神疾患の理解を試みてきている科学者は、異常行動における生化学的な機能の影響の研究で満足していたと思われる。リカバリーの成果に関するエビデンスは、リカバリーの過程が生理学的機能に影響を与えることができるという可能性を示唆している。科学者は、どのような生理学的メカニズムが行動に影響を与えるのかということについては研究してきたが、リカバリーといった心理学的次元が、重度精神疾患の生理学的次元にどのように影響を与えるかという研究はごく稀である。多くの科学的実験において、生理学的過程と心理学的過程は区別されずに連続していると指摘されてきた。にもかかわらず、重度精神疾患の研究においては、我々の科学は、主として関係のたった1つの局面にしか焦点をあてなかったのである。我々は、リカバリーの過程を理解するために学びながら、リカバリー過程への人々の関与が、その人の生理学的機能に強い影響を与える可能性を探求したり、同様に何が将来のリカバリーをさらに促進するのかを探求したりしなければならない。

量子論は、「現実世界」はどのように観察したり測定したりしたかということと無関係に存在することはないということを示した。まさに測定という行為そのものが、観察の結果に影響を与える。人を部分ごとに研究しようと考える還元主義者とは対照的に、包括的な考え方は、人とその環境、およびそれらの間にある関係を研究することを導く。人の機能の部分を個別に研究するよりも、我々は、人と環境の関係に目を向けていく必要がある。我々が重度精神疾患の分野において、

最大限包括的に理解し、広範な成果に肯定的な影響を与えていくことは、人と環境の関係を研究し、変えることによってしかなしえない。

要約

　重度精神疾患を扱う分野の科学者の多くが、因果関係のパラダイムによって研究され得る微細な特徴を探求する古典的な自然科学者を模倣してきた。しかし、現代自然科学はこの世界観をはるかに超えた。重度精神疾患の分野の研究者たちは、非科学的になることを恐れてより包括的な枠組みを採用することに消極的になってはならない。全く反対に、重度精神疾患の科学は、現代科学の持つ広い概念化を採用することで、21世紀に進歩できるのである (Capra, 1982)。前述した6つのガイドラインで述べたように、重度精神疾患の科学は、古い科学的枠組みの限界を認識することによって、また特にリカバリーや成長の影響を探求すること、障害と同じくらいよく脳の秩序を研究すること、リカバリーを研究するための専門用語と方法論を創造すること、リカバリーが生化学的機能に影響を与える可能性を分析すること、および重度精神障害を抱える人とその環境の関係を考察することによってさらに発展するのである。

　我々の重度精神疾患の研究に、現代自然科学の観点を導入することで、我々は、19世紀の還元主義的、決定論的物の見方に戻る現在の傾向を転換することができる。そのような傾向にある間に、心理学的事象も最終的には脳の科学的・生化学的基盤で説明できると考える科学者もいた。量子論的観点から見れば、そのような想定の根拠は何もない。「我々は、脳は、生化学的機構として扱われた場合にそのように振る舞うのだと信じて疑わない。しかし精神的事象の理解を別にすれば、我々は、人の心が対象や主体として心理学の科学的過程の一部となるという事から出発するのである。」(Heisenberg, 1958, p106)

　近年の脳科学研究や技術の劇的な功績は、図らずも、我々の重度精神疾患の研究方法についての考えを、19世紀の枠組みに戻してしまった。21世紀には、重度精神疾患を研究するために必要なすべての次元についての幅広い理解を追求しな

ければならない。そして、既存の科学的理論や方法の実際場面への適用性の限界を認識しなければならない（Anthony, Cohen & Kennard, 1990）。精神科リハビリテーションの実践がリカバリーや癒し、エンパワメントといった概念を、理論化や実験に導入することにより、その分野は非科学的になるのではなく、より科学的になるのである。

結論

　理想の世界を語ることは、我々のおそらく誰もが経験するだろう満足を刺激する。理想を語ること、希望を持つことは、なんと容易なことだろう。しかし、ベンジャミン・フランクリンは「我々が希望だけを頼りに暮らしていたら、我々はおそらく断食して死ぬ事になるだろう」と書いている。では、我々はこうしたビジョンとともにどこへ行こうとしているのだろうかということだ。これはただの頭の体操ではない。上に述べたビジョンは、我々が働くところの幅広くより理想的使命を描いている。チェスタートンの言葉を少し変えていってみるならば「理想は、試みられ、欠けていると判断されたものではない。理想は困難を見つけ、試みないことをやめることである」ということ。我々は、我々の実践と研究の両者を変えなければならない。

　残念なことに、ニュートン理論や還元主義、因果関係的脳科学の魅力は、一時的に我々の関心を、リハビリテーションの実践と科学からそらしてしまう。精神科リハビリテーションは、脳ではなくハートとマインドの領域において成長する。脳の機能を理解するためのきわめて質の高い研究は、ハートの願望とマインドの働きを理解することから注意をそらしてはならない。ハートの幸福観とマインドの策略は脳の問題に強く影響を与えられるだろう。真に重要なことはハートとマインドであり、そしてそこに宿るのが精神科リハビリテーションの実践と科学とリカバリーの視点の支援が起こるようにという我々の期待である。

　自らのビジョンに近づくための鍵は、行動である。ビジョンの代価、つまり理想を夢見るための代金は、自分の希望や夢に従って行動することである。我々は、

夢によって刺激されまた、容易になりもする厳しい仕事をやり抜かなければならない。行動の伴わない夢は裏切りになるし、夢のない行動は場当たり的で思慮に欠けるものとなってしまう。

　精神科リハビリテーションのビジョンの達成は、その知識基盤や理念、すぐれた技術をいかに発展させるかにかかっている。ビジョンの達成はまた、精神科リハビリテーション分野で実践をする人や彼らが実践するプログラム、そして彼らの実践を支援するシステム次第ともいえる。もし、ビジョンが実際に現実に近づいたら、精神障害を抱える人たちの人生は、きっとよりよいものなり、まさに、やりがいのある立派な事業となるだろう。

参考文献

Ackerson, B.(2000). Factors influencing life satisfaction in psychiatric rehabilitation. *Psychiatric Rehabilitation Journal, 23*(3), 253-261.

Adler, D. A., Drake, R. E., Berlant, J., Ellison, J. M., & et al.(1987). Treatment of the nonpsychotic chronic patient: A problem of interactive fit. *American Journal of Orthopsychiatry, 57*(4), 579-586.

Agnetti, G., Barbato, A., & Young, J.(1993). A systems view of family interventions in residential psychosocial rehabilitation programs. *International Journal of Mental Health, 22*(3), 73-82.

Ahrens, C., Frey, J., & Burke, S.(1999). An individual job engagement approach for persons with sever mental illness. *Journal of Rehabilitation, 65*(4), 17-24.

Alevizos, P., & Callahan, E.(1977). The assessment of psychotic behavior. In A. Ciminero & K. Calhoun & H. Adams(Eds.), *Handbook of behavioral assessment*(pp. 683-721). New York: John Wiley & Sons.

Allness, D., & Knoedler, W.(1999). Recommended PACT standards for new teams. *National Alliance for the Mentally Ill Homepage, www.nami.org/about/pactstd.html.*

American College of Mental Health Administration.(1997). *The Santa Fe Summit on Behavioral Health.* Pittsburgh, PA: Author.

American Psychiatric Association.(1987). *Diagnostic and statistical manual for mental health disorders*(3rd ed). Washington, D.C.: Author.

American Psychiatric Association.(1994). *Diagnostic and statistical manual for mental disorders* (4th ed). Washington, DC: Author.

Americans with Disabilities Act of 1990. 42 U.S.C.A. 12101 et seq.(West 1993).

Anderson, C. M., Hogarty, G. E., & Reiss, D. J.(1980). Family treatment of adult schizophrenic patients: A psycho-educational approach. *Schizophrenia Bulletin, 6*(3), 490-505.

Anderson, C. M., Hogarty, G. E., & Reiss, D. J.(1981). The psychoeducation family treatment of schizophrenia. In M. Goldstein (Ed.), *New developments in interventions with families of schizophrenics*(*New Directions for Mental Health Services, No. 12*). San Francisco: Jossey-Bass.

Angelini, D., Potthof, P., & Goldblatt, R. (1980). *Multi-functional assessment instrument.* Unpublished manuscript, Rhode Island Division of Mental Health, Cranston, RI.

Angermeyer, M. C., & Matschinger, H.(1994). Lay beliefs about schizophrenic disorder: The results of a population survey in Germany. *Acta Psychiatrica Scandinavica, 89*(382, Suppl), 39-45.

Anonymous. (1989). How I've managed chronic mental illness. *Schizophrenia Bulletin, 15*, 635-640.

Anthony, W. A. (1972). Societal rehabilitation: Changing society's attitudes toward the physically and mentally disabled. *Rehabilitation Psychology, 19*, 117-126.

Anthony, W. A. (1977). Psychological rehabilitation: A concept in need of a method. *American Psychologist, 32*, 658-662.

Anthony, W. A. (1979). *The principles of psychiatric rehabilitation.* Baltimore: University Park Press.

Anthony, W. A. (1980). Rehabilitating the person with a psychiatric disability: The state of the art [Special Issue]. *Rehabilitation Counseling Bulletin, 24.*

Anthony, W. A. (1982). Explaining "psychiatric rehabilitation" by an analogy to "physical rehabilitation." *Psychosocial Rehabilitation Journal, 5*(1), 61-65.

Anthony, W. A. (1984). The one-two-three of client evaluation in psychiatric rehabilitation settings. *Psychosocial Rehabilitation Journal, 8*(2), 85-87.

Anthony, W. A. (1992). Psychiatric rehabilitation: Key issues and future policy. *Health Affairs, 11* (3), 164-171.

Anthony, W. A. (1993a). Programs that work: Issues of leadership. *The Journal, 4*(2), 51-53.

Anthony, W. A. (1993b). Recovery from mental illness: The guiding vision of the mental health service system in the 1990's. *Psychosocial Rehabilitation Journal, 16*(4), 11-23.

Anthony, W. A. (1994). Characteristics of people with psychiatric disabilities that are predictive of entry into the rehabilitation process and successful employment outcomes. *Psychosocial Rehabilitation Journal, 17*(3), 3-13.

Anthony, W. A. (1995). *Rehabilitation oriented case management: Briefing papers.* Center manuscript. Boston, MA: Boston University, Center for Psychiatric Rehabilitation.

Anthony, W. A. (1996). We're baaack! Community support program reemerges in a managed care context. *NAMI Advocate, 17,* 4.

Anthony, W. A. (1997). Integrating psychiatric rehabilitation into managed care. *Psychiatric Rehabilitation Journal, 20*(2), 39-44.

Anthony, W. A. (1998). Psychiatric rehabilitation technology: Operationalizing the "black box" of the psychiatric rehabilitation process. In P. W. Corrigan & F. Giffort (Eds.), Building teams for effective psychiatric rehabilitation (pp. 79-87, *New Directions for Mental Health Services, No. 79*). San Francisco: Jossey-Bass.

Anthony, W. A. (2000). A recovery oriented service system: Setting some system level standards. *Psychiatric Rehabilitation Journal, 24*(2), 159-168.

Anthony, W. A. (2001). *Principles of leadership in psychiatric rehabilitation.* Manuscript in preparation.

Anthony, W. A., & Blanch, A. (1987). Supported employment for persons who are psychiatrically disabled. *Psychiatric Rehabilitation Journal, 11*(2), 5-23.

Anthony, W. A., & Blanch, A. K. (1989). Research on community support services: What have we learned? *Psychosocial Rehabilitation Journal, 12*(3), 55-81.

Anthony, W. A., Brown, M. A., Rogers, E. S., & Derringer, S. (1999). A supported living/supported employment program for reducing the number of people in institutions. *Psychiatric Rehabilitation Journal, 23*(1), 57-61.

Anthony, W. A., Buell, G. J., Sharratt, S., & Althoff, M. E. (1972). Efficacy of psychiatric rehabilitation. *Psychological Bulletin, 78*, 447-456.

Anthony, W. A., & Carkhuff, R. R. (1976). *The art of health care: A handbook of psychological first aid skills.* Amherst, MA: Human Resource Development Press.

Anthony, W. A., & Carkhuff, R. R. (1978). The functional professional therapeutic agent. In A. Gurman & A. Razin (Eds.), *Effective psychotherapy* (pp. 84-119). London: Pergamon Press.

Anthony, W. A., Cohen, M. R., & Cohen, B. F. (1983). Philosophy, treatment process, and principles of the psychiatric rehabilitation approach. In L. L. Bachrach (Ed.), Deinstitutionalization (*New Directions for Mental Health Services, No. 17,* pp. 67-69). San Francisco: Jossey-Bass.

Anthony, W. A., Cohen, M. R., & Cohen, B. F. (1984). Psychiatric rehabilitation. In A. Talbott (Ed.), *The chronic mental patient: Five years later* (pp. 137-157). Orlando: Grune & Stratton.

Anthony, W. A., Cohen, M. R., & Farkas, M. D. (1982). A psychiatric rehabilitation treatment program: Can I recognize if I see one? *Community Mental Health Journal, 18,* 83-96.

Anthony, W. A., Cohen, M. R., & Farkas, M. D. (1987). Training and technical assistance in psychiatric rehabilitation. In A. T. Meyerson & T. Fine (Eds.), *Psychiatric disability: Clinical, legal, and administrative dimensions* (pp. 251-269). Washington, D. C.: American Psychiatric Press.

Anthony, W. A., Cohen, M. R., & Farkas, M. D. (1988). Professional preservice training for working with the long-term mentally ill. *Community Mental Health Journal, 24,* 258-269.

Anthony, W. A., Cohen, M. R., & Farkas, M. D. (1990). *Psychiatric rehabilitation.* Boston, MA: Boston University, Center for Psychiatric Rehabilitation.

Anthony, W. A., Cohen, M. R., & Farkas, M. D. (1999). The future of psychiatric rehabilitation. *International Journal of Mental Health, 28*(1), 48-68.

Anthony, W. A., Cohen, M. R., Farkas, M. D., & Cohen, B. F. (1988). Clinical care update: Case management-more than a response to a dysfunctional system. *Community Mental Health Journal, 24,* 219-228.

Anthony, W. A., Cohen, M. R., & Kennard, W. A. (1990). Understanding the current facts and principles of mental health system planning. *American Psychologist, 4*, 1249-1252.

Anthony, W. A., Cohen, M. R., & Nemec, P. B. (1987). Assessment in psychiatric rehabilitation. In B. Bolton (Ed.), *Handbook of measurement and evaluation in rehabilitation* (pp. 299-312). Baltimore: Paul Brooks.

Anthony, W. A., Cohen, M. R., & Pierce, R. M. (1980). *Instructors' guide to the psychiatric rehabilitation practice series*. Baltimore: University Park Press.

Anthony, W. A., Cohen, M. R., & Vitalo, R. L. (1978). The measurement of rehabilitation outcome. *Schizophrenia Bulletin, 4*, 365-383.

Anthony, W. A., & Farkas, M. D. (1982). A client outcome planning model for assessing psychiatric rehabilitation interventions. *Schizophrenia Bulletin, 8*, 13-38.

Anthony, W. A., & Farkas, M. D. (1989). The future of psychiatric rehabilitation. In M. D. Farkas & W. A. Anthony (Eds.), *Psychiatric rehabilitation programs: Putting theory into practice* (pp. 226-239). Baltimore: Johns Hopkins University Press.

Anthony, W. A., Forbess, R., & Cohen, M. R. (1993). *Rehabilitation oriented case management., Case management for mentally ill patients: Theory and Practice* (pp. 99-118). Switzerland: Harwood Academic Publishers.

Anthony, W. A., Howell, J., & Danley, K. S. (1984). Vocational rehabilitation of the psychiatric disabled. In M. Mirabi (Ed.), *The chronically mentally ill: Research and services* (pp. 215-237). Jamaica, NY: Spectrum Publications.

Anthony, W. A., & Jansen, M. A. (1984). Predicting the vocational capacity of the chronically mentally ill: Research and policy implications. *American Psychologist, 39*, 537-544.

Anthony, W. A., Kennard, W. A., O'Brien, W. F., & Forbess, R. (1986). Psychiatric rehabilitation: Past myths and current realities. *Community Mental Health Journal, 22*, 249-264.

Anthony, W. A., & Liberman, R. P. (1986). The practice of psychiatric rehabilitation: Historical, conceptual, and research base. *Schizophrenia Bulletin, 12*, 542-544.

Anthony, W. A., & Margules, A. (1974). Toward improving the efficacy of psychiatric rehabilitation: A skills training approach. *Rehabilitation Psychology, 21*, 101-105.

Anthony, W. A., & Nemec, P. B. (1984). Psychiatric rehabilitation. In A. S. Bellack (Ed.), *Schizophrenic treatment, management, and rehabilitation* (pp. 375-413). Orlando: Grune & Stratton.

Anthony, W. A., Rogers, E. S., Cohen, M., & Davies, R. R. (1995). Relationships between psychiatric symptomatology, work skills, and future vocational performance. *Psychiatric Services, 46* (4), 353-358.

Anthony, W. A., & Stroul, B. (1986). *The community support system: An idea whose time has come-*

and stayed. Unpublished manuscript, Boston University, Center for Psychiatric Rehabilitation, Boston.

Anthony, W. A., & Unger, K. V.(1991). Supported education: An additional program resource for young adults with long-term mental illness. *Community Mental Health Journal, 27,* 145-156.

Anttinen, E. E., Jokinen, R., & Ojanen, M. (1985). Progressive integrated system for the rehabilitation of long-term schizophrenic patients. *Acta Psychiatrica Scandinavica, 71*(319), 51-59.

Appleby, L., Desai, P. N., Luchins, D. J., Gibbons, R. D., & et al.(1993). Length of stay and recidivism in schizophrenia: A study of public psychiatric hospital patients. *American Journal of Psychiatry, 150*(1), 72-76.

Appleton, W. (1974). Mistreatment of patients' families by psychiatrists. *American Journal of Psychiatry, 131,* 655-657.

Aquila, R., Weiden, P. J., & Emanuel, M.(1999). Compliance and the rehabilitation alliance. *Journal of Clinical Psychiatry, 60*(Suppl 19), 23-27.

Armstrong, B.(1977). A federal study of deinstitutionalization: How the government impedes its goal. *Hospital and Community Psychiatry, 28,* 417-425.

Armstrong, H. E., Rainwater, G., & Smith, W. R. (1981). Student-like behavior as a function of contingent social interaction in a psychiatric day treatment program. *Psychological Reports, 48*(2), 495-500.

Armstrong, M. L., Korba, A. M., & Emard, R.(1995). Of mutual benefit: The reciprocal relationship between consumer volunteers and the clients they serve. *Psychiatric Rehabilitation Journal, 19*(2), 45-49.

Arns, P., Rogers, E. S., Cook, J., & Mowbray, C. et al.(2001). The IAPSRS toolkit: Development, utility, and relation to other performance measurement systems. *Psychiatric Rehabilitation Journal, 25*(1), 43-52.

Arns, P. G., & Linney, J. A. (1995). Relating functional skills of severely mentally ill clients to subjective and societal benefits. *Psychiatric Services, 46*(3), 260-265.

Arthur, G., Ellsworth, R. B., & Kroeker, D.(1968). Schizophrenic patient post-hospital community adjustment and readmission. *Social Work, 13,* 78-84.

Aspy, D.(1973). *Toward a technology for humanizing education.* Champaign, IL: Research Press.

Aspy, D., & Roebuck, R.(1977). *Kids don't learn from people the like.* Amherst, MA: Human Resource Development Press.

Atkinson, J. M., Coia, D. A., Gilmour, W. H., & Harper, J. P.(1996). The impact of education groups for people with schizophrenia on social functioning and quality of life. *British Journal of Psychiatry, 168*(2), 199-204.

Aveni, C. A., & Upper, D. (1976). *Training psychiatric patients for community living.* Paper presented at the meeting of the Midwestern Association of Behavior Analysis, Chicago.

Avison, W. R., & Speechley, K. N.(1987). The discharged psychiatric patient: A review of social, social-psychological, and psychiatric correlates of outcome. *American Journal of Psychiatry, 144*(1), 10-18.

Awad, A. G., & Hogan, T. P. (1994). Subjective response to neuroleptics and the quality of life: Implications for treatment outcome. *Acta Psychiatrica Scandinavica, 89*(380, Suppl), 27-32.

Ayd, F. (1974). Treatment resistant patients: A moral, legal and therapeutic challenge. In F. Ayd (Ed.), *Rational psychopharmacotherapy and the right to treatment.* Baltimore: Ayd Medical Communications.

Azrin, N., & Philip, R. (1979). The joy club method for the job handicapped: A comparative outcome study. *Rehabilitation Counseling Bulletin,* December, 144-156.

Bachrach, L. L. (1976). *Deinstitutionalization: An analytical review and sociological perspective.* Rockville, MD: National Institute of Mental Health.

Bachrach, L. L. (1976). A note on some recent studies of released mental hospital patients in the community. *American Journal of Psychiatry, 133*(1), 73-75.

Bachrach, L. L. (1980). Overview: Model programs for chronic mental patients. *American Journal of Psychiatry, 137*(9), 1023-1031.

Bachrach, L. L. (1982a). Assessment of outcomes in community support systems: Results, problems, and limitations. *Schizophrenia Bulletin, 8*(1), 39-61.

Bachrach, L. L. (1982b). Program planning for young adult chronic patients. *New Directions for Mental Health Services* (14), 99-109.

Bachrach, L. L. (1983). New directions in deinstitutionalization planning. *New Directions for Mental Health Services* (17), 93-106.

Bachrach, L. L. (1986a). Deinstitutionalization: What do the numbers mean? *Hospital and Community Psychiatry, 37*(2), 118-119, 121.

Bachrach, L. L. (1986b). The future of the state mental hospital. *Hospital and Community Psychiatry, 37*(5), 467-474.

Bachrach, L. L. (1987). The context of care for the chronic mental patient with substance abuse problems. *Psychiatric Quarterly, 58*(1), 3-14.

Bachrach, L. L. (1988a). Defining chronic mental illness: A concept paper. *Hospital and Community Psychiatry, 39*(4), 383-388.

Bachrach, L. L. (1988b). On exporting and importing model programs. *Hospital and Community Psychiatry, 39*(12), 1257-1258.

Bachrach, L. L. (1989). The legacy of model programs. *Hospital and Community Psychiatry, 40*(3), 234-235.

Bachrach, L. L., Goering, P., & Wasylenki, D. (Eds.). (1994). *Mental health care in Canada*. San Francisco, CA: Jossey-Bass Inc, Publishers.

Bailey, E., Ricketts, S., Becker, D. R., Xie, H., & Drake, R. E. (1998). Conversion of day treatment to supported employment: One year outcomes. *Psychiatric Rehabilitation Journal, 22*(1), 24-29.

Baker, B., Kazarian, S. S., Helmes, E., Ruckman, M., & et al. (1987). Perceived attitudes of schizophrenic inpatients in relation to rehospitalization. *Journal of Consulting and Clinical Psychology, 55*(5), 775-777.

Baker, F., & Weiss, R. S. (1984). The nature of case manager support. *Hospital and Community Psychiatry, 35*, 925-928.

Ballantyne, R. (1983). Community rehabilitation services: A new approach to aftercare. *Network, 3*, 4-6.

Barbee, M. S., Berry, K. L., & Micek, L. A. (1969). Relationship of work therapy to psychiatric length of stay and readmission. *Journal of Consulting and Clinical Psychology, 33*(6), 735-738.

Barclay, K., Farkas, M., & Mackinnon, B. (1991). *Education for psychiatric rehabilitation demonstration project final report*. Ottawa: Canadian Mental Health Association.

Barofsky, I., & Connelly, C. E. (1983). Problem in providing effective care for the chronic psychiatric patient. In I. Barofsky & R. D. Budson (Eds.), *The chronic psychiatric patient in the community* (pp. 83-129). New York: SP Medical and Scientific Books.

Barrett, K. E., Taylor, D. W., Pullo, R. E., & Dunlap, D. A. (1998). The right to refuse medication: Navigating the ambiguity. *Psychiatric Rehabilitation Journal, 21*(3), 241-249.

Bartels, S. J., Drake, R. E., & Wallach, M. A. (1995). Long-term course of substance use disorders among patients with severe mental illness. *Psychiatric Services, 46*(3), 248-251.

Barter, J. T. (1983). California--transformation of mental health care: 1957-1982. In J. A. Talbot (Ed.), Unified health services: Utopia unrealized (*New Directions for Mental Health Services*) (pp. 7-18). San Francisco: Jossey-Bass.

Barton, R. (1999). Psychosocial rehabilitation services in community support systems: A review of outcomes and policy recommendations. *Psychiatric Services, 50*(4), 525-534.

Barton, W. E., & Barton, G. M. (1983). Mental health administration: *Principles and practices* (*Vol. 1 & 2*). New York: Human Sciences Press.

Basaglia, F. (1982). Riabilitazione e controllo sociale. In F. Basaglia & F. Basaglia Ongaro (Eds.), *La maggioranza deviante*. Torino: Einaudi.

Bassuk, E. L., & Gerson, S. (1978). Deinstitutionalization and mental health services. *Scientific American, 238*(2), 46-53.

Baxter, E. A., & Diehl, S. (1998). Emotional stages: Consumers and family members recovering from the trauma of mental illness. *Psychiatric Rehabilitation Journal, 21*(4), 349-355.

Beard, J. H., Malamud, T. J., & Rossman, E. (1978). Psychiatric rehabilitation and longterm rehospitalization rates: The findings of two research studies. *Schizophrenia Bulletin, 4*(4), 622-635.

Beard, J. H., Pitt, R. B., Fisher, S. H., & Goertzel, V. (1963). Evaluating the effectiveness of a psychiatric rehabilitation program. *American Journal of Orthopsychiatry, 33*(4), 701-712.

Beard, J. H., Propst, R. N., & Malamud, T. J. (1982). The Fountain House model of psychiatric rehabilitation. *Psychosocial Rehabilitation Journal, 5*(1), 47-53.

Bebout, R. R., Drake, R. E., Xie, H., McHugo, G. J., & Harris, M. (1997). Housing status among formerly homeless dually diagnosed adults. *Psychiatric Services, 48*(7), 936-941.

Becker, D. R., & Drake, R. E. (1993). *A working life: The individual placement and support(IPS) program.* Concord, NH: Dartmouth Psychiatric Research Center.

Becker, D. R., Drake, R. E., Farabaugh, A., & Bond, G. R. (1996). Job preferences of clients with severe psychiatric disorders participating in supported employment programs. *Psychiatric Services, 47*(11), 1223-1226.

Becker, P., & Bayer, C. (1975). Preparing chronic patients for community placement: A four-stage treatment program. *Hospital and Community Psychiatry, 26*(7), 448-450.

Bell, M., & Lysaker, P. (1996). Levels of expectation for work activity in schizophrenia: Clinical and rehabilitation outcomes. *Psychiatric Rehabilitation Journal, 19*(3), 71-76.

Bell, M., & Lysaker, P. (1997). Clinical benefits of paid work activity in schizophrenia: 1-year follow-up. *Schizophrenia Bulletin, 23*(2), 317-328.

Bell, R. L. (1970). Practical applications of psychodrama: Systematic role playing teaches social skills. *Hospital and Community Psychiatry, 21*, 189-191.

Bellack, A. S., & DiClemente, C. C. (1999). Treating substance abuse among patients with schizophrenia. *Psychiatric Services, 50*(1), 75-80.

Bellack, A. S., Gold, J. M., & Buchanan, R. W. (1999). Cognitive rehabilitation for schizophrenia: Problems, prospects, and strategies. *Schizophrenia Bulletin, 25*(2), 257-274.

Bellack, A. S., Morrison, R. L., & Mueser, K. T. (1989). Social problem solving in schizophrenia. *Schizophrenia Bulletin, 15*, 101-116.

Bellack, A. S., Mueser, K. T., Morrison, R. L., Tierney, A., & et al. (1990). Remediation of cognitive deficits in schizophrenia. *American Journal of Psychiatry, 147*(12), 650-655.

Bennett, D.(1970). The value of work in psychiatric rehabilitation. *Social Psychiatry, 5*, 244-250.

Bennett, D.(1987). Psychosocial rehabilitation: Evolution, principles, and application in combating negative symptoms. *International Journal of Mental Health, 16*(4), 46-59.

Bennett, D., & Morris, I.(1982). *Deinstitutionalization in the United Kingdom. International Journal of Mental Health, 11*(4), 5-23.

Bennis, W. G.(1989). *On becoming a leader.* Reading, MA: Adderson-Westey.

Bennis, W. G., & Nanus, B.(1985). *Leaders: The strategies for taking charge.* New York: Harper & Rowe.

Benoit, B. (1992). Promoting the rehabilitative potential of community residential facilities. *Psychosocial Rehabilitation Journal, 15*(3), 109-113.

Benton, M. K., & Schroeder, H. E. (1990). Social skills training with schizophrenics: A meta-analytic evaluation. *Journal of Consulting and Clinical Psychology, 58*(6), 741-747.

Bergen, J.(1997). Maintenance medication in schizophrenia. *Australian Journal of Psychopharmacology, 8*, 47-54.

Berzins, J. I., Bednar, R. L., & Severy, L. J. (1975). The problems of intersource consensus in measuring therapeutic outcomes: New data and multivariate perspectives. *Journal of Abnormal Psychology, 84*(1), 10-19.

Berzon, P., & Lowenstein, B.(1984). A flexible model of case management. In B. Pepper & H. Ryglewicz(Eds.), Advances in treating the young adult chronic patient(*New Directions for Mental Health Services*) (pp. 49-57). San Francisco: Jossey-Bass.

Besio, S. W., & Mahler, J.(1993). Benefits and challenges of using consumer staff in supported housing services. *Hospital and Community Psychiatry, 44*(5), 490-491.

Bevilacqua, J. J. (1984). *Chronic mental illness, A problem in politics.* Paper presented at the National Conference on the chronic Mental Patient, Kansas City, KS, August 3.

Bigelow, D., & Young, D. (1983). *Effectiveness of a case management program.* Unpublished manuscript, University of Washington, Graduate School of Nursing, Seattle.

Blackman, S.(1982). Paraprofessional and patient assessment criteria of patient's recovery: Why the discrepency? *Journal of Clinical Psychology, 37*(4), 903-907.

Blanch, A. K., Carling, P. J., & Ridgway, P.(1988). Normal housing with specialized supports: A psychiatric rehabilitation approach to living in the community. *Rehabilitation Psychology, 33*(1), 47-55.

Blankertz, L., Cook, J., Rogers, E. S., & Hughes, R.(1997). Outcome measures for individuals with sever and persistent mental illness. *Behavioral Healthcare Tomorrow, 6*(4), 62-67.

Blankertz, L., & Cook, J. A. (1998). Choosing and using outcome measures. *Psychiatric Rehabilitation Journal, 22*(2), 167-174.

Blankertz, L., & Robinson, S. (1996). Adding a vocational focus to mental health rehabilitation. *Psychiatric Services, 47*(11), 1216-1222.

Blankertz, L., Robinson, S., Baron, R., Hughes, R., & Rutman, I. D. (1995). *A national survey of the psychosocial rehabilitation workforce: Report #2.* Philadelphia, PA: Matrix Research Institute.

Bolman, L. G., & Deal, T. E. (1995). *Leading with soul.* San Francisco: Jossey-Bass.

Bolton, B. (1978). Dimensions of client change: A replication. *Rehabilitation Counseling Bulletin, 22*(1), 8-14.

Bolton, B. A. (1974). A factor analysis of personal adjustment and vocational measures of client change. *Rehabilitation Counseling Bulletin, 18,* 99-104.

Bond, G. R. (1984). An economic analysis of psychosocial rehabilitation. *Hospital and Community Psychiatry, 35*(4), 356-362.

Bond, G. R. (1992). Vocational rehabilitation. In R. P. Liberman (Ed.), *Handbook of Psychiatric Rehabilitation.* Elmsford, NY: Pergamon.

Bond, G. R. (1998). Principles of the Individual Placement and Support model: Empirical support. *Psychiatric Rehabilitation Journal, 22*(1), 11-23.

Bond, G. R., Becker, D. R., Drake, R. E., & Vogler, K. M. (1997). A fidelity scale for the Individual Placement and Support model of supported employment. *Rehabilitation Counseling Bulletin, 40*(4), 265-284.

Bond, G. R., Clark, R. E., & Drake, R. E. (1995). Cost-effectiveness of rehabilitation. *Psychotherapy and Rehabilitation Research Bulletin, 4,* 26-31.

Bond, G. R., & Dincin, J. (1986). Accelerating entry into transitional employment in a psychosocial rehabilitation agency. *Rehabilitation Psychology, 31*(3), 143-155.

Bond, G. R., Dincin, J., Setze, P. J., & Witheridge, T. F. (1984). The effectiveness of psychiatric rehabilitation: A summary of research at Thresholds. *Psychosocial Rehabilitation Journal, 7*(4), 6-22.

Bond, G. R., Drake, R. E., Becker, D. R., & Mueser, K. T. (1999). Effectiveness of psychiatric rehabilitation approaches for employment of people with severe mental illness. *Journal of Disability Policy Studies, 10*(1), 18-52.

Bond, G. R., Drake, R. E., Mueser, K. T., & Becker, D. R. (1997). An update on supported employment for people with severe mental illness. *Psychiatric Services, 48*(3), 335-346.

Bond, G. R., & Friedmeyer, M. H. (1987). Predictive validity of situational assessment at a psychiatric rehabilitation center. *Rehabilitation Psychology*, *32*(2), 99-112.

Bond, G. R., & McDonel, E. C. (1991). Vocational rehabilitation outcomes for persons with psychiatric disabilities: An update. *Journal of Vocational Rehabilitation*, *1*(3), 9-20.

Bond, G. R., McGrew, J. H., & Fekete, D. M. (1995). Assertive outreach for frequent users of psychiatric hospitals: A meta-analysis. *The Journal of Mental Health Administration*, *22* (1), 4-16.

Bond, G. R., & Meyer, P. (1999). The role of medications in the employment of people with schizophrenia. *Journal of Rehabilitation*, *65*(4), 9-16.

Bond, G. R., Miller, L. D., Krumwied, R. D., & Ward, R. S. (1988). Assertive case management in three CMHCs: A controlled study. *Hospital and Community Psychiatry*, *39*(4), 411-418.

Bond, G. R., Witheridge, T. F., Wasmer, D., Dincin, J., McRea, S. A., Mayes, J., & Ward, R. S. (1989). Short-term assertive outreach and service coordination: A comparision of two crisis housing alternatives to psychiatric hospitalization. *Hospital and Community Psychiatry*, *40*, 177-183.

Bondolfi, G., Dufour, H., Patris, M., Billeter, U., Eap, C. B., Baumann, P., & Risperidone Study, G. (1998). Risperidone versus clozapine in treatment-resistant chronic schizophrenia: A randomized double-blind study. *American Journal of Psychiatry*, *155*(4), 499-504.

Boothroyd, R., Skinner, E., Shern, D., & Steinwachs, D. (1998). Feasibility of consumerbased outcome monitoring: A report from the national outcomes reountable. In R. W. Manderscheid & M. J. Henderson (Eds.), *DHHS Pub. No.(SMA) 99-3285.* Washington, D. C.: Supt. of Docs., U. S. Govt. Print. Office.

Boothroyd, R. A., & Evans, M. E. (1993). *The impact of psychiatric rehabilitation on client/staff interactions and proximal outcomes.* Albany, NY: New York State Office of Mental Health, Bureau of Evaluation and Services Research.

Borgaza, C. (1991). Politiche del lavoro e inserimento lavorativo dei soggetti deboli: l'esperienza italiana. *Impresa Sociale*, *1*, 5-11.

Borland, A., McRae, J., & Lycan, C. (1989). Outcomes of five years of continuous intensive case management. *Hospital and Community Psychiatry*, *40*(4), 369-376.

Borys, S., & Fishbein, S. M. (1983). Partial care technical assistance project: Pretest results (Research and evaluation report). Trenton: New Jersey Division of Mental Health and Hospitals.

Bowker, J. P. (Ed.). (1985). *Education for practice with the chronically mentall ill: What works?* Washington, D. C.: Council of Social Work Education.

Brady, J. P. (1984). Social skills training for psychiatric patients: 11. Clinical outcome studies. *American Journal of Psychiatry*, *141*, 491-498.

Braun, P., Kochansky, G., Shapiro, R., Greenberg, S., Gudeman, J. E., Johnson, S., & Shore, M. F. (1981). Overview: Deinstitutionalization of psychiatric patients: A critical review of outcome studies. *American Journal of Psychiatry, 138*, 736-749.

Breier, A., & Strauss, J. S. (1983). Self-control in psychiatric disorders. *Archives of General Psychiatry, 40*, 1141-1145.

Brekke, J. S., Ansel, M., Long, J., Slade, E., & Weinstein, M. (1999). Intensity and continuity of services and functional outcomes in the rehabilitation of persons with schizophrenia. *Psychiatric Services, 50*(2), 248-256.

Brekke, J. S., & Test, M. A. (1987). An empirical analysis of services delivered in a model community support program. *Psychosocial Rehabilitation Journal, 10*(4), 51-61.

Brenner, H. D., Hodel, B., Roder, V., & Corrigan, P. (1992). Treatment of cognitive dysfunctions and behavioral deficits in schizophrenia. *Schizophrenia Bulletin, 18*(1), 21-26.

Brook, S., Fantopoulos, I., Johnston, F., & Goering, P. (1989). Training volunteers to work with the chronic mentally ill in the community. *Hospital and Community Psychiatry, 40*(8), 853-855.

Brooks, G. W. (1981). Vocational rehabilitation. In J. A. Talbott (Ed.), *The chronic mentally ill* (pp. 96-100). New York: Human Sciences Press.

Brown, G. W., Birley, J. L., & Wing, J. K. (1972). Influence of family life on the course of schizophrenic disorders: A replication. *British Journal of Psychiatry, 121*(562), 241-258.

Brown, M. A., & Basel, D. (1989). A five-stage vocational rehabilitation program: Laurel Hill Center, Eugene, Oregon. In M. D. Farkas & W. A. Anthony (Eds.), *Psychiatric rehabilitation programs: Putting theory into practice* (pp. 108-116). Baltimore: Johns Hopkins University Press.

Brown, M. A., Ridgway, P., Anthony, W. A., & Rogers, E. S. (1991). A comparison of supported housing for voluntary and involuntary clients. *Hospital and Community Psychiatry, 42*(11), 1150-1153.

Brown, P. (1982). Approaches to evaluating the outcome of deinstitutionalization: A reply to Christenfeld. *Journal of Psychology, 10*, 276-281.

Bryson, G., Bell, M., Greig, T., & Kaplan, E. (1999). The work behavior inventory: Prediction of future work success of people with schizophrenia. *Psychiatric Rehabilitation Journal, 23*(2), 113-117.

Buchanan, R. W., Breier, A., Kirkpatrick, B., Ball, P., & Carpenter, W. T. (1998). *Journal of Psychiatry, 155*(6), 751-760.

Burns, B. J., Burke, J. D., & Kessler, L. G. (1981). Promoting health-mental health coordination: Federal efforts. In A. Broskowski & E. Marks & S. H. Budman (Eds.), *Linking health and mental health*. Beverly Hills, CA: Sage Publications.

Burns, B. J., & Santos, A. B. (1995). Assertive community treatment: An update of randomized trials. *Psychiatric Services, 46*(7), 669-675.

Byalin, K., Jed, J., & Lehman, S. (1982). *Family intervention with treatmentfractory chronic schizophrenics*. Paper presented at 20th International Congress of Applied Psychology, Edinburgh, Scotland.

Caldwell, B., Fishbein, S., & Woods, J. (1994). Development of an academic career ladder program in psychiatric rehabilitation: A field initiative. *Psychosocial Rehabilitation Journal, 18*(3), 54-66.

Campanelli, P. C., Sacks, J. Y., Heckart, K. E., Ades, Y. J., & et al. (1992). Integrating psychiatric rehabilitation within a community residence framework. *Psychosocial Rehabilitation Journal, 16*(1), 135-153.

Campbell, J. (1998). Assesment of outcomes. In R. W. Manderscheid & M. J. Henderson (Eds.), *DHHS Pub. No.(SMA) 99-3285*. Washington, D. C.: Supt. of Docs., U. S. Govt. Print. Office.

Canadian Mental Health Association. (1999). *Annual reoprt: Growing into the future*. Toronto: Author.

Cannady, D. (1982). Chronics and cleaning ladies. *Psychosocial Rehabilitation Journal, 5*(1), 13-16.

Caplan, N. (1980). What do we know about knowledge utilization? In L. A. Braskamp & R. D. Brown (Eds.), *New directions for program education (No. 5)*. San Francisco: Jossey-Bass.

Capra, F. (1982). *The turning point: Service, society, and the rising culture change*. New York: Simon & Schuster.

Caragonne, P. (1981). An analysis of the function of the case manager in four mental health social service settings (Doctoral dissertation, University of Michigan). *Dissertation Abstracts International, 4*(7), 3262A.

Caragonne, P. (1983). *A comparison of case management work activity and current models of work activity within the Texas Department of Mental Health and Mental Retardation*. Austin, TX: Texas Department of Mental Health and Mental Rtardation.

Carkhuff, R. R. (1968). Differential Functioning of Lay and Professional Helpers. *Journal of Counseling Psychology, 15*(2), 117-126.

Carkhuff, R. R. (1969). *Helping and human relations: A primer for lay and professional helpers: I.* Selection and training. NY: Holt, Rinehart and Winston.

Carkhuff, R. R. (1971). *The development of human resources: Education, psychology and social change*. NY: Holt, Rinehart and Winston.

Carkhuff, R. R. (1974). *The art of problem solving*. Amherst, MA: Human Resources Development Press.

Carkhuff, R. R., & Berenson, B. G. (1976). *Teaching as treatment: An instruction to counseling and psychotherapy*. Amherst, MA: Human Resource Development Press.

Carkhuff, R. R., & Berenson, D. H. (1981). *The skilled teacher: A systematic approach to teaching skills*. Amherst, MA: Human Resource Development Press.

Carkhuff, R. R., & et al. (1979). *The skills of helping: An introduction to counseling skills*. Amherst, MA: Human Resource Development Press.

Carling, P., & Curtis, L. (1997). Implementing supported housing: Current trends and future directions. *New Directions for Mental Health Services, 74*, 79-94.

Carling, P. J. (1993). Housing and supports for persons with mental illness: Emerging approaches to research and practice. *Hospital and Community Psychiatry, 44*(5), 439-449.

Carling, P. J., & Broskowski, A. (1986). Psychosocial rehabilitation programs as a challenge and an opportunity for community mental health centers. *Psychosocial Rehabilitation Journal, 10*(1), 39-48.

Carling, P. J., Miller, S., Daniels, L., & Randolph, F. L. (1987). A state mental health system with no state hospital: The Vermont feasibility study. *Hospital and Community Psychiatry, 38*(6), 617-623.

Carling, P. J., & Ridgeway, P. (1985). *Community residential rehabilitation: An emerging approach to meeting housing needs*. Boston: Center for Psychiatric Rehabilitation, Boston University.

Carling, P. J. & Ridgway, P. (1989). A psychiatric rehabilitation approach to housing. In M. D. Farkas & W. A. Anthony (Eds.), *Psychiatric rehabilitation: Putting theory into practice* (p. 28-33, 69-80). Baltimore: Johns Hopkins University Press.

Carpenter, W. T. (1979). Clinical research methods applicable to the study of treatment effects in chronic schizophrenic patients. In C. F. Bater & T. Melnechuk (Eds.), *Perspectives in schizophrenia research: Presentations and sessions of the VA Advisory Conference on Chronic Schizophrenia*. New York: Raven Press.

Carpenter, W. T., Heinrichs, D. W., & Hanlon, T. E. (1987). A comparative trial of pharmacologic strategies in schizophrenia. *American Journal of Psychiatry, 144*(11), 1466-1470.

Carpenter, W. T., McGlashan, T. H., & Strauss, J. S. (1977). The treatment of acute schizophrenia without drugs: An investigation of some current assumptions. *American Journal of Psychiatry, 134*(1), 14-20.

Carpinello, S., Knight, E., & Jatulis, L. (1992). *A study of the meaning of self-help, self-help group processes, and outcomes*. National Associaion of State Mental Health Program Directors, Proceedings of the 3rd Annual National Conference of State Mental Agency Services Research.

Casper, E. (1995). Reliability and validity of clients' housing preferences. *Continuum, 2*(4), 263-269.

Castaneda, D., & Sommer, R.(1986). Patient housing options as viewed by parents of the mentally ill. *Hospital and Community Psychiatry, 37*, 1238-1242.

Center for Mental Health Services. Mental Health, United States, 1998. Manderschied, R. W. & Henderson, M. J., eds. *DHHS Pub. No.(SMA) 99-3285.* Washington, DC: Supt. of Docs., U. S. Govt. Print. Off.

Center for Psychiatric Rehabilitation. (1984). *Annual report for the National Institute of Handicapped Research.* Boston: Boston University.

Center for Psychiatric Rehabilitation. (1989a). Refocusing on locus. *Hospital and Community Psychiatry, 40*, 418.

Center for Psychiatric Rehabilitation.(1989b). *Research and training center final report(1984-1989).* Boston: Boston University.

Center for Psychiatric Rehabilitation. (1994). *Research and training center final report (1989-1994).* Boston, MA: Boston University, Center for Psychiatric Rehabilitation.

Center for Psychiatric Rehabilitation.(1997). *Psychiatric rehabilitation management information system.* Boston, MA: Boston University.

Chamberlin, J., & Farkas, M.(1998). Aux U. S. A.: Survivants des traitements psychiatriques, comment faire face au changement? *Practiques en Sante Mentale, 4*, 46-47.

Chamberlin, J.(1978). *On our own: Patient-controlled alternatives to the mental system.* New York: Hawthorn Books.

Chamberlin, J. (1984). Speaking for ourselves. An overview of the ex-psychiatric inmates' movement. *Psychosocial Rehabilitation Journal, 8*(2), 56-63.

Chamberlin, J.(1989). Ex-patient groups and psychiatric rehabilitation. In M. D. Farkas & W. A. Anthony(Eds.), *Psychiatric rehabilitation programs: Putting theory into practice*(pp. 207-216). Baltimore: Johns Hopkins University Press.

Chamberlin, J.(1990). The ex-patient's movement: Where we've been and where we're going. *Journal of Mind and Behavior, 11*(3-4), 323-336.

Chamberlin, J.(1998). Confessions of a non-compliant patient. *Journal of Psychosocial Nursing, 36*(4), 49-52.

Chamberlin, J., Rogers, E. S., & Ellison, M. L.(1996). Self-help programs: A description of their characteristics and their members. *Psychiatric Rehabilitation Journal, 19*(3), 33-42.

Champney, T. F., & Dzurec, L. C.(1992). Involvement in productive activities and satisfaction with living situation among severely mentally disabled adults. *Hospital and Community Psychiatry, 43*(9), 899-903.

Chandler, D., Hu, T. W., Meisel, J., McGowen, M., & Madison, K.(1997). Mental health costs, other public costs, and family burden among mental health clients in capitated integrated service agencies. *Journal of Mental Health Administration, 24*(2), 178-188.

Chandler, D., Levin, S., & Barry, P. (1999). The menu approach to employment services: Philosophy and five-year outcomes. *Psychiatric Rehabilitation Journal, 23*(1), 24-33.

Chandler, D., Meisel, J., Hu, T. w., McGowen, M., & Madison, K. (1996). Client outcomes in a three-year controlled study of an integrated service agency model. *Psychiatric Services, 47*(12), 1337-1343.

Chandler, D., Spicer, G., Wagner, M., & Hargreaves, W. (1999). Cost-effectiveness of a capitated assertive community treatment program. *Psychiatric Rehabilitation Journal, 22*(4), 327-336.

Cheadle, A. J., Cushing, D., Drew, C. D., & Morgan, R. (1967). The Measurement of the Work Performance of Psychiatric Patients. *British Journal of Psychiatry, 113*(501), 841-846.

Cheadle, A. J., & Morgan, R. (1972). The measurement of work performance of psychiatric patients: A reappraisal. *British Journal of Psychiatry, 120*(557), 437-441.

Cheek, F. E., & Mendelson, M. (1973). Developing behavior modification programs with an emphasis on self control. *Hospital and Community Psychiatry, 24*, 410-416.

Chinman, M., Allende, M., Bailey, P., Maust, J., & Davidson, L. (1999). Therapeutic agents of assertive community treatment. *Psychiatric Quarterly, 70*(2), 137-162.

Ciminero, A., Calhoun, K., & Adams, H. (1977). *Handbook of behavioral assessment*. New York: John Wiley & Sons.

Ciompi, L. (1985). Aging and schizophrenic psychosis. *Acta Psychiatrica Scandinavica, 71* (319), 93-105.

Clark, R. E., & Bond, G. R. (1995). Costs and benefits of vocational programs for people with serious mental illness. In Moscarelli & Santorius (Eds.), *The economics of schizophrenia* (pp. 1-42). Sassex, England: John Wiley & Sons.

Clarke, J. (1999). Australia & New Zealand. In M. Farkas (Ed.), *International practice in psychosocial/psychiatric rehabilitation* (pp. 52-65). Boston: Center for Psychiatric Rehabilitation.

Cnaan, R. A., Blankertz, L., Messinger, K. W., & Gardner, J. R. (1988). Psychosocial rehabilitation: Toward a definition. *Psychosocial Rehabilitation Journal, 11*(4), 61-77.

Cochrane, J. J., Goering, P., & Rogers, J. M. (1991). Vocational programs and services in Canada. *Canadian Journal of Community Mental Health, 10*(1), 51-63.

Cohen, B. F., & Anthony, W. A. (1984). Functional assesment in psychiatric rehabilitation. In A. S. Halpern & M. J. Fuhrer (Eds.), *Functional assessment in rehabilitation* (pp. 79-100). Baltimore: Paul Brookes.

Cohen, B. F., Ridley, D. E., & Cohen, M. R. (1985). Teaching skills to severely psychiatrically disabled persons. In H. A. Marlowe & R. B. Weinberg (Eds.), *Competence development: Theory and practice in special populations* (pp. 118-145). Springfield, IL: Charles C. Thomas.

Cohen, M., Forbess, R., & Farkas, M. (2000). *Developing readiness for rehabilitation* (Rehabilitation readiness training technology). Boston: Boston University, Center for Psychiatric Rehabilitation.

Cohen, M. R. (1981). *Improving interagency collaboration between vocational rehabilitation and mental health agencies: A conference summary report* (Report). Boston: Boston University, Center for Psychiatric Rehabilitation.

Cohen, M. R. (1985). *Training professional for work with persons with long-term mental illness.* Presentation at the CSP Project Director's meeting, Oct. 16-18, Chicago, IL.

Cohen, M. R. (1989). Integrating psychiatric rehabilitation into mental health systems. In M. D. Farkas & W. A. Anthony (Eds.), *Psychiatric rehabilitation programs: Putting theory into practice* (pp. 162-170, 188-191). Baltimore: Johns Hopkins University Press.

Cohen, M. R., & Anthony, W. A. (1988). A commentary on planning a service system for persons who are severely mentally ill: Avoiding the pitfalls of the past. *Psychosocial Rehabilitation Journal, 12*(1), 69-72.

Cohen, M. R., Anthony, W. A., & Farkas, M. D. (1997). Assessing and developing readiness for psychiatric rehabilitation. *Psychiatric Services, 48*(5), 644-646.

Cohen, M. R., Danley, K. S., & Nemec, P. B. (1985). *Psychiatric rehabilitation training technology: Direct skills teaching* (Trainer package). Boston: Boston University, Center for Psychiatric Rehabilitation.

Cohen, M. R., Farkas, M. D., & Cohen, B. F. (1986). *Psychiatric rehabilitation training technology: Functional assessment* (Trainer package). Boston: Boston University, Center for Psychiatric Rehabilitation.

Cohen, M. R., Farkas, M. D., Cohen, B. F., & Unger, K. V. (1991). *Psychiatric rehabilitation traning technology: Setting an overall rehabilitation goal* (Trainer package). Boston: Boston University, Center for Psychiaric Rehabilitation.

Cohen, M. R., Forbess, R., & Farkas, M. D. (2000). *Psychiatric rehabilitation traning technology: Developing readiness for rehabilitation* (Trainer package). Boston: Boston University, Center for Psychiaric Rehabilitation.

Cohen, M. R. & Mynks, D. (Eds.). (1993). *Compendium of activities for assessing and developing readiness for rehabilitation.* Boston: Boston University Center for Psychiatric Rehabilitation.

Cohen, M. R., Nemec, P., & Farkas, M. (2000). *Connecting for rehabilitation readiness.* Boston: Boston University, Center for Psychiatric Rehabilitation.

Cohen, M. R., Nemec, P. B., Farkas, M. D., & Forbess, R. (1988). *Psychiatric rehabilitation training technology: Case management* (Trainer package). Boston: Boston University, Center for Psychiatric Rehabilitation.

Cohen, M. R., Vitalo, R. L., Anthony, W. A., & Pierce, R. M. (1980). *The psychiatric rehabilitation practice series: Book 6. The skills of community service coordination.* Baltimore: University Park Press.

Collins, J. C., & Porras, J. I. (1994). *Built to last: Successful habits of visionary companies.* New York: Harper Collins.

Compeer. (1997). *Annual report.* Rochester, NY: Author.

Connors, K. A., Graham, R. S., & Pulso, R. (1987). Playing store: Where is the vocational in psychiatric rehabilitation. *Psychosocial Rehabilitation Journal, 10*(3), 21-33.

Cook, D. W. (1983). The accuracy of work evaluator and client predictions of client vocational competency and rehabilitation outcome. *Journal of Rehabilitation,* 46-48.

Cook, J., Pickett, S., Razzano, L., Fitzgibbon, G., Jonikas, J., & Cohler, J. (1996). Rehabilitation services for persons with schizophrenia. *Psychiatric Annals, 26*(2), 97-104.

Cook, J. A. (1992). *Outcome assessment in psychiatric rehabilitation services for persons with severe and persistent mental illness.* Bethesda, MD: Unpublished report, National Institute of Mental Health.

Cook, J. A., & Jonikas, J. A. (1996). Outcomes of psychiatric rehabilitation service delivery. In D. M. Steinwachs & L. M. Flynn (Eds.), Using client outcomes information to improve mental health and substance abuse treatment. *New directions for mental health services, No. 71* (pp. 33-47). San Francisco, CA: Jossey-Bass Inc, Publishers.

Cook, J. A., Pickett, S. A., Razzano, L., Fitzgibbon, G., Jonikas, J. A., & Cohler, J. J. (1996). Rehabilitation services for persons with schizophrenia. *Psychiatric Annals, 26*(2), 97-104.

Cook, J. A., Pickett, S. A., Razzano, L., Fitzgibbon, G., Jonikas, J. A., & Cohler, J. J. (1996). Rehabilitation services for persons with schizophrenia. *Psychiatric Annals, 26*(2), 97-104.

Corin, E., & Harnois, G. (1991). Problems of continuity and the link between cure, care, and social support of mental patients. *International Journal of Mental Health, 20*(3), 13-22.

Cornhill Associates. (1980). *Needs assessment instrument.* Unpublished manuscript. Newton, MA.

Corrigan, P. W., Faber, D., Rashid, F., & Leary, M. (1999). The construct validity of empowerment among consumers of mental health services. *Schizophrenia Research, 38*(1), 77-84.

COSMOS. (1988). *Mental health planning news, 3* (1). Washington, DC: National Technical Assistance Center for Mental Health Planning.

Costa, M. (1994). Mental disability and the cooperative system: Lights and shadows. *International

Journal of Mental Health, 23(1), 71-78.

Cournos, F., McKinnon, K., & Stanley, B.(1991). The effect of involuntary medication. *American Journal of Psychiatry, 148*(April), 489-494.

Coursey, R. D., Curtis, L., Marsh, D. T., Campbell, J., Harding, C., Spaniol, L., Lucksted, A., McKenna, J., Kelley, M., Paulson, R., & Zahniser, J.(2000). Competencies for direct servcie staff who work with adults with severe mental illness in outpatient public mental health/managed care systems. *Psychiatric Rehabilitation Journal, 23*(4), 370-377.

Cozby, P. C. (1989). *Methods in behavioral research* (4th ed.). Mountain View, CA: Mayfield Publishing Co.

Craig, T. J. H., Peer, S. M., & Ross, M. D. (1989). Psychiatric rehabilitation in a state hospital transitional residence: The Cottage Program at Greystone Park Psychiatric Hospital, Greystone Park, New Jersey. In M. D. Farkas & W. A. Anthony (Eds.), *Psychiatric rehabilitation programs: Putting theory into practice* (pp. 57-69). Baltimore: Johns Hopkins University Press.

Creer, C., & Wing, J. K.(1974). *Schizophrenia at home*. London: Institute of Psychiatry.

Crites, J. O.(1961). A model for the measurement of vocational maturity. *Journal of Counseling Psychology, 8*, 255-259.

Cuffel, B. J., Fischer, E. P., Owen, R. R., Jr., & Smith, G. R., Jr. (1997). An instrument for measurement of outcomes of care for schizophrenia: Issues in development and implementation. *Evaluation and the Health Professions, 20*(1), 96-108.

Cummings, N. A. (1998). Spectacular accomplishments and disappointing mistakes: The first decade of managed behavioral care. *Behavioral Healthcare Tomorrow, 7*(4), 61-63.

Curran, T.(1980). A procedure for the assessment of social skills: The simulated social interaction test. In T. Curran & P. Monti(Eds.), *Social skills training training: A practical handbook for assessment and treatment*. New York: Guilford Press.

Curry, J.(1981). A study in case management. *Community Support Service Journal, 2*, 15-17.

Cutler, D. L., Bloom, J. D., & Shore, J. H.(1981). Training psychiatrists to work with community support systems for chronically mentally ill persons. *American Journal of Psychiatry, 138*, 98-102.

Cutler, D. L., Tatum, E., & Shore, J. H.(1987). A comparison of schizophrenic patients in different community support treatment approaches. *Community Mental Health Journal, 23*(2), 103-113.

Daniels, L. V.(1992). *Inventory of CSP assessment instruments*. Bethesda, MA: Unpublished report, National Institute of Mental Health Community Support.

Danley, K. S., & Anthony, W. A. (1987). The choose-get-keep model: Serving serverely psychiatrically disabled people. *American Rehabilitation, 13*(4), 6-9, 27-29.

Danley, K. S., & Ellison, M. L.(1997). *A handbook for participatory action researchers.* Boston, MA: Boston University, Center for Psychiatric Rehabilitation.

Danley, K., Hutchinson, D., & Restrepo-Toro, M.(1998). *Career planning curriculum for people with psychiatric disabilities.* Boston: Center for Psychiatric Rehabilitation, Boston University.

Danley, K. S., & MacDonald-Wilson, K. (1996). *The choose-get-keep approach to employment support: Operational guidelines.* Boston: Center for Psychiatric Rehabilitation, Boston University.

Danley, K. S., Rogers, E. S., MacDonald-Wilson, K., & Anthony, W. A. (1994). Supported employment for adults with psychiatric disability: Results of an innovative demonstration project. *Rehabilitation Psychology, 39*(2), 279-287.

Danley, K. S., Sciarappa, K., & MacDonald-Wilson, K. L. (1992). *Choose-Get-Keep: Psychiatric rehabilitation approach to supported employment.* (Vol. 53). San Francisco: CA: Jossey-Bass.

Davis, A. E., Dinitz, S., & Pasamanick, B.(1974). *Schizophrenics in the new custodial community: Five years after the experiment.* Columbus, OH: Ohio State University Press.

Davis, K. E.(1985). *Presentation at state of the art training conference*, July 11-12, Richmond, VA.

De Hert, M., McKenzie, K., Pieters, G., Vercruyssen, V., & Peuskens, J.(1997). Rehabilitation and resocialization for the long-term mentally ill in Belgium: Description of services and history of their development. *International Journal of Mental Health, 26*(2), 86-97.

Deegan, P. E.(1988). Recovery: The lived experience of rehabilitation. *Psychosocial Rehabilitation Journal, 11*(4), 11-19.

Deegan, P. E.(1992). The Independent Living Movement and people with psychiatric disabilities: Taking back control over our own lives. *Psychosocial Rehabilitation Journal, 15*(3), 3-19.

Deegan, P. E.(1996). Recovery as a journey of the heart. *Psychiatric Rehabilitation Journal, 19*(3), 91-97.

Dellario, D. J.(1985). The relationship between mental health, vocational rehabilitation interagency functioning, and outcome of psychiatrically disabled persons. *Rehabilitation Counseling Bulletin, 28*(3), 167-170.

Dellario, D. J., & Anthony, W. A.(1981). On the relative effectiveness of institutional and alternative placement for the psychiatrically disabled. *Journal of Social Issues, 37*(3), 21-33.

Dellario, D. J., Anthony, W. A., & Rogers, E. S. (1983). Client-practitioner agreement in the assessment of severely psychiatrically disabled persons' functional skills. *Rehabilitation Psychology, 28*, 243-248.

Dellario, D. J., Goldfield, E., Farkas, M. D., & Cohen, M. R. (1984). Functional assessment of psychiatrically disabled adults: Implications of research findings for functional skills training. In A. S. Halpern & M. J. Fuhrer(Eds.), *Functional assessment in rehabilitation* (pp. 239-525). Baltimore: Paul Brookes.

Dennis, D. L., Buckner, J. C., Lipton, F. R., & Levine, I. S.(1991). A decade of research and services for homeless mentally ill persons: Where do we stand? *American Psychologist, 46*(11), 1129-1138.

DeSisto, M. J., Harding, C. M., McCormick, R. V., Ashikaga, T., & Brooks, G. W.(1995a). The Maine and Vermont three-decade studies of serious mental illness: I. Matched comparisons of cross-sectional outcome. *British Journal of Psychiatry, 167*, 331-338.

DeSisto, M. J., Harding, C. M., McCormick, R. V., Ashikaga, T., & Brooks, G. W.(1995b). The Maine and Vermont three-decade studies of serious mental illness: II. Longitudinal course comparisons. *British Journal of Psychiatry, 167*(338-341).

Dick, N., & Shepherd, G.(1994). Work and mental health: A preliminary test of Warr's model in sheltered workshops for the mentally ill. *Journal of Mental Health UK, 3*(3), 387-400.

Dickerson, F. B.(1997). Assessing clinical outcomes: The community functioning of persons with serious mental illness. *Psychiatric Services, 48*(7), 897-902.

Dickey, B., Cannon, N. L., McGuire, T. G., & Gudeman, J. E.(1986). The Quarterway House: A two-year cost study of an experimental residential program. *Hospital and Community Psychiatry, 37*(11), 1136-1143.

Dickey, B., & Goldman, H. H.(1986). Public health care for the chronically mentally ill: Financing operating costs issues and options for local leadership. *Administration in Mental Health, 14* (2), 63-77.

Dilk, M. N., & Bond, G. R.(1996). Meta-analytic evaluation of skills training research for individuals with severe mental illness. *Journal of Consulting and Clinical Psychology, 64*(6), 1337-1346.

Dimsdale, J. E., Klerman, G. L., & Shershow, J. C. (1979). Conflict in treatment goals between patients and staff. *Social Psychiatry, 14*(1), 1-4.

Dincin, J.(1975). Psychiatric rehabilitation. *Schizophrenia Bulletin,(13)*, 1-147.

Dincin, J.(1981). A community agency model. In J. A. Talbott(Ed.), *The chronically mentally ill* (pp. 212-226). New York: Human Sciences Press.

Dincin, J., & Witheridge, T. F. (1982). Psychiatric rehabilitation as a deterrent to recidivism. *Hospital and Community Psychiatry, 33*(8), 645-650.

Dion, G. L., & Anthony, W. A. (1987). Research in psychiatric rehabilitation: A review of experimental and quasi-experimental studies. *Rehabilitation Counseling Bulletin, 30*, 177-203.

Dion, G. L., & Dellario, D.(1988). Symptom subtypes in persons institutionalized with schizophrenia: Comparison of demographics, outcome and functional skills. *Rehabilitation Psychology, 33*(2), 95-104.

Dion, G. L., Dellario, D. J., & Farkas, M. D. (1982). The relationship of maintenance neuroleptic dosage levels to vocational functioning in severely psychiatrically disabled clients: Implications for rehabilitation practicioners. *Psychosocial Rehabilitation Journal, 6*(2), 29-35.

Dion, G. L., Tohen, M., Anthony, W. A., & Waternaux, C. S. (1988). Symptoms and functioning of patients with bipolar disorder six months after hospitalization. *Hospital and Community Psychiatry, 39*, 652-657.

Distefano, M. K., Jr., & Pryer, M. W. (1970). Vocational evaluation and successful placement of psychiatric clients in a vocational rehabilitation program. *American Journal of Occupational Therapy, 24*(3), 205-207.

Dixon, L., Weiden, P., Torres, M., & Lehman, A. (1997). Assertive community treatment and medication compliance in the homeless mentally ill. *American Journal of Psychiatry, 154*(9), 1302-1304.

Docherty, J. P., Sims, S. G., & van Kammen, D. P. (1975). *Maintenance phenothiazine treatment in schizophrenia: A review.* Rockville, MD: National Institute of Mental Health.

Docherty, J. P., & Streeter, M. J. (1996). Measuring outcomes. In L. I. Sederer & B. Dickey (Eds.), *Outcome assessment in clinical practice* (pp. 8-18). Baltimore, MD: Williams & Wilkins.

Dodson, L. C., & Mullens, W. R. (1969). Some effects of jogging on psychiatric hospital patients. *American Corrective Therapy Journal, 23*, 130-134.

Doll, W. (1976). Family coping with the mentally ill: An unanticipated problem of deinstitutionalization. *Hospital and Community Psychiatry, 27*(3), 183-185.

Domergue, M. (1968). *Techincal assistance: Theory, practice, and policies.* New York: Praeger.

Dottl, S. L., & Greenley, J. R. (1997). Rural-urban differences in psychiatric status and functioning among clients with severe mental illness. *Community Mental Health Journal, 33*(4), 311-321.

Dougherty, S. J., Campana, K. A., Kontos, R. A., Flores, M. K. D., & et al. (1996). Supported education: A qualitative study of the student experience. *Psychiatric Rehabilitation Journal, 19*(3), 59-70.

Douzanis, N., & Carpenter, M. (1981). Predicting the community performance of vocational rehabilitation clients. *Hospital and Community Psychiatry, 32*, 309-412.

Dowell, D. A., & Ciarlo, J. A. (1983). Overview of the Community Mental Health Centers Program from an evaluation perspective. *Community Mental Health Journal, 19*(2), 95-125.

Dozier, M., Harris, M., & Bergman, H. (1987). Social network density and rehospitalization among young adult patients. *Hospital and Community Psychiatry*, *38*(1), 61-65.

Drake, R. E. (1998). A brief history of the individual placement and support model. *Psychiatric Rehabilitation Journal*, *22*(1), 3-7.

Drake, R. E., Becker, D. R., Biesanz, J. C., Torrey, W. C., & et al. (1994). Rehabilitative day treatment vs. supported employment: I. Vocational outcomes. *Community Mental Health Journal*, *30*(5), 519-532.

Drake, R. E., Becker, D. R., Biesanz, J. C., & Wyzik, P. F. (1996). Day treatment versus supported employment for persons with severe mental illness: A replication study. *Psychiatric Services*, *47*(10), 1125-1127.

Drake, R. E., Becker, D. R., Clark, R. E., & Mueser, K. T. (1999). Research on the individual placement and support model of supported employment. *Psychiatric Quarterly*, *70*, 289-301.

Drake, R. E., McHugo, G., Becker, D. R., Anthony, W. A., & Clark, R. E. (1996). The New Hampshire study of supported employment for people with severe mental illness. *Journal of Consulting and Clinical Psychology*, *64*(2), 391-399.

Drake, R. E., McHugo, G. J., Bebout, R. R., Becker, D. R., Harris, M., Bond, G. R., & Quimby, E. (1999). A randomized clinical trial of supported employment for inner-city patients with severe mental disorders. *Archives of General Psychiatry*, *56*(7), 627-633.

Drake, R. E., McHugo, G. J., Clark, R. E., Teague, G. B., Xie, H., Miles, K., & Ackerson, T. H. (1998). Assertive community treatment for patients with co-occuring severe mental illness and substance use disorder: A clinical trial. *American Journal of Orthopsychiatry*, *68*(2), 201-215.

Drake, R. E., McLaughlin, P., Pepper, B., & Minkoff, K. (1991). Dual diagnosis of major mental illness and substance disorder: An overview. *New Directions for Mental Health Services* (50), 3-12.

Drake, R. E., Mercer-McFadden, C., Mueser, K., McHugo, G., & Bond, G. (1998). Review of integrated mental health and substance abuse for patients with dual disorders. *Schizophrenia Bulletin*, *24*(4), 589-607.

Drake, R. E., Mueser, K. T., Clark, R. E., & Wallach, M. (1996). The course, treatment, and outcome of substance disorder in persons with severe mental illness. *American Journal of Orthopsychiatry*, *66*(1), 42-51.

Drake, R. E., Noordsey, D., & Ackerson, T. (1995). Integrating mental health and substance abuse treatments for persons with severe mental illness. In A. F. Lehman & L. B. Dixon (Eds.), *Double jeopardy: Chronic mental illness and substance abuse*. New York: Harwood Academic Publishers, Inc., 251-264.

Drake, R. E., Rosenberg, S., & Mueser, K. (1996). Assessing substance use disorder in persons with severe mental illness. *New Directions for Mental Health Services*, *70*, 3-17.

Drake, R. E., & Wallach, M. A. (1989). Substance abuse among the chronic mentally ill. *Hospital and*

Community Psychiatry, 40(10), 1041-1046.

Drucker, P. F. (1996). Foreward: Not enough generals were killed. In F. Hesselbein & M. Goldsmith & R. Berkland (Eds.), *The leader of the future* (pp. xi-xv). San Francisco: Jossey-Bass.

Eaton, L. F., & Menolascino, F. J. (1982). Psychiatric disorders in the mentally retarded: Types, problems, and challenges. *American Journal of Psychiatry, 139*(10), 1297-1303.

Eddy, D. M. (1998). Performance measurement: Problems and solutions. *Health Affairs, 17*(4), 7-25.

Eikelmann, B. (1987). Arbeit-ihre bedeutung in therapie und rehabilitation chronisch seelisch kranker. *Psychiatrishe Praxis, 17*, 71-77.

Eikelmann, B., & Reker, T. (1991). A modern therapeutic approach for chronically mentally ill patients: Results of a four-year prospective study. *Acta Psychiatrica Scandinavica, 84*(4), 357-363.

Eikelmann, B., & Reker, T. (1993). A second labour market? Vocational rehabilitation and work integration of chronically mentally ill people in Germany. *Acta Psychiatrica Scandinavica, 88*(2), 124-129.

Eisenberg, M. G., & Cole, H. W. (1986). A behavioral approach to job seeking for psychiatrically impaired persons. *Journal of Rehabilitation*, April/May/June, 46-49.

El Islam, M. F. (1982). Rehabilitation of schizophrenics by the extended family. *Acta Psychiatrica Scandinavica, 65*(2), 112-119.

Ellison, M. L., Anthony, W. A., Sheets, J., Dodds, W., Yamin, Z., & Barker, W. (2001). *The integration of psychiatric rehabilitation services into managed behavioral health care structures: A state example*. Submitted for publication.

Ellison, M. L., Danley, K. S., Bromberg, C., & Palmer-Erbs, V. K. (1999). Longitudinal outcome of young adults who participated in a psychiatric vocational rehabilitation program. *Psychiatric Rehabilitation Journal, 22*(4), 337-341.

Ellison, M. L., Rogers, E. S., Sciarappa, K., & Cohen, M. (1995). Characteristics of mental health case management: Results of a national survey. *Journal of Mental Health Administration, 22*(2), 101-112.

Ellsworth, R. B., & et al. (1968). Hospital and community adjustment as perceived by psychiatric patients, their families, and staff. *Journal of Consulting and Clinical Psychology, 32*(5, Pt. 2), 1-41.

Emerick, R. E. (1990). Self-help groups for former patients: Relations with mental health professionals. *Hospital and Community Psychiatry, 41*(4), 401-407.

Englehardt, D. M., & Rosen, B. (1976). Implications of doing treatment for the social rehabilitation of schizophrenic patients. *Schizophrenia Bulletin, 2*, 454-462.

Erickson, R. C. (1975). Outcome studies in mental hospitals: A review. *Psychological Bulletin, 82* (4), 519-540.

Erickson, R. C., & Binder, L. M. (1986). Cognitive deficits among functionally psychotic patients: A rehabilitative perspective. *Journal of Clinical and Experimental Neuropsychology, 8* (3), 257-274.

Erickson, R. C., & Hyerstay, B. J. (1980). Historical perspectives on treatment of the mentall ill. In M. S. Gibbs & J. Lachermeyer & J. Sigal (Eds.), *Community psychology: Theroetical and empirical approaches* (pp. 29-63). New York: Gardner Press.

Erlanger, H. S., & Roth, W. (1985). Disability policy. *American Behavioral Scientist, 28*, 319-346.

Ethridge, D. A. (1968). Pre-Vocational Assessment of Rehabilitation Potential of Psychiatric Patients. *American Journal of Occupational Therapy, 22* (3), 161-167.

Evans, A. S., Bullard, D. M., & Solomon, M. H. (1961). The family as a potential resource in the rehabilitation of the chronic schizophrenic patient: A study of 60 patients and their families. *American Journal of Psychiatry, 117*, 1075-1082.

Fadden, G., Bebbington, P., & Kuipers, L. (1987). The burden of care: The impact of functional psychiatric illness on the patient's family. *British Journal of Psychiatry, 150*, 285-292.

Fairweather, G. W. (1971). *Methods of changing mental hospital programs.* (Progress Report to the National Institute of Mental Health No. R12-178887). East Lansing: Michigan State University.

Fairweather, G. W. (Ed.). (1980). The Fairweather Lodge: A twenty-five year retrospective (*New Directions for Mental Health Service, No. 7*). San Francisco: Jossey-Bass.

Falloon, I. R. H., Boyd, J. L., McGill, C. W., Strang, J. S., & Moss, H. B. (1982). Family management training in the community care of schizophrenia. In M. J. Goldstein (Ed.), New developments in interventions with families of schizophrenia (*New Directions for Mental Health Services, No. 12*, pp. 61-77). San Francisco: Jossey-Bass.

Farkas, M. (1992). *Proposal to provide consultation and training for systematic change.* (Unpublished manuscript). Boston: Center for Psychiatric Rehabilitation.

Farkas, M. (1996a). Advances in psychiatric rehabilitation: North America. In C. Vazquez & J. Aldaz (Eds.), *Advances in psychiatric rehabilitation.* Madrid: Siglio XXI.

Farkas, M. (1996b). Recovery, rehabilitation, reintegration: Words vs. meaning. *World Association of Psychosocial Rehabilitation Bulletin, 8* (4), 6-8.

Farkas, M. (1998). *Developing a psychiatric rehabilitation program: From mission to client outcomes.* Presentation. Melbourne, Australia, Praham Mission Program Workshop, July 1998.

Farkas, M. (1999). *International practice in psychosocial/psychiatric rehabilitation*. Boston, MA: Boston University, Center for Psychiatric Rehabilitation.

Farkas, M. (1999a). *"Where have rehabilitation values and research led us?"An update on the field*. Lecture, Nova University, Ft. Lauderdale, FL, November 6-8, 1999.

Farkas, M. (1999b). *Developing readiness for rehabilitation activities at Lugnet and Blekingsborg*. Videoconference presentation. Malmo, Sweeden, Center for Psychiatric Rehabilitation, February 1999.

Farkas, M. (2000). *Beyond a vision of recovery & rehabilitation: The practicalities of transforming a system*. Presentation. Paris, France, World Association of Psychiatric Rehabilitation Congress, May 6-10, 2000.

Farkas, M., & Anthony, W. A. (1980). Training rehabilitation counselors to work in the state agencies, rehabilitation and mental health facilities. *Rehabilitation Counseling Bulletin, 24* (1), 128-144.

Farkas, M., & Anthony, W. A. (1987). *The development of the rehabilitation model as a response to the shortcomings of the deinstitutionalization movement* (Monograph 1). Boston: Boston University, Center for Psychiatric Rehabilitation.

Farkas, M., & Anthony, W. A. (1990). Factors affecting faculty curriculum development in departments of psychology, psychiatry, rehabilitation, nursing and social work. In D. L. Johnson (Ed.), *Service needs of the seriously mentally ill: Training implications for psychology* (pp. 145-148). Washington, D. C.: American Psychological Association.

Farkas, M., & Anthony, W. A. (1993). Incorporating psychiatric rehabilitation into graduate training programs: Psychiatry, psychology, nursing, and social work. *Psychiatric Rehabilitation and Community Support Monograph, 1, 1*.

Farkas, M., & Anthony, W. A. (1993). Rehabilitation case management research. In M. Harris & H. C. Bergman (Eds.), *Case management for mentally ill patients: Theory and practice*. Switzerland: Harwood Academic Publishers.

Farkas, M., Cohen, M., McNamara, S., Nemec, P., & Cohen, B. (2000). *Psychiatric rehabilitation traning technology: Assessing readiness for rehabilitation* (Trainer package). Boston: Boston University, Center for Psychiaric Rehabilitation.

Farkas, M., Cohen, M. R., & Forbess, R. (1998). *Program consultation training reference manual*. Unpublished manuscript. Boston: Center for Psychiatric Rehabilitation.

Farkas, M., Cohen, M. R., & Forbess, R. (1998). *Psychiatric rehabilitation program reference guide: Program consultant training*. Unpublished manuscript. Boston, MA: Boston University, Center for Psychiatric Rehabilitation.

Farkas, M., & Furlong-Norman, K. (1995). *Psychosocial rehabilitation training resources*. Boston, MA: Center for Psychiatric Rehabilitation.

Farkas, M., Gagne, C., & Anthony, W. (2001). Recovery and rehabilitation: A paradigm for the new millenium. *La rehabilitacio psicosical integral a la comunitat i amb la communitat, 1*(7/8), 13-16.

Farkas, M., Sullivan Soydan, A. & Gagne, C., (2000). *Introduction to rehabilitation readiness.* Boston: Center for Psychiatric Rehabilitation, Boston University.

Farkas, M. D. (1981). *Outreach case management practitioner training.* Boston: Center for Psychiatric Rehabilitation, Boston University.

Farkas, M. D., & Anthony, W. A. (1981). *The development of the rehabilitation model as a response to the shortcomings of the deinstitutionalization movement* (Monograph 1). Boston: Boston University, Center for Psychiatric Rehabilitation.

Farkas, M. D., & Anthony, W. A. (1987). Outcome analysis in psychiatric rehabilitation. In M. J. Fuhrer (Ed.), *Rehabilitation outcome: Analysis and measurement* (pp. 43-56). Baltimore: Paul Brookes.

Farkas, M. D., & Anthony, W. A. (1989). *Psychiatric rehabilitation programs: Putting theory into practice.* Baltimore, MD: Johns Hopkins University Press.

Farkas, M. D., Anthony, W. A., & Cohen, M. R. (1989). An overview of psychiatric rehabilitation: The approach and its programs. In M. D. Farkas & W. A. Anthony (Eds.), *Psychiatric programs: Putting theory into practice.* Baltimore, MD: Johns Hopkins University Press.

Farkas, M. D., Cohen, M. R., McNamara, S., Nemec, P. B., & Cohen, B. F. (2000). *Assessing readiness for rehabilitation training technology.* Boston, MA: Boston University, Center for Psychiatric Rehabilitation.

Farkas, M. D., Cohen, M. R., & Nemec, P. B. (1988). Psychiatric rehabilitation programs: Putting concepts into practice? *Community Mental Health Journal, 24*(1), 7-21.

Farkas, M. D., O'Brien, W. F., Cohen, M. R., & Anthony, W. A. (1994). Assessment and planning in psychiatric rehabilitation. In J. R. Bedell (Ed.), *Psychological assessment and treatment of persons with severe mental disorders* (pp. 3-30). Washington, DC: Taylor & Francis.

Farkas, M. D., O'Brien, W. F., & Nemec, P. B. (1988). A graduate level curriculum in psychiatric rehabilitation: Filling a need. *Psychosocial Rehabilitation Journal, 12*(2), 53-66.

Farkas, M. D., Rogers, E. S., & Thurer, S. (1987). Rehabilitation outcome of long-term hospital patients left behind by deinstitutionalization. *Hospital and Community Psychiatry, 38,* 864-870.

Farkas, M. D., & Vallee, C. (1996). De la reapprobation au pouvoir dagir: La dimensio discrete dune reelle readaption. *Sante Mentale au Quebec, XXI*(2), 21-32.

Farr, R. K. (1984). The Los Angeles Skid Row Mental Health Project. *Psychosocial Rehabilitation Journal, 8*(2), 64-76.

Fekete, D. M., Bond, G. R., McDonel, E. C., Salyers, M., Chen, A., & Miller, L. (1998). Rural assertive community treatment: A field experiment. *Psychiatric Rehabilitation Journal, 21*(4), 371-379.

Felix, R. H. (1967). *Mental illness: Progress and prospect*. New York: Columbia University Press.

Felton, C. J., Stastny, P., Shern, D. L., Blanch, A., & et al. (1995). Consumers as peer specialists on intensive case management teams: Impact on client outcomes. *Psychiatric Services, 46*(10), 1037-1044.

Fenton, W. S., Blyler, C. R., & Heinssen, R. K. (1997). Determinants of medication compliance in schizophrenia: Empirical and clinical findings. *Schizophrenia Bulletin, 23*(4), 637-651.

Fergus, E. O. (1980). Maintaining and advancing the lodge effort. In G. W. Fairweather (Ed.), The Fairweather Lodge: A twenty-five year retrospective (*New Directions for Mental Health service, No. 7*, pp. 46-56). San Francisco: Jossey-Bass.

Field, G., Allness, D., & Knoedler, W. (1980). Application of the Training in Community Living program to rural areas. *Journal of Community Psychology, 8*(1), 9-15.

Field, G., & Yegge, L. (1982). A client outcome study of a community support demonstration project. *Psychosocial Rehabilitation Journal, 6*(2), 15-22.

Fishbein, S. (1991). *Psychosocial academic linkage*. National Institute of Mental Health, Human Resource Development Program grant application.

Fishbein, S. M. (1988). Partial care as a vehicle for rehabilitation of individuals with severe psychiatric disability. *Rehabilitation Psychology, 33*(1), 57-64.

Fishbein, S. M., & Cassidy, K. (1989). A system perspective on psychiatric rehabilitation: New Jersey. In M. D. Farkas & W. A. Anthony (Eds.), *Psychiatric rehabilitation programs: Putting theory into practice* (pp. 179-188). Baltimore: Johns Hopkins University Press.

Fisher, D., & Ahern, L. (1999). People can recover from mental illness. *National Empowerment Center Newsletter*, 8-9.

Fisher, D. B. (1994). Health care reform based on an empowerment model of recovery by people with psychiatric disabilities. *Hospital and Community Psychiatry, 45*(9), 913-915.

Fisher, D. B. (1998). Comments on the article, "The right to refuse medication: Navigating the ambiguity." *Psychiatric Rehabilitation Journal, 21*(3), 250-251.

Fisher, G., Landis, D., & Clark, K. (1988). Case management service provision and client change. *Community Mental Health Journal, 24*(2), 134-142.

Fiske, D. W. (1983). The meta-analytic revolution in outcome research. *Journal of Consulting and Clinical Psychology, 51*(1), 65-75.

Fitz, D., & Evenson, R. (1999). Recommending client residence: A comparison of the St. Louis

Inventory of community living skills and global assessment. *Psychiatric Rehabilitation Journal, 23*(2), 107-112.

Forbess, R., & Kennard, W. (1997). *Components, functions, and process of a Role Recovery Operating System.* Marlborough, MA: BCPR.

Foreyt, J. P., & Felton, G. S. (1970). Change in behavior of hospitalized psychiatric patients in a milieu therapy setting. *Psychotherapy: Theory, Research and Practice, 7*(3), 139-141.

Forsyth, R. P., & Fairweather, G. W. (1961). Psychotherapeutic and other hospital treatment criteria: The dilemma. *Journal of Abnormal and Social Psychology, 62,* 598-604.

Fortune, J. R., & Eldredge, G. M. (1982). Predictive validation of the McCarron-Dial Evaluation System for psychiatrically disabled sheltered workshop workers. *Vocational Evaluation and Work Adjustment Bulletin, 15*(4), 136-141.

Fountain House. (1976). *Rehabilitation of the mental patient in the community.* Grant #5T24MH14471. Rockville, MD: National Institue of Mental Health.

Fountain House. (1985). *Evaluation of clubhouse model community-based psychiatric rehabilitation: Final report for the National Institute of Handicapped Research* (Contract No. 300-84-0124). Washington, DC: National Institute of Handicapped Research.

Foy, D. W. (1984). Chronic alcoholism: Broad-spectrum clinical programming. In M. Mirabi (Ed.), *The chronically mentally ill: Research and services* (pp. 273-280). Jamaica, NY: Spectrum Publications.

Frank, J. D. (1981). Reply to Telch. *Journal of Consulting and Clinical Psychology, 49*(3), 476-477.

Frankie, P. A., Levine, P., Mowbray, C. T., Shriner, W., & et al. (1996). Supported education for persons with psychiatric disabilities: Implementation in an urban setting. *Journal of Mental Health Administration, 23*(4), 406-417.

Franklin, J. L., Solovitz, B., Mason, M., Clemons, J. R., & Miller, G. E. (1987). An evaluation of case management. *American Journal of Public Health, 77,* 674-678.

Franz, M., Lis, S., Plueddemann, K., & Gallhofer, B. (1997). Conventional versus atypical neuroleptics: Subjective quality of life in schizophrenic patients. *British Journal of Psychiatry, 170,* 422-425.

Fraser, M. W., Fraser, M. E., & Delewski, C. H. (1985). The community treatment of the chronically mentally ill: An exploratory social network analysis. *Psychosocial Rehabilitation Journal, 9*(2), 35-41.

Freeman, H. E., & Simmons, O. G. (1963). *The mental patient comes home.* NY, John Wiley. (1963).

Frese, F. (1997). The mental health service consumer's perspective on mandatory treatment. *New Directions for Mental Health Services, 75,* 17-26.

Frey, W. D. (1984). Functional assessment in the 80s: A conceptual enigma, a technical challenge. In A. S. Halpern & M. J. Fuhrer (Eds.), *Functional assessment in rehabilitation* (pp. 11-43). Baltimore: Paul Brookes.

Friday, J. C. (1987). *What's available in psychosocial rehabilitation training?* Atlanta: Southern Regional Education Board.

Furlong-Norman, K. (1990). Supported education [Special issue]. *Community Support Network News, 6*(3).

Furlong-Norman, K. (1997). States helping states P/ACT and managed care. *Community Support Network News, 11*(4).

Gaebel, W., & Pietzcker, A. (1987). Prospective study of course of illness in schizophrenia: II. Prediction of outcome. *Schizophrenia Bulletin, 13*(2), 299-306.

Gaitz, L. M. (1984). Chronic mental illness in aged patients. In M. Mirabi (Ed.), *The chronically mentally ill: Research and services* (pp. 281-290). Jamaica, NY: Spectrum Publications.

Ganju, V. (1998). From consumer satisfaction to consumer perception of care. *Behavioral Healthcare Tomorrow, 7*(4), 17-18.

Garavan, J., Browne, S., Gervin, M., Lane, A., Larkin, C., & O'Callaghan, E. (1998). Compliance with neuroleptic medication in outpatients with schizophrenia ; Relationship to subjective response to neuroleptics ; Attitudes to medication and insight. *Comprehensive Psychiatry, 39*(4), 215-219.

Gardner, H. (1995). *Leading minds: An anatomy of leadership.* New York, NY: Basic Books, Inc.

Gardos, G., & Cole, J. O. (1976). Maintenance antipsychotic therapy: Is the cure worse than the disease? *American Journal of Psychiatry, 133*(1), 32-36.

Garske, G., Williams, B., & Schiro-Geist, C. (1999). The financial costs of severe mental illness. *Journal of Rehabilitation, 65*(4), 39-44.

Gay, R. D. (1983). The Georgia experience: Another perspective. *New Directions for Mental Health Services* (18), 67-71.

Gayler, C., & Gagne, C. (2000). *Developing expert practitioners in psychiatric rehabilitation: Training strategies.* Presentation. Paris, France, World Association of Psychosocial Rehabilitation Congress, May 6-10, 2000.

Gehrs, M., & Goering, P. (1994). The relationship between the working alliance and rehabilitation outcomes of schizophrenia. *Psychosocial Rehabilitation Journal, 18*(2), 43-54.

Gelineau, V. A., & Evans, A. S. (1970). Volunteer case aides rehabilitate chronic patients. *Hospital and Community Psychiatry, 21*(3), 90-93.

George, L. K., Blazer, D. G., Hughes, D. C., & Fowler, N. (1989). Social support and the outcome of major depression. *British Journal of Psychiatry, 154*, 478-485.

Gerhart, U. C. (1985). Teaching social workers to work with the chronically mentally ill. In J. P. Bowker (Ed.), *Education for practice with the chronically mentally ill: What works?* Washington, D. C.: Council on Social Work Education.

Giffort, D. W. (1998). A systems approach to developing staff training. *New Directions for Mental Health Services, 79*, 25-33.

Gilbert, D. (1997). States helping states: PACT and managed care. *Community Support Network News, 11*(4), 1, 16.

Gill, K. J., Pratt, C. W., & Barrett, N. (1997). Preparing psychiatric rehabilitation specialists through undergraduate education. *Community Mental Health Journal, 33*(4), 323-329.

Gittleman, M. (1974). Coordinating mental health systems. *American Journal of Public Health, 64*, 496-500.

Glaser, E. M., & Ross, U. L. (1971). *Increasing the utilization of applied research results* (NIMH Grant No. 5R12MH0925-2). Washington, D. C.: National Institute of Mental Health.

Glaser, E. M., & Taylor, S. (1969). *Factors influencing the success of applied research.* Final Report on Contract #43-67-1365, National Institute of Mental Health, Department of Health, Education & Welfare, Washington, D. C.

Glasscote, R. M., Gudeman, J. E., & Elpers, R. (1971). *Halfway houses for the menally ill: A study of programs and problems.* Washington, D. C.: Joint Information Service of the American Psychiatric Association and the National Association for Mental Health.

Goering, P., Sylph, J., Foster, R., Boyles, S., & et al. (1992). Supportive housing: A consumer evaluation study. *International Journal of Social Psychiatry, 38*(2), 107-119.

Goering, P. N., Farkas, M. D., Wasylenki, D. A., Lancee, W. J., & Ballantyne, R. (1988). Improved functioning for case management clients. *Psychosocial Rehabilitation Journal, 12*(1), 3-17.

Goering, P. N., Huddart, C., Wasylenki, D. A., & Ballantyne, R. (1989). The use of rehabilitation case management to develop neccessary supports: Community Rehabilitation Services, Toronto, Ontario. In M. D. Farkas & W. A. Anthony (Eds.), *Psychiatric rehabilitation programs: Putting theory into practice* (pp. 197-207). Baltimore: Johns Hopkins University Press.

Goering, P. N., & Stylianos, S. K. (1988). Exploring the helping relationship between the schizophrenic client and rehabilitation therapist. *American Journal of Orthopsychiatry, 58*(2), 271-280.

Goering, P. N., Wasylenki, D. A., Farkas, M. D., Lancee, W. J., & Ballantyne, R. (1988). What difference does case management make? *Hospital and Community Psychiatry, 39*, 272-276.

Goering, P. N., Wasylenki, D. A., Lancee, W. J., & Freeman, S. J. (1984). From hospital to community: Six-month and two-year outcomes for 505 patients. *The Journal of Nervous* and *Mental Disease, 172,* 667-673.

Goethe, J. W., Dornelas, E. A., & Fischer, E. H. (1996). A cluster analytic study of functional outcome after psychiatric hospitalization. *Comprehensive Psychiatry, 37*(2), 115-121.

Goffman, E.(1961). *Asylums: Essays on the social situation of mental patients and other inmates.* Garden City, NJ: Doubleday-Anchor..

Goin, M. K., Yamamoto, & Silverman (1965). Therapy congruent with class-linked expectations. Archives of *General Psychiatry, 13*(2), 133-137.

Goldberg, M. F., Evans, A. S., & Cole, K. H.(1973). The utilization and training of volunteers in a psychiatric setting. *British Journal of Social Work, 3*(1), 55-63.

Goldberg, S. C. (1980). Drug and psychosocial therapy in schizophrenia: Current status and research needs. *Schizophrenia Bulletin, 6*(1), 117-121.

Goldfinger, S. M., & Schutt, R. K.(1996). Comparison of clinicians' housing recommendations and preferences of homeless mentally ill persons. *Psychiatric Services, 47*(4), 413-415.

Goldman, H. H., Bums, B. J., & Burke, J. D.(1980). Integrating primary health care and mental health services: A preliminary report. *Public Health Reports, 95,* 535-539.

Goldman, H. H., Gattozzi, A. A., & Taube, C. A. (1981). Defining and counting the chronically mentally ill. *Hospital and Community Psychiatry, 32,* 21-27.

Goldstein, A. P.(1981). *Psychological skill training.* New York: Pergamon Press.

Goldstein, A. P., & Kanfer, F. H.(Eds.).(1979). *Maximizing treatment gains: Transfer enhancement in psychotherapy.* New York: Academic Press.

Goldstein, M. J., & Kopeiken, H. S. (1981). Short- and long-termeffects of combining drug and family therapy. In M. J. Goldstein(Ed.), New developments in interventions with families of schizophrenics (*New Directions for Mental Health Services, No. 12,* pp. 5-26). San Francisco: Jossey-Bass.

Goldstrom, I. D., & Manderscheid, R. W.(1982). The chronically ill: A descriptive analysis from the Uniform Client Data Instrument. *Community Support Service Journal, 2*(3), 4-9.

Goldstrom, I. D., & Manderscheid, R. W. (1983). A descriptive analysis of community support program case managers serving the chronically mentally ill. *Community Mental Health Journal, 19*(1), 17-26.

Gomory, R. E.(1983). Technology development. *Science, 230,* 576-580.

Goodrick, P.(1988). *Strategies for state and local mental health system planning.* Washington, D. C.: COSMOS Corporation.

Gorin, S. S. (1986). Cost-outcome analysis and service planning in a CMHC. *Hospital and*

Community Psychiatry, 37(7), 697-701.

Goss, A. M., & Pate, K. D. (1967). Predicting vocational rehabilitation success for psychiatric patients with psychological tests. *Psychological Reports, 21*(3), 725-730.

Granqvist, G. (1997). *Fran schizofreni till livslust.* Sollentuna: Riks-IFS.

Green, H. J., Miskimins, R. W., & Keil, E. C. (1968). Selection of psychiatric patients for vocational rehabilitation. *Rehabilitation Counseling Bulletin, 11,* 297-302.

Green, M. F. (1996). What are the functional consequences of neurocognitive deficits in schizophrenia? *American Journal of Psychiatry, 153*(3), 321-330.

Green, M. F., & Nuechterlein, K. H. (1999). Should schizophrenia be treated as a neurocognitive disorder? *Schizophrenia Bulletin, 25*(2), 309-319.

Greenblatt, M., Beretta, R. M., & Serafetinides, E. A. (1982). Social networks and mental health: An overview. *American Journal of Psychiatry, 139*(8), 977-984.

Greenley, J. R., Greenberg, J. S., & Brown, R. (1997). Measuring quality of life: A new and practical survey instrument. *Social Work, 42*(3), 244-254.

Gregory, C. C., & Downie, N. M. (1968). Prognostic study of patients who left, returned, and stayed in a psychiatric hospital. *Journal of Counseling Psychology, 15*(3), 232-236.

Grella, C. E., & Grusky, O. (1989). Families of the seriously mentally ill and their satisfaction with services. *Hospital and Community Psychiatry, 40*(8), 831-835.

Griffiths, R. (1974). Rehabilitation of chronic psychotic patients. *Psychological Medicine, 4,* 316-325.

Griffiths, R. D. (1973). A standardized assessment of the work behaviour of psychiatric patients. *British Journal of Psychiatry, 123*(575), 403-408.

Grinspoon, L., Ewalt, J. R., & Shader, R. I. (1972). *Schizophrenia: Pharmacotherapy and psychotherapy.* Baltimore: Williams and Wilkins.

Grob, S. (1970). Psychiatric social clubs come of age. *Mental Hygiene, 54*(1), 129-136.

Grob, S. (1983). Psychosocial rehabilitation centers: Old wine in a new bottle. In I. Barofsky & R. D. Budson (Eds.), *The chronic psychiatric patient in the community. Principles of treatment* (pp. 265-280). Jamaica, NY: Spectrum Publications.

Grove, B., Freudenberg, M., Harding, A., & O'Flynn, D. (1997). *The social firm handbook: New directions in the employment, rehabilitation, and integration of people with mental health problems.* Brighton, England: Pavilion.

Growick, B. (1979). Another looks at the relationship between vocational and nonvocational client change. *Rehabilitation Counseling Bulletin, 23,* 136-139.

Grusky, O., & Tierney, K. (1989). Evaluating the effectiveness of countywide mental health care systems. *Community Mental Health Bulletin, 25*, 3-19.

Grusky, O., Tierney, K., Anspach, R., Davis, D., & et al. (1986). Descriptive evaluations of community support programs. *International Journal of Mental Health, 15*(4), 26-43.

Grusky, O., Tierney, K., Holstein, J., Anspach, R., Dans, D., Unruh, D., Webster, S., Vandewater, S., & Allen, H. (1985). Models of local mental health delivery systems. *American Behavioral Scientist, 28*(5), 685-703.

Gurel, L., & Lorei, T. W. (1972). Hospital and community ratings of psychopathology as predictors of employment and readmission. *Journal of Consulting and Clinical Psychology, 39*(2), 286-291.

Hafemeister, T. L., & Banks, S. M. (1996). Methodological advances in the use of recidivism rates to assess mental health treatment programs. *Journal of Mental Health Administration, 23*(2), 190-206.

Hall, J. D., Smith, K., & Shimkunas, A. (1966). Employment problems of schizophrenic patients. *American Journal of Psychiatry, 123*, 536-540.

Hamilton, L. S., & Muthard, J. E. (1975). *Research utilization specialists in vocational rehabilitation* (Monograph). Gainesville, FL: Rehabilitation Research Institute.

Hammaker, R. (1983). A client outcome evaluation of the statewide implementation of community support services. *Psychosocial Rehabilitation Journal, 7*(1), 2-10.

Handy, C. (1996). The new language of organizing and its implications for leaders. In F. Hesselbein & M. Goldsmith & R. Berkhard (Eds.), *The leader of the future* (pp. 3-9). San Francisco: Jossey-Bass.

Harding, C., & Zahniser, J. (1994). Empirical correction of seven myths about schizophrnia with implications for treatment. *Acta Psychiatrica Scandinavica Supplementum, 90* (Suppl 384), 140-146.

Harding, C. M. (1994). An examination of the complexities in the measurement of recovery in severe psychiatric disorders. In R. J. Ancill & D. Holliday & G. W. MacEwan (Eds.), *Schizophrenia: Exporing the spectrum of psychosis* (pp. 153-169). Chichester: J. Wiley & Sons.

Harding, C. M., Brooks, G. W., Ashikaga, T., Strauss, J. S., & Breier, A. (1987a). The Vermont longitudinal study of persons with severe mental illness: I. Methodology, study sample, and overall status 32 years later. *American Journal of Psychiatry, 144*(6), 718-726.

Harding, C. M., Brooks, G. W., Ashikaga, T., Strauss, J. S., & Breier, A. (1987b). The Vermont longitudinal study of persons with severe mental illness: II. Long-term outcome of subjects who retrospectively met DSM-III criteria for schizophrenia. *American Journal of Psychiatry, 144*(6), 727-735.

Harding, C. M., Strauss, J. S., Hafez, H., & Lieberman, P. B. (1987). Work and mental illness: I.

Toward an integration of the rehabilitation process. *Journal of Nervous and Mental Disease, 175*(6), 317-326.

Harding, C. M., Zubin, J., & Strauss, J. S.(1987). Chronicity in schizophrenia: Fact, partial fact, or artifact? *Hospital and Community Psychiatry, 38*(5), 477-486.

Harp, H., & Zinman, S.(1994). Maintaining our roots: The challenge of growth. In H. Harp & S. Zinman (Eds.), *Reaching across II: Maintaining our roots/The challenge of growth.* Sacramento, CA: California Network of Mental Health Clients.

Harrand, G.(1967). Rehabilitation Programs for Chronic Patients: I. Testing the Potential for Independence. *Hospital and Community Psychiatry, 18*(12), 376-377.

Harris, M., & Bergman, H. C.(1985). Networking with young adult chronic patients. *Psychosocial Rehabilitation Journal, 8*(3), 28-35.

Harris, M., & Bergman, H. C.(1987a). Case management with the chronically mentally ill: A clinical perspective. *American Journal of Orthopsychiatry, 57*(2), 296-302.

Harris, M., & Bergman, H. C.(1987b). Differential treatment planning for young adult chronic patients. *Hospital and Community Psychiatry, 38*(6), 638-643.

Harris, M., & Bergman, H. C.(1988a). Capitation financing for the chronic mentally ill: A case management approach. *Hospital and Community Psychiatry, 39*(1), 68-72.

Harris, M., & Bergman, H. C.(1988b). Clinical case management for the chronically mentally ill: A conceptual analysis. *New Directions for Mental Health Services, 40*, 5-13.

Harris, M., & Bergman, H. C.(1988c). Misconceptions about use of case management services by the chronic mentally ill: A utilization analysis. *Hospital and Community Psychiatry, 39*(12), 1276-1280.

Harris, M., Bergman, H. C., & Bachrach, L. L.(1986). Individualized network planning for chronic psychiatric patients. *Psychiatric Quarterly, 58*(1), 51-56.

Harrison, V.(1984). A biologist's view of pain, suffering and marginal life. In F. Dougherty (Ed.), *The depraved, the disabled and the fullness of life.* Delaware: Michael Glazier.

Hart, R. V.(1997). *Final report for the Psychiatric Rehabilitation Task Force for Systems Reform.* Montgomery, AL: Alabama Department of Mental Health and Mental Retardation.

Hatfield, A. B.(1978). Psychological costs of schizophrenia to the family. *Social Work, 23*(5), 355-359.

Hatfield, A. B. (1979). The family as partner in the treatment of mental illness. *Hospital and Community Psychiatry, 30*, 338-340.

Hatfield, A. B.(1981). Self-help groups for families of the mentally ill. *Social Work, 26*(408-413).

Hatfield, A. B. (1983). What familes want of family therapists. In W. McFarlane (Ed.), *Family therapy in schizophrenia.* New York: Guilford.

Hatfield, A. B., Fierstein, R., & Johnson, D. M. (1982). Meeting the needs of families of the psychiatrically disabled. *Psychosocial Rehabilitation Journal, 6*(1), 27-40.

Hatfield, A. B., Spaniol, L. J., & Zipple, A. M. (1987). Expressed emotion: A family perspective. *Schizophrenia Bulletin, 13*(221-226).

Havari, D. (1974). *The role of the technical assistance expert.* Organization for Economic Cooperation and Development, Paris.

Havelock, R. G. (1971). *Planning for innovation through dissemination and utilization and knowledge.* Ann Arbor: University of Michigan, Institute for Social Research.

Havelock, R. G., & Berme, K. D. (1969). An exploratory study of knowledge utilization. In W. G. Bennis & J. D. NBenne & R. Chien (Eds.), *The planning of change* (2nd ed.). New York: Holt, Reinhart & Winston.

Havens, L. L. (1967). Dependence: Definitions and strategies. *Rehabilitation Record,* March/April, 23-28.

Haywood, T. W., Kravitz, H. M., Grossman, L. S., Cavanaugh, J. L., & et al. (1995). Predicting the "revolving door" phenomenon among patients with schizophrenic, schizoaffective, and affective disorders. *American Journal of Psychiatry, 152*(6), 856-861.

Heap, R. F., Boblitt, W. E., Moore, C. H., & Hord, J. E. (1970). Behaviour-milieu therapy with chronic neuropsychiatric patients. *Journal of Abnormal Psychology, 76*(3, Pt. 1), 349-354.

Heisenberg, W. (1958). *Physics and philosophy: The revolution in modern science.* New York: Harper.

Herman, J. L. (1992). *Trauma and recovery.* New York, NY: Basic Books, Inc.

Hersen, M. (1979). Limitations and problems in the clinical application of behavioral techniques in psychiatric settings. *Behavior Therapy, 10*(1), 65-80.

Hersen, M., & Bellack, A. S. (1976). Social skills training for chronic psychiatric patients: Rationale, research findings, and future directions. *Comprehensive Psychiatry, 17*(4), 559-580.

Hersen, M., & Bellack, A. S. (1977). The assessment o social skills. In A. Ciminero & K. Calhoun & H. Adams (Eds.), *Handbook of behavioral assessment* (pp. 509-554). New York: John Wiley & Sons.

Herz, M. I., & et al. (1974). Individual versus group aftercare treatment. *American Journal of Psychiatry, 131*(7), 808-812.

Herz, M. I., Szymanski, H. V., & Simon, J. C. (1982). Intermittent medication for stable schizophrenic outpatients: An alternative to maintenance medication. *American Journal of*

Psychiatry, 139(7), 918-922.

Hester, T. W. (1998). "Patterns of usual care for schizophrenia: Initial results from the Schizophrenia Patient Outcomes Research Team (PORT) Client Survey": Comment. *Schizophrenia Bulletin, 24*(1), 25-27.

Hibler, M. (1978). The problems as seen by the patient's family. *Hospital and Community Psychiatry, 29*(1), 32-33.

Hillhouse-Jones, J. (1984). Psychiatric rehabilitation training: A trainee's perspective. *Florida Community Support Network Newsletter, 1,* 8.

Ho, A., Tsuang, J., Liberman, R., Wang, R., Wilkins, J., Elkman, T., & Shaner, A.(1999). Achieving effective treatment of patients with chronic psychotic illness and comorbid substance dependence. *American Journal of Psychiatry, 156,* 1765-1770.

Hoffman, D. A. (1980). *The differential effects of self-monitoring, self-reinforcement and performance standards on the production output, job satisfaction and attendance of vocational rehabilitation clients.* Catholic U of America.

Hoffmann, F. L., Capelli, K., & Mastrianni, X.(1997). Measuring treatment outcome for adults and adolescents: Reliability and validity of BASIS-32. *Journal of Mental Health Administration, 24*(3), 316-331.

Hogarty, G. E., & et al.(1986). Family psychoeducation, social skills training, and maintenance chemotherapy in the aftercare treatment of schizophrenia: I. One-year effects of a controlled study on relapse and expressed emotion. *Archives of General Psychiatry, 43*(7), 633-642.

Hogarty, G. E., & Flesher, S.(1999). Development theory for a cognative enhancement therapy of schizophrenia. *Schizophrenia Bulletin, 25*(4), 677-692.

Hogarty, G. E., McEvoy, J. P., Munetz, M., DiBarry, A. L., & et al.(1988). Dose of fluphenazine, familial expressed emotion, and outcome in schizophrenia: Results of a two-year controlled study. *Archives of General Psychiatry, 45*(9), 797-805.

Holcomb, W. R., & Ahr, P. R.(1986). Clinicians' assessments of the service needs of young adult patients in public mental health care. *Hospital and Community Psychiatry, 37*(9), 908-913.

Holley, H. L., Hodges, P., & Jeffers, B. (1998). Moving psychiatric patients from hospital to community: Views of patients, providers, and families. *Psychiatric Services, 49*(4), 513-517.

Hollingsworth, R., & Foreyt, J. P. (1975). Community adjustment of released token economy patients. *Journal of Behavior Therapy and Experimental Psychiatry, 6*(4), 271-274.

Holroyd, J., & Goldenberg, I. (1978). The use of Goal Attainment Scaling to evaluate a ward treatment program for disturbed children. *Journal of Clinical Psychology, 34*(3), 732-739.

Holzner, B., Kemmler, G., & Meise, U.(1998). The impact of work-related rehabilitation on the quality of life of patients with schizophrenia. *Social Psychiatry and Psychiatric Epidemiology, 33*(12), 624-631.

Houghton, J. F. (1982). Maintaining mental health in a turbulent world. *Schizophrenia Bulletin, 8,* 548-552.

Hoult, J. (1986). Community care of the acutely mentally ill. *British Journal of Psychiatry, 149,* 137-144.

Hoult, J., Rosen, A., & Reynolds, I. (1984). Community orientated treatment compared to psychiatric hospital orientated treatment. *Social Science and Medicine, 18*(11), 1005-1010.

Hughes, R. (1999). The meaning of "evidence based" services in PSR. *PSR Connection Newsletter, 2*(1), 10-12.

Human Services Research Institute. (1995). *Toolkit for measuring psychosocial ourcomes.* columbus, MD: International Association of Psychosocial Rehabilitation Services.

Hutchinson, D. (1998). *A combined supported education and employment approach to career development.* Workshop presentation, National Rehabilitation Research Conference, Chicago, IL, April 16, 1998.

Hutchinson, D., Bellafato, L., & Devereux, R. (1999). *Healthy lifestyles for women with psychiatric disabilities: A wellness program guide.* Boston, MA: Center for Psychiatric Rehabilitation.

Hutchinson, D., & Farkas, M. (In press). Person-oriented rehabilitation case management. In R. Emard (Ed.), *Case management for persons with serious mental illness.*

Hutchinson, D., & Salafia, R. (1997). *Employment success and satisfaction: A seminar series (Version 1).* Boston: Center for Psychiatric Rehabilitation, Boston University.

Hutchinson, D., Skrinar, G., & Cross, C. (1999). The role of improved physical fitness in rehabilitation recovery. *Psychiatric Rehabilitation Journal, 22*(4), 355-359.

Hutchinson, D. S., Kohn, L., & Unger, K. V. (1989). A university-based psychiatric rehabilitation program for young adults: Boston University. In M. D. Farkas & W. A. Anthony (Eds.), *Psychiatric rehabilitation programs: Putting theory into practice* (pp. 147-157). Baltimore: Johns Hopkins University Press.

Ikebuchi, E., Iwasaki, S., Sugimoto, T., Miyauchi, M., & Liberman, R. (1999). The factor structure of disability in schizophrenia. *Psychiatric Rehabilitation Skills, 3*(2), 220-230.

Intagliata, J. (1982). Improving the quality of care for the chronically mentally disabled: The role of case management. *Schizophrenia Bulletin, 8,* 655-674.

Intagliata, J., & Baker, F. (1983). Factors affecting case management services for the chronically mentally ill. *Administration in Mental Health, 11,* 75-91.

International Association of Psychosocial Rehabilitation Services. (1997). New Prevalence

Estimates of Serious Mental Illness. *Organizational Bulletin, 8*(10).

Ivey, A. E. (1973). Media therapy: Educational change planning for psychiatric patients. *Journal of Counseling Psychology, 20*(4), 338-343.

Jacobs, H. E., & et al. (1984). A skills-oriented model for facilitating employment among psychiatrically disabled persons. *Rehabilitation Counseling Bulletin, 28*(2), 87-96.

Jacobs, J. (1997). *Major findings of the community support research demonstration projects (1989-1996)*. Washington, D. C.: Community Support Program Branch, Substance Abuse and Mental Health Services Administration.

Jacobs, J. (Ed.). (1998). *Community support research demonstration grants, 1989-1996: Major findings and lessons learned*. Rockville, MD: Center for Mental Services.

Jacobs, M., & Trick, O. (1974). Successful psychiatric rehabilitation using an inpatient teaching laboratory: A one-year follow-up study. *American Journal of Psychiatry, 131*, 145-148.

Jacobson, N., & Curtis, L. (2000). Recovery as policy in mental health services: Strategies emerging from the states. *Psychiatric Rehabilitation Journal, 23*(4), 333-341.

Jeger, A. M., & McClure, G. (1980). The effects of a behavioral training program on nonprofessionals' endorsement of the psychosocial model. *Journal of Community Psychology, 8*(1), 49-53.

Jensen, K., Spangaard, P., Juel-Neilsen, N., & Voag, V. H. (1978). Experimental psychiatric rehabilitation unity. *International Journal of Social Psychiatry, 24*, 53-57.

Jerrell, J. (1996). Cost-effective treatment for persons with dual disorders. *New Directions for Mental Health Services, 70*, 79-91.

Jerrell, J., & Ridgely, M. S. (1997). Dual diagnosis care for severe and persistent disorders: A comparison of three methods. *Behavioral Healthcare Tomorrow, 6*(3), 28-33.

Jerrell, J. M. (1999). Skill, symptom and satisfaction changes in three service models for people with psychiatric disability. *Psychiatric Rehabilitation Journal, 22*(4), 342-348.

Jerrell, J. M., & Larsen, J. K. (1985). How community mental health centers deal with cutbacks and competition. *Hospital and Community Psychiatry, 36*(11), 1169-1174.

Johnson, D. L. (1998). The right to refuse medication: Freedom and responsibility. *Psychiatric Rehabilitation Journal, 21*(3), 252-254.

Joint Commission of Accreditation of Hospitals. (1976). *Accreditation of community mental healthservice programs*. Chicago: Author.

Jung, H. F., & Spaniol, L. J. (1981). *Planning the utilization of new knowledge and skills: Some basic principles for researchers, administration, and practitioners*. Unpublished manuscripts, Boston University, Center for Psychiatric Rehabilitation, Boston.

Kahn, R. L., & Quinn, R. P. (1977). *Mental health, social adjustment, and metropolitan problems.* Research proposal, University of Michigan, Ann Arbor.

Kaiser, A. (1990). Focusing on the future on preparing personnel to work with persons with sever disabilities. In A. P. Kaiser & C. M. McWhorter (Eds.), *Preparing personnel to work with persons with severe disabilities* (pp. 1-5). Baltimore: Paul H. Brookes.

Kanapaux, W. (2000). A question of standards. *Behavioral Healthcare Tomorrow, 9*(1), 14-16.

Kane, J., Honigfeld, G., Singer, J., Meltzer, H., & et al. (1988). Clozapine for the treatmentresistant schizophrenic: A double-blind comparison with chlorpromazine. *Archives of General Psychiatry, 45*(9), 789-796.

Kane, J. M. (1987). Low-dose and intermittent neuroleptic treatment strategies for schizophrenia: An interview with John Kane. *Psychiatric Annals, 17*(125-130).

Karel, R. B. (1996, November 1). World impact of mental illness for more severe than assumed. *Psychiatric News*, pp. 1, 34-35.

Katkin, S., Ginsburg, M., Rifkin, M. J., & Scott, J. T. (1971). Effectiveness of female volunteers in the treatment of outpatients. *Journal of Counseling Psychology, 18*(2), 97-100.

Katkin, S., Zimmerman, V., Rosenthal, J., & Ginsburg, M. (1975). Using volunteer therapists to reduce hospital readmissions. *Hospital and Community Psychiatry, 26*(3), 151-153.

Katz Garris, L., McCue, M., Garris, R. P., & Herring, J. (1983). Psychiatric rehabilitation: An outcome study. *Rehabilitation Counseling Bulletin, 26*(5), 329-335.

Kaye, H. S. (1998). Is the status of people with disabilities improving? *Disability Statistics Abstract, 21*, 1-4.

Keith, S. J., & Matthews, S. M. (1984). Research overview. In J. A. Talbott (Ed.), *The chronic mental patient: Five years later* (pp. 7-13). Orlando, FL: Grune & Stratton.

Kelner, F. B. (1984). A rehabilitation approach to program diagnosis in technical assistance consultation. *Psychosocial Rehabilitation Journal, 7*(3), 32-43.

Kemp, R., Kirov, G., Everitt, B., Hayward, P., & David, A. (1998). Randomised controlled trial of compliance therapy: 18-month follow-up. *British Journal of Psychiatry, 172*, 413-419.

Kennedy, E. M. (1989). *Community based care for the mentally ill: Simple justice.* Unpublished manuscript, Boston University, Center for Psychiatric Rehabilitation, Boston.

Kerlinger, F. M. (1964). *Foundations of behavioral research.* New York: Holt, Rinehart & Winston.

Kerr, N., & Meyerson, L. (1987). Independence as a goal and a value of people with physical disabilities: Some caveats. *Rehabilitation Psychology, 32*(3), 173-180.

Kiesler, C. A. (1982). Mental hospitals and alternative care: Noninstitutionalization as potential public policy for mental patients. *American Psychologist, 37*(4), 349-360.

Killilea, M.(1976). Mutual help organizations: Interpretations in the literature. In G. Kapplan & M. Killilea(Eds.), *Support systems and mutual help*. Grune & Stratton.

Killilea, M.(1982). Interaction of crisis theory, coping strategies, and social suppoort systems. In H. C. Schulberg & M. Killilea(Eds.), *The modern practice of community mental health*. San Francisco: Jossey-Bass.

Klapow, J. C., Evans, J., Patterson, T. L., & Heaton, R. K.(1997). Direct assessment of functional status in older patients with schizophrenia. *American Journal of Psychiatry, 154*(7), 1022-1024.

Kline, M. N., & Hoisington, V.(1981). Placing the psychiatrically disabled: A look at work values. *Rehabilitation Counseling Bulletin, 24*, 366-369.

Klinkenberg, W. D., & Calsyn, R. J.(1999). Predictors of receiving aftercare 1, 3, and 18 months after a psychiatric emergency room visit. *Psychiatric Quarterly, 70*(1), 39-51.

Knapp, M., Beecham, J., Koutsogeorgopoulou, V., Hallam, A., & et al.(1994). Service use and costs of home-based versus hospital-based care for people with serious mental illness. *British Journal of Psychiatry, 165*(2), 195-203.

Knight, E.(1997). A model for the dissemination of self-help in public mental health systems. *New Directions for Mental Health Services, 74*, 43-51.

Knox, R. A.(1996, September 16). Changing world, changing ailments. *The Boston Globe*, pp. C1-C3.

Kopelowicz, A., Liberman, R. P., Mintz, J., & Zarate, R.(1997). Comparison of efficacy of social skills training for deficit and nondeficit negative symptoms in schizophrenia. *American Journal of Psychiatry, 154*(3), 424-425.

Koumans, A. J.(1969). Reaching the unmotivated patient. *Mental Hygiene, 53*(2), 298-300.

Kouzes, J. M., & Posner, B. Z.(1995). *The leadership challenge: How to keep getting extraordinary things done in organizations*(2nd ed.). San Francisco, CA: Jossey-Bass Inc, Publishers.

Kramer, P., Anthony, W., Rogers, E. S., & Kennard, W.(1999). *Integrating psychiatric rehabilitation technology into assertive community treatment*. Unpublished manuscript. Boston: Center for Psychiatric Rehabilitation, Boston University.

Kuipers, E.(1996). The management of difficult to treat patients with schizophrenia, using non-drug therapies. *British Journal of Psychiatry, 169*(Suppl 31), 41-51.

Kunce, J. T.(1970). Is work therapy really therapeutic? *Rehabilitation Literature, 31*(10), 297-299.

Kurtz, L. F., Bagarozzi, D. A., & Pollane, L. P.(1984). Case management in mental health. *Health and Social Work, 9*(3), 201-211.

Lamb, H. R. (1982). *Treating the long-term mentally ill*. San Francisco: Jossey-Bass.

Lamb, H. R., & Oliphant, E. (1979). Parents of schizophrenics: Advocates for the mentally ill. In L. I. Stein (Ed.), Community support systems for the long-term patient (*New Direction for Mental Health Services, No. 2*, pp. 85-92). San Francisco: Jossey-Bass.

Lamberti, J. S., Melburg, V., & Madi, N. (1998). Intensive psychiatric rehabilitation treatment (IPRT): An overview of a new program. *Psychiatric Quarterly, 69*(3), 211-234.

Landeen, J., Pawlick, J., Woodside, H., Kirkpatrick, H., & Byrne, C. (2000). Hope, quality of life, and symptom severity in individuals with schizophrenia. *Psychiatric Rehabilitation Journal, 23*(4), 364-369.

Lang, E., & Rio, J. (1989). A psychiatric rehabilitation vocational program in a private psychiatric hospital: The New York Hospital-Cornell Medical Center, Westchester Division, White Plains, NY. In M. D. Farkas & W. A. Anthony (Eds.), *Psychiatric rehabilitation programs: Putting theory into practice* (pp. 86-98). Baltimore: Johns Hopkins University Press.

Langsley, D. G., & Kaplan, D. M. (1968). *The treatment of families in crisis*. New York: Grune & Stratton.

Langsley, D. G., Machotka, P., & Flomenhaft, K. (1971). Avoiding mental hospital admission: A follow-up study. *American Journal of Psychiatry, 127*(10), 1391-1394.

Lannon, P. B., Banks, S. M., & Morrissey, J. P. (1988). Community tenure patterns of the New York State CSS population: A longitudinal impact assessment. *Psychosocial Rehabilitation Journal, 11*(4), 47-60.

LaPaglia, J. E. (1981). *The use of role-play strategies to teach vocationally related social skills to mentally handicapped persons: Three studies of training and generalization*. Unpublished doctoral dissertation, Vanderbilt University, Nashville, TN.

Larsen, J. K. (1987). Community mental health services in transition. *Community Mental Health Journal, 23*(4), 250-259.

Laudet, A., Magura, S., Vogel, H., & Knight, E. (1999). *Profiles of individuals in dual recovery*. Presentation at the 127th Annual Meeting of the American Public Health Association, Chicago, IL, November 10, 1999.

Lazare, A., Eisenthal, S., & Wasserman, L. (1975). The customer approach to patienthood: Attending to patient requests in a walk-in clinic. *Archives of General Psychiatry, 32*(5), 553-558.

Lecklitner, G. L., & Greenberg, P. D. (1983). Promoting the rights of the chronically mentally ill in the community: A report on the Patient Rights Policy Research Project. *Mental and Physical Disability Law Reporter, 7*(5), 422-429, 439.

Leete, E. (1989). How I perceive and manage my illness. *Schizophrenia Bulletin, 15*(2), 197-200.

Leff, J., Kuiers, L., Berkowitz, R., Eberbein-Vries, R., & Sturgeon, D. A. (1982). Controlled trial of social intervention in the familes of schizophrenic patients. *British Journal of Psychiatry, 141*, 121-134.

Lefley, H. P. (1987). Aging parents as caregivers of mentally ill adult children: An emerging social problem. *Hospital and Community Psychiatry, 38*, 1063-1069.

Leginski, W., Randolph, F., & Rog, D. J. (1999). Taking issue: How well are we evaluating system change? *Psychiatric Services, 50*(10), 1257.

Lehman, A. F. (1987). Capitation payment and mental health care: A review of the opportunities and risks. *Hospital and Community Psychiatry, 38*(1), 31-38.

Lehman, A. F., Postrado, L. T., Roth, D., McNary, S. W., & et al. (1994). Continuity of care and client outcomes in the Robert Wood Johnson Foundation Program on Chronic Mental Illness. *Milbank Quarterly, 72*(1), 105-122.

Leighninger, R. D., Jr., Speier, A. H., & Mayeux, D. (1996). How representative is N. A. M. I. ? Demographic comparisons of a national N. A. M. I. sample with members and nonmembers of Louisiana mental health support groups. *Psychiatric Rehabilitation Journal, 19*(4), 71-73.

Leitner, L., & Drasgow, J. (1972). Battling recidivism. *Journal of Rehabilitation*. July/August, 29-31.

Levine, I. S., & Fleming, M. (1984). *Human resoure development: Issues in case management*. Rockville, MD: National Institute of Mental Health.

Leviton, G. (1973). Professional and client viewpoints on rehabilitation issues. *Rehabilitation Psychology, 20*, 1-80.

Lewington, J. (1975). Volunteer case aides in the U. S. A. *International Journal of Social Psychiatry, 21*(3), 205-213.

Liberman, R. P., & Corrigan, P. W. (1993). Designing new psychosocial treatments for schizophrenia. *Psychiatry: Interpersonal and Biological Processes, 56*(3), 238-249.

Liberman, R. P., & Foy, D. W. (1983). Psychiatric rehabilitation for chronic mental patients. *Psychiatric Annals, 13*(7), 539-545.

Liberman, R. P., Mueser, K. T., & Wallace, C. J. (1986). Social skills training for schizophrenic individuals at risk for relapse. *American Journal of Psychiatry, 143*(4), 523-526.

Liberman, R. P., Mueser, K. T., Wallace, C. J., Jacobs, H. E., & et al. (1986). Training skills in the psychiatrically disabled: Learning coping and competence. *Schizophrenia Bulletin, 12*(4), 631-647.

Liberman, R. P., Vaccaro, J. V., & Corrigan, P. W. (1995). Psychiatric rehabilitation. In H. Kaplan & B. Sadock (Eds.), *Completion textbook of psychiatry* (6th Ed.).

Liberman, R. P., Wallace, C. J., Blackwell, G., Kopelowicz, A., Vaccaro, J. V., & Mintz, J. (1998). Skills training versus psychosocial occupational therapy for persons with persistent schizophrenia. *American Journal of Psychiatry, 155*(8), 1087-1091.

Liberman, R. P., Wallace, C. J., Blackwell, G. A., Eckman, T. A., Vaccaro, J. V., & Kuehnel, T. G. (1993). Innovations in skills training for the seriously mentally ill. The UCLA Social and Independent Living Skills Modules. *Innovations & Research, 2*, 43-59.

Lieberman, J. A., Sheitman, B., Chakos, M., Robinson, D., Schooler, N., & Keith, S. (1998). The development of treatment resistance in patients with schizophrenia: A clinical and pathophysiologic perspective. *Journal of Clinical Psychopharmacology, 18*(2, Suppl 1), 20s-24s.

Lieberman, M. A.(1986). Social supports: The consequences of psychologizing: A commentary. *Journal of Consulting and Clinical Psychology, 54*(4), 461-465.

Lieh Mak, F., & Lee, P. W. H.(1997). Cognitive deficit measures in schizophrenia: Factor structure and clinical correlates. *American Journal of Psychiatry, 154*(6, Suppl), 39-46.

Linn, M. W., & et al.(1979). Day treatment and psychotropic drugs in the aftercare of schizophrenic patients: A veterans administration cooperative study. *Archives of General Psychiatry, 36* (10), 1055-1066.

Littrell, K. H., Herth, K. A., & Hinte, L. E. (1996). The experience of hope in adults with schizophrenia. *Psychiatric Rehabilitation Journal, 19*(4), 61-65.

Locke, E. A., Shaw, K. N., Saari, L. M., & Latham, G. P.(1981). Goal setting and task performance: 1969-1980. *Psychological Bulletin, 90*(1), 125-152.

Lorei, T. W. (1967). Prediction of Community Stay and Employment for Released Psychiatric Patients. *Journal of Consulting Psychology, 31*(4), 349-357.

Lorei, T. W., & Gurel, L. (1973). Demographic characteristics as predictors of posthospital employment and readmission. *Journal of Consulting and Clinical Psychology, 40*(3), 426-430.

Lovell, A. M., & Cohn, S.(1998). The elaboration of "choice" in a program for homeless persons labeled psychiatrically disabled. Human Organization, 57(1), 8-20.

Lunt, A.(2000). Rehabilitation: Moving from concept toward theory. *Psychiatric Rehabilitation Journal, 23*, 401-404.

Lyons, J. S., Cook, J. A., Ruth, A. R., Karver, M., & Slagg, N. B. (1996). Service delivery using consumer staff in a mobile crisis assessment program. *Community Mental Health Journal, 32*(1), 33-40.

Lyons, J. S., O'Mahoney, M. T., Miller, S. I., Neme, J., & et al.(1997). Predicting readmission to the psychiatric hospital in a managed care environment: Implications for quality indicators. *American Journal of Psychiatry, 154*(3), 337-340.

Lysaker, P., & Bell, M.(1995). Negative symptoms and vocational impairment in schizophrenia: Repeated measurements of work performance over six months. *Acta Psychiatrica Scandinavica, 91*(3), 205-208.

MacDonald-Wilson, K., Revell, W. G., Nguyen, N., & Peterson, M. E.(1991). Supported employment outcomes for people with psychiatric disability: A comparative analysis. *Journal of Vocational Rehabilitation, 1*(3), 30-44.

Macias, C., Jackson, R., Schroeder, C., & Wang, Q.(1999). What is a clubhouse? Report on the ICCD 1996 Survey of USA Clubhouses. *Community Mental Health Journal, 35*(2), 181-190.

Macias, C., Kinney, R., & Rodican, C.(1995). Transitional employment: An evaluative desception of Fountain House practice. *Journal of Vocational Rehabilitation, 5*(2), 151-157.

Makas, E.(1980). Increasing counselor-client communication. *Rehabilitation Literature, 41*(9-sup-10), 235-238.

Mallik, K., Reeves, R. J., & Dellario, D. J.(1998). Barriers to community integration for people with severe and persistent psychiatric disabilities. *Psychiatric Rehabilitation Journal, 22*(2), 175-180.

Man Hong Sui, A.(1997). Predicting employment outcomes for people with chronic psychiatric illness. *Occupational Therapy in Mental Health, 13*(4), 45-48.

Mancuso, L. L. (1990). Reasonable accommodation for workers with psychiatric disabilities. *Psychosocial Rehabilitation Journal, 14*(2), 3-19.

Mandlhate, C.(1999). Africa. In M. Farkas(Ed.), *International practice in psychosocial/psychiatric rehabilitation*(pp. 6-15). Boston: Center for Psychiatric Rehabilitation.

Mantonakis, J. E., Jemos, J. J., Christodoulou, G. N., & Lykouras, E. P. (1982). Short-term social prognosis of schizophrenia. *Acta Psychiatrica Scandinavica, 66*(4), 306-310.

Marder, S. R., Wirshing, W. C., Mintz, J., & McKenzie, J.(1996). Two-year outcome of social skills training and group psychotherapy for outpatients with schizophrenia. *American Journal of Psychiatry, 153*(12), 1585-1592.

Marks, I. M.(1992). Innovations in mental health care delivery. *British Journal of Psychiatry, 160*, 589-597.

Marlowe, H. A., Marlowe, J. L., & Willetts, R. (1983). The mental health counselor as a case manager: Implications for working with the chronically mentally ill. *American Mental Health Counselors Association Journal, 5*, 184-191.

Marlowe, H. A., Spector, P. E., & Bedell, J. R.(1983). Implementing a psychosocial rehabilitation program in a state mental hospital: A case study of organizational change. *Psychosocial Rehabilitation Journal, 6*(3), 2-11.

Marlowe, H. A., & Weinberg, R.(1983). *Proceedings of the 1982 CSP Region 4 Conference.* Tampa,

FL: University of South Florida.

Marshall, C. (1989). Skill teaching as training in rehabilitation counselor education. *Rehabilitation Education, 3*, 19-26.

Martin, H. R. (1959). A philosophy of rehabilitation. In M. Greenblatt & B. Simon (Eds.), *Rehabilitation of the mentally ill*. Washington, D. C.: American Association for the Advancement of Science.

Mastboom, J. (1992). Forty clubhouses: Models and practices. *Psychosocial Rehabilitation Journal, 16*(2), 9-23.

Matthews, S. M., Roper, M. T., Mosher, L. R., & Menn, A. Z. (1979). A non-neuroleptic treatment for schizophrenia: Analysis of the two-year postdischarge risk of relapse. *Schizophrenia Bulletin, 5*(2), 322-333.

Matthews, W. C. (1979). Effects of a work activity program on the self-concept of chronic schizophrenics. *Dissertations Abstracts International, 41*, 358B. (University Microfilms No. 8816281, 98).

Mattioni, F., & Tranquilli, D. (1998). *Social entrepreneurs: The Italian case*. Trieste, Italy: D'Anselmi Editore Hoepli.

McCarthy, D., Thompson, D., & Olson, S. (1998). Planning a statewide project to convert day treatment to supported employment. *Psychiatric Rehabilitation Journal, 22*(1), 30-33.

McClure, D. P. (1972). Placement through improvement of client's job-seeking skills. *Journal of Applied Rehabilitation Counseling, 3*, 188-196.

McCreadie, R. G., & Phillips, K. (1988). The Nithsdale Schizophrenia Survey: VII. Does relatives' high expressed emotion predict relapse? *British Journal of Psychiatry, 152*, 477-481.

McCue, M., & Katz Garris, L. (1985). A survey of psychiatric rehabilitation counseling training needs. *Counselor Education and Supervision, 24*(3), 291-297.

McDermott, B. (1990). Transforming depression. *The Journal, 1*(4), 13-14.

McGlashan, T. H. (1987). recovery style from mental illness and long-term outcome. *The Journal of Nervous and Mental Disease, 175*, 681-685.

McGlynn, E. (1993). A review of measures in the clinical domain for research on persons with severe and persistent mental disorders. *Community Support Network News, 9*(4), 8-18.

McGrew, J. H., & Bond, G. R. (1995). Critical ingredients of assertive community treatment: Judgments of the experts. *Journal of Mental Health Administration, 22*(2), 113-125.

McGrew, J. H., Bond, G. R., Dietzen, L., McKasson, M., & et al. (1995). A multisite study of client outcomes in assertive community treatment. *Psychiatric Services, 46*(7), 696-701.

McGrew, J. H., Bond, G. R., Dietzen, L., & Salyers, M. (1994). Measuring the fidelity of implementation of a mental health program model. *Journal of Consulting and Clinical Psychology, 62*(4), 670-678.

McGrew, J. H., Wilson, R. G., & Bond, G. R. (1996). Client perspectives on helpful ingredients of assertive community treatment. *Psychiatric Rehabilitation Journal, 19*(3), 13-21.

McHugo, G. J., Drake, R. E., Teague, G. B., & Xie, H. (1999). Fidelity to assertive community treatment and client outcomes in New Hampshire dual disorders study. *Psychiatric Services, 50*(6), 818-824.

McNamara, S., Nemec, P., & Farkas, M. (1998). Distance learning at Boston University. *Journal of Rehabilitation Administration, 19*(4), 291-297.

McNees, M. P., Hannah, J. T., Schnelle, J. F., & Bratton, K. M. (1977). The effects of aftercare programs on institutional recidivism. *Journal of Community Psychology, 5*(2), 128-133.

McReynolds, C., Garske, G., & Turpin, J. (1999). Psychiatric rehabilitation: A survey of rehabilitation counseling education programs. *Journal of Rehabilitation, 65*(4), 45-49.

Mehta, S., & Farina, A. (1997). Is being "sick" really better? Effect of the disease view of mental disorder on stigma. *Journal of Social and Clinical Psychology, 16*(4), 405-419.

Meisler, N., Blankertz, L., Santos, A. B., & McKay, C. (1997). Impact of assertive community treatment on homeless persons with co-occurring severe psychiatric and substance use disorders. *Community Mental Health Journal, 33*(2), 113-122.

Meisler, N., Detick, A., & Tremper, R. (1995). Statewide dissemination of the Training in Community Living program. *Administration and Policy in Mental Health, 23*(1), 71-76.

Menditto, A. A., Beck, N. C., Stuve, P., Fisher, J. A., & et al. (1996). Effectiveness of clozapine and a social learning program for severely disabled psychiatric inpatients. *Psychiatric Services, 47*(1), 46-51.

Mental Health Policy Resource Center. (1988). *A typology for mental health case management for persons with severe mental illness*. In Report on the state-of-the-art of case management programs. Washington, DC: Author.

Mercer-McFadden, C., & Drake, R. (1992). *A review of outcome measures for assessing homeless populations with severe mental illness co-occuring substance abuse*. Prepared for National Institute of Mental Health. Bethesda, MD.

Mercer-McFadden, C., Drake, R., Brown, N., & Fox, R. (1997). The community support program demonstrations of services for young adults with severe mental illness and substance use disorders, 1987-1991. *Psychiatric Rehabilitation Journal, 20*(3), 13-24.

Mercer-McFadden, C., Drake, R., Clark, R., Verven, N., Noordsey, D., & Fox, T. (1998). *Substance abuse treatment for people with severe mental disorders: A program manager's guide*. Concord, NH: New Hampshire-Dartmouth Psychiatric Research Center.

Meyerson, A. T., & Herman, G. S. (1983). What's new in aftercare? A review of recent literature. *Hospital and Community Psychiatry, 34*(4), 333-342.

Michaux, M. H., Chelst, M. R., Foster, S. A., & Pruin, R. (1972). Day and full-time psychiatric treatment: A controlled comparison. *Current Therapy Research, 14,* 279-292.

Middelboe, T., Nordentoft, M., Knudsen, H. C., & Jessen Petersen, B. (1996). Small group homes for the long-term mentally ill. Clinical and social characteristics of the residents. *Nordic Journal of Psychiatry, 50*(4), 297-304.

Miles, D. G. (1983). The Georgia experience: Unifying state and local services around the Balanced Service System model. *New Directions for Mental Health Services* (18), 53-65.

Miles, P. G. (1967). A research-based approach to psychiatric rehabilitation. In M. Roberts (Ed.), *The role of vocational rehabilitation in community mental health.* Washington, D. C.: Rehabilitation Services Administration.

Miller, S., & Wilson, N. (1981). the case for performance contracting. *Administration in Mental Health, 8,* 185-193.

Miller, T. W. (1981). A model for training schizophrenics and families to communicate more effectively. *Hospital and Community Psychiatry, 32,* 870-871.

Miller, W. R., & Rollnick, S. (1991). *Motivational interviewing: Preparing people to change addictive behavior.* New York, NY: The Guilford Press.

Mills, P. D., & Hansen, J. C. (1991). Short-term group interventions for mentally ill young adults living in a community residence and their families. *Hospital and Community Psychiatry, 42* (11), 1144-1150.

Minkoff, K. (1979). A map of chronic patients. In J. Talbott (Ed.), *The chronic mental patient.* Washington, D. C.: American Psychiatric Association.

Minkoff, K. (1987). Resistance of mental health professionals to working with the chronic mentally ill. *New Directions for Mental Health Services* (33), 3-20.

Minkoff, K., & Regner, J. (1999). Innovations in integrated dual diagnosis treatment in public managed care: The Choate dual diagnosis case rate program. *Journal of Psychoactive Drugs, 31*(1), 3-12.

Minkoff, K., & Stern, R. (1985). Paradoxes faced by residents being trained in the psychosocial treatment of people with chronic schizophrenia. *Hospital and Community Psychiatry, 36*(8), 859-864.

Minsky, S., Reisser, G. G., & Duffy, M. (1995). The eye of the beholder: Housing preferences of inpatients and their treatment teams. *Psychiatric Services, 46*(2), 173-176.

Mintz, L. I., Liberman, R. P., Miklowitz, D. J., & Mintz, J. (1987). Expressed emotion: A call for partnership among relatives, patients, and professionals. *Schizophrenia Bulletin, 13*(2),

227-235.

Miskimins, R. W., Wilson, Berry, Oetting & Cole. (1969). Person-placement congruence: A framework for vocational counselors. *Personnel and Guidance Journal, 47*(8), 789-793.

Mitchell, J. E., Pyle, R. L., & Hatsukami, D. (1983). A comparative analysis of psychiatric problems listed by patients and physicians. *Hospital and Community Psychiatry, 34*(9), 848-849.

Mitchell, R. E. (1982). Social networks and psychiatric clients: The personal and environmental context. *American Journal of Community Psychology, 10*(4), 387-401.

Modrcin, M., Rapp, C. A., & Chamberlain, J. (1985). *Case management and psychiatrically disabled individuals: Curriculum and training program*. Lawrence, K. S.: University of Kansas, School of Social Welfare.

Modrcin, M., Rapp, C. A., & Poertner, J. (1988). The evaluation of case management services with the chronically mentally ill. *Evaluation and Program Planning, 11*(4), 307-314.

Mojtabai, R., Nicholson, R. A., & Neesmith, D. H. (1997). Factors affecting relapse in patients discharged from a public hospital: Results from survival analysis. *Psychiatric Quarterly, 68*(2), 117-129.

Moller, H., von Zerssen, D., Werner-Eilert, K., & Wuschenr-Stockheim, M. (1982). Outcome in schizophrenic and similar paranoid psychoses. *Schizophrenia Bulletin, 8*, 99-108.

Monti, P. M., & et al. (1979). Effect of social skills training groups and social skills bibliotherapy with psychiatric patients. *Journal of Consulting and Clinical Psychology, 47*(1), 189-191.

Monti, P. M., & Fingeret, A. L. (1987). Social perception and communication skills among schizophrenics and nonschizophrenics. *Journal of Clinical Psychology, 43*(2), 197-205.

Moore, D. J., Davis, M., & Mellon, J. (1985). *Academia's response to state mental health system needs*. Boulder, CO: Western Interstate Commission for Higher Education.

Morin, R. C., & Seidman, E. (1986). A social network approach and the revolving door patient. *Schizophrenia Bulletin, 12*(2), 262-273.

Morrisey, J. P., Calloway, M., Bartko, W. T., Ridgely, M. S., & et al. (1994). Local mental health authorities and services system change: Evidence from the Robert Wood Johnson Program on Chronic Mental Illness. *Milbank Quarterly, 72*(1), 49-80.

Morrison, R. L., & Bellack, A. S. (1984). Social skills training. In A. S. Bellack (Ed.), *Schizophrenia: Treatment, management, and rehabilitation* (pp. 247-279). Orlando, FL: Grune & Stratton.

Morrissey, J. P., Tausig, M., & Lindsey, M. L. (1985). Community mental health delivery systems: A network perspective. *American Behavioral Scientist, 28*(5), 704-720.

Morse, G. A., Calsyn, R. J., Klinkenberg, W. D., Trusty, M. L., & et al. (1997). An experimental comparison of three types of case management for homeless mentally ill persons.

Psychiatric Services, 48(4), 497-503.

Mosher, L. R. (1983). Alternatives to psychiatric hospitalization: Why has research failed to be translated into practice? *New England Journal of Medicine, 309*(25), 1579-1580.

Mosher, L. R. (1986). The current status of the community support program: A personal assessment. *Psychosocial Rehabilitation Journal, 9*(3), 3-14.

Mosher, L. R., & Keith, S. J. (1979). Research on the psychosocial treatment of schizophrenia: A summary report. *American Journal of Psychiatry, 136*(5), 623-631.

Mosher, L. R., & Menn, A. Z. (1978). Community residential treatment for schizophrenia: Two-year follow-up. *Hospital and Community Psychiatry, 29*(11), 715-723.

Mowbray, C., Brown, K. S., Sullivan Soydan, A., & Furlong-Normal, K. (In press). *Supported education and psychiatric rehabilitation: Models and methods.* Columbia, MD: International Association of Psychosocial Rehabilitation Services.

Mowbray, C. & Megivern, D. (1992). Higher education and rehabilitation for people with psychiatric disabilities. *Journal of Rehabilitation, 65*(4), 31-38.

Mowbray, C. T., Bybee, D., Harris, S. N., & McCrohan, N. (1995). Predictors of work status and future work orientation in people with a psychiatric disability. *Psychiatric Rehabilitation Journal, 19*(2), 17-28.

Mowbray, C. T., & Freddolino, P. P. (1986). Consulting to implement nontraditional community programs for the long-term mentally disabled. *Administration in Mental Health, 14*(2), 122-134.

Mowbray, C. T., & Tan, C. (1992). Evaluation of an innovative consumer-run service model: the drop-in center. *Innovations & Research, 1*(2), 19-24.

Mowbray, C. T., Wellwood, R., & Chamberlain, P. (1988). Project Stay: A consumer-run support service. *Psychosocial Rehabilitation Journal, 12*(1), 33-42.

Moxley, D., & Mowbray, C. (1997). Consumers as providers: Forces and factors legitimizing role innovation in psychiatric rehabilitation. In C. Mowbray & D. Moxley & C. Jasper & L. Howell (Eds.), *Consumers as providers in psychiatric rehabilitation.* Columbia, MD: International Association of Psychosocial Rehabilitation Services.

Mueser, K. T., Bond, G. R., Drake, R. E., & Resnick, S. G. (1998). Models of community care for severe mental illness: A review of research on case management. *Schizophrenia Bulletin, 24*(1), 37-74.

Mueser, K. T., Drake, R. E., & Bond, G. R. (1997). Recent advances in psychiatric rehabilitation for patients with severe mental illness. *Harvard Review of Psychiatry, 5*(3), 123-137.

Mulkern, V. M., & Manderscheid, R. W. (1989). Characteristics of community support program clients in 1980 and 1984. *Hospital and Community Psychiatry, 40*(2), 165-172.

Muller, J. B. (1981). Alabama community support project evaluation of the implementation and initial outcome of a model case manager system. *Community Support Service Journal, 6*, 1-4.

Muthard, J. E. (1980). Putting rehabilitation knowledge to use. *Rehabilitation Monograph, Number 11*. Gainesville, FL: Rehabilitation Research Institute.

Mynks, D. A., & Graham, R. S. (1989). Starting a new psychiatric rehabilitation residential program: ReVisions, Inc., Catonsville, Maryland. In M. D. Farkas & W. A. Anthony (Eds.), *Psychiatric rehabilitation programs: Putting theory into practice*. Baltimore: Johns Hopkins University Press.

Nadler, D. A. (1977). *How information changes behavior. Feedback and organization development using data based methods*. Reading, MA: Addison-Wesley.

Nagaswami, V. (1995). Psychosocial rehabilitation: The other side of the mountain. *International Journal of Mental Health, 24*(1), 70-81.

Nanos, E. (1992). The patient's perspective: Prosumers. *Journal of Psychosocial Nursing, 30*, 3-4.

Nanus, B. (1992). *Visionary leadership*. San Francisco: Jossey-Bass.

National Advisory Council Substance Abuse and Mental Health Services Administration. (1998). *Improving services for individuals at risk of, or with, co-occuring substance-related and mental health disorders*. Rockville, MD: Addison Wesley.

National Alliance for the Mentally Ill. (2000). Homepage, *www.nami.org/index.html*.

National Association of State Mental Health Program Directors. (1988). *Position paper: Collaboration between universities, colleges, and state mental health agencies to improve services, training administration, and research related to persons who experience long-term mental illness*. Alexandria, VA: Author.

National Institute of Handicapped Research. (1980). A skills training approach in psychiatric rehabilitation. *Rehabilitation Research Brief, 4*(1). Washington, DC.

National Institute of Mental Health. (1980). *Announcement of community support system strategy development and implementation grants*. Rockville, MD: Author.

National Institute of Mental Health. (1987). *Toward a model plan for a comprehensive, community-based mental health system*. Rockville, MD: Division of Education and Service Systems Liasion.

National Institute on Disability and Rehabilitation Research. (1989). Assessing and meeting needs for mental health services. *Rehabilitation Brief, 11*(10), 1-4.

Navin, C. B., Lewis, K. L., & Higson, P. J. (1989). The role of formal education in the rehabilitation of persons with chronic schizophrenia. *Disability, Handicap and Society, 4*(2), 131-143.

Neale, M. S., & Rosenheck, R. A. (1995). Therapeutic alliance and outcome in a VA intensive case management program. *Psychiatric Services, 46*(7), 719-723.

Nelson, G., Ochocka, J., Griffin, K., & Lord, J. (1998). "Nothing about me, without me": Participatory action research with self-help/mutual aid organizations for psychiatric consumer/survivors. *American Journal of Community Psychology, 26*(6), 881-912.

Nemec, P., Forbess, R., Farkas, M., Rogers, E. S., & Anthony, W. (1991). Effectiveness of technical assistance in the development of psychiatric rehabilitation programs. *Journal of Health Administration, 18*(1), 1-11.

Nemec, P. B. (1983). *Technical assistance.* Unpublished manuscript, Boston University, Center for Psychiatric Rehabilitation, Boston.

Nemec, P. B., & Furlong-Norman, K. (1989). Supports for psychiatrically disabled persons. In M. D. Farkas & W. A. Anthony (Eds.), *Psychiatric rehabilitation programs: Putting theory into practice.* Baltimore: Johns Hopkins University Press.

New Jersey Division of Mental Health and Hospitals. (1980). *Rules and regulations governing community mental health services and state aid.*

New York State Office of Mental Health. (1979). *CSS-100. Community suppoprt systems, NIMH client assessment.* Unpublished manuscript, Albany.

New York State Office of Mental Health. (1998). Jobs: People should not face "40 years of unemployment." *OMH Quarterly, 4*(1), 3.

Ng, M. L. (1992). Cultural factors in psychiatric rehabilitation in Hong Kong. *International Journal of Mental Health, 21*(4), 33-38.

Norman, R. M. G., Malla, A. K., Cortese, L., Cheng, S., Diaz, K., McIntosh, E., McLean, T. S., Rickwood, A., & Voruganti, L. P. (1999). Symptoms and cognition as predictors of community functioning: A prospective analysis. *American Journal of Psychiatry, 156*(3), 400-405.

North, C. S., Pollio, D. E., Sachar, B., Hong, B., Isenberg, K., & Bufe, G. (1998). The family as caregiver: A group psychoeducation model for schizophrenia. *American Journal of Orthopsychiatry, 68*(1), 39-46.

Ogilvie, R. J. (1997). The state of supported housing for mental health consumers: A literature review. *Psychiatric Rehabilitation Journal, 21*(2), 122-131.

Ohman, A., Nordby, H., & d'Elia, G. (1986). Orienting and schizophrenia: Stimulus significance, attention, and distraction in a signaled reaction time task. *Journal of Abnormal Psychology, 95*, 326-334.

Okin, R. L., Borus, J. F., Baer, L., & Jones, A. L. (1995). Long-term outcome of state hospital patients discharged into structured community residential settings. *Psychiatric Services, 46*(1), 73-78.

Olfson, M., Mechanic, D., Boyer, C. A., & Hansell, S. (1998). Linking inpatients with schizophrenia to outpatient care. *Psychiatric Services, 49*(7), 911-917.

OMH Quarterly. (June 1998). People should not face 40 years of unemployment., 4(1).

Osher, F. C., & Drake, R. E. (1996). Reversing a history of unmet needs: Approaches to care for persons with co-occurring addictive and mental disorders. *American Journal of Orthopsychiatry, 66*(1), 4-11.

Owen, C., Rutherford, V., Jones, M., Tennant, C., & et al. (1997). Noncompliance in psychiatric aftercare. *Community Mental Health Journal, 33*(1), 25-34.

Packard, V. (1962). *The pyramid climbers*. New York: McGraw-Hill.

Paisley, W. (1993). Knowledge utilization: The role of new communication technologies. *Journal of the American Society for Information Science, 44*(222-234).

Pandiani, J. A., Banks, S. M., & Schacht, L. M. (1997). An examination of variation in long-term community tenure after psychiatric hospitalization in eight states. *Evaluation and the Health Professions, 20*(2), 131-145.

Parker, G., Johnston, P., & Hayward, L. (1988). Parental "expressed emotion" as a predictor of schizophrenic relapse. *Archives of General Psychiatry, 45*(9), 806-813.

Parrish, J. (1990). Supported housing: A critical component of effective community support. *Psychosocial Rehabilitation Journal, 13*(4), 9-10.

Pasamanick, B., Scarpitti, F., & Dinitz, S. (1967). *Schizophrenics in the community*. New York: Appleton-Century-Crofts.

Paterniti, R., Chellini, F., Sacchetti, G., & Tognelli, M. (1996). Psychiatric rehabilitation and its relation to the social network. *International Journal of Mental Health, 25*(2), 83-87.

Patterson, R., & Teigen, J. (1973). Conditional and post-hospital generalization of nondelusional responses in chronic psychosis patients. *Journal of Applied Behavior Analysis, 6*, 65-70.

Paul, G. L. (1984). Residential treatment programs and aftercare for the chronically institutionalized. In M. Mirabi (Ed.), *The chronically mentally ill: Research and services* (pp. 239-269). Jamaica, NY: Spectrum Publications.

Paul, G. L., & Lentz, R. J. (1977). *Psychosocial treatment of chronic mental patients: Milieu versus social-learning programs*. Cambridge, MA: Harvard University Press.

Paul, G. L., & Menditto, A. A. (1992). Effectiveness of inpatient treatment programs for mentally ill adults in public psychiatric facilities. *Applied and Preventive Psychology, 1*(1), 41-63.

Paul, G. L., Stuve, P., & Cross, J. V. (1997). Real-world inpatient programs: Shedding some light--A critique. *Applied and Preventive Psychology, 6*(4), 193-204.

Paul, G. L., Tobias, L. L., & Holly, B. L. (1972). Maintenance psychotropic drugs in the presence of active treatment programs. *Archives of General Psychiatry, 27*(106-115).

Pearson, V., & Phillips, M. R. (1994). The social context of psychiatric rehabilitation in China. *British Journal of Psychiatry, 165* (Suppl 24), 11-18.

Pelletier, J. R., Rogers, E. S., & Thurer, S. (1985). The mental health needs of individuals with severe physical disability: A consumer advocate perspective. *Rehabilitation Literature, 46,* 186-193.

Pelz, D. C., & Munson, R. C. (1980, January). *A framework for organizational innovating.* Unpublished manuscript, University of Michigan, Ann Arbor.

Penn, D. L., & Martin, J. (1998). The stigma of severe mental illness: Some potential solutions for a recalcitrant problem. *Psychiatric Quarterly, 69*(3), 235-247.

Penn, D. L., & Mueser, K. T. (1996). Research update on the psychosocial treatment of schizophrenia. *American Journal of Psychiatry, 153*(5), 607-617.

Pepper, B., & Ryglewicz, H. (1982). The young adult chronic patient: Concluding comments. *New Directions for Mental Health Services*(14), 121-124.

Pepper, B., & Ryglewicz, H. (1983). Unified services: A New York State perspective. *New Directions for Mental Health Services*(18), 39-47.

Pepper, B., & Ryglewicz, H. (1988). Taking issue: What's in a diagnosis and what isn't. *Hospital and Community Psychiatry, 39,* 7.

Pepper, B., & Ryglewicz, H. (Eds.). (1984). Advances in treating the young adult chronic patient *(New Directions for Mental Health Services, No. 21).* San Francisco: Jossey-Bass.

Perez, C. (1994). Peer or mutual self-help in a Hispanic culture environment. In H. Harp & S. Zinman (Eds.), *Reaching across II: Maintaining our roots. The challenge of growth.* Sacramento, CA: California Network of Mental Health Clients.

Peters, B. (1985). Labels. *The Disability Rag*(Fall), 33.

Peterson, G., Drone, I. D., & Munetz, M. (1997). *Community Mental Health Journal, 33*(3), 245-250.

Peterson, R. (1979). What are the needs of the chronic mental patient? In J. A. Talbott (Ed.), *The chronic mental patient: Problems, solutions, and recommendation for a public policy.* Washington, D. C.: American Psychiatric Press.

Phillips, M. R., & Pearson, V. (1994). Future opportunities and challenges for the development of pychiatric rehabilitation in China. *British Journal of Psychiatry, 165* (Suppl 24), 128-142.

Pickar, D., Owen, R. R., Litman, R. E., Konicki, P. E., & et al. (1992). Clinical and biologic response to clozapine in patients with schizophrenia: Crossover comparison with fluphenazine. *Archives of General Psychiatry, 49*(5), 345-353.

Pickett, S. A., Cook, J. A., & Razzano, L.(1999). Psychiatric rehabilitation services and outcomes: An overview. In A. Horwitz & T. Scheid (eds.), *A handbook for the study of mental health: Social contexts, theories, and systems* (pp. 484-492). New York: Cambridge University Press.

Pierce, J., & Blanch, A. K.(1989). A statewide psychosocial rehabilitation system: Vermont. In M. D. Farkas & W. Anthony (Eds.), *Psychiatric rehabilitation programs: Putting theory into practice* (pp. 170-179). Baltimore: Johns Hopkins University Press.

Pierce, R. M., & Drasgow, J.(1969). Teaching facilitative interpersonal functioning to psychiatric inpatients. *Journal of Counseling Psychology, 16*(4), 295-298.

Pietzcker, A., & Gaebel, W.(1987). Prospective study of course of illness in schizophrenia: I. Outcome at 1 year. *Schizophrenia Bulletin, 13*(2), 287-297.

Pincus, H. A.(1980). Linking general health and mental health systems of care: Conceptual models of implementation. *American Journal of Psychiatry, 137*(3), 315-320.

Polak, P. R.(1978). A comprehensive system of alternatives to psychiatric hospitalization. In L. I. Stein & M. A. Test (Eds.), *Alternatives to mental hospital treatment*. New York: Plenum Press.

Postrado, L. T., & Lehman, A. F.(1995). Quality of life and clinical predictors of rehospitalization of persons with severe mental illness. *Psychiatric Services, 46*(11), 1161-1165.

Power, C. (1979). The time-sample behavior checklist: Observational assessment of patient functioning. *Journal of Behavioral Assessment, 1*(3), 199-210.

Power, P. W., & Dell Orto, A. E.(Eds.).(1980). *The role of the family in the rehabilitation of the physically disabled*. Austin, TX: PRO-ED.

Prazak, J. A.(1969). Learning job seeking interview skills. In J. Krumboltz & C. Thoreson (Eds.), *Behavioral counseling* (pp. 414-428). New York: Rinehart & Winston.

Priebe, S., Warner, R., Hubschmid, T., & Eckle, I.(1998). Employment, attitudes toward work, and quality of life among people with schizophrenia in three countries. *Schizophrenia Bulletin, 24*(3), 469-477.

Prigonine, I., & Stengers, I.(1984). *Order out of chaos: Man's new dialogue with nature*. New York: Bantam Age Books.

Prince, P. N., Demidenko, N., & Gerber, G. J. (2000). Client and staff members' perceptions of assertive community treatment: The nominal groups technique. *Psychiatric Rehabilitation Journal, 23*(3), 285-288.

Prochaska, J. O., DiClemente, C. C., & Norcross, J. C.(1992). In search of how people change: Applications to addictive behaviors. *American Psychologist, 47*(9), 1102-1114.

Propst, R.(1997). Stages in realizing the international diffusion of a single way of working: The clubhouse model. *New Directions for Mental Health Services, 74*, 53-66.

Propst, R. N.(1985). The Fountain House national training program. *Community Support Network News, 2*(2), 2.

Rapp, C. A. (1985). Research on the chronically mentally ill: Curriculum implications. In J. P. Bowker(Ed.), *Education for practice with the chronically mentally ill: What works?*(pp. 19-49). Washington, D. C.: Council on Social Work Education.

Rapp, C. A., & Chamberlain, R.(1985). Case management services for the chronically mentally ill. *Social Work, 30*(5), 417-422.

Rapp, C. A., & Wintersteen, R.(1989). The strengths model of case management: Results from twelve demonstrations. *Psychosocial Rehabilitation Journal, 13*(1), 23-32.

Rappaport, J., Seidman, E., Toro, P. A., McFadden, L. S., Reischl, T. M., Roberts, L. J., Salem, D. A., Stein, C. H., & Zimmerman, M. A. (1985). Collaborative research with a mutual help organization. *Social Policy(Winter)*, 12-24.

Redfield, J.(1979). Clinical frequencies recording systems: Stndardizing staff observations by event recording. *Journal of Behavioral Assessment, 1*(3), 199-210.

Regenold, M., Sherman, M. F., & Fenzel, M. (1999). Getting back to work: Self-efficacy as a predictor of employment outcome. *Psychiatric Rehabilitation Journal, 22*(4), 361-367.

Regier, D. A., Farmer, M. E., Rae, D. S., Myers, J. K., & et al. (1993). One-month prevalence of mental disorders in the United States and sociodemographic characteristics: The Epidemiologic Catchment Area program. *Acta Psychiatrica Scandinavica, 88*(1), 35-47.

Rehabilitation Services Administration. (1995). *Psychiatric disabilities by closure categories, FY 1992 and FY 1993*. Washington, DC: RSA.

Reinke, B., & Greenley, J. R.(1986). Organizational analysis of three community support program models. *Hospital and Community Psychiatry, 37*(6), 624-629.

Reischl, T. M., & Rappaport, J.(1988). *Participation in mutual help groups and coping with acute stressors*. Paper presented at the Annual Meeting of the American Psychological Association.

Reiss, S.(1987). Symposium overview: Mental health and mental retardation. *Mental Retardation, 25*, 323-324.

Reker, T., & Eikelmann, B.(1997). Work therapy for schizophrenic patients: Results of a 3-year prospective study in Germany. *European Archives of Psychiatry and Clinical Neuroscience, 247*(6), 314-319.

Restrepo-Toro, M. E.(Ed.).(1999). *Recuperando la esperanza(The recovery workbook)*. Boston: Boston University, Center for Psychiatric Rehabilitation.

Retchless, M. H.(1967). Rehabilitation programs for chronic patients: II. Stepping stones to the community. *Hospital and Community Psychiatry, 18*(12), 377-378.

Rice, D. H., Seibold, M., & Taylor, J. (1989). Psychiatric rehabilitation in a residential setting: Alternatives Unlimited, Inc., Whitinsville, MA. In M. D. Farkas & W. A. Anthony (Eds.), *Psychiatric rehabilitation programs: Putting theory into practice* (pp. 33-47). Baltimore: Johns Hopkins University Press.

Ridgely, M. S., & Dixon, L. B. (1995). Policy and financing issues in the care of people with chronic mental illness and substance abuse disorders. In A. F. Lehman & L. B. Dixon (Eds.), *Double jeopardy: Chronic mental illness and substance abuse*. New York: Harwood Academic Publishers, Inc., 277-295.

Ridgely, M. S., Goldman, H. H., & Willenbring, M. (1990). Barriers to the care of persons with dual diagnoses: Organizational and financing issues. *Schizophrenia Bulletin, 16*(1), 123-132.

Ridgely, M. S., Lambert, D., Goodman, A., Chichester, C. S., & Ralph, R. (1998). Interagency collaboration in services for people with co-occurring mental illness and substance use disorder. *Psychiatric Services, 49*(2), 236-238.

Ridgely, M. S., Morrissey, J. P., Paulson, R. I., Goldman, H. H., & et al. (1996). Characteristics and activities of case managers in the RWJ foundation program on chronic mental illness. *Psychiatric Services, 47*(7), 737-743.

Ridgeway, P. (1988). *The voice of consumers in mental health systems: A call for change.* Unpublished manuscript, Boston University, Center for Psychiatric Rehabilitation, Boston.

Ridgeway, P., & Carling, P. (1987). *A users' guide to needs assessment.* Boston: Center for Psychiatric Rehabilitation, Boston University.

Ridgeway, P., & Rapp, C. (1997). *The active ingredients of effective supported housing: A research synthesis.* University of Kansas: School of Social Welfare.

Riffer, N. W. (2000). Working responsibly with employees with a psychiatric disability. *Psychiatric Rehabilitation Journal, 23*(3), 281-284.

Righetti, A. (1994). The psychiatric service as entrepreneur/social enterprise. *International Journal of Mental Health, 23*(1), 39-59.

Rittenhouse, J. D. (1970). *Without hospitalization ; A study of aftercare in the home.* Denver: Swallow Press.

Rochefort, D. A., & Goering, P. (1998). More a link than a division: How Canada has learned from U. S. mental health policy. *Health Affairs, 17*(5), 110.

Rogers, C. R. (1961). *On becoming a person.* Boston: Houghton Mifflin.

Rogers, E. S. (1997). Cost-benefit studies in vocational services. *Psychiatric Rehabilitation Journal, 20*(3), 35-32.

Rogers, E. S., Anthony, W. A., Cohen, M., & Davies, R. R. (1997). Prediction of vocational outcome based on clinical and demographic indicators among vocationally ready clients. *Community*

Mental Health Journal, 33(2), 99-112.

Rogers, E. S., Anthony, W. A., & Danley, K. S. (1989). The impact of interagency collaboration on system and client outcome. *Rehabilitation Counseling Bulletin, 33*(2), 100-109.

Rogers, E. S., Anthony, W. A., & Jansen, M. A. (1988). Psychiatric rehabilitation as the preferred response to the needs of individuals with severe psychiatric disability. *Rehabilitation Psychology, 33,* 5-14.

Rogers, E. S., Anthony, W. A., Toole, J., & Brown, M. A. (1991). Vocational outcomes following psychosocial rehabilitation: A longitudinal study of three programs. *Journal of Vocational Rehabilitation, 1*(3), 21-29.

Rogers, E. S., Chamberlin, J., Ellison, M. L., & Crean, T. (1997). A consumer-constructed scale to measure empowerment among users of mental health services. *Psychiatric Services, 48*(8), 1042-1047.

Rogers, E. S., Cohen, B. F., Danley, K. S., Hutchinson, D., & et al. (1986). Training mental health workers in psychiatric rehabilitation. *Schizophrenia Bulletin, 12*(4), 709-719.

Rogers, E. S., Danley, K., & Anthony, W. A. (1992). *Survey of client preferences for vocational and educational services.* Unpublished manuscript. Boston, MA: Boston University, Center for Psychiatric Rehabilitation.

Rogers, E. S., Danley, K. S., Anthony, W. A., Martin, R., & Walsh, D. (1994). The residential needs and prefernces of persons with serious mental illness: A comparison of consumers and family members. *The Journal of Mental Health Administration, 21*(1), 42-51.

Rogers, E. S., MacDonald-Wilson, K., Danley, D., Martin, S., & Anthony, W. A. (1997). A process analysis of supported employment services for persons with serious psychiatric disability: Implications for program design. *Journal of Vocational Rehabilitation, 8*(233-242).

Rogers, E. S., Martin, R., Anthony, W., Massaro, J., Danley, K., & Crean, T. (In press). The demographic and psychosocial predictors of attrition from a vocational research study for persons with psychiatric disabilities. *Journal of Behavioral Health Services & Research.*

Rogers, E. S., Martin, R., Anthony, W., Massaro, J., Danley, K., Crean, T., & Penk, W. (2001). Assessing readiness for change among persons with severe mental illness. *Community Mental Health Journal, 37,* 97-112.

Rogers, E. S., & Palmer-Erbs, V. K. (1994). Participatory action research: Implications for research and evaluation in psychiatric rehabilitation. *Psychosocial Rehabilitation Journal, 18*(2), 3-12.

Rogers, E. S., Sciarappa, K., MacDonald-Wilson, K., & Danley, K. (1995). A benefit cost analysis of a supported employment model for persons with psychiatric disabilities. *Evaluation and Program Planning, 18*(2), 105-115.

Rogers, E. S., Walsh, D., Danley, K. S., & Smith, A. (1991). *Massachusetts client preference assessment*: *Final report*. Boston, MA: Boston University, Center for Psychiatric Rehabilitation.

Rogers, E. S., Walsh, D., Masotta, L., & Danley, K.(1991). *Massachusetts survey of client preferences for community support services. Instrument*. Boston, MA: Boston University, Center for Psychiatric Rehabilitation.

Rose, S. M.(1979). Deciphering deinstitutionalization: complexities in policy and program analysis. *Millbank Memorial Fund Quarterly, 57*, 429-460.

Rose, S. M. (1988). *The empowerment/advocacy model of case management*. Unpublished manuscript, State University of New York at Stony Brook, Stony Brook.

Rosen, A., Hadzi Pavlovic, D., & Parker, G.(1989). The Life Skills Profile: A measure assessing function and disability in schizophrenia. *Schizophrenia Bulletin, 15*(2), 325-337.

Rosen, S. L.(1985). From a survivor's manual. *The Disability Rag(Fall)*, 6-7.

Rubin, A. (1985). Effective community-based care of chronic mentally illness: Experimental findings. In J. P. Bowker(Ed.), *Education for practice with the chronically mentally ill: What works?*(pp. 1-17). Washington, D. C.: Council on Social Work Education.

Rubin, J.(1987). Financing care for the seriously mentally ill. In D. Mechanic(Ed.), Improving mental health services: What the social sciences can tell us (*New Directions for Mental Health Services, No. 36*). San Francisco: Jossey-Bass.

Rubin, S. E., & Roessler, R. T.(1978). Guidelines for successful vocational rehabilitation of the psychiatrically disabled. *Rehabilitation Literature, 39*(3), 70-74.

Ruiz, P.(1997). Issues in the psychiatric care of Hispanics. *Psychiatric Services, 48*(4), 539-540.

Russert, M. G., & Frey, J. L. (1991). The PACT vocational model: A step into the future. *Psychosocial Rehabilitation Journal, 14*(4), 7-18.

Russinova, Z. (1999). Providers' hope-inspiring competence as a factor optimizing psychiatric rehabilitation outcomes. *Journal of Rehabilitation, 65*(4), 50-57.

Russinova, Z., Ellison, M., & Foster, R.(1999). *Survey of professionals and managers with psychiatric disabilities*. Presentation at IAPSRS 24th annual conference. Minneapolis, MN, May 10-14.

Russo, J., Roy Byrne, P., Jaffe, C., Ries, R., Dagadakis, C., Dwyer O'Connor, E., & Reeder, D.(1997). The relationship of patient-administered outcome assessments to quality of life and physician ratings: Validity of the BASIS-32. *Journal of Mental Health Administration, 24* (2), 200-214.

Rutman, I. D.(1987). The psychosocial rehabilitation movement in the United States. In A. T. Meyerson & T. Fine (Eds.), *Psychiatric disability: Clinical, legal, and administrative dimensions*(pp. 197-220). Washington, D. C.: American Psychiatric Press.

Rutner, I. T., & Bugle, C. (1969). An experimental procedure for the modification of psychotic behavior. *Journal of Consulting and Clinical Psychology, 33*(6), 651-653.

Ryan, C. S., Sherman, P. S., & Robinson, D. R. (1999). Predictors of decompensation among consumers of an intensive case management program. *Behavior Therapy, 30,* 453-473.

Ryan, E. R., & Bell, M. D. (1985). *Rehabilitation of chronic psychiatric patients: A randomized clinical study.* Paper presented at the meeting of the American Psychiatric Association, Los Angeles.

Ryan, W. (1976). *Blaming the victim.* New York: Vintage Books.

Saarento, O., Oeiesvold, T., Goestas, G., Lindhardt, A., & et al. (1995). The nordic comparative study on sectorized psychiatry: II. Resources of the psychiatric services and treated incidence. *Acta Psychiatrica Scandinavica, 92*(3), 202-207.

Safieri, D. (1970). Using an educational model in a sheltered workshop program. *Mental Hygiene, 54,* 140-143.

Salit, S. A., Kuhn, E. M., Hartz, A. J., Vu, J. M., & Mosso, A. L. (1998). Hospitalization costs associated with homelessness in New York City. *The New England Journal of Medicine, 338* (24), 1734-1763.

Salkever, D., Domino, M. E., Burns, B. J., Santos, A. B., Deci, P. A., Dias, J., Wagner, H. R., Faldowski, R. A., & Paolone, J. (1999). Assertive community treatment for people with severe mental illness: The effect on hospital use and costs. *Health Services Research, 34*(2), 577-601.

Salkever, D., Goldman, H. H., Purushothaman, M., & Shinogle, J. (2000). Disability management, employee health and fringe benefits, and long-term disability claims for mental disorders: An empirical exploration. *Milbank Quarterly.*

Salokangas, R. K. R. (1996). Living situation and social network in schizophrenia: A prospective 5-year follow-up study. *Journal of Psychiatry, 50*(1), 35-42.

SAMHSA. (1993). *SAMHSA strategic plan.* Washington, DC: DHHS.

Santiago, J. M. (1987). Reforming a system of care: The Arizona experiment. *Hospital and Community Psychiatry, 38*(3), 270-273.

Santos, A. B., Henggeler, S. W., Burns, B. J., & Arana, G. W. (1995). Research on field-based services: Models for reform in the delivery of mental health care to populations with complex clinical problems. *American Journal of Psychiatry, 152*(8), 1111-1123.

Santos, A. B., Henggeler, S. W., Burns, B. J., Arana, G. W., & et al. (1995). Research on fieldbased services: Models for reform in the delivery of mental health care to populations with complex clinical problems. *American Journal of Psychiatry, 152*(8), 1111-1123.

Saraceno, B. (1991). Between continuity and abandonment. *International Journal of Mental Health, 20*(3), 41-47.

Saraceno, B. (1995). *La fine dell intrattenimento*. Milano: Etas Libri.

Saraceno, B. (1997). Psychosocial rehabilitation as a public health strategy. *Psychiatric Rehabilitation Journal, 20*(4), 10-15.

Saraceno, B., & Barbato, A. (1995). Evaluation of psychiatric rehabilitation. *International Journal of Mental Health, 24*(1), 93-104.

Saraceno, B., & Tognoni, G. (1989). Methodological lessons from the Italian experience. *International Journal of Social Psychiatry, 35*(1), 98-109.

Sartorius, N. (1995). Rehabilitation and quality of life. *International Journal of Mental Health, 24*(1), 7-13.

Sauber, S. R. (1983). *The human services delivery system*. New York: Columbia University Press.

Savio, M., & Righetti, A. (1993). Cooperatives as a social enterprise in Italy: A place for social integration and rehabilitation. *Acta Psychiatrica Scandinavica, 88*(4), 238-242.

Schalock, R. L., Touchstone, F., Nelson, G., Weber, L., & et al. (1995). A multivariate analysis of mental hospital recidivism. *Journal of Mental Health Administration, 22*(4), 358-367.

Schene, A. H., van Wijngaarden, B., & Koeter, M. W. J. (1998). Family caregivers in schizophrenia: Domains and distress. *Schizophrenia Bulletin, 24*(4), 609-618.

Schmieding, N. J. (1968). Institutionalization: A conceptual approach. *Perspectives in Psychiatric Care, 6*(5), 205-211.

Schoenfeld, P., Halevy, J., Hemley Van der Velden, E., & Ruhf, L. (1986). Long-term outcome of network therapy. *Hospital and Community Psychiatry, 37*(4), 373-376.

Schooler, N. R., & Keith, S. J. (1983). *Treatment strategies in schizophrenia study*. Study protocol for the National Institute of Mental Health Cooperative Agreement Program, Rockville, MD.

Schooler, N. R., Keith, S. J., Severe, J. B., & Matthews, S. (1989). Acute treatment response and short-term outcome in schizophrenia: First results of the NIMH treatment strategies in schizophrenia study. *Psychopharmacology Bulletin*.

Schooler, N. R., Keith, S. J., Severe, J. B., & Matthews, S. M. (1995). Maintenance treatment of schizophrenia: A review of dose reduction and family treatment strategies. *Psychiatric Quarterly, 66*(4), 279-343.

Schooler, N. R., & Severe, J. B. (1984). Efficacy of drug treatment for chronic schizophrenia study. In M. Mirabi (Ed.), *The chronically mentally ill: Research and services* (pp. 125-142). Jamaica, NY: Spectrum Publications.

Schulberg, H. C. (1981). Outcome evaluations in the mental health field. *Community Mental Health Journal, 17*(2), 132-142.

Schutt, R. K., & Goldfinger, S. M. (1996). Housing preferences and perceptions of health and functioning among homeless mentally ill persons. *Psychiatric Services, 47*(4), 381-386.

Schwartz, C., Myers, J., & Astrachan, B. (1975). Concordance of multiple assessments of the outcome of schizophrenia. *Archives of General Psychiatry, 32*, 1221-1227.

Schwartz, H. I., & Blank, K. (1986). Shifting competency during hospitalization: A model for informed consent decisions. *Hospital and Community Psychiatry, 37*(12), 1256-1260.

Schwartz, S. R., Goldman, H. H., & Churgin, S. (1982). Case management for the chronic mentally ill: Models and dimensions. *Hospital and Community Psychiatry, 33*(12), 1006-1009.

Scoles, P., & Fine, E. W. (1971). Aftercare and rehabilitation in a community mental health center. *Social Work, 16*(3), 75-82.

Scott, W. R. (1985). Systems within systems: The mental health sector. *American Behavioral Scientist, 28*(5), 601-618.

Scott, W. R., & Black, B. L. (1986). *The organization of mental health services: Societal and community systems*. Beverly Hills, CA: Sage Publications.

Seckinger, S. (1994). Where in the world is rural America? In H. Harp & S. Zinman (Eds.), *Reaching across II: Maintaining our roots/The challenge of growth*. Sacramento, CA: California Network of Mental Health Clients.

Segal, S. P., Silverman, C., & Temkin, T. (1995). Characteristics and service use of longterm members of self-help agencies for mental health clients. *Psychiatric Services, 46*(3), 269-274.

Semba, T., Takayanagi, I., & Kodama, M. (1993). Rehabilitation of the mentally disabled in Japan. *International Journal of Mental Health, 22*(1), 61-68.

Seyfried, E. (1987). Providing gainful employment for emotionally disabled persons: A model of vocational integration. *International Journal of Rehabilitation Research, 10* (4, Suppl 5), 215-220.

Shaffer, I. A. (1997). Treatment outcomes: Economic and ethical considerations. *Psychiatric Annals, 27*(2), 104-107.

Sharac, J. A., Yoder, B., & Sullivan, A. P. (1995). Consumers as supported educated mentors. In C. Mowbray et al. (Ed.), *Mental health consumers as providers*. Baltimore, MD: International Association of Psychosocial Rehabilitation.

Shean, G. (1973). An effective and self-supporting program of community living for chronic patients. *Hospital and Community Psychiatry, 24*, 97-99.

Shepherd, G. (1978). Social skills training: The generalisation problem. Some further data. *Behaviour Research and Therapy, 16*(4), 287-288.

Shepherd, G. (1998). Developments in psychosocial rehabilitation for early psychosis. *International Clinical Psychopharmacology, 13*(Suppl 1), S53-S57.

Shepherd, G., Muijen, M., & Cooney, M. (1996). Residential care in hospital and in the community--quality of care and quality of life. *British Journal of Psychiatry, 168*(4), 448-456.

Shera, W., & Delva Tauiliili, J. (1996). Changing MSW students' attitudes towards the severely mentally ill. *Community Mental Health Journal, 32*(2), 159-169.

Sherman, P. S., & Porter, R. (1991). Mental health consumers as case management aides. *Hospital and Community Psychiatry, 42*(5), 494-498.

Shern, D. L., Trochim, W. M. K., & LaComb, C. A. (1995). The use of concept mapping for assessing fidelity of model transfer: An example from psychiatric rehabilitation. *Evaluation and Program Planning, 18*(2), 143-153.

Shern, D. L., Tsemberis, S., Anthony, W. A., Lovell, A. M., Richmond, L., Felton, V. J., Winarski, J. & Cohen, M. (2000). Serving street dwelling individuals with psychiatric disabilities: Outcomes of a psychiatric rehabilitation clinical trial. *American Journal of Public Health, 90*, 1873-1878.

Shern, D. L., Tsemberis, S. Winarski, J., Cope, N., Cohen, M. R., & Anthony, W. A. (1997). The effectiveness of psychiatric rehabilitation for persons who are street dwelling with serious disability related to mental illness. In W. R. Breakey and J. W. Thompson (Eds), *Mentally ill and homeless: Special programs for special needs*. Amsterdam, Netherlands: Harwood Academic.

Shern, D. L., Wilson, N. Z., Coen, A. S., Patrick, D. C., & et al. (1994). Client outcomes: II. Longitudinal client data from the Colorado Treatment Outcome Study. *Milbank Quarterly, 72*(1), 123-148.

Shifren-Levine, I., & Spaniol, L. J. (1985). The role of families of the severely mentally ill in the development of community support services. *Psychosocial Rehabilitation Journal, 8*(4), 83-94.

Shore, M., & Cohen, M. D. (1990). The Robert Wood Johnson Foundation program on chronic mental illness: An overview. *Hospital and Community Psychiatry, 41*(11), 1212-1216.

Shoultz, B. (1985). A trainee's perspective. *Community Support Network News, 2*(2), 2.

Shrestha, D. (1988). Mental health care and psychosocial rehabilitation in Nepal. *International Journal of Mental Health, 17*(3), 33-37.

Silverman, S. H., Blank, M. B., & Taylor, L. C. (1997). On our own: Preliminary findings from a consumer-run service model. *Psychiatric Rehabilitation Journal, 21*(2), 151-159.

Skirboll, B. (1994). The Compeer model: Client rehabilitation and economic benefits. *Psychosocial Rehabilitation Journal, 18*(2), 89-94.

Skrinar, G., & Hutchinson, D. (1994). Psychiatric disorders and exercise. In T. Fahey (Ed.), *Encyclopedia of sports medicine physiology*. New York: Garland Publishing.

Skrinar, G., & Hutchinson, D. (1994a). Exercise training and perceptual responses in adults with chronic mental illness. *Medicine and Science in Sports and Exercise, 26*(5).

Skrinar, G., Unger, K. V., Hutchinson, D., & Faigenbaum, A. D. (1992). Effects of exercise taraining in young adults with psychiatric disabilities. *Canadian Journal of Rehabilitation, 5*(3), 151-157.

Slaton, G., & Westphal. (1999). The Slaton-Westphal Functional Assessment Inventory for Adults with Psychiatric Disability: Development of an instrument to measure functional status and psychiatric rehabilitation outcome. *Psychiatric Rehabilitation Journal, 23*(2).

Smith, A., Cardillo, J. E., Smith, S. C., & Amezaga, J., A. M. (1998). Improvement scaling (rehabilitation version): A new approach to measuring progress of patients in achieving their individual rehabilitation goals. *Medical Care, 36*(3), 333-347.

Smith, D. L. (1976). Goal attainment scaling as an adjunct to counseling. *Journal of Counseling Psychology, 23*, 22-27.

Smith, G. R., Manderscheid, R. W., Flynn, L. M., & Steinwachs, D. M. (1997). Principles for assessment of patient outcomes in mental health care. *Psychiatric Services, 48*(8), 1033-1036.

Smith, G. R., Manderscheid, R., Flynn, L., & Steinwachs, D. (1997). *Psychiatric Services, 48*(8), 1033-1036.

Smith, T. E., Hull, J. W., MacKain, S. J., & Wallace, C. J. (1996). Training hospitalized patients with schizophrenia in community reintegration skills. *Psychiatric Services, 47*(10), 1099-1103.

Smith, T. E., Hull, J. W., MacKain, S. J., Wallace, C. J., Rattenni, L. A., Goodman, M., Anthony, D. T., & Kentros, M. K. (1996). Training hospitalized patients with schizophrenia in community reintegration skills. *Psychiatric Services, 47*(10), 1099-1103.

Smith, T. E., Hull, J. W., Romanelli, S., Fertuck, E., & Weiss, K. A. (1999). Symptoms and neurocognition as rate limiters in skills training for psychotic patients. *American Journal of Psychiatry, 156*(11), 1817-1818.

Smith, T. E., Rio, J., Hull, J. W., Hedayat Harris, A., Goodman, M., & Anthony, D. T. (1997). Differential effects of symptoms on rehabilitation and adjustment in people with schizophrenia. *Psychiatric Rehabilitation Journal, 21*(2), 141-143.

Smith, T. E., Woo Ming, A. M., Lang, E., DeFelice, L., & et al. (1994). Rehabilitation psychiatry in the inpatient treatment of a woman with paranoid schizophrenia. *Hospital and Community Psychiatry, 45*(12), 1179-1181.

Smoot, S. L., & Gonzales, J. L. (1994). Cost effective communication skills training for state hospital employees. *Psychiatric Services, 46*(8), 819-822.

Soloff, A.(1972). The utilization of research. *Rehabilitation Literature, 33,* 66-72.

Solomon, P., & Draine, J. (1996a). Perspectives concerning consumers as case managers. *Community Mental Health Journal, 32*(1), 41-46.

Solomon, P., & Draine, J. (1996b). Service delivery differences between consumer and nonconsumer case managers in mental health. *Research on Social Work Practice, 6*(2), 193-207.

Solomon, P., Draine, J., & Delaney, M. A. (1995). The working alliance and consumer case management. *Journal of Mental Health Administration, 22*(2), 126-134.

Solomon, P., Gordon, B., & Davis, J. M. (1983). An assessment of aftercare services within a community mental health system. *Psychosocial Rehabilitation Journal, 7*(2), 33-39.

Solomon, P., Gordon, B., & Davis, J. M.(1986). Reconceptualizing assumptions about community mental health. *Hospital and Community Psychiatry, 37*(7), 708-712.

Sommers, L.(1988). The influence of environmental factors on the community adjustment of the mentally ill. *The Journal of Nervous and Mental Disease, 176,* 221-226.

Song, L., Biegel, D. E., & Johnsen, J. A.(1998). Predictors of psychiatric rehospitalization for persons with serious and persistent mental illness. *Psychiatric Rehabilitation Journal, 22*(2), 155-166.

Spaniol, L.(1991). Editorial. *Psychosocial Rehabilitation Journal, 14* (4), Center for Psychiatric Rehabilitation, Boston University.

Spaniol, L., Gagne, C., & Koehler, M.(1999). Recovery from serious mental illness: What it is and how to support people in their recovery. In R. P. Marinelli & A. E. Dell Orto(Eds.), *The psychological and social impact of disability*(fourth edition). New York: Springer Publishing.

Spaniol, L., Gagne, C., & Koehler, M. (In press). The recovery framework in rehabilitation: Concepts and practices from the field of serious mental illness. In J. R. Finch & D. Moxley (Eds.), *Sourcebook of rehabilitation and mental health services.* New York: Plenum.

Spaniol, L., & Koehler, M.(Eds.).(1994). *The experience of recovery.* Boston: Center for Psychiatric Rehabilitation, Boston University.

Spaniol, L., Koehler, M., & Hutchinson, D. (1994a). *Recovery workbook: Practical coping and empowerment strategies for people with psychiatric disability.* Boston: Center for Psychiatric Rehabilitation, Boston University.

Spaniol, L., Koehler, M., & Hutchinson, D.(1994b). *Leaders' guide: the recovery workbook.* Boston: Center for Psychiatric Rehabilitation, Boston University.

Spaniol, L. J., Jung, H. F., Zipple, A. M., & Fitzgerald, S.(1987). Families as a resource in the rehabilitation of the severely psychiatrically disabled. In A. B. Hatfield & H. P. Lefley(Eds.), *Families of the mentally ill: Coping and adaptation.* New York: Guilford Press.

Spaniol, L. J., & Zipple, A. M. (1988). Family and professional perceptions of family needs and coping strengths. *Rehabilitation Psychology, 33*, 37-45.

Spaniol, L. J., Zipple, A. M., & Fitzgerald, S. (1984). How professionald can share power with families: Practical approaches to working with famililies of the mentally ill. *Psychosocial Rehabilitation Journal, 8*(2), 77-84.

Spaniol, L., Koehler, M., & Hutchinson, D. (1994). *The recovery workbook: Practical coping and empowerment strategies for people with psychiatric disability.* Boston, MA: Boston University, Center for Psychiatric Rehabilitation.

Spaniol, L., Zipple, A. M., Marsh, D. T., & Finley, L. (Eds.). (2000). *The role of the family in psychiatric rehabilitation: A workbook.* Boston, MA: Center for Psychiatric Rehabilitaiton.

Spaulding, W., Harig, R., & Schwab, L. O. (1987). Preferred clinical skills for transitional living specialists. *Psychosocial Rehabilitation Journal, 11*(1), 5-21.

Spaulding, W. D. (1999). State hospitals in the twenty-first century: A reformulation. In W. D. Spaulding (Ed.), The role of the state hospital in the twenty-first century. *New Directions for Mental Health Services, No. 84.* San Francisco: Jossey-Bass, Inc., 113-122.

Spaulding, W. D., Fleming, S. K., Reed, D., Sullivan, M., Storzbach, D., & Lam, M. (1999). Cognitive functioning in schizophrenia: Implications for psychiatric rehabilitation. *Schizophrenia Bulletin, 25*(2), 275-289.

Spaulding, W. D., Storms, L. H., Goodrich, V., & Sullivan, M. (1986). Applications of experimental psychopathology in psychiatric rehabilitation. *Schizophrenia Bulletin, 12*(4), 560-577.

Spivak, G., Siegel, J., Sklaver, D., Deuschle, L., & Garrett, L. (1982). The long-term patient in the community: Lifestyle patterns and treatment implications. *Hospital and Community Psychiatry, 33*, 291-295.

Srebnik, D., Hendryx, M., Stevenson, J., Caverly, S., & et al. (1997). Development of outcome indicators for monitoring the quality of public mental health care. *Psychiatric Services, 48* (7), 903-909.

Stairways. (Undated). *Stairways Housing Assessment and Residential Placement Scale.* Erie, PA: Stairways.

Stanton, A. H., & et al. (1984). Effects of psychotherapy in schizophrenia: I. Design and implementation of a controlled study. *Schizophrenia Bulletin, 10*(4), 520-563.

Starker, J. (1986). Methodological and conceptual issues in research on social support. *Hospital and Community Psychiatry, 37*(5), 485-490.

Starr, S. R. (1982). National Alliance for the Mentally Ill: The first two years. *Psychosocial Rehabilitation Journal, 5*(1), 3-4.

Stawar, T. L., & Allred, B. W. (1999). Why people discontinue psychotropic medications:

Differences in staff and resident perceptions in an intensive residential treatment program. *Psychiatric Rehabilitation Journal, 22*(4), 410-412.

Stefansson, C. G., Cullberg, J., & Steinholtz Ekecrantz, L. (1990). From community mental health services to specialized psychiatry: The effects of a change in policy on patient accessibility and care utilization. *Acta Psychiatrica Scandinavica, 82*(2), 157-164.

Stein, C. H. (1984). Assessing individual change among members in a mutual help organization. Paper presented at the Annual Meeting of the American Psychological Association, Toronto, Ontario.

Stein, L. I. (1990). Comments by Leonard Stein. *Hospital and Community Psychiatry, 41*(6), 649-651.

Stein, L. I. (1992) Innovating against the current. *New Directions in Mental Health Services, 56*, 5-22.

Stein, L. I., Barry, K. L., Van Dien, G., Hollingsworth, E. J., & Sweeney, J. K. (1999). Work and social support: A comparison of consumers who have achieved stability in ACT and clubhouse programs. *Community Mental Health Journal, 35*(2), 193-204.

Stein, L. I., Factor, R. M., & Diamond, R. J. (1987). Training psychiatrists in the treatment of chronically disabled parients. In A. T. Meyerson & T. Fine (Eds.), *Psychiatric disability: Clinical, legal, and administrative dimensions* (pp. 271-283). Washington, D. C.: American Psychiatric Press.

Stein, L. I., & Test, M. A. (1980). Alternative to mental hospital treatment: I. Conceptual model, treatment program, and clinical evaluation. *Archives of General Psychiatry, 37*(4), 392-397.

Stein, L. I., & Test, M. A. (Eds.). (1978). *Alternatives to mental hospital treatment.* New York: Plenum Press.

Steinwachs, D., Fischer, E., & Lehman, A. (1996). Outcomes assessment: Information for improving mental health care. *New Directions for Mental Health Services, 71*, 49-57.

Stern, R., & Minkoff, K. (1979). Paradoxes in programming for chronic patients in a community clinic. *Hospital and Community Psychiatry, 30*, 613-617.

Stickney, S. K., Hall, R. L., & Gardner, E. R. (1980). The effect of referral procedures on aftercare compliance. *Hospital and Community Psychiatry, 31*, 567-569.

Stoddard, S., Jans, L., Ripple, J., & Kraus, L. (1998). *Chartbook on work and disability in the United States, 1998. An InfoUse Report.* Washington, D. C.: U. S. National Institute on Disability and Rehabilitation Research.

Stoil, M. J. (1998). Critical mandates: Prevention and health promotion. *Behavioral Healthcare Tomorrow, 7*(4), 19-23.

Strauss, J. S. (1986). Discussion: What does rehabilitation accomplish? *Schizophrenia Bulletin, 12*,

720-723.

Strauss, J. S., & Carpenter, W. T. (1972). The prediction of outcome in schizophrenia: 1. Characteristics of outcome. *Archives of General Psychiatry, 27,* 739-746.

Strauss, J. S., & Carpenter, W. T. (1974). The prediction of outcome in schizophrenia: 11. Relationships between predictor and outcome variables. *Archives of General Psychiatry, 31,* 37-42.

Strauss, J. S., Carpenter, W. T., & Bartko, J. J. (1974). Part III. Speculation on the processes that underlie schizophrenic symptoms and signs. *Schizophrenia Bulletin, 11,* 61-69.

Straw, P., & Young, B. (1982). *Awakenings: A self-help group organization kit.* Washington, D. C.: National Allicance for the Mentally Ill.

Strong, S. (1998). Meaningful work in supportive environments: Experiences with the recovery process. *American Journal of Occupational Therapy, 52*(1), 31-38.

Stroul, B. (1989). Community support systems for persons with long-term mental illness: A conceptual framework. *Psychosocial Rehabilitation Journal, 12,* 9-26.

Stroul, B. A. (1986). *Models of community support system: Approaches to helping persons with long-term illness.* Rockville, MD: National Institute of Mental Health Community Support Program.

Strube, M. J., & Hartmann, D. P. (1983). Meta-analysis: Techniques, application, and functions. *Journal of Consulting and Clinical Psychology, 51,* 14-27.

Struening, E. L., & Padgett, D. K. (1990). Physical health status, substance use and abuse, and mental disorders among homeless adults. *Journal of Social Issues, 46*(4), 65-81.

Stubbins, J. (1982). The clinical attitude in rehabilitation: A cross-cultural view. *World Rehabilitation Fund Monograph, 16.* New York: World Rehabilitation Fund.

Stude, E. W., & Pauls, T. (1977). The use of a job seeking skills group in developing placement readiness. *Journal of Applied Rehabilitation Counseling, 8*(2), 115-120.

Sturm, I. E., & Lipton, H. (1967). Some Social and Vocational Predictors of Psychiatric Hospitalization Outcome. *Journal of Clinical Psychology, 23*(3), 301-307.

Stuve, P., & Menditto, A. (1999). State hospitals in the new millennium: Rehabilitating the "not ready for rehab players." In W. D. Spaulding (Ed.), The role of the state hospital in the twenty-first century. *New Directions for Mental Health Services, No. 84.* San Francisco: Jossey-Bass, Inc., 35-46.

Sue, S., McKinney, H. L., & Allen, D. B. (1976). Predictors of the duration of therapy for clients in the community mental health system. *Community Mental Health Journal, 12*(4), 365-375.

Sufrin, S. C. (1966). *Technical assistance: Theory and guidelines.* Syracuse, NY: Syracuse

University Press.

Sullivan, A. P., Nicolellis, D., Danley, K. S., & MacDonald-Wilson, K. (1993). Choose-getkeep: A psychiatric rehabilitation approach to supported education. *Psychosocial Rehabilitation Journal, 17*(1), 55-68.

Summers, F. (1981). The post-acute functioning of the schizophrenic. *Journal of Clinical Psychology, 37*(4), 705-714.

Surles, R. C. (1991). *New York State Office of Mental Health outpatient regulations handbook*. Albany: Office of Mental Health.

Swanson, M. G., & Woolson, A. M. (1972). A new approach to the use of learning theory with psychiatric patients. *Perspectives in Psychiatric Care, 10,* 55-68.

Swett, C.(1995). Symptom severity and number of previous psychiatric admissions as predictors of readmission. *Psychiatric Services, 46*(5), 482-485.

Swigar, M. E., Astrachan, B., Levine, M. A., Mayfield, V., & et al. (1991). Single and repeated admissions to a mental health center: Demographic, clinical and use of service characteristics. *International Journal of Social Psychiatry, 37*(4), 259-266.

Switzer, M. E. (1965). *Research and demonstration grant program* (revised). Washington, D. C.: Vocational Rehabilitation Administration, U. S. Department of Health, Education, and Welfare.

Talbot, H. S.(1984). A concept of rehabilitation. *Rehabilitation Literature, 45,* 152-158.

Talbott, J. A.(1983). The future of unified mental health services. *New Directions for Mental Health Services*(*18*), 107-111.

Talbott, J. A.(1984). Education and training for treatment and care of the chronically mentally ill. In J. A. Talbott(Ed.), *The chronic mental patient: Five years later*(pp. 91-101). Orlando, FL: Grune & Stratton.

Talbott, J. A.(1986). *Chronically mentally ill young adults(18-40) with substance abuse problems: A review of relevent literature and the creation of a research agenda*. Report submitted to Alcohol, Drug Abuse, and Mental Health Administration, Washington, D. C.

Talbott, J. A., Bachrach, L. L., & Ross, L. (1986). Noncompliance and mental health systems. *Psychiatric Annals, 16*(10), 596-599.

Tanzman, B.(1993). An overview of surveys of mental health consumers' preferences for housing and support services. *Hospital and Community Psychiatry, 44*(5), 450-455.

Tanzman, B. H., WIlson, S. F., & Yoe, J. T.(1992). Mental health consumers' preferences for housing and support: The Vermont Study. In J. W. Jacobson & S. N. Burchard & et al. (Eds.), *Community living for people with developmental and psychiatric disabilities*. Baltimore, MD: Johns Hopkins University Press.

Task Force on Tardive Dyskinesia.(1979). *Report of the American Psychiatric Association Task Force on later neurological effects of antipsychotic drugs.* Washington, DC: U. S. Government Printing Office.

Teague, G. B., Drake, R. E., & Ackerson, T. H.(1995). Evaluating use of continuous treatment teams for persons with mental illness and substance abuse. *Psychiatric Services, 46*(7), 689-695.

Telles, L., & Carling, P. J.(1986). Brief report. *Psychosocial Rehabilitation Journal, 10*(1), 61-65.

Terry, W.(1993). *Authentic leadership: Courage in action.* San Francisco: Jossey-Bass.

Tessler, R. C.(1987). Continuity of care and client outcome. *Psychosocial Rehabilitation Journal, 1*(1), 39-53.

Tessler, R. C., & Goldman, H. H.(1982). *The chronically mentally ill: Assessing community support programs.* Cambridge, MA: Ballinger Press.

Tessler, R. C., & Manderscheid, R. W.(1982). Factors affecting adjustment to community living. *Hospital and Community Psychiatry, 33,* 203-207.

Test, M. A.(1984). Community support programs. In A. S. Bellack(Ed.), *Schizophrenia treatment, management, and rehabilitation*(pp. 347-373). Orlando, FL: Grune & Stratton.

Test, M. A., Knoedler, W. H., & Allness, D. J. (1985). The long-term treatment of young schizophrenics in a community support program. *New Directions for Mental Health Services (26),* 17-27.

Test, M. A., & Stein, L. I.(1978). Community treatment of the chronic patient: Research overview. *Schizophrenia Bulletin, 4*(3), 350-364.

Test, M. A., & Stein, L. L.(1977). Treating the chronically disabled patient: A total community approach. *Social Policy, 8*(May/June), 16.

Thara, Deva, & Takashi.(1999). Asia. In M. Farkas(Ed.), *International practice in psychosocial/psychiatric rehabilitatioin*(pp. 20-49). Boston: Center for Psychiatric Rehabilitation.

Thoits, P. A. (1986). Social supports as coping assistance. *Journal of Consulting and Clinical Psychology, 54,* 416-423.

Thomas, J.(2000). A problem-solving approach to symptom management. *Psychiatric Rehabilitation Journal, 23*(3), 289-291.

Thompson, K. S., Griffith, E. E., & Leaf, P. J.(1990). A historical review of the Madison model of community care. *Hospital and Community Psychiatry, 41*(6), 625-634.

Thornicroft, G. (1991). Social deprivation and rates of treated mental disorder: Developing statistical models to predict psychiatric service utilisation. *British Journal of Psychiatry, 158,* 475-484.

Thornicroft, G., & Breakey, W. R.(1991). The COSTAR Programme. 1: Improving social networks of the long-term mentally ill. *British Journal of Psychiatry, 159,* 245-249.

Thornicroft, G., Margolius, O., & Jones, D. (1992). The TAPS project: VI. New long-stay psychiatric patients and social deprivation. *British Journal of Psychiatry, 161,* 621-624.

Tichenor, D. F., Thomas, K. R., & Kravetz, S. P.(1975). Client-counselor congruence in perceiving handicapping problems. *Rehabilitation Counseling Bulletin, 19*(1), 299-304.

Tischler, G. L., Henisz, J., Myers, J. K., & Garrison, V. (1972). The impact of catchmenting. *Administration in Mental Health,* 22-29.

Torrey, W., Clark, R., Becker, D., Wyzik, P., & Drake, R.(1997). Switching from rehabilitative day treatment to supported employment. *Continuum, 4*(1), 27-38.

Torrey, W. C., Becker, D. R., & Drake, R. E.(1995). Rehabilitative day treatment vs. supported employment: II. Consumer, family and staff reactions to a program change. *Psychosocial Rehabilitation Journal, 18*(3), 67-75.

Townes, B. D., & et al.(1985). Neurobehavioral approach to classification of psychiatric patients using a competency model. *Journal of Consulting and Clinical Psychology, 53*(1), 33-42.

Tracey, D., Briddell, D., & Wilson, G.(1974). Generalization of verbal conditioning to verbal and non-verbal behavior: Group therapy with chronic psychiatric patients. *Journal of Applied Behavior Analysis, 7,* 391-402.

Trainor, J., Pomeroy, E., Pape, B., Church, K., & et al.(1992). Building a framework for support: Developing a sector-based policy model for people with serious mental illness. *Canada's Mental Health, 40*(1), 25-29.

Trochim, W. M. K., Cook, J. A., & Setze, R. J.(1994). Using concept mapping to develop a conceptual framework of staff's views of a supported employment program for individuals with severe mental illness. *Journal of Consulting and Clinical Psychology, 62*(4), 766-775.

Turkat, D., & Buzzell, V. M. (1983). Recidivism and employment rates among psychosocial rehabilitation clients. *Hospital and Community Psychiatry, 34*(8), 741-742.

Turner, J. C., & TenHoor, W. J.(1978). The NIMH Community Support Program: Pilot approach to a needed social reform. *Schizophrenia Bulletin, 4*(3), 319-349.

Turner, J. E., & Shifren, I.(1979). Community support system: How comprehensive? In L. I. Stein (Ed.), Community support systems for the longterm patient (*New Directions for Mental Health Services, No. 2,* pp. 1-14). San Francisco: Jossey-Bass.

Turner, R. J.(1977). Jobs and schizophrenia. *Social Policy* (May/June), 32-40.

Ugland, R. P.(1977). Job seekers' aids: A systematic approach for organizing employer contacts. *Rehabilitation Counseling Bulletin, 22,* 107-115.

Unger, K. V., & Anthony, W. A. (1984). Are families satisfied with services to young adult chronic patients? A recent survey and a proposed alternative. In B. Pepper & H. Ryglewicz (Eds.), Advances in treating the young adult chronic patient (*New Directions for Mental Health Services, No. 21*, pp. 91-97). San Francisco: Jossey-Bass.

Unger, K. V., Anthony, W. A., Sciarappa, K., & Rogers, E. S. (1991). Development and evaluation of a supported education program for yound adults with long-term mental illness. *Hospital and Community Psychiatry, 42*, 838-842.

Unger, K. V., Danley, K. S., Kohn, L., & Hutchinson, D. (1987). Rehabilitation through education: A university-based continuing education program for young adults with psychiatric disabilities on a university campus. *Psychosocial Rehabilitation Journal, 10*(3), 35-49.

United States Department of Health and Human Services. (1980). *Toward a national plan for the chronically mentally ill.* Report to the Secretary by the Department of Health and Human Services Steering Committee on the Chronically Mentally Ill. Washington, DC: U. S. Government Printing Office.

Unzicker, R. (1989). On my own: A personal journey through madness and re-emergence. *Psychosocial Rehabilitation Journal, 13*(1), 71-77.

Valle, S. K. (1981). Interpersonal functioning of alcoholism counselors and treatment outcome. *Journal of Studies on Alcohol, 42*, 783-790.

Vallee, C., Courtemanche, N., & Boyer, T. (1998). Illustration d'une pratique de suivi communataire en equipe. *Sante Mentale au Quebec, 23*(2), 48-69.

Van der Veen, H. (1988). Rehabilitation in Dutch mental health care. *International Journal of Mental Health, 17*(3), 24-32.

Van Dongen, C. J. (1996). Quality of life and self-esteem in working and nonworking persons with mental illness. *Community Mental Health Journal, 32*(6), 535-548.

van Nieuwenhuizen, C., Schene, A. H., Boevink, W. A., & Wolf, J. R. L. M. (1997). Measuring the quality of life of clients with severe mental illness: A review of instruments. *Psychiatric Rehabilitation Journal, 20*(4), 33-41.

Van Tosh, L., & del Vecchio, P. (1998). *Consumer/survivor-operated self-help programs: A technical report.* Substance Abuse and Mental Health Services Administration, U. S. Department of Health and Human Services.

Vaughn, C. E., & Leff, J. P. (1976). The influence of family and social factors on the course of psychiatric illness: A comparison of schizophrenic and depressed neurotic patients. *British Journal of Psychiatry, 129*, 125-137.

Vaughn, D., & Leff, J. (1981). Patterns of emotional response in relatives of schizophrenic patients. *Schizophrenia Bulletin, 7*, 43-44.

Verinis, J. S. (1970). Therapeutic effectiveness of untrained volunteers with chronic patients.

Journal of Consulting and Clinical Psychology, 34(2), 152-155.

Viale, G., Mechling, L., Maislin, G., Durkin, M., Engelhart, L., & Lawrence, B. J. (1997). Impact of risperidone on the use of mental health care resources. *Psychiatric Services, 48*(9), 1153-1159.

Vitalo, R. L. (1971). Teaching improved interpersonal functioning as a preferred mode of treatment. *Journal of Clinical Psychology, 27*(2), 166-171.

Vitalo, R. L. (1979). An application in an aftercare setting. In W. A. Anthony (Ed.), *The principles of psychiatric rehabilitation* (pp. 193-202). Baltimore: University Park Press.

Vogel, H., Knight, E., Laudet, A., & Magura, S. (1998). Double trouble in recovery: Selfhelp for people with dual diagnosis. *Psychiatric Rehabilitation Journal, 21*(4), 356-364.

Wahlbeck, K., Cheine, M., Essali, A., & Adams, C. (1999). Evidence of clozapine's effectiveness in schizophrenia: A systematic review and meta-analysis of randomized trials. *American Journal of Psychiatry, 156*(7), 990-999.

Waldeck, J. P., Emerson, S., & Edelstein, B. (1979). COPE: A systematic approach to moving chronic patients into the community. *Hospital and Community Psychiatry, 30*, 551-554.

Walker, R. (1972). Social disability of 150 mental patients one month after hospital discharge. *Rehabilitation Literature, 33*(11), 326-329.

Walker, R., & McCourt, J. (1965). Employment experience among 200 schizophrenic patients in hospital and after discharge. *American Journal of Psychiatry, 122*(3), 316-319.

Walker, R., Winick, W., Frost, E. S., & Lieberman, J. M. (1969). Social restoration of hospitalized psychiatric patients through a program of special employment in industry. *Rehabilitation Literature, 30*(10), 297-303.

Wallace, C. J., & et al. (1980). A review and critique of social skills training with schizophrenic patients. *Schizophrenia Bulletin, 6*(1), 42-63.

Walsh, D. (1990). *The supported learning project program description.* Unpublished manuscript. Boston, MA: Boston University, Center for Psychiatric Rehabilitation.

Walsh, J. (1996). Social network changes over 20 months for clients receiving assertive case management services. *Psychiatric Rehabilitation Journal, 19*(3), 81-85.

Wang, Q., Macias, C., & Jackson, R. (1999). First step in the development of a Clubhouse fidelity instrument: Content analysis of Clubhouse certification reports. *Psychiatric Rehabilitation Journal, 22*(3), 294-301.

Ware, N. C., & Goldfinger, S. M. (1997). Poverty and rehabilitation in severe psychiatric disorders. *Psychiatric Rehabilitation Journal, 21*(1), 3-9.

Waskow, I., & Parloff, M. (Eds.). (1975). *Psychotherapy change measures* (AIM 74-120). Rockville,

MD: National Institute of Mental Health.

Wasmer, D., Pinkerton, M., Dincin, J., & Rychlik, K. (1999). Impact of flexible duration assertive community treatment: Program utilization patterns and state hospital use. *Journal of Rehabilitation, 65*(4), 25-30.

Wasylenki, D., & et al. (1985). Psychiatric aftercare in a metropolitan setting. *Canadian Journal of Psychiatry, 30*(5), 329-336.

Wasylenki, D., Goering, P., & MacNaughton, E. (1994). Planning mental health services: Background and key issues. In L. L. Bachrach & P. Goering (Eds.), Mental health care in Canada. *New directions for mental health services, No. 61*: The Jossey Bass social and behavioral science series (pp. 21-29). San Francisco, CA: Jossey-Bass Inc, Publishers.

Wasylenki, D. A., Goering, P., Lancee W. J., Fischer, & Freeman, S. J. (1981). Psychiatric aftercare: Identified needs versus referral patterns. *American Journal of Psychiatry, 138*(9), 1228-1231.

Waters, R. (1994). Perspectives! The African American community. In H. Harp & S. Zinman (Eds.), *Reaching across II: Maintaining our roots/The challenge of growth*. Sacramento, CA: California Network of Mental Health Clients.

Watts, F. N. (1978). A study of work behaviour in a psychiatric rehabilitation unit. *British Journal of Social and Clinical Psychology, 17*(1), 85-92.

Watts, F. N., & Bennett, D. H. (1977). Previous occupational stability as a predictor of employment after psychiatric rehabilitation. *Psychological Medicine, 7*(4), 709-712.

Webb, L. J., & Cox, R. D. (1976). Social rehabilitation: A theory, program, and evaluation. *Rehabilitation Literature, 37*(6), 172-175.

Wechsler, H. (1960). The expatient organization: A survey. *Journal of Social Issues, 16*(2), 47-53.

Weich, S., & Lewis, G. (1995). Home-v. hospital-based care for people with serious mental illness. *British Journal of Psychiatry, 166*, 120.

Weiden, P. J., Shaw, E., & Mann, J. J. (1986). Causes of neuroleptic noncompliance. *Psychiatric Annals, 16*(10), 571-575.

Weinberg, R. B., & Marlowe, H. A. (1983). Recognizing the social in psychosocial competence: The importance of social network interventions. *Psychosocial Rehabilitation Journal, 6*(4), 25-34.

Weinberger, J., & Greenwald, M. (1982). Training and curricula in psychiatric hospitalization: A survey of core accredited programs. *Rehabilitation Counseling Bulletin, 25*(5), 287-290.

Weiner, L., Becker, A., & Friedman, T. T. (1967). *Home treatment: Spearhead of community psychiatry*. Pittsburgh, PA: University of Pittsburgh Press.

Weinman, B., Kleiner, R., Yu, J. H., & Tillson, V. A. (1974). Social treatment of the chronic psychotic patient in the community. *Journal of Community Psychology, 2*(4), 358-365.

Weinman, B., & Kleiner, R. J. (1978). The impact of community living and community member intervention on the adjustment of the chronic psychosis patient. In L. I. Stein & M. Test (Eds.), *Alternatives to mental hospital treatment.* New York: Plenum Press.

Weinman, B., Sanders, R., Kleiner, R., & Wilson, S. (1970). Community based treatment of the chronic psychotic. *Community Mental Health Journal, 6*(1), 13-21.

Weisburd, D. (1992). A vision of recovery. *The Journal, 5*(3), 1-2.

Wessler, R. L., & Iven, D. (1970). Social characteristics of patients readmitted to a community mental health center. *Community Mental Health Journal, 6*(1), 69-74.

Whelton, C., Pawlick, J., & Cook, P. E. (1999). Growing with people with a psychiatric disability in a psychosocial rehabilitation program. *Psychiatric Rehabilitation Journal, 22*(3), 290-293.

White, S. L. (1981). Human resource development: The future through people. *Administration in Mental Health, 14,* 199-207.

Wiersma, D., Sytema, S., van Busschbach, J., Schreurs, M., Kroon, H., & Driessen, G. (1997). Prevalence of long-term mental health care utilization in the Netherlands. *Acta Psychiatrica Scandinavica, 96*(4), 247-253.

Wilder, J. F., Levin, G., & Zwerling, J. (1966). A two-year follow-up evaluation of acute psychotic patients treated in a day hospital. American Journal of Psychiatry, 122, 1095-1011.

Willer, B., & Miller, G. H. (1978). On the relationship of client satisfaction to client characteristics and outcome of treatment. *Journal of Clinical Psychology, 34*(1), 157-160.

Willets, R. (1980). Advocacy and the mentally ill. *Social Work, 25*(5), 372-377.

Williams, A. (1993). Mental health services in Australia. *International Journal of Mental Health, 22*(1), 69-85.

Williams, D. H., Bellis, E. C., & Wellington, S. W. (1980). Deinstitutionalization and social policy: Historical perspectives and present dilemmas. *American Journal of Orthopsychiatry, 50*(1), 54-64.

Wills, G. (1994). *Certain trumpets.* New York: Simon & Schuster.

Wilson, L. T., Berry, K. L., & Miskimins, R. W. (1969). An assessment of characteristics related to vocational success among restored psychiatric patients. *The Vocational Guidance Quarterly, 18,* 110-114.

Witheridge, T. F., Dincin, J., & Appleby, L. (1982). Working with the most frequent recidivists: A total team approach to assertive resource management. *Psychosocial Rehabilitation Journal, 5*(1), 9-11.

Wolkon, G. H. (1970). Characteristics of clients and continuity of care into the community. *Community Mental Health Journal, 6*(3), 215-221.

Wolkon, G. H., Karmen, M., & Tanaka, H. T. (1971). Evaluation of a social rehabilitation program for recently released psychiatric patients. *Community Mental Health Journal, 7*(4), 312-322.

Wolkon, G. H., & Tanaka, H. T. (1966). Outcome of a social rehabilitation service for released psychiatric patients: A descriptive study. *Social Work, 11*(2), 53-61.

Wong, S. E., Flanagan, S. G., Kuehnel, T. G., Liberman, R. P., & et al. (1988). Training chronic mental patients to independently practice personal grooming skills. *Hospital and Community Psychiatry, 39*(8), 874-879.

Wood, P. H. (1980). Appreciating the consequences of disease: The classification of impairments, disability, and handicaps. *The WHO Chronicle, 34,* 376-380.

World Health Organization. (1996). *Psychosocial rehabilitation: A consensus statement.* Geneva: WHO/MND/96.2.

World Health Organization. (1997). *ICIDH-2: International classification of impairment, activities, and participation. A manual of dimensions of disablement and functioning.* Beta-1 draft for field trials. Geneva: Author.

Wowra, S. A., & McCarter, R. (1999). Validation of the Empowerment Scale with an outpatient mental health population. *Psychiatric Services, 50*(7), 959-961.

Woy, J. R., & Dellario, D. J. (1985). Issues in the linkage and integration of treatment and rehabilitation services for chronically mentally ill persons. *Administration in Mental Health, 12,* 155-165.

Wright, B. A. (1960). *Physical disability: A psychological approach.* NY: Harper.

Wright, B. A. (1981). Value-laden beliefs and principles for rehabilitation. *Rehabilitation Literature, 42,* 266-269.

Wright, G. N. (1980). *Total rehabiltation.* Boston: Little, Brown.

Yastrebov, V. S. (1990). The organization of mental health care in the USSR: Past and present. *International Journal of Mental Health, 19*(4), 25-44.

Zahrt, D. M., Bond, G. R., Salyers, M. P., & Teague, G. B. (1999). Dartmouth ACT fidelity scale: Application in a statewide project. *Mental Health Services Research,* submitted.

Zaltman, G., & Duncan, R. (1977). *Strategies for planned change.* NY: John Wiley & Sons.

Zani, B., McFarland, B., Wachal, M., Barker, S., & Barron, N. (1999). Statewide replication of predictive validation for the Multnomah Community Ability Scale. *Community Mental Health Journal, 35*(3), 223-229.

Zinman, S. (1982). A patient-run residence. *Psychosocial Rehabilitation Journal, 6*(1), 3-11.

Zinman, S., Harp, H., & Budd, S. (1987). *Reaching across: Mental health clients helping each other.* Sacramento: California Network of Mental Health Clients.

Zipple, A., Drouin, M., Armstrong, M., Brooks, M., Flynn, J., & Buckley, W. (1997). Consumers as colleagues: Moving beyond ADA compliance. In C. T. Mowbray & D. P. Moxley & C. A. Jasper & L. L. Howell (Eds.), *Consumers as providers in psychiatric rehabilitation* (pp. 406-418). Columbia, MD: Colbourn House Publishing & Marketing.

Zipple, A. M., Selden, D., Spaniol, L., & Bycoff, S. (1993). Leading for the future: Essential characteristics of successful psychosocial rehabilitation program managers. *Psychosocial Rehabilitation Journal, 16*(4), 85-94.

Zipple, A. M., & Spaniol, L. J. (1987). Current educational and supportive models of family intervention. In A. B. Hatfield & H. P. Lefley (Eds.), *Families of the mentally ill: Coping and adaptation.* New York: Guilford Press.

索引

ACT（Assertive Community Treatment）プログラムモデル
..........65, 70, 118, 172, 217-220, 223, 225, 226, 271, 302
ACT 基準 220
CGK（Choose-Get-Keep）カリキュラム
..........175
CGK プログラムモデル
..........70, 217, 223, 224, 225-227, 233, 242
Compeer Inc. 195
Dartmouth ACT Fidelity Scale 219
DSM-Ⅲ 42
DSM-Ⅲ-R 30
DSM-Ⅳ 7, 42
DALY（disability-adjusted life year）
..........8, 17
IAPSRS Toolkit 157, 240
IAPSRS 実践ガイドライン 130
IPS 職業モデル（Individual Placement and Support Program Model：IPS）
..........65, 70, 217, 221, 222, 225, 303
Journey of Hope 199
NAMI/PACT 基準 219
NAMI（National Alliance for the Mentally Ill）全米精神障害者家族会
..........15, 16, 56, 201, 219, 220
NIMH（National Institute of Mental Health）アメリカ国立精神衛生研究所
..........5, 14, 16, 51, 203, 253, 256, 286, 296
Program of Assertive Community Treatment Inc.（PACT） 219
PACT 基準 220
Robert Wood Johnson（RWJ）Foundation 254, 255
Stairways Housing Assessment and Residential Placement Scale（SHARP）
..........157

ア

アウトカム 29-49, 51-55, 93, 166-169, 181, 196, 281
、職業面での（職業的、職業上の）
..........58, 69, 70, 93, 166, 167, 169
とコスト 76
アウトカム（の）指標
..........61-64, 73-77, 172, 200
アフターケアプログラム
..........38, 39, 210

イ

一般就労 57, 69, 269
率 57, 58

エ

援助付き環境 259-270
援助付き教育 171, 175, 216, 225, 265, 266, 302
援助付き雇用 59, 148, 181, 210, 216, 226, 268-270
援助付き住居 91, 261, 263, 264
エンパワメント
..........15, 28, 52, 63, 74, 203,

　　　　　　　　204, 267, 344, 345, 347
エンリッチメント　　　　　　......15, 52

カ

家族　　　　　　　　　　　　......196
　アドボカシー　　　　　　　......201
　介入　　　　　　　　　...196-201
　、感情表出の高い　　　......198, 199
　と専門家の建設的な関係　　...202
　に対してのリハビリテーションアプ
　　ローチ　　　　　　　　　...197
　のセルフヘルプ　　　　　　...199
　への心理教育的アプローチ（に対す
　　る心理教育）　　　　...53, 54, 197
家族マネジメントアプローチ　...198
家族擁護　　　　　　　　　　...201
過渡的雇用プログラム（Transitional
　Employment Program：TEP）
　　　　　　　　　　...56, 68, 69, 267
環境　　　　　　　　　　...128, 215
環境（的）支援
　　　　　　　...12, 82, 92, 170, 171, 179
環境調整　　　　　　　　　　...93
環境療法　　　　　　　　...34, 172
監視付き段階的住居モデル　　...262
監視付きの住居　　　　　　　...264
カンバーウェル家族インタビュー
　　　　　　　　　　　　　　...199

キ

危機介入　　　...13, 15, 22, 52, 130,
　　　　　　　　　220, 257, 271, 275
機能障害　　　　...6, 8, 10, 82, 338, 343
機能的制限　　　　　　...10, 82, 103
機能的専門家　　　　　...48, 194, 195
機能評価　　　...73, 113, 114, 122, 139,
　　　　　　　　146, 149, 151, 154

機能評価尺度　　　　　　...74, 138
技能開発　　...52, 53, 65, 92, 115, 174
　介入
　　　　　...53, 72, 164, 168, 169, 171, 173
技能遂行　　　　　　　...52, 54, 73
技能評価　　　　　...52, 73, 115, 166
技能プログラミング
　　　　　　　...116, 122, 163, 238, 337
希望　　　　　　...31, 32, 102, 103, 290
基本的生活支援　　　　　　...15, 52
キャリア開発　　　　　...189, 207, 208
キャリア教育プログラム（CEP）
　　　　　　　　　　　　　　...226
キャリアシステム　　　　　　...97
キャリア成熟　　　　　　　　...122
強化スケジュール　　　　　　...176
強制治療　　　　　　　　　　...99
居住支援　　　　　　　　　　...334
クラブハウス（プログラムモデル）
　　　　　...27, 118, 220, 221, 223, 298, 302
クラブハウス国際開発センター Interna-
　tional Center for Clubhouse Develop-
　ment：ICCD）　　　　　　...221

ケ

ケースマネジメント（モデル）
　　　　　...13, 15, 52, 104, 117, 130, 171,
　　　　　　　　184, 257, 270-279, 334
　活動　　　　　　　　　...272, 275
　技術　　　　　　　　　...274, 277
　権利擁護モデル　　　　　　...273
　積極的な（ICM）　　　　　...273
　チーム　　　　　　　　　　...273
　、ブローカー・モデル（仲人型モデ
　　ル）　　　　　　　　...271, 274
　、包括型地域生活支援プログラムモ
　　デル（PACT）　　　　　　...271

、リハビリテーション型
　　　　　………122, 271, 274, 275, 276, 277
権利擁護（運動）、権利擁護グループ
　　　　　………199, 201, 204, 205, 207, 272

【コ】

抗精神病薬　　　　　………97-99
行動変容プログラム　　………96
行動療法　　　　　　　………34
公法99-660（PL99-660）
　　　　　　　　………286, 287, 304
国際心理社会的リハビリテーション協会
（The International Association of Psychosocial Rehabilitation Services：IAPSRS）　　　　………130
個別的就労支援プログラムモデル（IPSモデル）
　　　　　………65, 70, 217, 221-223, 225, 303
雇用率　　　　………30, 31, 36, 169, 222

【サ】

再入院率　　　………30, 31, 170, 171, 200
作業療法士　　　　………167, 184
サービスシステム（→精神保健サービスシステム参照）
差別　………104, 105, 107, 261, 329, 333
参加型アクションリサーチ法（Participatory Action Research：PAR）
　　　　　　　　　　………74, 203

【シ】

支援介入
　　………65, 164, 169, 170, 171, 177-179
時間サンプル行動チェックリスト（Time Sample Behavior Checklist）………73
資源　　　　　　　　　………106
　　開発　………115, 116, 231, 232, 238
　　修正　………116, 117, 122, 185
　　調整　………116, 122, 185, 238
　　評価
　　　………113, 115, 122, 136, 139, 146, 149, 150, 153, 154, 156, 185, 234, 236
自己決定（権）
　　　　　………87, 100, 104, 272, 345
自己効力感　　　　………74, 160, 235
自己ストレングスモデル　………271
仕事療法　　　　　　　………35, 36
システムコンサルテーション（技術）
　　　　　　　　　　　　………303
施設症　　　　　　　　………147
社会学習療法　　　　　………34
社会資源（評価）　　………149, 156
社会生活技能
　　　………95, 165, 167, 175, 176, 200
社会適応　　　　………45, 48, 62, 167
社会的機能　　　　　　………167
社会的不利　　　………10, 82, 107, 113
就業中訓練　　　　　………191, 194
就業中レベルカリキュラム　………193
就業前（訓練）プログラム
　　　　　　　　………189, 192, 273
　　の分類　　　　　　………190
　　（基礎レベル）　………190-192
　　（体験レベル）　………190-192
　　（専門レベル）　………190-192
従事者訓練（プログラム）………297, 300
重度精神障害　　　　　………5
　　の定義　　　　　　………5
就労行動指標（work behavior index）
　　　　　　　　　　　　………73
準専門家　　　　　　　………194
準備性（レディネス）
　　　　　………112, 122, 139, 140, 228

の開発	96, 116, 112, 118, 133, 135-137, 146
の評価	112, 139-142, 144, 145, 153, 234
の向上	142, 144
症状軽減	12, 34, 36, 52
症状類別化方法	44
職業カウンセラー	167
職業教育プログラム	188
職業適応（技能）	166, 167, 169
職業的アウトカム	58, 61, 63, 93, 168, 169
職業的機能	7, 45, 274, 308
職業プログラム	94, 148, 266
職業モデル	65, 269
職業リハビリテーション	12, 16, 21, 36, 41, 46, 60, 68, 162, 222, 226, 242, 266-268, 334
ジョブクラブ	267
ジョブコーチ	268
自立生活技能プログラム	181
身体リハビリテーション	21, 80-82, 90, 92, 102, 129
人的支援	48, 170, 171
人的資源開発	118
心理教育アプローチ	54, 197
心理社会的機能	36, 61, 62, 167
心理社会的リハビリテーションセンター	22, 23, 60, 68, 69, 159, 220, 225, 276
心理療法	12, 34, 102, 173

【ス】

ストレングス	25, 86
スレッシュホールズ	22, 69

【セ】

生活技能訓練（SST）	53, 65, 124, 162, 165, 175
生活の質（QOL）	2, 62, 63, 336, 339
精神医学的診断	43, 44, 111, 132, 133, 136, 137, 138, 155, 158, 159
と精神科リハビリテーション診断の例	132
精神科医	3, 12, 160, 187
精神科リハビリテーション	
アウトカム	29-49, 51-55, 93, 166-169, 181, 196, 281
従事者訓練	297
従事者の技術	117
診断	112, 132, 134-136
――診断アプローチの実証的基礎研究	137
――診断評価尺度	155
診断面接	150
セッティング	11
対象者の定義	5
の価値観	83-88
の基本原則	83, 89-103
の構成要素	139
の妨げ（障壁）	117
の使命	108
の必要性	14
のプロセス	111, 112, 121, 130
の理念	103
モデル	82
訓練の普及戦略の開発	295
精神障害	
と薬物乱用問題を抱える人	250-252, 257

精神障害を抱える人
　、サービス提供者としての
　　　　　　　　　　　　..........206
　の教育面の現状　　　　..........56
　の住居面の現状　　　　..........55
　の職業面の現状　　　　..........57
精神症状　　　　　　　..........33, 106
　と就労のアウトカム　　..........41
　と技能　　　　　　　　..........43
　とリハビリテーションアウトカム
　　　　　　　　..........40, 41, 138, 168
精神保健サービスシステム
　変更のプロセス　　　..........305
　変更の原則　　　　　..........306
精神保健従事者の訓練　..........275
精神保健の専門家育成のための大学教育
　　　　　　　　　　　..........186
精神保健文化　　　　　..........127-130
世界保健機関（WHO）　..........81
　の障害分類システム　..........82
セルフヘルプ（グループ）
　　　　　..........14, 15, 105, 204-206, 252
　活動　　　　　　　　..........201
　成果　　　　　　　　..........74
　プログラム　..........203, 204, 207, 335
センタークラブ　　　　..........22, 159

ソ

ソーシャル・ファーム　..........269
ソーシャルワーカー　　..........12, 47, 160

タ

退院促進プログラム　　..........170
対人関係技能
　　　　..........52, 159, 165, 166, 171, 193
　、カウンセラーの　　..........171
　、支援者の　　　　　..........171

他者の態度　　　　　　..........177
多職種協働による取り組み　..........159
脱施設化
　　　　..........1-2, 16, 17, 21, 26, 27,
　　　　　58, 248, 249, 253, 257

チ

地域安定化プログラム　..........213
地域機能　　　　　　　..........172
地域参加　　　　　　　..........328
地域生活支援システム（community
　support system：CSS）
　　　..........14, 16, 20, 23, 130, 255, 256,
　　　　　　　　257-259, 278-280
地域生活支援プログラム（Community
　Support Program：CSP）
　　　　..........5, 16, 25, 57, 278, 279
地域生活の維持　　　　..........328
地域精神保健センター（Community
　mental health centers：CMHC）
　　　..........21, 22, 60, 71, 160, 210, 253, 302
地域適応　　　　　　　..........45, 169
地域ベースの処遇　　　..........37, 38, 285
地域ベースのプログラム..........212
直接技能教育（DST）
　　　　..........115, 116, 112, 166, 173, 238
治療契約　　　　　　　..........124, 183, 184

ト

動機づけ面接法　　　　..........145
当事者（利用者、消費者）
　と家族の計画プロセスへの参加
　　　　　　　　　　　..........286
　とのつながり（当時者との接点）
　　　　　　　　..........126, 274, 275
　の関与　　　..........87, 95, 150, 216
　の技能と職業上のアウトカム

の参加 167
　　..........95-97, 112, 152, 153, 234, 287
　の満足度 36, 37, 200
当事者運営サービス 204, 205
当事者運営プロジェクト 203
当事者運営（セルフヘルプ）プログラム・
　当事者が管理しているプログラム
　　..........207, 292
当事者運動 24, 25, 203, 205
道徳療法 20
特殊教育・学習アプローチ 12
トークンエコノミー 34, 176
トレーナー訓練 297
ドロップインセンター 204, 207

【ニ】

入院治療 29, 34, 36, 44
認知リハビリテーション
　　..........124, 125, 165

【ハ】

パーソナリティ障害 7, 10

【ヒ】

ピアカウンセリング 204
ピアグループ 263
ピアサポート 266
標準就労行動評価 73
ヒルハウス 22

【フ】

ファウンテンハウス
　　..........21, 22, 56, 65, 69, 95, 97,
　　102, 177, 220, 221, 270, 302
フェアウェザーロッジ 302
フェローシップハウス 22

プログラム 210
　、援助付き雇用 214
　開発 239, 293
　活動 87, 111, 236
　コンサルテーション
　　..........298, 299, 300-303
　コンサルテーション訓練 300
　、地域ベースの 212, 213
　のフィデリティ（適合度）
　　..........217, 219
　評価 88, 239, 240, 300
　変更 298, 300
プログラムモデル
　、Choose-Get-Keep（CGK）
　　..........70, 217, 223-227, 233, 242
　、クラブハウス 27, 118, 220,
　　221, 223, 298, 302
　、個別的就労支援（IPS）
　　..........65, 70, 217, 221-223, 225, 303
　、包括型地域生活支援（ACT）
　（PACT）..........65, 70, 118, 172,
　　217-220, 223, 225, 226, 271, 302
　、役割回復 224

【ヘ】

米国薬物乱用・精神衛生管理庁
　（SAMHSA）..........7, 8

【ホ】

包括型地域生活支援プログラムモデル
　（ACTモデル）
　　..........65, 70, 118, 172, 217-220,
　　223, 225, 226, 271, 302
ボストン大学精神科リハビリテーション
　センター
　　..........41, 110, 112, 120, 123, 175, 187,
　　194, 240, 241, 263, 295, 296,

ポータルスハウス 299, 301
ホライズンハウス 22
　　　　　　　　　.........22, 159

マ

マネジドケア
　　　.........26, 75, 112, 130, 160, 205, 278-280, 307-311, 330, 332-334, 338, 339
慢性精神病者のための全米計画（National Plan for the Chronically Mentally Ill） 55

ミ

未来へのトレーニング（Training for the Future Program：TFTF）、.........266

メ

メディケア 312
メディケイド 144, 308, 309, 312

ヤ

薬物乱用 251, 252, 276
薬物療法 11, 12, 17, 18, 30, 33, 34, 44, 48, 97-101
　へのコンプライアンス 33, 99
役割回復プログラムモデル 224

ユ

有資格の専門家 184

ラ

来談者中心療法 12
ラベリング 332, 333

リ

リーダーシップ 311
　技能 317
　と管理者 314
　の原則 318-322
　の定義 313, 314
リカバリー 30, 103, 104-110, 160, 338-341, 343-347
　カリキュラム 175, 176
　のプロセス 104, 175
リハビリテーション総合目標
　　　.........113, 122, 132, 135, 136, 139, 146, 147, 153
リハビリテーション型ケースマネジメント 122, 271, 274-277
　の技術 275
リハビリテーションサービス局（Rehabilitation Services Administration：RSA） 5, 51
リハビリテーション法（Rehabilitation Act） 5, 6, 21
両極性感情障害 41
臨床頻度記録システム 73

ロ

ローレルヒルセンター 194

精神科リハビリテーション初版に寄せて

　本書は従来のテキスト（初版）の単なる改訂版に留まらず、この広範囲に及ぶ重要かつ先見的分野の全体像を見事に著している。本書は精神科リハビリテーションに纏わる根本的な課題を紹介する入門書であると同時に、今後の研究の貴重な原典となるものである。本書の著者たちならではの体系的で、明瞭かつ温かみのある文体は、読者に受け入れられるであろう。
Paula N. Goering, RN, PhD

　精神科リハビリテーションの発刊により、重度の精神障害を抱える人のリハビリテーションに前向きな展望があるとは知らなかったという言い訳はもはや通用しなくなった。本書は家族、利用者、そしてとりわけ専門家たちにとっての必読書である。
Dale I. Johnson, PhD

　ボストン大学精神科リハビリテーションセンターは臨床家の育成（トレーニング）の分野においては指導的役割を果たしてきたが、本書の学術的な貢献により臨床家たちのこれまでの経験が、明白で役立つかたちで実を結んだ。本書は精神科医、心理学者、ソーシャルワーカーや精神科リハビリテーション分野に関心のある全てのリハビリテーション従事者にとっての必読書になるべきである。
Arthur T. Meyerson, MD

　明瞭で読みやすい文体で書かれた本書は、精神科リハビリテーションの考え方についての幅広い全体像を著している。ソーシャルワークに価値基盤を置く本書は、とりわけソーシャルワーカーにっとっては嬉しい（勇気づけられる）一冊となるであろう。本書は精神科リハビリテーションの分野を志す学生や臨床家、ま

たは精神障害を抱える人たちと実践的にかかわっている人たちにとって、なくてはならない指導書である。
Robert I. Paulson, DSW

　最もふさわしいタイミングでの最もふさわしい本である。精神保健分野におけるリハビリテーションの応用に関心のある全ての人にとっての必読書となるすばらしい総合的書物である。
Richard C. Surles, PhD

監訳

野中 猛
日本福祉大学研究フェロー、日本精神障害者リハビリテーション学会会長

大橋秀行
埼玉県立大学保健医療福祉学部作業療法学科教授

訳

山上幸生
独立行政法人国立病院機構盛岡病院作業療法主任
(はしがき、序文等、1章～3章担当)

山路博文
広島国際大学保健医療学部総合リハビリテーション学科作業療法学専攻教授
(4章、5章、8章担当)

辻 貴司
地方独立行政法人山梨県立病院機構山梨県立北病院
(社会生活支援科作業療法担当)作業療法士長(6章担当)

大橋秀行
埼玉県立大学保健医療福祉学部作業療法学科教授(7章担当)

三澤 剛
国立精神・神経医療研究センター病院リハビリテーション部作業療法士(9章担当)

宮崎宏興
特定非営利活動法人いねいぶる理事長。作業療法士(10章担当)

香田真希子
目白大学保健医療学部作業療法学科准教授(11章)

岩井和子
茨城県立医療大学作業療法学科教授(12章)

向 文緒
中部大学生命健康科学部作業療法学科教授(13章)

精神科リハビリテーション 第2版

発　行	2012年11月21日　第1版第1刷 ©
著　者	W. アンソニー　M. コーエン　M. ファルカス　C. ガニエ
監訳者	野中　猛・大橋秀行
発行者	青山　智
発行所	株式会社 三輪書店
	〒113-0033 東京都文京区本郷 6-17-9
	☎ 03-3816-7796　FAX 03-3816-7756
	http://www.miwapubl.com
	本文デザイン＆装丁　柳川貴代（有限会社フラグメント）
印刷所	三報社印刷株式会社

本書の内容の無断複写・複製・転載は，著作権・出版権の侵害となることがありますのでご注意ください．

ISBN 978-4-89590-422-3　C 3047

JCOPY　＜(社)出版者著作権管理機構　委託出版物＞
本書の無断複写は著作権法上での例外を除き禁じられています．複写される場合は，そのつど事前に，(社)出版者著作権管理機構（電話 03-3513-6969, FAX 03-3513-6979, e-mail：info@jcopy.or.jp）の許諾を得てください．